全国高等职业教育食品类专业
国家卫生健康委员会"十三五"规划教材

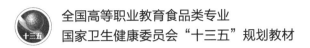

供食品类专业用

食品毒理学

U0276239

主　编　麻微微

副主编　富校轶　张宝勇　刘建东

编　者（以姓氏笔画为序）

王力强（上海健康医学院）	张宝勇（重庆医药高等专科学校）
邢　茜（山西林业职业技术学院）	周　催（首都医科大学）
刘　艳（湖南中医药高等专科学校）	钟先锋（佛山科学技术学院）
刘建东（肇庆医学高等专科学校）	俞彦波（铁岭卫生职业学院）
刘绍鹏（徐州生物工程职业技术学院）	秦润梅（内蒙古化工职业学院）
李　红（宁夏职业技术学院）	麻微微（首都医科大学）
李晓红（北京农业职业学院）	董艳梅（齐齐哈尔医学院）
杨俊峰（内蒙古农业大学职业技术学院）	富校轶（吉林医药学院）

人民卫生出版社

图书在版编目（CIP）数据

食品毒理学／麻微微主编.—北京：人民卫生出版社,2018

ISBN 978-7-117-26467-9

Ⅰ.①食…　Ⅱ.①麻…　Ⅲ.①食品毒理学－高等职业教育－教材　Ⅳ.①R994.4

中国版本图书馆 CIP 数据核字（2018）第 210826 号

人卫智网　www.ipmph.com	医学教育、学术、考试、健康,	
	购书智慧智能综合服务平台	
人卫官网　www.pmph.com	人卫官方资讯发布平台	

食品毒理学

主　　编：麻微微

出版发行：人民卫生出版社（中继线 010-59780011）

地　　址：北京市朝阳区潘家园南里 19 号

邮　　编：100021

E - mail：pmph @ pmph.com

购书热线：010-59787592　010-59787584　010-65264830

印　　刷：河北新华第一印刷有限责任公司

经　　销：新华书店

开　　本：850×1168　1/16　　印张：25

字　　数：588 千字

版　　次：2019 年 2 月第 1 版　　2023 年 1 月第 1 版第 2 次印刷

标准书号：ISBN 978-7-117-26467-9

定　　价：69.00 元

打击盗版举报电话：**010-59787491　E-mail：WQ @ pmph.com**

（凡属印装质量问题请与本社市场营销中心联系退换）

全国高等职业教育食品类专业国家卫生健康委员会
"十三五"规划教材出版说明

《国务院关于加快发展现代职业教育的决定》《高等职业教育创新发展行动计划（2015－2018年）》《教育部关于深化职业教育教学改革全面提高人才培养质量的若干意见》等一系列重要指导性文件相继出台，明确了职业教育的战略地位、发展方向。食品行业是"为耕者谋利、为食者造福"的传统民生产业，在实施制造强国战略和推进健康中国建设中具有重要地位。近几年，食品消费和安全保障需求呈刚性增长态势，消费结构升级，消费者对食品的营养与健康要求增高。为实施好食品安全战略，加强食品安全治理，国家印发了《"十三五"国家食品安全规划》《食品安全标准与监测评估"十三五"规划》《关于促进食品工业健康发展的指导意见》等一系列政策法规，食品行业发展模式将从量的扩张向质的提升转变。

为全面贯彻国家教育方针，跟上行业发展的步伐，将现代职教发展理念融入教材建设全过程，人民卫生出版社组建了全国食品药品职业教育教材建设指导委员会。在该指导委员会的直接指导下，经过广泛调研论证，人民卫生出版社启动了首版全国高等职业教育食品类专业国家卫生健康委员会"十三五"规划教材的编写出版工作。本套规划教材是"十三五"时期人卫社重点教材建设项目，教材编写将秉承"五个对接"的职教理念，结合国内食品类专业教育教学发展趋势，紧跟行业发展的方向与需求，重点突出如下特点：

1. **适应发展需求，体现高职特色** 本套教材定位于高等职业教育食品类专业，教材的顶层设计既考虑行业创新驱动发展对技术技能型人才的需要，又充分考虑职业人才的全面发展和技术技能型人才的成长规律；既集合了我国职业教育快速发展的实践经验，又充分体现了现代高等职业教育的发展理念，突出高等职业教育特色。

2. **完善课程标准，兼顾接续培养** 本套教材根据各专业对应从业岗位的任职标准优化课程标准，避免重要知识点的遗漏和不必要的交叉重复，以保证教学内容的设计与职业标准精准对接，学校的人才培养与企业的岗位需求精准对接。同时，本套教材顺应接续培养的需要，适当考虑建立各课程的衔接体系，以保证高等职业教育对口招收中职学生的需要和高职学生对口升学至应用型本科专业学习的衔接。

3. **推进产学结合，实现一体化教学** 本套教材的内容编排以技能培养为目标，以技术应用为主线，使学生在逐步了解岗位工作实践、掌握工作技能的过程中获取相应的知识。为此，在编写队伍组建上，特别邀请了一大批具有丰富实践经验的行业专家参加编写工作，与从全国高职院校中遴选出的优秀师资共同合作，确保教材内容贴近一线工作岗位实际，促使一体化教学成为现实。

4. **注重素养教育，打造工匠精神** 在全国"劳动光荣、技能宝贵"的氛围逐渐形成，"工匠精神"在各行各业广为倡导的形势下,食品行业的从业人员更要有崇高的道德和职业素养。教材更加强调要充分体现对学生职业素养的培养,在适当的环节,特别是案例中要体现出食品从业人员的行为准则和道德规范,以及精益求精的工作态度。

5. **培养创新意识,提高创业能力** 为有效地开展大学生创新创业教育,促进学生全面发展和全面成才,本套教材特别注意将创新创业教育融入专业课程中,帮助学生培养创新思维,提高创新能力、实践能力和解决复杂问题的能力,引导学生独立思考、客观判断,以积极的、锲而不舍的精神寻求解决问题的方案。

6. **对接岗位实际,确保课证融通** 按照课程标准与职业标准融通、课程评价方式与职业技能鉴定方式融通、学历教育管理与职业资格管理融通的现代职业教育发展趋势,本套教材中的专业课程,充分考虑学生考取相关职业资格证书的需要,其内容和实训项目的选取尽量涵盖相关的考试内容,使其成为一本既是学历教育的教科书、又是职业岗位证书的培训教材,实现"双证书"培养。

7. **营造真实场景,活化教学模式** 本套教材在继承保持人卫版职业教育教材栏目式编写模式的基础上,进行了进一步系统优化。例如,增加了"导学情景",借助真实工作情景开启知识内容的学习;"复习导图"以思维导图的模式,为学生梳理本章的知识脉络,帮助学生构建知识框架。进而提高教材的可读性,体现教材的职业教育属性,做到学以致用。

8. **全面"纸数"融合,促进多媒体共享** 为了适应新的教学模式的需要,本套教材同步建设以纸质教材内容为核心的多样化的数字教学资源,从广度、深度上拓展纸质教材内容。通过在纸质教材中增加二维码的方式"无缝隙"地链接视频、动画、图片、PPT、音频、文档等富媒体资源,丰富纸质教材的表现形式,补充拓展性的知识内容,为多元化的人才培养提供更多的信息知识支撑。

本套教材的编写过程中,全体编者以高度负责、严谨认真的态度为教材的编写工作付出了诸多心血,各参编院校为编写工作的顺利开展给予了大力支持,从而使本套教材得以高质量如期出版,在此对有关单位和各位专家表示诚挚的感谢! 教材出版后,各位教师、学生在使用过程中,如发现问题请反馈给我们(renweiyaoxue@ 163. com) ,以便及时更正和修订完善。

人民卫生出版社

2018 年 3 月

全国高等职业教育食品类专业国家卫生健康委员会
"十三五"规划教材
教材目录

序号	教材名称	编者
1	食品应用化学	孙艳华
2	食品仪器分析技术	梁 多　段春燕
3	食品微生物检验技术	段巧玲　李淑荣
4	食品添加剂应用技术	张 甦
5	食品感官检验技术	王海波
6	食品加工技术	黄国平
7	食品检验技术	胡雪琴
8	食品毒理学	麻微微
9	食品质量管理	谷 燕
10	食品安全	李鹏高　陈林军
11	食品营养与健康	何 雄
12	保健品生产与管理	吕 平

全国食品药品职业教育教材建设指导委员会
成员名单

主 任 委 员： 姚文兵　中国药科大学

副主任委员： 刘　斌　天津职业大学　　　　　　　　　马　波　安徽中医药高等专科学校

冯连贵　重庆医药高等专科学校　　　　袁　龙　江苏省徐州医药高等职业学校

张彦文　天津医学高等专科学校　　　　缪立德　长江职业学院

陶书中　江苏食品药品职业技术学院　　张伟群　安庆医药高等专科学校

许莉勇　浙江医药高等专科学校　　　　罗晓清　苏州卫生职业技术学院

昝雪峰　楚雄医药高等专科学校　　　　葛淑兰　山东医学高等专科学校

陈国忠　江苏医药职业学院　　　　　　孙勇民　天津现代职业技术学院

委　　　员（以姓氏笔画为序）：

于文国　河北化工医药职业技术学院　　杨元娟　重庆医药高等专科学校

王　宁　江苏医药职业学院　　　　　　杨先振　楚雄医药高等专科学校

王玮瑛　黑龙江护理高等专科学校　　　邹浩军　无锡卫生高等职业技术学校

王明军　厦门医学高等专科学校　　　　张　庆　济南护理职业学院

王峥业　江苏省徐州医药高等职业学校　张　建　天津生物工程职业技术学院

王瑞兰　广东食品药品职业学院　　　　张　铎　河北化工医药职业技术学院

牛红云　黑龙江农垦职业学院　　　　　张志琴　楚雄医药高等专科学校

毛小明　安庆医药高等专科学校　　　　张佳佳　浙江医药高等专科学校

边　江　中国医学装备协会康复医学装　张健泓　广东食品药品职业学院

　　　　备技术专业委员会　　　　　　张海涛　辽宁农业职业技术学院

师邱毅　浙江医药高等专科学校　　　　陈芳梅　广西卫生职业技术学院

吕　平　天津职业大学　　　　　　　　陈海洋　湖南环境生物职业技术学院

朱照静　重庆医药高等专科学校　　　　罗兴洪　先声药业集团

刘　燕　肇庆医学高等专科学校　　　　罗跃娥　天津医学高等专科学校

刘玉兵　黑龙江农业经济职业学院　　　邴枝花　安徽医学高等专科学校

刘德军　江苏省连云港中医药高等职业　金浩宇　广东食品药品职业学院

　　　　技术学校　　　　　　　　　　周双林　浙江医药高等专科学校

孙　莹　长春医学高等专科学校　　　　郝晶晶　北京卫生职业学院

严　振　广东省药品监督管理局　　　　胡雪琴　重庆医药高等专科学校

李　霞　天津职业大学　　　　　　　　段如春　楚雄医药高等专科学校

李群力　金华职业技术学院　　　　　　袁加程　江苏食品药品职业技术学院

莫国民　上海健康医学院

顾立众　江苏食品药品职业技术学院

倪　峰　福建卫生职业技术学院

徐一新　上海健康医学院

黄丽萍　安徽中医药高等专科学校

黄美娥　湖南食品药品职业学院

晨　阳　江苏医药职业学院

葛　虹　广东食品药品职业学院

蒋长顺　安徽医学高等专科学校

景维斌　江苏省徐州医药高等职业学校

潘志恒　天津现代职业技术学院

前　言

本书是人民卫生出版社组织的全国高等职业教育食品类专业国家卫生健康委员会"十三五"规划教材,供高等职业教育食品类专业学生使用。

在严格遵循高等职业教育食品类专业学生培养目标、要求和人才发展规划的基础上,以"宽基础,活模块"的编写模式为导向,密切结合高等医学教育改革中提出的培养创新型人才的需求,进行充分调研和征求食品领域专家意见,在内容上注重教材的系统性和逻辑性,重点、难点突出,在保证"三基"即基本知识、基本理论、基本技能,"五性"即思想性、科学性、创新性、启发性、先进性的同时,将食品毒理学的新知识、概念和评价方法的最新进展写进教材。同时,密切联系实际,同食品毒理学领域实际工作相结合,提升了教材的知识性和实用性。

本书共分为两部分,理论篇和实训篇。①理论篇:共计十五章,重点阐述食品中外源化学物在机体的转运和转化、影响因素及毒作用机制、食品中外源化学物的一般毒作用和其他毒作用("三致"作用、免疫毒性)及评价、食品安全毒理学评价程序和方法、食品安全风险分析、食品添加剂和转基因食品的安全性毒理学评价等;我们注重"模块"的建设,设置了"学习目标""导学情景""案例分析""知识链接""点滴积累""边学边练"等模块,使学生能够更好地做到理论和实践相结合。②实训篇:共计十四个实训,内容涵盖食品毒理学中的经典实验技术,还增加了拓展性的实验技术和案例分析,包括磷脂酰肌醇聚糖 A 类基因突变试验、糖精钠的安全性毒理学研究和评价等,以便更好地体现食品毒理学专业领域的重要理论和应用价值。

本教材是第 1 版,各位编委克服了时间短、编写任务重等诸多困难,按时高质量地完成了任务。在编写过程中得到了首都医科大学公共卫生学院,以及吉林医学院领导和老师的大力支持,在此表示真诚的感谢! 向所有支持、帮助本教材编写和出版工作的领导、专业同行和所有编者致谢!

由于水平和时间有限,本书难免会存在不当和错误之处,恳请广大读者批评指正,以便我们不断改进。

麻微微

2018 年 12 月

目　录

理 论 篇

学习目标 ∨

1. 掌握食品毒理学的定义、研究内容和研究方法；毒物、毒性、毒作用的基本概念；毒性的分级；毒效应谱、靶器官、剂量、量反应与质反应的基本概念；半数致死剂量（LD_{50}）等致死剂量的含义；阈剂量、NOAEL、LOAEL、NOEL 的概念；每日允许摄入量、最高容许残留量的含义及计算方法。

2. 熟悉食品毒理学的发展和展望；毒作用分类；剂量-量反应关系和剂量-质反应关系以及剂量-反应曲线；各安全限值的含义；安全系数的含义。

3. 了解食品毒理学的学科来源；毒物的分类；影响外源化学物毒性作用的因素；生物学标志。

导学情景 ∨

情景描述

在中国古代，人们已经开始区分食物、药物和毒物，人们对毒物的认识主要是一些动植物体内的天然毒素。早在 20 世纪 60 年代，我国食品毒理学工作者就开始从事农药残留量标准和水果保鲜工作的研究。我国原卫生部自 1975 年先后组织举办了食品毒理学培训班，培养了大批食品毒理学专业人才，食品毒理学得到了发展。

学前导语

食品毒理学的定义如何？研究内容和研究任务如何？有哪些研究方法？绪论部分将从食品毒理学的学科来源、定义、研究内容、研究任务、研究方法、研究进展以及食品毒理学基础等方面做一阐述。

第一节 食品毒理学概述

一、食品毒理学概念

人体每天必须摄入食物，维持生存、健康和繁殖后代。食品质量关系着人们身体健康甚至生命安全。食品应具备的基本条件是：卫生安全、无毒无害，并且含有人体所需要的营养素和有益成分，感官性状良好。但是食品中也可能含有身体非必需的甚至有害的生物性或化学性物质，后者总称为外源化学物（xenobiotics）。外源化学物是指在人类生活环境中存在，可能与机体接触并进入人体内产生危害的一切物质。包括天然有毒有害物质、农用化学品、工业用化学品、日用化学品、药物、食品添加剂、各种环境污染物、重金属元素、生物毒素等。

毒理学（toxicology）是研究外源化学物对生物体的损害作用，包括化学性、物理性和生物性因素对机体的损害作用。食品毒理学是毒理学的基础知识和研究方法在食品科学中的应用，是借用基础毒理学的基本原理和方法，以研究和解决食品中的毒理问题为目标，形成了具有系统性和自身特点的概念、理论和方法的一门新学科。食品毒理学定义为"应用毒理学的原理和方法研究食品中可能存在或混入的外源性物质（化学、生物或物理因素）对人体健康的不良影响及其作用机制，并通过危险性分析及安全性评价，制订这些物质在食品中的安全限量标准，最终达到保护人类健康的目的"。食品毒理学的研究对象除了涵盖食品生产、加工、包装、贮藏和销售过程中诸多可能对健康造成危害的化学性、物理性及生物性因素，如食品添加剂、食品（生物性、化学性和物理性）污染物、食品中的天然毒素、食品辐照、食品加工烹调中产生的致突变物或致癌物等，还包含食品新资源、新兴食品及新工艺食品的研究开发过程中的食品毒理学理论和实际问题。近年来，食品毒理学的研究对象又延伸到天然食物成分的抗突变和抗癌作用领域。针对食品毒理学的研究对象，食品毒理学主要研究食品中外源性毒物的结构、分布、理化特性及进入人体的途径与代谢规律；阐明影响毒性发生及引起潜在危害的各种因素及其分子机制；阐明毒性的基本特征如急性和慢性毒性，特别是致突变、致畸、致癌和致敏等特殊毒性；研究并制定食品中有害物质的限量标准和残留量；评定食品的安全性；食品中潜在有害物质的危险性分析。简而言之，食品毒理学研究的最终目标就是阐明存在于食品中的外源性因素的毒理学安全性，从而达到确保人类健康的目的。

食品毒理学学科来源和我国食品毒理学发展简史

二、食品毒理学的研究任务、内容与方法

（一）食品毒理学的研究任务

食品毒理学研究食品中外源化学物质的分布、形态以及进入人体的途径与代谢规律，阐明影响外源化学物毒性作用发生发展的条件；研究化学物在食品中的安全限量、对食品进行安全性评价和安全标准的制定；研究食品中外源化学物的急性、亚慢性、慢性、致癌、致畸、致突变和致敏作用；通过上述研究，提出对食品中有毒有害物质的预防及管理措施，保障食品安全。

（二）食品毒理学的研究内容

1. 食品中可能存在的或混入的有毒有害物质的来源、化学结构、理化性质，在食品内、外环境中存在的形式，以及降解过程及降解产物等。近年来，出现了一些新的食物污染物如二噁英、氯丙醇、丙烯酰胺、兽药残留、真菌毒素污染等。

2. 外源性物质的摄入途径，在体内的分布、代谢转化、排泄过程及毒物代谢动力学规律。

3. 外源性物质的毒性性质、对机体造成的损害作用及中毒机制研究。重点探讨食品中潜在有毒物质的毒性损伤特征，以及是否会产生特殊毒性及毒作用特点。机制研究成果为解释描述性毒性资料、评估食品中化学物的有害效应，以及确定预防和拮抗毒性效应的方法等方面提供了关键性资料。

4. 食品安全性毒理学评价。食品安全性毒理学评价是保障食品安全和国民健康的重要手段。我国政府历来重视食品安全性毒理学评价的工作,近 20 年来,我国制定和修订完善了新资源食品、保健食品、食品添加剂、转基因食品、食品包装材料等的相关管理法规,出台了针对这些不同食品开展安全性毒理学评价的标准和技术规范,发展了食品安全性毒理学评价的新方法和新技术,使得我国整体食品安全性毒理学评价水平无论从检验设备、人员素质还是检验的技术水平等均有显著提高,并逐渐与国际接轨,在保障食品安全和确保食品食用安全性方面发挥了重要作用。

5. 食品中有害因素的危险性评估。危险性评估是 WTO 和国际食品法典委员会(codex alimentarius commission,CAC)强调的用于制定食品安全控制措施的必要技术手段,是政府制定食品安全法规、标准和政策的主要基础,也是实施危险管理措施的主要依据,因此目前国际上对食品安全性评价均采用危险性评估原则。危险性评估包括危害识别、危害特征描述、摄入量评估和危险性特征描述,而通过毒理学安全性检测对这些有害因素进行危害认定及特征描述,确定剂量效应关系,是对食品中有害因素进行危险性评估的基础。因此食品毒理学检验是危险性评估的第一步,是对食品安全实施危险性评估和安全性评价的基础。

(三)食品毒理学的研究方法

从方法学来说,毒理学的研究方法可分为两大类。一类方法是宏观方法,即研究人的整体以至于人的群体与毒物相互作用的关系。一类是微观方法,即从细胞水平甚至分子水平观察到多方面毒作用现象,其中包括一些极微小的毒作用。毒理学研究的最终目的是研究外源化学物对人体的损害作用及其机制,但在人体的研究实际上难以实现,毒理学主要是借助于动物模型模拟引起人体中毒的各种条件,观察实验动物的毒性反应,再外推到人。由于动物,特别是哺乳动物和人体在解剖、生理和生化代谢过程方面有很多相似之处,这就是动物实验的结果可以外推到人的基础。毒理学实验可采用整体动物、游离的动物脏器、组织、细胞及亚细胞进行。毒理学还利用限定人体试验和流行病调查直接研究外源化学物对人体和人群健康的影响。

1. **人群流行病学研究方法** 食品毒理学问题常具有流行病学特点,由于种属以及体外实验环境条件与人体的差异,整体动物试验和体外试验研究结果都无法准确反映人体的真实情况。人群流行病学调查的意义在于可以取得人体的直观调查材料,更可为危害因素分析提供基础数据。人类应该避免摄入含有毒或可能有毒的物质,更不能有意识地在人体中进行有毒物质的试验。但有时由于缺乏认识或偶然发生的意外事故,某些人群可能摄入有毒物质或含有有毒物质的食物。在这些人群中采用流行病学调查方法,了解一般健康状况、发病率、可能有关联的特殊病症或其他异常现象、对接触者进行横向(断面)或纵向观察;将整体动物试验或体外实验得到的结果与人群研究结果相互印证,才能获得较正确的结论。如地方性饮食(腌制、烧烤、烟熏食物)、一些食物加工带来的问题,都可以采用人群流行病学研究方法,获得某种食物危害因素与人体健康关系的流行病学证据,为人群危险性评估提供科学依据。

2. **人体试验方法** 人体试验研究能够提供最宝贵的毒性研究资料。可通过人体偶然中毒事件,直接获得中毒食物对于人体的毒理学资料。可以设计一些不损害人体健康的受控试验,但仅限于低浓度、短时间的接触,并且毒作用应有可逆性。对于一些毒性较低的食物,例如新资源食品或保健食品,在动物体外实验验证安全的基础上,通过严格的人群伦理审查后,招募志愿者进行研究。

3. 整体动物试验方法 整体动物试验是进行食品毒理学研究的主要手段和方法。毒理学研究的最终目的是研究外源化学物对人体的损害作用(毒作用)及其机制,但不可能在人身上直接进行研究和观察,因此毒理学研究主要是借助于整体动物试验方法,观察所研究的外源化学物对动物造成的各种毒性反应类型、毒作用靶器官和毒作用机制,最后再将动物试验的研究结果外推到人。但是由于动物和人在代谢方面本身存在一些差异,摄入剂量和时间模式也与人有很大差异,因此,整体动物实验结果外推到人本身具有一定的不确定性。整体动物试验最常用的实验动物是啮齿类动物如大鼠、小鼠、豚鼠、家兔、仓鼠等。在特殊需要情况下,也采用鱼类或其他水生生物、鸟类、昆虫等。采用动物实验进行食品的急性毒性实验、亚慢性毒性实验、慢性毒性实验、致癌实验、致畸试验以及致突变实验。

4. 体外试验方法 尽管体外试验尚不能代替整体动物试验,但在化学物的毒性筛选以及作用机制的研究方面具有很大的优越性和发展前途。体外试验可采用动物游离器官、细胞、亚细胞和微生物进行,多用于外源化学物对机体急性毒作用的初步筛检、作用机制和代谢转化过程的深入观察研究。但是,体外试验系统缺乏整体毒物动力学过程,并且难以研究外源化学物的慢性毒作用。

(1)游离器官研究:包括器官灌流和组织培养两种方法。器官灌流技术是将一定的灌流液通过血管流经某一器官,观察脏器在保持活的状态下对受试物的反应,包括脏器出现的形态和功能变化以及化学物质在脏器中的代谢情况。该方法的优点是基本保持器官完整性,常用的灌流器官有肝脏、肾脏、肺和脑等器官。

(2)细胞研究:细胞研究包括从人体脏器新分离的原代细胞或者多代培养的细胞系和细胞株。细胞培养方法可用于外源化学物毒性和致癌性研究及筛选,特别是由于细胞培养的可操作性、重复性、周期短等优势,以及近年来分子生物学相关技术在细胞培养体系中的成熟应用,细胞培养方法已经成为深入研究毒作用机制、代谢机制的关键手段。

(3)亚细胞水平:即细胞器水平的研究。毒理学中经常制备的细胞器有微粒体、线粒体。微粒体是指组织匀浆液经超速离心后获得的内质网碎片形成的小泡。微粒体富含细胞色素 P450 酶系(由多种同工酶组成)、细胞色素 b_5 等,这些酶类(通常被统称为混合功能氧化酶)为氧化反应的多样性和广泛性提供了基础。目前,亚细胞水平检测技术在中毒机制、毒性的亚细胞定位以及化学物代谢中有广泛的应用。

(4)微生物试验:毒理学中典型的微生物学试验主要是鼠伤寒沙门菌营养缺陷型回复突变试验,又称 Ames 试验。该方法的遗传学终点是基因突变,用于检测受试物能否引起基因组碱基置换或移码突变。具有敏感、简便、快速、检出率高的特点,已成为毒理学致突变遗传学终点初筛检测的标准方法,并被各国列为食品安全性毒理学评价的试验内容之一。也能够弥补体外试验的不足,使体内、体外因素得到了较好的结合。由于微生物与哺乳动物在种属上差异较大,因此,Ames 试验结果与哺乳动物体内的实际情况会有一定差异。

5. 化学分析方法 食品毒理学的研究对象主要是食品中的一些化学物质,需要借助化学分析手段检测食品中化学物质的成分和含量水平,如重金属、农药和兽药残留、有害元素残留、生物毒素残留、食品添加剂等。食品中有毒有害成分的化学分析主要采用的分析方法有气相色谱法、高效液相色谱法、气质联用法、液质联用法、串联质谱法、原子吸收分光光度法、可见或紫外分光光度法及其他一些常规化学分析方法。通过检测和分析了解污染物水平并结合人群摄入水平,确定人群摄入暴露水平,进行人群风险评估。

知识链接

食品毒理学研究新技术

　　近年来,一些新技术包括基因重组技术、荧光定量 PCR 技术、基因组学技术、DNA 测序技术等分子生物学技术逐步应用于食品毒理学的研究领域。 此外,还包括代谢组学技术、核磁共振技术等也得到了进一步的应用。 但是,这些技术的普及性不够,尚缺乏权威机构的认可和采纳。 但是随着这些新技术在食品领域的逐渐成熟和广泛普及,将使我国食品毒理学检测技术更好地服务人群健康。

　　各研究方法之间的比较见表1-1。

表1-1　食品毒理学研究方法的比较

研究方法	优点	缺点
人群流行病学研究方法	真实的暴露条件,在各化学物之间相互作用,测定在人群中的作用,表示全部人敏感性	耗资、耗时多,无健康保护,难以确定暴露和疾病的因果关系,有混杂因素,测定指标较粗略
人体试验方法	规定的限定暴露条件,在人群中测定作用	耗资多,较低浓度和较短时间暴露,样本量较少(一般小于 50 人),不适用研究敏感人群
整体动物试验方法	易于控制暴露条件,能够检测多用作用和效应,能评估宿主特征的作用和其他调控因素,其结果原则上可以外推到人	动物暴露与人暴露的不确定性
体外试验方法	影响因素少,易于控制,可进行食品外源化合物的机制和代谢研究,人力、物力花费少	不能全面反映毒作用,不能作为毒性评价和危险性评价的最后依据,难以观察慢性毒作用
化学分析方法	准确,易于控制,可以确定人群摄入暴露水平,进行人群风险评估	耗资多

三、食品毒理学和食品安全性

　　食品毒理学是食品安全性的基础。现代食品毒理学着重于通过化学和生物学领域的知识找寻毒性反应的详细机制,并研究特定物质产生的特定化学或生物学反应机制,为食品安全性评估和监控提供详细和确凿的理论依据。食品安全问题是关系到人民健康和国计民生的重大问题,在食品的生产和管理过程中,将食品安全问题放在首位已成为人们的共识和对食品的基本要求。

　　2009 年 6 月 1 日,我国颁布执行了《中华人民共和国食品安全法》,它具有鲜明的时代特点,明确立了以食品安全风险监测和评估为基础的科学管理制度,确定将食品安全风险评估结果作为制定、修订食品安全标准和对食品安全实施监督管理的科学依据。2011 年,我国正式建立国家食品安全风险评估中心。风险评估的技术方法和体系已经在农产品、水产品等领域进行了广泛的应用并取得一定成效。2015 年,我国又修订了《中华人民共和国食品安全法》,共计十章 154 条内容,更加体现了我国对于食品安全的重视。

食品毒理学是食品安全风险评估的关键技术手段。食品毒理学是保障食品安全的重要基础科学。目前,食品安全问题主要包括化学性污染、生物性污染以及新技术、新工艺产生的食品安全性问题。食品毒理学从毒理学的角度,研究食品中可能含有的外源化合物对食用者的毒作用,检验和评价食品的安全性,进行食品风险评估和食品安全性评价,为政府进行监控管理和制定相应食品安全性标准和相关法规提供科学依据。

▶ 课堂活动

近年来,有哪些新的食品污染物? 请举例说明。

四、食品毒理学的发展和展望

食品毒理学经历了由宏观到微观,由整体或细胞到分子,从分析到综合,从整体和群体试验到理论再到实践的发展过程。可以预见,随着我国食品工业、生命科学各相关领域的发展,食品毒理学将会在毒物结构与毒性、混合毒物联合作用、模式生物研究结果的外推等问题上,进行更深入的探索,获取更大的成果。

(一) 新技术和新方法在食品毒理学中的应用

传统的食品毒理学研究主要以整体动物试验和体外试验为主。随着分子生物学技术在食品毒理学领域的应用和发展,分子生物学已经成为今后食品毒理学的发展方向。随着我国经济特别是食品工业的迅猛发展,食品新原料、新的食品污染物大量涌现,出现了氯丙醇、丙烯酰胺、环境持久性有机污染物(如二噁英等)、兽药(包括激素)残留、真菌毒素污染等新的毒理学问题。新食品加工技术的应用,不可避免地产生一些新的污染物,从而急需建立一些灵敏度更高、检测速度更快的新检测仪器以及新的检测方法。毒性观察指标采用组织水平、细胞水平和分子水平相结合的手段,以系统毒理学为基础,利用基因组学、代谢组学、转录组学、蛋白组学等技术来检测和评估食品中有害物质对健康的影响。此外,各种转基因动物模型和基因敲除动物模型的建立,也有助于阐明外源化学物的毒性作用机制。

虽然我国食品毒理学研究已与国际接轨,进入到分子水平。但是,近年来新涌现出来的生物技术在食品毒理学研究中的普及率并不高。在目前使用的《食品安全性毒理学评价程序和方法》中,依然沿用了多年来传统的毒理学研究方法。同时,上述新技术在我国大多数食品毒理检测机构中并未广泛实施,限制了我国食品毒理学的发展及解决实际问题的能力。

(二) 生物标志物在食品毒理学研究中的应用

人体试验资料对于毒理学的最终评价是最重要的,但是伦理道德的限制使人体资料难以获得,生物学标志物在人体试验中的研究与应用已成为当前研究的前沿方向。生物标志物包括反映机体暴露水平的暴露标志物、反映毒性作用的效应标志物和反映个体遗传敏感性的易感标记物。在毒性评价中,利用早期灵敏的生物标志物可以减少毒理学评价的不确定性。使用生物标志物的监测研究也可为人群流行病学研究提供有力的证据。

（三）体外替代方法在毒理学中的发展

传统的毒理学试验主要是动物试验,由于国际上对动物伦理的要求和动物福利保护的呼声越来越高,目前越来越多的研究使用整体动物替代法。优化试验技术和方法,减少实验动物的数量,减轻实验动物的痛苦,取代整体动物试验的模式,即"3R"原则。目前国际上有关急性毒性检测的方法如固定剂量试验法、急性毒性分级试验法、上下法等方法,其动物数量均较传统的急性毒性方法动物数量少,还可以用体外干细胞培养法来筛选评价其生物毒性。

（四）新型食品的食品安全性评价

保健食品、新资源食品、转基因食品的出现,给食品毒理学带来了新的挑战,这些食品由多种原料组成,含有多种化学成分,因此,需要预测多种食品化学物联合作用方式及结果,需要对保健食品、新型产品、新资源进行食品安全性评价。

点滴积累　　Ｖ

1. 食品毒理学需要应用基础毒理学的原理和方法。
2. 食品毒理学研究对象为食品中可能存在或者混入的外源性物质，还延伸到天然食物成分的抗突变、抗癌作用领域。
3. 毒理学的研究方法主要有实验研究和人群流行病学调查两个方面。
4. 实验研究可以采用整体动物试验、游离的动物脏器、组织、细胞及亚细胞进行研究。
5. 食品毒理学的发展包括新技术和新方法在食品毒理学中的应用；生物标志物在食品毒理学研究中的应用；体外替代方法在毒理学的展望；新型食品的食品安全性评价。

第二节　食品毒理学基础

一、毒性和毒作用

有些外源化学物质,在一定条件下,较小剂量就能引起机体功能性或器质性损伤,称为毒物。毒性能反映毒物的剂量与机体反应之间的关系。毒作用是指毒物本身或其代谢产物在作用部位达到一定数量并与组织大分子成分相互作用的结果。

（一）毒物概述

1. 概念　毒物(toxicant)是指在一定条件下,较小剂量就能引起机体功能性或器质性损伤的外源化学物质;或剂量虽微,但积累到一定的量,就能干扰或破坏机体正常的生理功能,引起暂时或持久性的病理变化,甚至危及生命的物质。

毒物与非毒物的划分是相对的,实际上,在特定的条件下几乎所有的外源化学物都有引起机体损害的能力。即使是比较安全的药物,甚至食物中某些重要的营养成分,如果过量,也会引起毒效应。比如,一次服用 1.5~6.0g 食盐有益于健康,一次服用 200~250g 可因其吸水作用所致的电解质严重紊乱而引起死亡;适量的维生素 A 能有效预防夜盲症和眼干燥症,过量则会引起严重的胃肠紊乱和神经调节障碍。氟是必需微量元素,但当过量的氟化物被吸收进入机体后,可作用于骨骼,使机体的钙磷代谢紊乱,导致低血钙、氟斑牙和氟骨症等一系列的病理性症状。由此可见,要区分一种外源化学物是有毒或者无毒,必须充分考虑其接触的剂量和途径。

案例分析

案例

2008 年,由于某奶制品企业在婴幼儿奶粉中违法加入三聚氰胺行为的披露,震惊中外的"三聚氰胺事件"爆发,短时间内,成千上万因为长期或较长时间食用"毒牛奶"的民众(特别是出现肾损害的婴幼儿及其家长)陷入极大的恐惧和不安情绪中。为了平息或缓解这种情绪,有学者在媒体上应邀发表谈话指出:研究资料表明,三聚氰胺属于低毒类化学物,毒性很小,民众可不用担心。然而,这一表述再次引起轩然大波和广泛争议。

分析

毒物与非毒物之间并无绝对界限,剂量决定了它是否为毒物。而毒性反映了毒物的剂量与机体反应之间的关系。

2. 毒物的分类　毒物的种类按其作用、化学性质和分布范围等可以分为:

(1)按毒物的毒理作用:①腐蚀毒:对所接触的机体局部有强烈腐蚀作用的毒物,如强酸、强碱、酚类;②实质毒:吸收后引起实质脏器病理损害的毒物,如砷、汞、铅等重金属,无机磷和某些毒蕈;③酶系毒:抑制特异酶系的毒物,如有机磷、氰化物等;④血液毒:引起血液变化的毒物,如一氧化碳、亚硝酸盐及某些蛇毒;⑤神经毒:引起中枢神经系统功能障碍的毒物,如醇类、麻醉药及催眠药。

(2)按毒物的化学性质分类:①挥发性毒物:蒸馏法或微量扩散法分离的毒物,如氰化物、醇类、有机磷;②非挥发性毒物:采用有机溶剂提取法分离的毒物,分为酸性、碱性和两性毒物三类,如生物碱、吗啡等;③金属毒物:采用破坏有机物的方法分离的毒物,如砷、汞、钡、铬、锌等;④阴离子毒物:采用透析法或离子交换法分离的毒物,如强酸、强碱等;⑤其他毒物:包括必须根据其化学性质采用特殊方法分离的毒物,如箭毒碱、一氧化碳、硫化氢等。

(3)按毒物的用途和分布范围分类:①工业化学品:包括生产时使用的原料、辅助剂以及生产中产生的中间体、副产品、杂质、废弃物和成品等;②食品中的有毒物质:包括天然的或食品变质后产生的毒素,以及各种食品添加剂,如糖精、食用色素和防腐剂等;③环境污染物:如生产过程中产生的废水、废气和废渣中的各种外源化学物;④日用化学品:如化妆品、洗涤用品、家庭卫生防虫杀虫用品等;⑤农用化学品:包括化肥、农药、除草剂、植物生长调节剂、瓜果蔬菜保鲜剂和动物饲料添加剂等;

⑥医用化学品:包括用于诊断、预防和治疗的外源化学物,如血管造影剂、医用消毒剂、医用药物等;
⑦生物毒素:也统称为毒素,它是由生物体产生的一种特殊毒物。根据其来源可分为:植物毒素、动物毒素、真菌毒素及细菌毒素等;⑧军事毒物:主要指用于军事上的一些外源化学物,如沙林毒气、芥子气、梭曼、塔崩、路易氏毒气等。

此外,毒物还可按其毒性作用的靶部位、毒性作用性质和外源化学物的化学结构分类。

3. 与食品相关的毒物按照其来源进行分类

(1)食品原料自身含有或因有害微生物或环境污染产生的毒物。例如:马铃薯发芽产生的龙葵素、河豚鱼含有的河豚毒素、发霉玉米和花生中含有的黄曲霉毒素等。

(2)食品动植物原料生产过程中使用的化学物质。例如:食品中残留的农药、兽药。

(3)食品加工过程中使用的化学物质。例如:食品包装材料和食品添加剂。

(4)食品加工过程中产生的有毒化学物质。例如:食品高温、油炸烹调过程中形成的多环芳烃和丙烯酰胺。

(5)食品在体内代谢过程中产生的有毒中间产物或终产物。例如:亚硝酸盐在代谢过程中生成致癌物亚硝胺。

(二)毒性和毒作用概述

1. 毒性

(1)毒性的概念:毒性(toxicity)是指外源化学物与机体接触或进入体内的易感部位后,能引起损害作用的相对能力,包括损害正在发育的胎儿(致畸胎)、改变遗传密码(致突变)或引发癌症(致癌)的能力等。

毒物毒性的大小,通过生物体所产生的损害性质和程度而表现出来,可用动物实验或其他方法检测。衡量毒物的毒性需要一定的客观指标,如各种生理指标、生化正常值的变化、死亡等。随着科学技术的发展,毒性的观察指标也越深入,但死亡指标是最简单和最基本的毒性指标,它可作为化学物毒性的比较,也可用来探讨化学物的剂量-反应关系,即剂量-效应关系(化学物的剂量与生物体产生中毒反应之间存在的关系)。能引起生物体发生中毒反应的剂量越小(或浓度越低),则此化学物的毒性越大;反之,引起中毒反应的剂量越大(或浓度越高),则此化学物的毒性越小。

(2)影响外源化学物毒性大小的因素:各种外源性化学物质的毒性大小主要与其化学结构、物理性质、剂量或浓度、环境条件以及物种与个体敏感性差异等一系列因素有关。

1)外源化学物的化学结构与毒性大小的关系:物质的毒性与其理化性质有很大的关系,而物质的理化性质是由其化学结构决定的,所以化学结构是物质毒性的决定因素。

①碳链的长度:饱和脂肪烃类对有机体的麻醉作用随分子中碳原子数的增加而增强,如戊烷、己烷、庚烷对有机体的麻醉作用逐渐增强;对于醇类的毒性,高级醇、戊醇、丁醇大于丙醇、乙醇,但甲醇是例外。在碳链中若以支链取代直链,则毒性减弱,如异庚烷的麻醉作用比正庚烷小一些,2-丙醇的毒性比正丙醇小一些。如果碳链首尾相连成环,则毒性增加,如环己烷的毒性大于正己烷。

②分子结构的饱和度:不饱和程度越高,毒性就越大。例如二碳烃类的麻醉毒性随不饱和程度的增加而增大,乙炔、乙烯、乙烷的毒性依次减弱;丙烯醛和2-丁烯醛对眼结膜的刺激性分别大于丙

醛和丁醛;环己二烯的毒性大于环己烯,环己烯的毒性又大于环己烷。

③分子结构的对称性和空间结构:一般认为,对称程度越高,毒性越大。如1,2-二氯甲醚的毒性大于1,1-二氯甲醚,1,2-二氯乙烷的毒性大于1,1-二氯乙烷。芳香族苯环上的三种异构体的毒性次序,一般是对位>间位>邻位。对于空间异构体的毒性,一般认为顺式异构体的毒性大于反式异构体,如顺丁烯二酸的毒性大于反丁烯二酸。

④氢取代基团:脂肪烃中以卤素原子取代氢原子,芳香烃以氨基或硝基取代氢原子,苯胺中以氧、硫、羟基取代氢原子,毒性都明显增加。如氟代烯烃、氯代烯烃的毒性都大于相应的烯烃,四氯化碳的毒性远远高于甲烷。

2)外源化学物的物理性质与毒性大小的关系:物质的溶解性、挥发性以及分散度对毒性都有较大的影响。

①溶解性:毒性物质的溶解性越大,侵入人体并被人体组织或体液吸收的可能性就越大,其毒性也就越强。如硫化砷由于溶解度较低,所以毒性较轻;氯、二氧化硫较易溶于水,能够迅速引起眼结膜和上呼吸道黏膜的损害;氧化铅比其他铅化物易溶于血清,更容易中毒;有些毒物虽不溶于血液,但可与中枢神经系统中的类脂质结合,从而表现出明显的麻醉作用,如苯、甲苯等。

②挥发性:毒物在空气中的浓度与其挥发性有直接关系。物质的挥发性越大,在空气中的浓度就越大,其毒性也就越强。物质的挥发性与物质本身的熔点、沸点和蒸气压有关。如溴甲烷的沸点较低,在常温下极易挥发,故易引起生产性中毒;相反,乙二醇挥发性很小,则很少发生生产性中毒。

③分散度:粉尘和烟尘颗粒的分散度越大,就越容易被吸入,其毒性也就越强。在金属熔融时产生高度分散性的粉尘,容易发生吸入中毒就是明显例子,如氧化锌、铜、镍等的粉尘中毒。

3)外源化学物的接触途径与毒性大小的关系:毒物进入机体的途径即为接触途径(exposure route),主要有胃肠道、呼吸道和皮肤。一般来说,毒物经静脉接触时,产生的毒性作用最快。经不同途径产生毒性作用的速度顺序为:静脉注射>腹腔注射>皮下注射>经口>经皮,经肺吸入染毒近似于静脉注射。因为静脉染毒时,外源化学物直接入血,吸收系数为1,即完全吸收,通常表现出的毒性也最高。其他静脉外染毒途径的吸收系数都小于1,表现出的毒性也相对较低。经口染毒时,外源化学物在胃肠道吸收后经由门静脉系统到达肝脏被代谢,称为首过效应(first pass effect),在这种情况下,代谢产物的毒性直接影响该外源化学物对机体的损害能力。

4)外源化学物的接触期限、速率和频率与毒性大小的关系:毒理学研究中,通常按照动物染毒时间的长短分为急性毒性试验、亚慢性毒性试验和慢性毒性试验。急性毒性试验为1次或24小时内多次对实验动物高剂量染毒,而亚慢性和慢性毒性试验则为在较长时间(至少1个月以上)内对动物反复多次低剂量染毒。外源化学物的急性染毒与较长时间染毒的毒性表现不同,一般前者迅速而剧烈,后者则相对平缓。除了强度差别外,有时还有性质差别。例如,有机溶剂苯急性中毒的表现是中枢神经系统抑制,而重复接触则导致诱发再生障碍性贫血和白血病。

不同外源化学物即使染毒剂量相同,但吸收速率不同,则中毒表现也不同。吸收速率快者(如静脉注射)可在短时间内到达作用部位并形成较高浓度,从而表现出较强的毒性。

与时间相关的另一影响因素是接触频率。一种化学毒物的剂量,1次全部给予可引起严重中毒,若分 3 次给予可能只引起轻微的毒作用,而分 10 次给予可能不引起任何效应。对于具体的外源化学物而言,如果接触的间隔时间短于其生物半减期($t_{1/2}$),则进入机体的量大于排出量,易于在机体内积累至一个高水平,从而引起中毒。反之,如接触的间隔时间长于 $t_{1/2}$,就不易引起中毒,但高剂量接触时除外。

5)外源化学物对机体的选择性与毒性大小的关系:在一定条件下,外源化学物对机体的毒性具有一定的选择性。一种外源化学物只对某一种生物有损害作用,而对其他种类的生物不具有损害作用,或者只对生物体内某一组织器官产生毒性,而对其他组织器官无毒性作用,这种外源化学物对生物体的毒性作用称为选择毒性。

选择毒性的存在,虽然在一定程度上对实验动物毒性试验结果外推到人类的过程产生影响,但在农业、畜牧业和人类医药卫生事业等领域中都有着重要的理论意义和广泛的应用价值。当研究某个物质的毒性时,应着重了解其相对毒性。

知识链接

外源化学物对机体存在选择毒性的原因

1. 物种和细胞学的差异　例如,植物在许多方面不同于动物,它缺少神经系统,缺少有效的循环系统和肌肉组织,但却具有光合作用和细胞壁。

2. 不同生物或组织器官对外源化学物或其毒性代谢产物的蓄积能力不同　如在医学上用放射性碘治疗甲状腺功能亢进,就是利用甲状腺能选择性蓄积碘的能力。

3. 不同生物或组织器官对外源化学物在体内生物转化过程的差异　例如,细菌不能直接吸收叶酸,要利用对氨基苯甲酸、谷氨酸和蝶啶来合成,但人类却只能从食物中吸收叶酸而不能自身合成。因此磺胺类药物对细菌有选择毒性,对人体却没有。这是因为磺胺与对氨基苯甲酸的分子结构和大小相似,可拮抗对氨基苯甲酸参与合成叶酸的过程。

4. 不同生物或组织器官对外源化学物所造成的损害的修复能力存在差异　例如,化合物 N-甲基-N-亚硝基脲对大鼠诱发的肿瘤主要表现在胸部,而在肝脏中从未发现。这是因为肝脏能有效地将 RNA 和 DNA 分子中形成 6-O-烷基-鸟嘌呤进行酶解,而胸部组织中却不存在这种酶解作用。

（3）毒性分级:毒物毒性的大小,通过生物体所产生的损害性质和程度而表现出来,可用动物实验或其他方法检测。衡量毒物的毒性需要一定的客观指标,如各种生理指标、生化正常值的变化、死亡等。随着科学技术的发展,毒性的观察指标也越深入,但死亡指标是最简单和最基本的毒性指标,它可作为化学物毒性的比较,也可用来探讨化学物的剂量-反应关系,即剂量-效应关系（化学物的剂量与生物体产生中毒反应之间存在的关系）。能引起生物体发生中毒反应的剂量越小（或浓度越低）,则此化学物的毒性越大;反之,引起中毒反应的剂量越大（或浓度越高）,则此化学物的毒性越小。

1994 年,我国原卫生部在《食品安全性毒理学评价标准》中将各种物质按其对大鼠经口半数致死剂量（LD_{50}）的大小分为极毒、剧毒、中毒、低毒、实际无毒和无毒 6 大类,如表 1-2 所示。

表 1-2 化学物质的急性毒性分级

级别	大鼠口服 LD_{50}（以体重计）（mg/kg）	相当于人的致死剂量	
		mg/kg	g/人
极毒	<1	0.05	0.05
剧毒	1~50	500~4000	0.5
中毒	51~500	4000~30 000	5
低毒	501~5000	30 000~250 000	50
实际无毒	5001~15 000	250 000~500 000	500
无毒	>15 000	>500 000	2500

2. 毒作用

（1）概念：毒作用（toxic effect）是指外源化学物对机体产生的有害作用，也常称为毒性作用或毒效应。毒作用和毒性的概念是有区别的，毒性是外源化学物固有的生物学内在属性，我们不能改变化学物的毒性，而毒作用是化学物毒性在某些条件下引起机体有害的生物学改变，是化学物内在毒性在不同条件下的外在表现，改变条件就可能影响毒作用。

（2）毒作用分类

1）速发或迟发性毒作用：某些外源化学物一次接触后的短时间内所引起的即刻毒性作用称为速发性毒作用（immediate toxic effect）。例如，氰化钾和硫化氢等引起的毒作用。在一次或多次接触某种外源化学物后，经一定时间间隔才出现的毒性作用称为迟发性毒作用（delayed toxic effect）。例如，某些有机磷类农药（敌百虫、乐果等）具有迟发性神经毒作用，在急性中毒恢复后 10 天左右，可出现肢体麻痹、共济失调等病变；对于致癌性外源化学物，人类一般要在初次接触后 10~20 年才能出现肿瘤。

2）局部或全身毒作用：局部毒作用（local toxic effect）是指某些外源化学物在机体接触部位直接造成的损害作用。如接触具有腐蚀性的酸碱所造成的皮肤损伤，吸入刺激性气体引起的呼吸道损伤等。全身毒作用（systemic toxic effect）是指外源化学物被机体吸收并分至全身后所产生的损害作用。例如，一氧化碳引起机体的全身性缺氧。

3）可逆或不可逆毒作用：外源化学物的可逆毒作用（reversible toxic effect）是指停止接触后可逐渐消失的毒性作用。一般情况下，机体接触外源化学物的浓度越低、时间越短、造成的损伤越轻，则脱离接触后其毒性作用消失得就越快。反之，不可逆毒作用（irreversible toxic effect）是指在停止接触外源化学物后，引起的损伤继续存在，甚至对机体造成的损害作用可进一步加深。例如，长期、过量饮酒引起的肝硬化就是不可逆的。

4）对形态或功能的影响：外源化学物对形态的作用是指机体组织形态发生肉眼或镜下可见的病理变化。如微生物农药苏云金杆菌内外毒素混合原粉，大剂量经口给予大鼠后，主要损害其肝、肾和小肠，病理变化为肝细胞颗粒性变性或水泡变性，肾近曲小管上皮细胞变性或坏死，小肠黏膜上皮细胞肿胀、变性和脱落。外源化学物引起的形态学改变有许多是不可逆的，例如组织坏死、神经元损伤等。而对功能性的作用通常是指外源化学物引起靶器官功能的可逆性变化，例如一定条件下肝、肾功能发生的变化。

5）过敏性反应：也称为变态反应或超敏反应（hypersensitivity），是机体对外源化学物产生的一种病理性免疫反应。引起这种过敏性反应的外源化学物称为过敏原，过敏原可以是完全抗原，也可以是半抗原。许多外源化学物作为一种半抗原，当其进入机体后，首先与内源性蛋白质结合形成抗原，然后再进一步激发抗体的产生。当再次与该外源化学物接触后，即可引发抗原抗体反应，产生典型的变态反应症状。变态反应是机体不需要的一种有害反应，从毒性学的角度也可视为是一种损害作用。

6）特异体质反应：通常是指机体对外源化学物的一种遗传性异常反应。例如，肌肉松弛剂丁二酰胆碱，一般情况下所引起的肌肉松弛时间较短，因为它能迅速被血清胆碱酯酶分解。但有些病人由于缺乏这种酶，所以接受一个标准治疗剂量的丁二酰胆碱后，可出现较长时间的肌肉松弛甚至呼吸暂停。又如，对亚硝酸盐和其他能引起高铁血蛋白症的外源化学物异常敏感的人，其体内则缺乏烟酰胺腺嘌呤二核苷酸（NADH）高铁血蛋白还原酶。

（三）毒效应谱

当外源化学物经暴露吸收进入生物体内的作用强度较低（剂量或浓度较低、作用时间较短）且机体的生理适应和抗损伤过程相对较强时，机体可保持相对稳定，仅有负荷增加或生理意义不明确的一些改变，不出现损害作用。如果外源化学物作用强度较强（即剂量或浓度较高、作用时间较长）时，可引起损害作用，此时机体进行病理性适应，这种病理性适应是可逆的，包括组织改建、代偿性肥大和增生、化生等。当外源化学物作用强度进一步增加时，机体的病理适应和代偿出现失调进而出现一系列较特异的中毒症状及体征，最后可导致死亡。

毒效应谱由外源化学物作用于生物体，随剂量的增加所表现出来的一系列不同的生物学效应构成，可以表现为：①外源化学物的机体负荷增加；②意义不明的生理和生化改变；③亚临床改变；④临床中毒；⑤死亡。机体负荷是指在体内化学物和（或）其代谢产物的量及分布。亚临床改变、临床中毒、死亡属于损害作用（毒效应）。毒效应谱还可包括致癌、致突变和致畸作用。

适应、抗性和耐受是与毒效应相关的概念，但含义不同。适应是机体对一种通常能引起有害作用的化学物显示不易感性或易感性降低。抗性是指一个群体对于暴露的化学物引起应激反应的遗传性结构改变，以致与未暴露的群体相比，有更多的个体对该化学物不易感。因此抗性产生必须有化学物的暴露及随后的繁殖遗传。耐受是指个体获得对某种化学物毒作用的抗性（通常是早先暴露的结果），导致对该化学物毒作用反应性降低的状态。

（四）毒作用靶器官

化学物进入机体后，对体内各器官的毒作用并不一样，往往有选择毒性，外源化学物可以直接发挥毒作用的器官就称为该物质的靶器官。例如：脑是甲基汞的靶器官，肾脏是镉的靶器官。毒作用的强弱主要取决于该物质在靶器官中的浓度。但靶器官不一定是该物质浓度最高的场所，例如，甲基汞由于具有亲脂性而易于透过血-脑屏障进入脑组织，从而对神经系统产生毒性作用，它的靶器官是中枢神经系统，但甲基汞在脑组织中的浓度却远低于肝脏和肾脏。又如铅浓集在骨中但其毒性则由于铅对造血系统、神经系统等其他组织的作用所致。同样双对氯苯基三氯乙烷（DDT）在脂肪中的浓度最高,但并不对脂肪组织产生毒作用。在全身毒作用中常见的靶器官有神经系统、造血系统、肝、肾、肺等。

知识链接

血-脑屏障

　　血-脑屏障的重要性在于保障血液和脑之间正常的物质交换和阻挡非脑营养物质进入脑组织。　血-脑屏障是由毛细血管内皮细胞和星状胶质细胞组成的。　血-脑屏障的内皮细胞与别处的不同,无孔,并且细胞接合非常牢固。　内皮细胞质中的单胺氧化酶等代谢酶活性较高,也担负着酶屏障的机能。　在血-脑屏障上存在的载体 P-糖蛋白能将一些外源化学物主动转运出大脑,也成为虚的功能性组成部分。　外源化学物经血-脑屏障的转运主要是以单纯扩散的方式,所以外源化学物的脂溶性和带电性以及分子量是影响转运的主要因素。　小分子物质容易通过血-脑屏障。　在新生儿阶段血-脑屏障还没有完成形成,所以新生儿的脑组织容易受到外源化学物的影响。

　　值得注意的是,靶器官是毒物直接发挥毒作用的器官,而出现毒性效应的器官称为效应器官。效应器官可以是靶器官,也可以不是靶器官。例如,马钱子碱中毒可引起抽搐和惊厥,靶器官是中枢神经系统,效应器官是肌肉。

案例分析

案例

　　2010 年 4 月是食用春韭的好时节,然而就在这个时段,某市部分医院陆续收治一些食用韭菜后出现肌肉震颤、头痛、恶心、腹泻等症状的市民。　经医院检查,韭菜上的残余有机磷农药严重超标导致了食物中毒。

分析

　　有机磷农药中毒时,有机磷能与乙酰胆碱酯酶结合,使后者失去活性,从而导致乙酰胆碱的水解速度降低、突触间隙的乙酰胆碱的积累,进而引起肌肉的持续收缩、肌肉震颤。　因此,对于有机磷农药中毒引起的肌肉震颤,靶器官是神经系统(抑制神经递质的分解),效应器官是肌肉(肌肉震颤)。

　　某个特定的器官成为毒物的靶器官可能有多种原因:①该器官的血液供应;②存在特殊的酶或生化途径;③器官的功能和在体内的解剖位置;④对特异性损伤的易感性;⑤对损伤的修复能力;⑥具有特殊的摄入系统;⑦代谢毒物的能力和活化/解毒系统平衡;⑧毒物与特殊的生物大分子结合等。

▶ **课堂活动**

　　靶器官是物质浓度最高的场所吗? 靶器官是效应器官吗? 请举例说明。

　　机体对外源化学物的处置是影响毒性效应的重要因素。这是因为,在靶器官内的外源化学物或其活性代谢物的浓度及持续时间,决定了机体的毒性效应的性质及其强度。影响吸收、分布、代谢相排泄的各种因素和外源化学物的物理化学性质均可影响在靶器官中外源化学物的量。对特定靶器官的毒性,直接取决于外源化学物与生物大分子如受体、酶、蛋白、核酸、膜脂质的作用,激活并启动了生物放大系统,靶器官和(或)效应器官在生物放大系统的支配下,发生功能或形态变化,产生具体的局部毒性效应;受到机体整合、适应和代偿等因素的影响而产生整体毒效应。

> **知识链接**
>
> 兴奋由神经向肌肉的传递过程
>
> 兴奋由神经向骨骼肌细胞传递的过程为:大脑运动神经元发出的神经冲动经轴突传递到神经末梢时,末梢产生动作电位,钙离子由膜外进入膜内,使一定数量的突触小泡与突触前膜紧贴、融合起来;然后融合处破裂,作为神经递质的乙酰胆碱被释放到突触间隙中。递质与突触后膜(骨骼肌细胞膜)上的 N_2 胆碱受体结合,引起离子通道开放,突触后膜去极化;当去极化的程度超过阈值时,则产生一次动作电位,引起肌肉的收缩。

（五）毒作用生物学标志

预防医学要求对外源化学物的有害作用进行早期预防、早期诊断和早期治疗,为了达到这样的目的,近年来在毒理学中发展了生物学标志的概念。

生物学标志是指外源化学物通过生物学屏障进入组织或体液后,对该外源化学物或其生物学后果的测定指标,可分为接触生物学标志、效应生物学标志和易感性生物学标志。从暴露到健康效应的模式图和与生物学标志的关系见图 1-1。

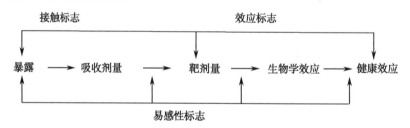

图 1-1 从暴露到健康效应的模式图和生物学标志的关系

1. **接触生物学标志(biomarker of exposure)** 指测定组织、体液或排泄物中吸收的外源化学物、其代谢物或与内源性物质的反应产物,作为吸收剂量或靶剂量的指标,提供关于暴露于外源化学物的信息。接触生物学标志包括反映内剂量和生物效应剂量两类标志物(如化学物原型、代谢物、血红蛋白加合物、DNA 加合物等),用以反映机体中外源性化学物或其代谢物或外源性化学物与某些靶细胞或靶分子相互作用产物的含量。这些接触生物学标志如与外剂量相关,或与毒作用效应相关,可评价接触水平或建立生物阈限值。

2. **效应生物学标志(biomarker of effect)** 指机体中可测出的生化、生理、行为或其他改变的指标,包括反映早期生物效应(early biological effect)、结构和(或)功能改变(altered structure/

function）及疾病（disease）3类标志物，提示与不同靶剂量的外源化学物或其代谢物有关联的对健康有害效应的信息。

3. 易感性生物学标志（biomarker of susceptibility） 是关于个体对外源化学物的生物易感性的指标，即反映机体先天具有或后天获得的对接触外源性物质产生反应能力的指标。如外源化学物在接触者体内代谢酶及靶分子的基因多态性，属遗传易感性标志物。环境因素作为应激原时，机体的神经、内分泌和免疫系统的反应及适应性，亦可反映机体的易感性。易感性生物学标志可用以筛检易感人群，保护高危人群。

通过动物体内试验和体外试验研究生物学标志并外推到人体和人群研究，生物学标志可能成为评价外源化学物对人体健康状况影响的有力工具。接触标志用于人群可定量确定个体的暴露水平；效应标志可将人体暴露与环境引起的疾病提供联系，可用于确定剂量-反应关系和有助于在高剂量暴露下获得的动物实验资料外推人群低剂量暴露的危险度；易感性标志可鉴定易感个体和易感人群，应在危险度评价和危险度管理中予以充分的考虑。

二、剂量-反应（效应）关系

（一）剂量

剂量（dose）是指给予机体或与机体接触的毒物的数量，它是决定外源化学物对机体造成损害作用的最主要因素。剂量的概念较为广泛，可包括以下几种：

1. 接触剂量（exposure dose） 又称外剂量（external dose），是指外源化学物与机体（如人、指示生物、生态系统）的接触剂量，可以是单次接触或某浓度下一定时间的持续接触。

2. 吸收剂量（absorbed dose） 又称内剂量（internal dose），是指外源化学物穿过一种或多种生物屏障，吸收进入体内的剂量。

3. 到达剂量（delivered dose） 又称靶剂量（target dose）或生物有效剂量（biologically effective dose），是指吸收后到达靶器官（如组织、细胞）的外源化学物和（或）其代谢产物的剂量。

化学物对机体的损害作用的性质和强度，直接取决于其在靶器官中的剂量，但测定此剂量比较复杂。一般而言，接触或摄入的剂量愈大，靶器官内的剂量也愈大。因此，常以接触剂量来衡量，接触剂量以单位体重接触外源化学物的量[如 mg/（kg·bw）]或环境中浓度（mg/m^3 空气或 mg/L 水）来表示。任何有害物质的效应首先取决于剂量。大多数化学物在体内的生物学效应随剂量增加而转化。根据效应的转化可以把化学物分为两种类型：

$$Ⅰ 型 \xrightarrow[剂量增加]{无效应（无害）\rightarrow毒效应\rightarrow致死效应}$$

$$Ⅱ 型 \xrightarrow[剂量增加]{无效应\rightarrow有益效应\rightarrow毒效应\rightarrow致死效应（营养、保健、治疗）}$$

Ⅱ型比较复杂，有益效应包括：①营养功能；②保健功能；③治疗疾病功能。Ⅱ型包括营养素，药品抗生素，食品中的外源化学物如茶中咖啡因和茶多酚等；在同一食品中可能同时含有Ⅰ型（如农药残留）和Ⅱ型的外源化学物（如咖啡因）。

（二）剂量-反应和剂量-效应关系

1. 反应和效应 反应（response）是质反应，指接触某一化学物的群体（population）中出现某种效应的个体在群体中所占比率，一般以百分率或比值表示，如死亡率、肿瘤发生率等。其观察结果只能以"有"或"无"、"异常"或"正常"等计数资料来表示。

效应（effect）是量反应，指接触一定剂量外源化学物后所引起的一个生物、器官或组织的生物学改变。此种变化的程度用计量单位来表示，例如毫克、单位等。例如某种有机磷化合物可使血液中胆碱酯酶的活力降低，四氯化碳能引起血清中谷丙转氨酶的活力增高，苯可使血液中白细胞计数减少等，均为各种外源化学物在机体引起的效应。

2. 剂量-反应关系和剂量-效应关系 剂量-反应关系即剂量-质反应关系（quantal dose-response relationship），表示外源化学物的剂量与某一群体中质反应发生率之间的关系。如在急性吸入毒性实验中，随着苯浓度的增高，各试验小组的小鼠死亡率也相应增高，表明存在剂量-质反应关系。剂量-效应关系即剂量-量反应关系（graded dose-response relationship），表示外源化学物的剂量与个体中发生的量反应强度之间的关系。如在空气中一氧化碳浓度增加导致红细胞中碳氧血红蛋白含量随之升高，血液中铅浓度增加引起氨基乙酰丙酸脱氢酶（ALAD）的活性相应下降，都是表示剂量-量反应关系的实例。

剂量-反应关系和剂量-效应关系是毒理学的重要概念，即随着外源化学物的剂量增加，对机体的毒效应的程度增加，或出现某种效应的个体在群体中所占比例增加。如果某种外源化学物与机体出现的某种损害作用存在因果关系，则一定存在明确的剂量-质反应或剂量-量反应关系。

3. 剂量-反应和剂量-效应关系曲线 剂量-反应和剂量-效应关系都可用曲线表示，即以表示效应强度的计量单位或表示反应的百分率或比值为纵坐标，以剂量为横坐标，绘制散点图，可得出一曲线。不同外源化学物在不同具体条件下，所引起的效应类型不同，剂量-效应关系曲线一般可呈现上升或下降的不同类型的曲线，呈抛物线型、直线型或S-形曲线等多种形状。如苯可使血液中白细胞计数减少，即为下降的曲线。

一般情况下，剂量-反应关系曲线有下列基本类型：

（1）直线型：反应强度与剂量呈直线关系，即随着剂量的增加，反应的强度也随着增强，并成正比关系。在生物体内，此种直线型关系较少出现，仅在某些体外试验中，在一定的剂量范围内存在。如采用修复缺陷的细菌或细胞试验系统进行致突变试验时，常常在较低剂量下即曲线的起始部分观察到线性的剂量-反应关系，在这种情况下，剂量与反应率完全成正比。

（2）抛物线型：剂量与反应呈非线性关系，即随着剂量的增加，反应的强度也增高，且最初增高急速，随后变得缓慢，以致曲线先陡后平缓，而呈抛物线形。如将此剂量换成对数值则成一直线。将剂量与反应关系曲线转换成直线，便于在低剂量与高剂量或低反应强度与高反应强度之间进行互相推算。

（3）"S"曲线型：是典型剂量反应曲线，多见于剂量-质反应关系中，分为非对称"S"曲线型和对称"S"曲线型两种形式。

1）非对称"S"形曲线：该曲线两端不对称，与对称"S"形曲线比较，该曲线在靠近横坐标左侧的一端由平缓转为陡峭的距离较短,而靠横坐标右侧的一端曲线则伸展较长,它表示随着剂量的增加,反应率的变化呈偏态分布。由于毒理学试验使用的试验组数和动物数有限,受试群体中又存在一些高耐受性的个体,故这种曲线较为常见。

2)对称"S"形曲线:当群体中的全部个体对某一外源化学物的敏感性差异呈正态分布时,剂量与反应率之间的关系表现为对称"S"形曲线。对称"S"形曲线往往见于试验组数和动物数均足够多时,在毒理学中仍属少见。

剂量-反应曲线反映了人体或实验动物对外源化学物毒作用易感性的分布。如果人体或实验动物对外源化学物易感性完全相同,则在某一个剂量全部个体都发生相同的毒作用。若个体对外源化学物毒作用的易感性不一致,则用"S"形曲线反映:如整个群体对外源化学物的易感性呈正态分布,则剂量-反应之间的关系表现为对称"S"形曲线;如个体对外源化学物的毒作用易感性成偏态分布,则剂量-反应之间的关系表现为非对称"S"形曲线。

无论是对称"S"形曲线还是非对称"S"形曲线,在50%反应率处的斜率最大,剂量与反应率的关系相对恒定。因此,常用以引起50%反应率的剂量来表示外源化学物的毒性大小,如半数致死量(LD_{50})、半数中毒量(TD_{50})、半数效应剂量(ED_{50})等。

(4)"全或无"反应:在毒性试验中有时会看到"全或无"(all or none response)的剂量-反应关系现象。这种现象仅在一个狭窄的剂量范围内才能观察到,为坡度极陡的线性剂量-反应关系。例如致畸试验中的剂量-反应关系,在低剂量时由于个别动物极为易感,因此致畸率增加并不明显,当剂量增加到一定程度时,致畸率会迅速升高,再稍微继续增加剂量则会引起胎仔和母鼠的死亡,因此在高剂量范围内致畸率的增高的曲线就无法被描述。产生"全或无"反应的原因应根据具体情况进行分析和解释。

(5)其他的曲线形式:除上述几种反应类型的曲线外,剂量-反应关系还可能表现为其他的曲线形式。某些满足机体生理需要的外源物,如维生素、矿物质,其给予量和个体效应间的关系呈"U"形。当人体缺乏某种必需的营养成分时,会引起一系列营养缺乏病,而当摄入过量时则会导致中毒甚至死亡,安全的摄入剂量仅在一段剂量的区间。对于一些非营养物质,随着剂量的增加,则会出现毒性作用,导致死亡。

(三)时间因素

毒物对机体的毒性作用不仅仅是剂量-反应关系,还与毒物引起机体出现某种反应的时间有关,即时间-反应关系。一般情况下,机体接触毒物后迅速产生毒性作用,表明其吸收和分布快,作用直接;反之,则说明吸收或分布缓慢,或在产生毒性作用前需经代谢活化。中毒后恢复迅速,则表明毒物能很快被代谢解毒或排出体外;反之,说明解毒或排泄的速率很低,或者是已在体内产生了生理或生化方面的损害作用并难以恢复。

时间-剂量-反应关系(time-dose-response relationship):剂量-反应关系是从量的角度阐明毒物作用的规律性,而时间-剂量-反应关系是用时间生物学或时间毒理学的方法阐明毒物对机体的影响。在毒理学实验中,时间-反应关系和时间-剂量-反应关系对于确定毒物的毒作用特点具有重要意义。

在进行毒物的安全性或风险评估时,时间-剂量-反应关系是应考虑的一个重要因素。这是因为持续暴露时,引起某种损害所需要的剂量远远小于间断暴露的剂量;另一方面,在剂量相同的条件下,持续暴露所引起的损害又远远大于间断暴露的损害。

三、毒性参数和安全限值

(一)毒性大小描述参数

可以利用两种方法来描述或比较外源化学物的毒性,一种是比较相同剂量外源化学物引起的毒作用强度,另一种是比较引起相同的毒作用的外源化学物剂量,后一种方法更易于定量,可利用毒性参数和安全限值进行比较。在实验动物体内试验得到的毒性参数可分为两类。一类为毒性上限参数;另一类为毒性下限参数。毒性参数的测定是毒理学试验剂量-效应关系和剂量-反应关系研究的重要内容。

1. 毒性上限参数 毒性上限参数是在急性毒性试验中以死亡为终点的各项毒性参数。致死剂量或浓度指在急性毒性试验中外源化学物引起受试实验动物死亡的剂量或浓度,通常按照引起动物不同死亡率所需的剂量来表示。

(1)绝对致死量或浓度(LD_{100}或LC_{100}):指引起一组受试实验动物全部死亡的最低剂量或浓度。由于一个群体中,不同个体之间对外源化学物的耐受性存在差异,个别个体耐受性过高,并因此造成100%死亡的剂量显著增加。所以表示一种外源化学物的毒性高低或对不同外源化学物的毒性进行比较时,一般不用绝对致死量(LD_{100}),而采用半数致死量(LD_{50})。LD_{50}较少受个体耐受程度差异的影响,较为准确。

(2)半数致死剂量或浓度(LD_{50}或LC_{50}):指引起一组受试实验动物半数死亡的剂量或浓度。它是一个经过统计学处理计算得到的数值,常用以表示急性毒性的大小。LD_{50}数值越小,表示外源化学物的毒性越强,反之LD_{50}数值越大,则毒性越低。与LD_{50}概念相似的毒性参数,还有半数致死浓度(LC_{50}),即能使一组实验动物在经呼吸道接触外源化学物一定时间(一般固定为2或4小时)后,死亡50%所需的浓度(mg/m^3)。环境毒理学中,还有半数耐受限量(median tolerance limit, MTL)用于表示一种环境污染物对某种水生生物的急性毒性,即一群水生生物(例如鱼类)中50%个体在一定时间(48小时)内可以耐受(不死亡)的某种环境污染物在水中的浓度(mg/L),一般用MTL_{48}表示。

(3)最小致死剂量或浓度(MLD,LD_{01}或MLC,LC_{01}):指一组受试实验动物中,仅引起个别动物死亡的最小剂量或浓度。

(4)最大耐受剂量或浓度(MTD,LD_0或MTC,LC_0):指一组受试实验动物中,不引起动物死亡的最大剂量或浓度。

2. 毒性下限参数 毒性下限参数是指观察到有害作用最低水平或最大无有害作用的剂量,可以从急性、亚急性、亚慢性和慢性毒性试验中得到。

(1)未观察到有害作用的剂量(no observed adverse effect level, NOAEL):在规定的暴露条件下,通过实验和观察,一种物质不引起机体(人或实验动物)形态、功能、生长、发育或寿命可检测到的有害改变的最高剂量或浓度。机体(人或实验动物)形态、功能、生长、发育或寿命改变可能检测到,但被判断为非损害作用。

(2)观察到有害作用的最低剂量(lowest observed adverse effect level,LOAEL):在规定的暴露条件下,通过实验和观察,一种物质引起机体(人或实验动物)形态、功能、生长、发育或寿命可检测到的有害改变的最低剂量或浓度,此种有害改变与同一物种、品系的正常(对照)机体是可以区别的。LOAEL是通过实验和观察得到的,应具有统计学意义和生物学意义。在具体的实验研究中,应用不同物种品系的实验动物、接触时间、染毒方法和指标观察有害效应,可得出不同的 LOAEL 和 NOAEL。

急性、亚急性、亚慢性和慢性毒性试验都可分别得到各自的 LOAEL 或 NOAEL。因此,在讨论LOAEL 或 NOAEL 时应说明具体条件,并注意该 LOAEL 有害作用的严重程度。LOAEL 或 NOAEL 是评价外源化学物毒性作用与制订安全限值的重要依据,具有重要的理论和实践意义。

(3)未观察到作用的剂量(no observed effect level,NOEL):在规定的暴露条件下,通过实验和观察,与同一物种、品系的正常(对照)机体比较,一种物质不引起机体(人或实验动物)形态、功能、生长、发育或寿命可检测到的改变的最高剂量或浓度。

(4)阈剂量(threshold dose,TD):为一种物质使机体(人或实验动物)刚开始发生效应的剂量或浓度,即稍低于阈值时效应不发生,而达到或稍高于阈值时效应将发生。一种化学物对每种效应都可有一个阈值,因此一种化学物可有多个阈值。对某种效应,对不同的个体可有不同的阈值。同一个体对某种效应的阈值也可随时间而改变。就目前科学发展程度,对于某些化学物和某些毒效应还不能证实存在阈剂量(如遗传毒性致癌物和性细胞致突变物)。阈剂量应该在实验测定的 NOEL 和最低剂量(lowest observed effect level,LOEL)之间。在利用 NOEL 或 LOEL 时应说明测定的是什么效应,什么群体和什么染毒途径。阈剂量并不是实验中所能确定的,在进行危险性评价时通常用NOAEL 或 NOEL 作为阈值的近似值。

(二)安全限值

安全限值是指为保护人群健康,对生活和生产环境和各种介质(空气、水、食物、土壤等)中与人群身体健康有关的各种因素(物理、化学和生物)所规定的浓度和接触时间的限制性量值,在低于此种浓度和接触时间内,根据现有的知识,不会观察到任何直接和(或)间接的有害作用。也就是说,在低于此种浓度和接触时间内,对个体或群体健康的危险度是可忽略的。安全限值可以是每日容许摄入量(ADI)、可耐受摄入量(TI)、参考剂量(RfD)、参考浓度(RfC)和最高容许浓度(MAC)等。

1. 每日允许摄入量 每日允许摄入量(acceptable daily intake,ADI)指人类终生每日随同食物、饮水和空气摄入某种外源化学物而对健康不引起任何可观察到的损害作用的剂量。ADI 是 WHO 提出的,是根据"未观察到有害作用的剂量"(NOAEL)来制订的,以每千克体重可摄入的量表示,单位为 $mg/(kg \cdot d)$。

动物试验外推到人通常有 3 种基本的方法:利用不确定系数(安全系数)外推;利用药物动力学外推(广泛用于药品安全性评价并考虑到受体敏感性的差别);利用数学模型外推。毒理学家对于"最好"的模型及模型的生物学意义尚无统一的意见。

安全系数(safety factor,SF)是根据所得的 NOAEL 提出安全限值时,为解决由动物实验资料外推至人的不确定因素及人群毒性资料本身所包含的不确定因素而设置的转换系数。安全系数一般采用 100,安全系数 100 为物种间差异(10)和个体间差异(10)两个安全系数的乘积(图 1-2)。

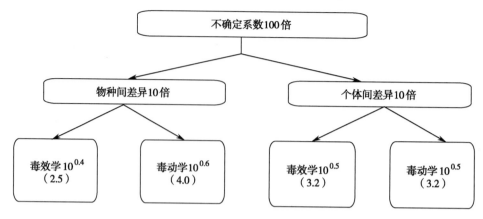

图 1-2　100 倍不确定系数(安全系数)的构成

不确定系数(uncertainty factor,UF):食品安全风险评估的整个过程始终伴随着不确定性,其来源大致分为两类,即结果外推和数据局限性。不确定系数是处理这些不确定性的常用方法,相关组织或机构均推荐了用于制定健康指导值的默认不确定系数。

将临界效应(critical effect)的 NOAEL 或 LOAEL 除以不确定系数即求得安全限值。此术语比安全系数更为适当,因为此术语避免被误解为绝对安全,并且 UF 的大小与不确定性大小成比例,而不是与安全性成比例。UF 的选择应根据可利用的科学证据。

知识链接

安全系数(SF)改变因素

(1)如果具有关于人体资料,则 10 倍物种间变异可能不是必需的。但是在安全性评价时人体研究的参数较少,并且罕有关于致癌性、生殖和慢性毒性的资料。因此,即使在人体测定的参数是与在实验动物测定的最敏感的有害作用相同(如红细胞胆碱酯酶抑制),对其他参数的潜在毒作用的不确定性仍然存在。因此 SF 极少低到 10 倍。

(2)在动物实验(和在人体实验)确定 NOAEL 的资料的质量可影响 SF 的选择。

(3)如缺失重要的资料,则增加 SF。

(4)最初的毒性反应的类型和重要性可改变 SF,因此对可逆的毒效应 SF 降低。

(5)实验动物数量不足可能增加 SF。

(6)剂量-反应关系的形状可影响 SF 的确定。

(7)代谢饱和导致毒性,双相代谢谱和比较代谢的资料都可影响 SF。

(8)在实验动物和人毒作用机制的比较研究中可影响 SF 的选择。

2. 可耐受摄入量　可耐受摄入量(tolerable intake,TI)是由 IPCS(国际化学品安全规划署)提出的,是指没有可估计的有害健康的危险性对一种物质终生摄入的容许量。取决于摄入途径,TI 可以用不同的单位来表达,如吸入可表示为空气中浓度(如 $\mu g/m^3$ 或 mg/m^3)。

3. 参考剂量和参考浓度　参考剂量和参考浓度是美国环境保护局(EPA)对非致癌物质进行危

险性评价提出的概念。参考剂量(reference dose,RfD)和参考浓度(reference concentration,RfC),是指一种日平均剂量和估计值。人群(包括敏感亚群)终身暴露于该水平时,预期在一生中发生非致癌(或非致突变)性有害效应的危险度很低,实际上是不可检出的。

4. 最高容许浓度　最高容许浓度(maximal allowable concentration,MAC)系指某一外源化学物可以在环境中存在而不致对人体造成任何损害作用的浓度。我国在制订 MAC 时遵循"在保证健康的前提下,做到经济合理,技术可行"的原则,因此与上述几种以保护健康为基础的安全限值有区别。MAC 的概念对生活环境和生产环境都适用,但人类在生活与生产活动中的具体接触情况存在较大差异,同一外源化学物在生活环境中与生产环境中的 MAC 也不相同。

在制订 MAC 时,由于所需保护的人群不同(环境卫生和食品卫生标准要保护全部人口,而劳动卫生标准只需要保护职业人群),人群接触时限不同(环境卫生和食品卫生的标准人群要终生接触,而劳动卫生的标准人群只在成年后至退休前接触),所以采用宽严不同的安全系数是必要的。

制订安全限值的前提是必须从动物实验或人群调查得到 LOAEL 或 NOAEL。一个有阈值的外源化学物在剂量低于实验确定的阈值时,没有危险度。对无阈值的外源化学物在零以上的任何剂量,都有某种程度的危险度。这样,对于致癌物和致突变物就不能利用安全限值的概念,只能引入实际安全剂量(virtual safety dose,VSD)的概念。化学致癌物的 VSD,是指低于此剂量能以 99% 可信限的水平使超额癌症发生率低于 10^{-6},即 100 万人中癌症超额发生低于 1 人。致癌物的 VSD 可以用多种数学模型或用不确定系数来估算。

安全限值或 VSD 是卫生毒理学的一项重大任务。对某一种外源化学物来说,上述各种毒性参数和安全限值的剂量大小顺序见图 1-3。

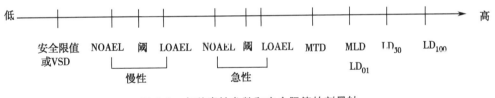

图 1-3　各种毒性参数和安全限值的剂量轴

点滴积累 ∨

1. 毒物与非毒物之间并无绝对界限,剂量决定了它是否为毒物。

2. 我国依据 LD_{50} 将食物中化学物的毒性分为 6 级:极毒、剧毒、中等毒、低毒、实际无毒和无毒。

3. 剂量是指给予机体或与机体接触的毒物的数量,它是决定外源化学物对机体造成损害作用的最主要因素。

4. 反应是质反应,指接触某一化学物的群体中出现某种效应的个体在群体中所占比率,一般以百分率或比值表示。

5. 效应是量反应,指接触一定剂量外来化学物后所引起的一个生物、器官或组织的生物学改变。

6. 剂量-反应关系曲线的基本类型包括直线型、抛物线型和"S"曲线型等。

7. 毒性上限参数是在急性毒性试验中以死亡为终点的各项毒性参数。 毒性下限参数是指观察到有害作用最低水平或最大无有害作用的剂量。

8. 安全限值＝NOAEL/安全系数，安全系数一般采用100。

目标检测

一、选择题

（一）单项选择题

1. 食品中有毒有害成分分析主要采用的分析方法不包括（　　）

   A. 气相色谱法　　　　　　　　　　B. 原子吸收分光光度法

   C. 微生物分析方法　　　　　　　　D. 串联质谱法

   E. 高效液相色谱法

2. 关于食品毒理学，下列说法错误的是（　　）

   A. 食品毒理学是毒理学的基础知识和研究方法在食品科学中的应用

   B. 食品毒理学的研究对象涵盖食品生产、加工、包装、贮藏和销售过程中诸多可能对健康造成危害的化学性、物理性及生物性因素

   C. 食品毒理学主要研究食品中外源性毒物的结构、分布、理化特性及进入人体的途径与代谢规律

   D. 食品毒理学的研究对象不包括天然食物成分的抗突变/抗癌作用领域

   E. 食品毒理学研究的最终目标就是阐明存在于食品中的外源性因素的毒理学安全性，从而达到确保人类健康的目的

3. 关于食品毒理学的人群流行病学研究方法错误的是（　　）

   A. 人群流行病学调查的意义在于可以取得人体的直观调查材料

   B. 地方性饮食、一些食物加工带来的问题，可以采用人群流行病学研究方法

   C. 整体动物实验结果外推到人本身具有一定的确定性

   D. 体外实验可采用动物游离器官、细胞、亚细胞和微生物进行

   E. 可通过人体偶然中毒事件，直接获得该种中毒食物对于人体的毒理学资料

4. 关于"3R"原则说法错误的是（　　）

   A. 减少实验动物的数量　　　　　　B. 对实验动物实行安乐死

   C. 减轻实验动物的痛苦　　　　　　D. 取代整体动物试验的模式

   E. 是一种优化试验技术和方法

5. 毒物是指（　　）

   A. 对大鼠经口 LD_{50}>500mg/kg 体重的物质

   B. 凡引起机体功能或器质性损害的物质

   C. 具有致癌作用的物质

D. 在一定条件下,较小剂量即能引起机体发生损害作用的物质

E. 具有致畸作用的物质

6. 关于毒性,下列说法错误的是(　　)

    A. 毒性的大小是相对的,取决于此种物质与机体接触的量

    B. 毒性较高的物质,只要相对较小的剂量,即可对机体造成一定的损害

    C. 毒性是物质一种内在的不变的性质,取决于物质的物理性质

    D. 毒性的大小是绝对的,与接触剂量无关

    E. 我们不能改变毒性,但能改变物质的毒效应

7. 青霉素可杀灭细菌却对人体细胞相对无损害,是因为(　　)

    A. 细菌缺少神经系统　　　　　　　　B. 细菌缺少有效的循环系统

    C. 细菌缺少肌肉组织　　　　　　　　D. 细菌具有细胞壁

    E. 无法确定

8. 分子结构的对称性越高,毒物的毒性(　　)

    A. 越小　　　　　　　B. 越大　　　　　　　C. 不变

    D. 以上都不对　　　　E. 无规律

9. 由动物实验外推到人的安全系数是(　　)

    A. 10　　　　　　　　B. 100　　　　　　　C. 1000

    D. 以上都不对　　　　E. 无法确定

10. LD_0 是指(　　)

    A. 绝对致死剂量　　　　B. 最小致死剂量　　　　C. 最大耐受剂量

    D. 半数致死剂量　　　　E. 阈剂量

11. 以下不属于生物学标志的是(　　)

    A. 接触生物学标志　　　B. 效应生物学标志　　　C. 易感性生物学标志

    D. 剂量生物学标志　　　E. 反应生物学标志

12. 下列大小关系正确的是(　　)

    A. $MTD < LD_{50} < LD_{100}$　　　B. $LD_{50} < MTD < LD_{100}$　　　C. $LD_{100} < LD_{50} < MTD$

    D. 以上都不对　　　　E. $MTD = LD50 < LD100$

13. 最大无作用剂量是(　　)

    A. LD_0　　　　　　　B. LD_{50}　　　　　　C. LD_{100}

    D. NOAEL　　　　　　E. LD_{01}

14. 化学毒物与机体毒作用的剂量-反应(效应)关系最常见的曲线形式是(　　)

    A. 直线型　　　　　　B. 抛物线型　　　　　C. 对称"S"形曲线

    D. 非对称"S"形曲线　　E. 无正确答案

(二) 多项选择题

1. 食品毒理学的研究内容包括(　　)

A. 食品中可能存在的或混入的有毒有害物质的来源、化学结构、理化性质

B. 外源性物质的摄入途径、在体内的分布、代谢转化、排泄过程

C. 外源性物质对机体造成的损害作用、毒性性质及中毒机制研究

D. 安全性毒理学评价

E. 食品中有害因素的危险性评估

2. 食品毒理学研究方法包括(　　)

　　A. 人群流行病学研究方法　　　　B. 人体试验方法　　　　　　C. 整体动物试验方法

　　D. 细胞研究方法　　　　　　　　E. 微生物实验方法

3. 根据效应的转化可以把化学物分为Ⅰ型和Ⅱ型,其中Ⅱ型化学物比较复杂,有益效应包括
(　　)

　　A. 营养功能　　　　　　　　　　B. 保健功能　　　　　　　　C. 治疗疾病功能

　　D. 无效应　　　　　　　　　　　E. 无害效应

4. 生物学标志可分为(　　)

　　A. 接触生物学标志　　　　　　　B. 效应生物学标志　　　　　C. 健康效应生物学标志

　　D. 易感性生物学标志　　　　　　E. 生物学效应

5. 下列选项按毒作用发生的时间分类的是(　　)

　　A. 可逆性毒作用　　　　　　　　B. 急性毒作用　　　　　　　C. 慢性毒作用

　　D. 迟发性毒作用　　　　　　　　E. 不可逆性毒作用

二、简答题

1. 简述食品毒理学的定义。

2. 简述食品毒理学的研究任务和内容。

3. 毒作用的分类有哪些?

4. 化学毒物与机体毒作用的剂量-反应(效应)关系最常见的曲线形式是什么?

5. 选择毒性产生的原因是什么?

6. 简述毒效应谱。

三、论述题

1. 试论食品毒理学的研究方法和手段有哪些?

2. 试论述毒物的分类有哪些?

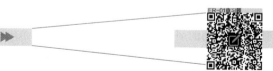

（麻微微　秦润梅）

第二章

食品中外源化学物在体内的生物转运

学习目标 ∨

1. 掌握外源化学物在机体的生物转运过程，理解其形式、机制、靶部位和影响因素。
2. 熟悉物质穿过生物膜的方式、特征和影响因素。
3. 了解生物膜的结构特征和功能。

导学情景 ∨

情景描述

在分析金属汞中毒事件中，发现在不同条件下，患者的中毒症状差距较大。结果显示：一方面，患者误服（例如小孩玩耍将体温计咬碎），及时送医救治，基本无毒性，患者症状很轻微；而另一方面，在相对封闭环境中，汞泄漏污染引起中毒事件中，患者毒性表现很剧烈，症状很严重。尝试用毒物与机体的相互作用分析现象解释可能的原因。

学前导语

在上述金属汞中毒事件中，化学物质是否引起毒性，不仅取决于其固有的毒性和位置特异性，也取决于机体与毒物的相互作用。不同的吸收、分布、代谢和排泄会导致化学物质在靶器官的浓度不同，从而表现出不同的毒性。

外源化学物质的毒性依赖于接触剂量，也就是说，生物体吸收化学物质的量越大，毒性反应就越强烈。所有的化学物质，在一定剂量下均可引起毒性。一个化学物质在作用位点的浓度与其剂量是成比例的，但在特定的毒性靶器官中，同样剂量的两种或多种化学物质可能会有巨大的浓度差异。这种不同的模式是由于化学物质与机体不同的作用过程引起的，包括吸收、分布、生物转化和排泄的过程。任何一个过程都会影响化学物质在靶器官的浓度，进而影响其靶器官毒性。此外，所有这些过程都是互相关联的，过程之间相互有影响。

外源化学物或其活性代谢物在靶器官内的浓度及持续时间与毒性作用有关，同时又影响外源化学物在体内的生物转运与转化，其影响的各种常见因素见图 2-1。

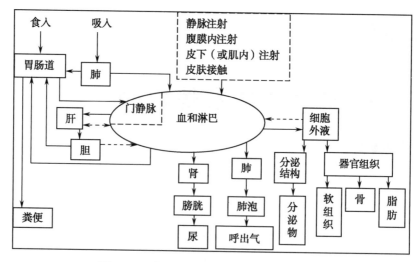

图 2-1　机体内毒物吸收、分布和排泄的途径

第一节　生物膜与生物转运

外源化学物与机体接触,然后进入血液,再通过血液循环分散到全身器官、组织和细胞。在这个过程中,体内的各种酶类作用于外源化学物,使外源化学物化学结构与物理性质发生变化,代谢产物和部分未代谢的母体化学物被机体排出体外。整个过程可以概括为相互联系的吸收、分布、代谢及排泄 4 个过程,将外源化学物在体内的吸收、分布和排泄过程称为生物转运(biotransportation),即为外源化学物在体内量变的过程;代谢变化过程称为生物转化(biotransformation),即为外源化学物在体内质变的过程。

一、生物膜

生物膜(biomembrane)是细胞膜(membrane)和细胞内膜系统(endomembrane system)的总称。细胞膜(cell membrane)又称质膜(plasmalemma),包裹于细胞表面,厚度通常为 7~8nm,主要由脂类和蛋白质组成。它是将细胞与外界微环境隔离的界膜,形成一种屏障,并参与细胞的生命活动,其最重要的特性是半透性,或称选择透过性,对进出入细胞的物质有很强的选择透过性。内膜系统(endo-membrane system)是通过细胞膜的内陷而演变成的复杂系统。它构成各种细胞器(organelle),如内质网、线粒体、高尔基复合体、溶酶体等。这些细胞器均是互相分隔的封闭性区室,各自具备一套独特的酶系,执行着专一的生理功能,它们具有相同的基本结构特征。外源化学物的吸收、分布和排泄过程是透过由生物膜构成的屏障的过程。生物膜是一种可塑的、具有流动性的、脂质与蛋白镶嵌的双层结构。膜蛋白可以是结构蛋白、受体、酶、载体和离子通道等,生物膜表面也含有少量的糖(图2-2)。生物膜在结构上有 3 个特点与外源化学物转运密切相关:①生物膜双层结构的主要成分为各种脂质(磷脂、糖脂、胆固醇),其熔点低于正常体温,在正常情况下维持生物膜为可流动的液体状态。这种脂质成分对于水溶性化学物具有屏障作用。②镶嵌在脂质中的蛋白成分可以起到载体和特殊通道作用,使某些水溶性化学物得以通过生物膜。③生物膜上分布有很多直径为 0.2~0.4nm

的微孔,它们是某些水溶性小分子化学物的通道。

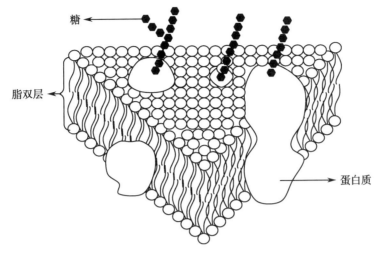

糖

脂双层

蛋白质

图 2-2　生物膜模式图

生物膜主要有 4 个功能:①分隔形成细胞和细胞器,为细胞的生命活动提供相对稳定的内环境,膜的面积大大增加,提高了发生在膜上的生物功能;②屏障作用,膜两侧的水溶性物质不能自由通过;③物质转运功能如细胞与周围环境之间的物质交换;④生物功能如激素作用、酶促反应、细胞识别、电子传递等。

二、生物转运

▶ 课堂活动

　外源化学物通过生物膜的方式、特征和影响因素有哪些?

(一)被动转运

被动转运(passive transport)指外源化学物自生物膜浓度高的一侧向浓度低的一侧进行跨膜转运。被动转运的作用力来源于膜两侧的外源化学物的浓度差势能,势能越大转运动力越大,也称为顺浓度梯度转运或下山转运(down-hill transport),大多数脂溶性物质属于此种转运方式。被动转运包括简单扩散、易化扩散和滤过。

1. **简单扩散**　简单扩散(simple diffusion)又称脂溶扩散(lipid diffusion),是被动转运的基本方式,不需要膜蛋白的帮助,也不消耗 ATP,只依靠膜两侧保持一定的浓度差,通过扩散发生的物质转运。化学毒物从浓度较高的一侧向浓度较低的一侧经脂质双分子层进行扩散性转运。简单扩散的特点为:①不需要载体;②不消耗能量;③无饱和现象;④不同物质同时转运时无竞争性抑制现象;⑤当可跨膜转运的外源化学物分子在膜两侧的浓度相等时达到动态平衡。

影响简单扩散的因素:①膜两侧的浓度梯度(浓度梯度越大,扩散越快)。②化学毒物的脂溶性,外源化学物的脂溶性可用脂/水分配系数(lipid/water partition coefficient)P 来表示,或如表 2-1 描述的 LogP 来表示,可见,氨基酸是水溶性的,而环境污染物如有机氯类杀虫剂双对氯苯基三氯乙烷(DDT)和四氯二苯并二噁英(TCDD)是强脂溶性的。脂/水分配系数 P 是当一种物质在脂相和水相的分配达到平衡时,其在脂相和水相中溶解度的比值。一般来说,外源化学物的脂/水分配系数越大,经膜扩散转运的速率越快;也有一些例外的情况,脂/水分配系数极高的化学毒物易存留在膜内,不易通过膜。由于生物膜中还含有水相,在生物转运过程中,外源化学物既要透过脂相,也要透过水相,因此脂/水分配系数在1左右者,更易进行简单扩散。③化学毒物的电离状态,简单扩散受外源化学物的电离(ionization)和解离(dissociation)状态的影响很大。其是指外源化学物在溶液中溶解后可生成离子型或非离子型。非离子型分子可以自由跨膜转运,容易吸收。离子型分子带有正电荷或负电荷不易跨膜转运,被限制在膜的一侧,不易透过生物膜的脂质结构区。而化合物的电离状态既受其本身的电离常数(电离部分与未电离部分平衡时的常数)的影响,也受其所在溶液的pH、分子大小等影响。

表2-1 以 LogP 表示不同分子的脂/水分配系数(P)

外源化学物	LogP
胱氨酸	-4.45
葡萄糖	-2.21
阿司匹林	1.02
DDT	6.67
TCDD	7.05

2. **易化扩散** 易化扩散(facilitated diffusion)又称为载体扩散(图2-3),易化扩散的特点是需要载体,顺浓度梯度由高浓度向低浓度而且不需要细胞供给能量的扩散性转运。不易溶于脂质的外源化合物,利用载体由高浓度向低浓度处移动,其机制可能是膜上蛋白质载体特异地与某种化学毒物结合后,其分子内部发生构型变化而形成适合该物质透过的通道而进入细胞。由于不能逆浓度梯度由低浓度处向高浓度处移动,所以不消耗代谢能量。由于利用载体,生物膜具有一定主动性或选择性,但又不能逆浓度梯度,故又属于扩散性质,也称为促进扩散。如水溶性葡萄糖在体内的转运,由肠道进入血液、由血浆进入红细胞和由血液进入中枢神经系统都是通过这一转运方式。某些氨基酸、甘油、嘌呤碱等亲水化合物,由于不溶于脂肪,不能借助简单扩散进行转运,而是在具有特定载体和顺浓度梯度的情况下进行转运。

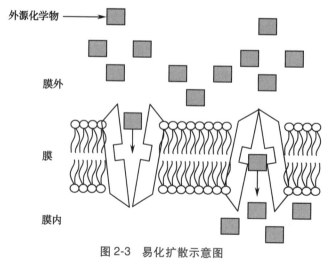

图2-3 易化扩散示意图

3. 滤过 滤过(filtration)是水溶性物质随同水分子经生物膜的孔状结构而透过生物膜的过程。凡分子大小和电荷与膜上孔状结构相适应的溶质皆可滤过转运,转运的动力为生物膜两侧的流体静压和渗透压梯度。此种孔状结构为亲水性孔道,不同组织生物膜孔道的直径不同。肾小球的孔道直径较大,约为70nm,相对分子质量小于白蛋白(相对分子质量60000)的分子皆可透过,肾小球滤过作用示意图如图2-4。肠道上皮细胞和肥大细胞膜上孔道直径较小,约为0.4nm,相对分子质量小于200的化合物方可以通过。一般细胞孔道直径在4nm以下,所以除水分子可以通过外,有些无机离子和有机离子等外源化学物,亦可滤过。

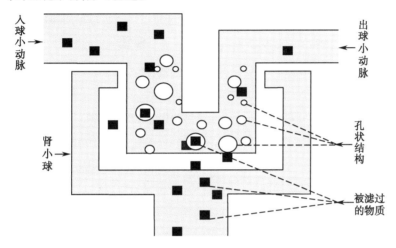

图2-4 肾小球滤过示意图

(二)主动转运

主动转运(active transport)指物质不依赖膜两侧浓度差的转运,可以由生物膜浓度低的一侧向浓度高的一侧转运,形成物质在特殊部位的高浓度聚积,因而又称为逆浓度梯度转运或上山转运(up-hill transport),主动转运示意图见图2-5所示。如一些药物和关键离子(如Na^+、Ca^{2+}、K^+)依赖机体特有的载体转运系统(酶或离子泵)消耗能量进行主动转运。

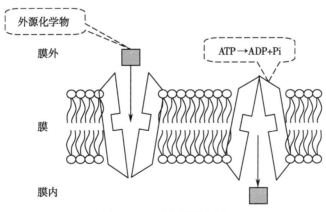

图2-5 主动转运示意图

生物膜的主动转运具有下列特点:①该系统需消耗能量;②可逆浓度梯度转运;③需有载体参加,载体往往是生物膜上的蛋白质,载体对化学物有特异性和选择性;④受载体转运化学物的最大能力的限制,因而有饱和现象;⑤同一载体同时转运不同化学物时,有竞争性抑制现象。许多外源化学物的代谢产物经由肾脏和肝脏排出,主要是借助主动转运。机体需要的某些营养物质,例如某些糖类、氨基酸、核酸和无机盐等由肠道吸收进入血液的过程,必须通过主动转运逆浓度梯度吸收。

主动跨膜转运的物质可能在膜的一侧和与膜相连的大分子载体形成复合物,复合物随后穿透到膜的另一侧,并释放该物质。然后,载体返回到原来的一侧,重复转运过程。

知识链接

外源化学物主动转运系统的研究进展

近年来,对外源化学物主动转运系统的认识有了重大进展。 表 2-2 列出了一些外源化学物转运体家族。 第一个被识别的转运体家族是多药耐受蛋白(mdr)或 p-糖蛋白。 这一蛋白的基因是在对化疗药具抗性的肿瘤细胞中发现的。 目前普遍认为,该转运蛋白可将化疗药物转运出肿瘤细胞,而导致肿瘤的耐药。 多药耐受蛋白(mdr)也可通过将化学物质转运出小肠细胞、脑上皮细胞、肝细胞、肾细胞等来保护动物不受化学物质的伤害,以及可保护胎儿免受某些化学物质的伤害。 另一个蛋白质家族是多耐受药物蛋白。 这一家族也可将化学物质移出细胞,且Ⅱ相代谢物(葡萄糖醛酸和谷胱甘肽结合物)是它们的首选底物。 有机阴离子转运多肽(oatp)家族不仅转运酸,还转运碱和中性化合物。 它们在肝脏吸收外源化学物中特别重要。 有机阴离子转运蛋白(oat)家族在肾脏吸收阴离子中特别重要,而有机阳离子转运蛋白(oct)家族在肝脏和肾脏吸收外源化学物中都很重要。 核苷转运蛋白(nt)家族、二价金属离子转运蛋白(dmt)和肽转运蛋白(pept)帮助胃肠道吸收核苷、金属、二肽、三肽。

表 2-2 外源化学物的转运体

名称	功能
多药耐受蛋白(mdr)或 p-糖蛋白	减少胃肠道吸收、血-脑屏障、胆汁分泌、胎盘屏障
多耐受药物蛋白(mrp)	尿排泄、胆汁排泄
有机阴离子转运多肽(oatp)	肝摄取
有机阴离子转运蛋白(oat)	肾摄取
有机阳离子转运蛋白(oct)	肾摄取、肝摄取、胎盘屏障
核苷转运蛋白(nt)	胃肠道吸收
二价金属离子转运蛋白(dmt)	胃肠道吸收
肽转运蛋白(pept)	胃肠道吸收

（三）膜动转运

膜动转运(cytosis)是细胞与外界环境交换一些大分子物质的过程,其主要特点是在转运过程中生物膜结构发生变化,转运过程具有特异性,生物膜呈现主动选择性并消耗一定的能量(图 2-6)。颗粒物和大分子物质的转运常伴有膜的运动。两种常见方式:胞吞作用(endocytosis)和胞吐作用(exocytosis)。前者是将细胞表面的颗粒物转运入细胞的过程。后者是将颗粒物由细胞内运出的过程。胞吞和胞吐是两种方向相反的过程。在胞吞作用中如果被摄入的物质为固体则称为吞噬(phagocytosis),如为液体则为胞饮(pinocytosis)。一些固态颗粒物质如大气中的烟、尘等进入细胞是由于其与细胞膜接触后,可改变膜的表面张力,引起外包或内凹,将异物包埋进入细胞,这种转运方式为吞噬作用。入侵机体细胞的细菌、病毒、死亡的细菌、组织碎片、铁蛋白、偶氮色素都可通过吞噬作用被细胞清除。某些液态蛋白或大分子物质也以此种方式进入细胞,为吞饮或胞饮作用。某些大分子物质也可通过此种方式从细胞内转运到细胞外,为胞吐或出胞作用。所以胞吞和胞吐作用对体内外源化学物或异物的清除转运具有重要意义。

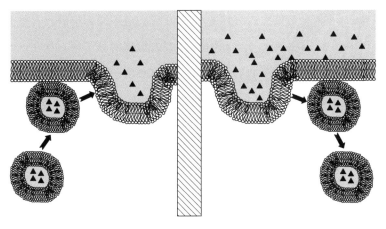

图 2-6　膜动转运示意图

点滴积累 ⋁

1. 外源化学物的生物转化过程包括外源化学物在体内的吸收、分布和排泄。
2. 外源化学物通过生物膜的转运方式包括被动转运、主动转运和膜动转运。

第二节　吸收

吸收(absorption)是指外源化学物从接触部位,通常是机体的外表面或内表面(如皮肤、消化道黏膜和肺泡)的生物膜转运至血液循环的过程。外源化学物主要通过呼吸道、消化道和皮肤吸收。在毒理学实验研究中有时还采用特殊的染毒途径如腹腔注射、静脉注射、肌内注射和皮下注射等。外源化学物在从吸收部位转运到体循环的过程中已开始被消除,此即为胃肠道黏膜、肝和肺的首过效应(first-pass effect)。例如,乙醇可被胃黏膜的醇脱氢酶氧化,吗啡在小肠黏膜和肝内与葡萄糖酸结合。因此首过效应可减少经体循环到达靶器官组织的外源化学物数量,可能减轻毒性效应。外源化学物在吸收部位引起的消化道黏膜、肝和肺的损伤也与首过效应有关。

一、外源化学物的吸收方式

(一)经胃肠道吸收

消化道吸收是食物中外源化学物进入机体的主要方式。胃肠道是毒物吸收的最重要的部位之一。胃肠道可视为一个贯穿身体的管道。尽管它在机体内,但其内容物可认为是在体外的。因此,除非有害的物质具有腐蚀性或刺激性,在胃肠道中的毒物通常在吸收前不会对机体造成系统损害。毒物的吸收可发生于整个胃肠道,甚至是在口腔和直肠中,但主要是在小肠,因肠绒毛可增加200~

$300m^2$ 的小肠吸收面积。外源化学物在胃肠道的吸收方式有：

1. 简单扩散是外源化学物在胃肠道吸收的主要方式 外源化学物经胃肠道扩散主要取决于外源化学物的脂溶性和解离常数 pKa，固体物质在胃肠中溶解度较低者，吸收差；化学物的解离程度除取决于物质本身的 pKa 外，还与其所处介质的 pH 有关。消化道从口腔至胃、肠各段的 pH 相差很大，有机酸和有机碱在不同 pH 溶液中的溶解度不同，在胃肠道不同部位吸收有很大差别，由于胃液的酸度较高（pH=0.9~1.5），弱有机酸类（苯甲酸）多以未解离的分子状态存在，所以在胃中易被吸收；相反，在小肠内（pH=6）苯甲酸吸收减少。小肠内酸碱度已趋向于弱碱性或中性（pH=6.6~7.6），弱有机碱类在小肠内主要是非解离状态，如弱碱（苯胺）吸收增多，通过简单扩散而被吸收。或如表 2-3 描述的有机酸苯甲酸和有机碱苯胺在不同 pH 条件下生成非离子型的比例不同来表示。因此，有机酸在胃内主要呈非解离状态，脂溶性大，主要在胃和十二指肠内吸收，而有机碱在胃内呈解离状态难以吸收，主要在小肠吸收。但由于小肠黏膜的吸收面积很大，故即使是弱酸性药物在小肠内也有一定数量的吸收。

表 2-3 苯甲酸和苯胺在不同 pH 条件下非离子型的比例

pH	苯甲酸的非离子型（%）	苯胺的非离子型（%）
1	99.9	0.01
2	99	0.1
3	90	1
4	50	10
5	10	50
6	1	90
7	0.1	99

知识链接

毒物的损伤作用与胃的 pH、胃肠的酶类以及肠道菌群的关系

毒物可被胃酸水解或被肠道微生物产生的酶生物转化成与原来化合物毒性大不相同的形式。 例如，蛇毒经口给予远较静脉接触毒性小，因为在胃肠道其消化酶破坏了蛇毒。 儿童摄入硝酸盐含量高的井水通常较成人更容易导致高铁血红蛋白症，这是因为儿童的胃肠道 pH 较高，某些细菌尤其是埃希菌属大量存在，可将硝酸盐转变为亚硝酸盐。 经细菌作用形成的亚硝酸盐可造成高铁血红蛋白症。 肠道菌群还原芳香基团为芳香胺，其可致甲状腺肿或致癌。 肠道细菌尤其是需氧产气杆菌可以降解滴滴涕（DDT）为滴滴伊（DDE）。

2. 外源化学物在胃肠道的主动转运 少数外源化学物，由于其化学结构或性质与体内所需的营养物质非常相似，也能通过主动转运进入机体。例如铅可利用钙的运载系统；铊、钴和锰可利用铁的运载系统；抗癌药 5-氟尿嘧啶（5-FU）和 5-溴尿嘧啶可利用小肠上皮细胞上的嘧啶运载系统。经

胃肠道主动吸收的毒物数量不多,绝大部分毒物都是通过单纯扩散进入机体的。虽然脂溶性物质较水溶性物质通过单纯扩散吸收的速度快、数量大,但是水溶性物质也可在某种程度上以此种方式被吸收。如果化合物的毒性很大,甚至少量的吸收也会造成严重的系统毒性。胃肠道有一个主动转运系统可减少外源化学物的吸收。多药耐受蛋白(mdr,也称为 p-糖蛋白)定位于肠细胞。当作为 mdr 底物的化学物质进入肠细胞时,被排出而回到肠腔。这是免疫抑制剂环孢霉素和化疗药紫杉醇、秋水仙碱、长春新碱不易从胃肠道吸收的原因。

3. 经胃肠道吸收的外源化合物的其他转运方式　①滤过:小肠黏膜细胞膜上有直径 0.4nm 左右的亲水性孔道,分子量 100 左右,直径小于亲水性孔道的小分子,可随同水分子一起滤过而被吸收,例如,经口摄入的铅盐 10%,锰盐 4%,镉盐 1.5% 和铬盐 1% 可被胃肠道吸收。②胞吞作用:偶氮色素及某些微生物毒素可通过胞吞作用进入肠黏膜上皮细胞。脂肪经肠道吸收后,与磷脂和蛋白质一起形成乳糜微粒,经胞吐作用进入细胞外空间,通过淋巴管直接进入全身静脉血流。某些脂溶性外源化学物也可沿这一途径被淋巴管吸收。例如苯并(a)芘、3-甲基胆蒽和 DDT 等都可以通过这种方式吸收。

(二) 经呼吸道吸收

经呼吸道吸收的外源化学物主要有各种气体、可挥发性固体或液体的蒸汽、各种气溶胶以及较为细微的颗粒物质等。呼吸道吸收以肺吸收为主(图 2-7),空气在肺泡内流速慢(接触时间长),血液丰富而肺泡壁薄,这些都有利于吸收。在环境中,即使空气中有害物质含量较低,每天也将有一定量的毒物通过呼吸道侵入人体。有些外源化学物可直接经肺静脉进入全身血液循环,并在全身组织器官分布,避免了肝脏的首过消除作用,故毒性可能较强。经肺吸收的速度相当快,仅次于静脉注射。

气态物质水溶性影响其吸收部位,易溶于水的气体如二氧化硫、氯气等在上呼吸道吸收,水溶性较差的气体如二氧化氮、光气等可深入肺泡,并主要通过肺泡吸收。气态物质到达肺泡后,主要经简单扩散通过呼吸膜而进入血液,其吸收速度受多种因素影响,主要是肺泡和血液中物质的浓度(分压)差。呼吸膜两侧的分压达到动态平衡时,在血液内的浓度与在肺泡空气中的浓度之比称为该气体的血-气分配系数(blood-gas partition coefficient),此系数越大,气体越易被吸收入血液。例如:乙醇的血-气分配系数为 1300,乙醚为 15,二氧化碳为 5,乙烯为0.4,说明乙醇远比乙醚、二氧化碳和乙烯易被吸收。此外,气态物质的吸收速率还取决于其在血中的溶解度、肺通气量和血流量。血-气分配系数低的气态外源化学物质经肺吸收速率主要取决于经肺血流量(灌注限制性)。血-气分配系数高的气态外源化学物经肺吸收速率主要取决于呼吸的频率和深度(通气限制性)。

(三) 经皮肤吸收

经皮肤吸收是外源化学物由外界进入皮肤并经

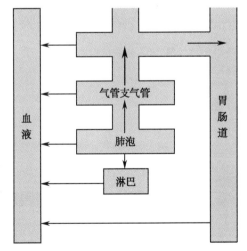

图 2-7　外源化学物经肺吸收和转运的示意图

血管和淋巴管进入血液和淋巴液的过程。毒物经皮肤吸收必须通过表皮或附属物(汗腺、皮脂腺和毛囊)。汗腺和毛囊在皮肤的分布密度不同,其总截面积仅占皮肤总面积的 0.1% ~ 1.0%。尽管少量毒物可以较快速度通过附属物吸收,但化学物质主要还是通过占皮肤表面积较大比例的表皮吸收。化学物质经皮吸收必须通过多层细胞才能进入真皮层小血管和毛细淋巴管。

经皮肤吸收的第一阶段是外源化学物扩散通过角质层。化学物质经皮肤吸收的限速屏障是表皮的角质层。在通过角质层时,分子量的大小和脂/水分配系数的影响较为明显。脂溶性化学物透过角蛋白丝间质的速度与其脂/水分配系数成正比,极性物质通过含水的角质层蛋白细丝的外表面扩散。角质层较厚的部位如手掌、足底,吸收较慢,阴囊、腹部皮肤较薄,外源化学物易被吸收。经皮肤吸收的第二个阶段包括毒物扩散通过表皮较深层(颗粒层、棘层和生发层)及真皮,然后通过真皮内静脉和毛细淋巴管进入体循环。各层细胞都富有孔状结构,不具屏障功能,外源化学物易通过,扩散的速度取决于血流、细胞间液体运动。在吸收阶段,外来化合物必须具有一定的水溶性才易被吸收,因为血浆是一种水溶液。目前认为脂/水分配系数接近于 1,即同时具有一定的脂溶性和水溶性的化合物易被吸收进入血液。图 2-8 和图 2-9 分别介绍了皮肤和表皮的结构示意图。

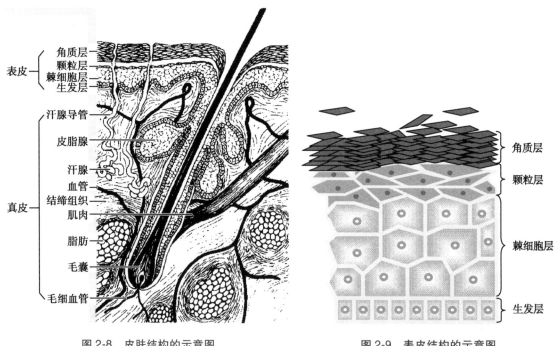

图 2-8 皮肤结构的示意图　　　　　　图 2-9 表皮结构的示意图

▶▶ 课堂活动

　　外源化学物吸收的方式、特征有哪些?

二、影响外源化学物吸收的因素

(一)影响外源化学物经胃肠道吸收的因素

1. 外源化学物的性质　一般说来,固体物质且在胃肠中溶解度较低者,吸收差;脂溶性物质较水溶性物质易被吸收;同一种固体物质,分散度越大,与胃肠道上皮细胞接触面积越大,吸收越容易;解离状态的物质不能借助简单扩散透过胃肠黏膜而被吸收或吸收速度极慢。

2. 机体方面的影响

(1)胃肠蠕动情况:蠕动较强,则外源化学物在胃肠内停留时间较短,吸收较少,反之,蠕动减弱,停留时间延长,有利于吸收。

(2)胃肠道充盈程度:胃肠内容物较多时,吸收减慢;反之,空腹或饥饿状态下容易吸收。

(3)胃肠道酸碱度:化学物的解离程度除取决于物质本身的解离常数外,还与其所处介质的 pH 有关。由于胃液的酸度较高(pH=0.9~1.5),弱有机酸类多以未解离的分子状态存在,所以在胃中易被吸收。小肠内酸碱度已趋向于弱碱性或中性(pH=6.6~7.6),弱有机碱类在小肠内主要是非解离状态,也容易通过简单扩散而被吸收。但由于小肠黏膜的吸收面积很大,故即使是弱酸性药物在小肠内也有一定数量的吸收。

(4)胃肠道同时存在的食物、外源化学物也可影响吸收过程。脂肪可使胃的排空速度降低,因此可延长外源化学物在胃中停留时间,促进吸收。

(5)某些特殊生理状况:特殊生理状况对外源化学物的吸收有影响。如,妊娠期和哺乳期对铅和镉的吸收增强。胃酸分泌随年龄增长而降低,可影响弱酸或弱碱性物质的吸收。

胃肠道吸收的规律可以总结如下:双嗜性物质(同时有亲水性和亲脂性的分子)通过胃肠道壁是依据物理化学的基本原理,对于亲脂性较强的分子,静水层是限速屏障;而对于亲水性较强的化合物来说上皮细胞膜是屏障。极端的脂溶性/水溶性的分子实际上是不能通过皮肤的,与其不同,胃肠道可以吸收这些化合物。某些极端亲水的化合物通过主动过程吸收,而极端亲脂的化合物(TCDD,DDT,PCB 等)借助于其脂质通过微团和其后与脂类代谢相关的生物学过程而吸收。

(二) 影响外源化学物经呼吸道吸收的因素

影响气溶胶吸收的重要因素是气溶胶中颗粒的大小和化学物质的水溶性。气溶胶的沉积部位主要取决于颗粒物的大小。直径在 5μm 及以上的颗粒物通常在鼻咽部沉淀。在有纤毛的鼻表面黏膜层,通过纤毛运动推动不溶性的颗粒物。这些颗粒物和经口吸入的颗粒物在数分钟内被咽下。直径在 2~5μm 的颗粒物主要沉积在肺的气管支气管区域,主要通过呼吸道纤毛部分的黏液层逆向运动而被清除,颗粒物质最终可能被吞咽下并在胃肠道吸收。直径 2μm 及以内的颗粒物可达到肺泡,它们可以被吸收入血或通过肺泡巨噬细胞吞噬移动到黏液纤毛远端的提升装置被清除或通过淋巴系统清除。颗粒物从肺泡中清除的效率并不高,在第一天仅有大约 20% 的颗粒物被清除,24 小时后剩余部分的清除非常缓慢。各种外来化合物与细菌、病毒以及植物花粉和孢子等皆可形成固体气溶胶。气溶胶和颗粒物进入呼吸道后将在呼吸道中沉积,少数水溶性较高的物质可通过简单扩散进入血液,大部分颗粒可随同气流到达末细支气管和肺泡内,沉积、附着于细胞表面,对机体造成一定的损害。

(三) 影响外源化学物经皮肤吸收的因素

一般来说,脂/水分配系数高的外源化学物易经皮肤吸收,脂溶性毒物可经皮肤直接吸收,如芳香族的氨基、硝基化合物、有机磷化合物、氯仿(三氯甲烷)、苯及同系物等。个别金属如汞亦可经皮肤吸收。某些气态毒物,如氰化氢,浓度较高时也可经皮肤进入体内。外源化学物的经皮吸收还受其他因素的影响,如表皮损伤可促进外源化学物的吸收;在皮肤潮湿时,可导致通透性增加,溶剂二甲基亚砜(DMSO)也可通过增加角质层的通透性等机制,增加毒物经皮吸收。

不同物种动物皮肤通透性不同,化学物质经皮肤附属物吸收和穿透角质层都有高度的物种依赖性,此外,皮肤血流量和有助于吸收的皮肤转化也有物种差异。

点滴积累 V

1. 外源化学物吸收的主要途径包括经胃肠道吸收、经呼吸道吸收和经皮肤吸收。

2. 经胃肠道吸收,双嗜性物质依据物理化学的基本原理,亲脂性较强的分子,静水层是限速屏障;亲水性较强的化合物,上皮细胞膜是屏障。

3. 呼吸道吸收避免了肝脏的首过消除作用,故毒性可能较强,吸收速度也较快。

4. 经皮肤吸收的限速屏障是表皮的角质层。

第三节　分布

外源化学物通过吸收进入血液和体液后,随血液和淋巴液分散到全身各组织的过程称为分布(distribution)。不同的外源化学物在体内各器官组织的分布也不一样。研究外源化学物在体内的分布规律,有利于了解外源化学物的靶器官和贮存库。外源化学物被吸收后,靶器官和组织的血流量和对外源化学物的亲和力是影响外源化学物分布的最关键的因素。首先向血流量大的器官分布,如肺、肾上腺、肾、甲状腺、肝、心、小肠、脑等血液供应愈丰富,外源化学物分布也越多。而如皮肤、骨骼肌、结缔组织、脂肪等血流量愈低,外源化学物分布也愈少。但随着时间的延长,按照外源化学物经膜扩散速率与器官组织的亲和力大小,选择性地分布在某些器官,此为再分布过程(redistribution)。如铅经口染毒后 2 小时,剂量的 50% 在肝内,1 个月后体内铅残留的 90% 与骨结合。毒物经过再分布后,会形成在毒理学上比较有意义的部位,如代谢转化部位、靶部位、排泄部位及贮存库等,可以帮助分析毒物的作用过程。

一、毒物在体内的贮存

进入血液的外源化学物在某些器官组织蓄积而浓度较高,如果外源化学物对这些器官组织未显示明显的毒作用,称为贮存库(storage depot)。贮存库一方面对急性毒性具有保护作用,可减少在靶器官中的化学毒物的量;另一方面可能成为一种游离型化学毒物的来源,具有潜在的危险。

1. 与血浆蛋白结合作为贮存库 血浆中各种蛋白均有结合其他化学物质的功能,尤其是白蛋白的结合量最高。在血浆蛋白中,白蛋白占血浆蛋白含量的 50% 以上,可与多种类型的物质结合。外源化学物与血浆蛋白的结合一般是非共价结合,常以氢键连接。化学毒物与血浆蛋白结合是可逆的,其游离状态与蛋白结合状态之间维持动态平衡。只有游离状态的外源化学物才能通过毛细血管壁,转运到靶部位产生毒作用,游离型化学毒物浓度与毒作用强度相关。结合状态的外源化学物由于分子量增大,不能跨膜转运,暂无生物效应,不被代谢排泄,可延缓消除过程和延长化学毒物的毒作用。血浆蛋白的结合有竞争现象,结合率高的外源化学物可将结合率低的外源化学物从血浆蛋白的结合位点上置换出来,而增加后者的血浆游离浓度,从而显示毒性。例如滴滴伊(DDE)、DDT的代谢产物能竞争性置换已与白蛋白结合的胆红素,使其在血中游离,出现黄疸。毒物在肝和肾等器官通过主动转运作用,使其在血浆游离型浓度降低,并与血浆蛋白解离。化学毒物与血浆蛋白结合可降低血游离型化学毒物浓度,可能增加胃肠道或肾小管与血液的浓度梯度,增加化学毒物从胃肠道或肾小管向血液的扩散。

2. 肝和肾作为贮存库 肝脏具有多种代谢、分泌、排泄、生物转化等方面的功能。很多毒物在肝脏进行生物转化和贮存。迄今为止,已知世上有600余种化学毒物对肝脏有较强的亲和能力,因而能损害肝脏的细胞。肾脏也具有多种生物转化和排泄功能。肾和肝组织细胞内还含有特殊结合蛋白,具有与许多化学毒物结合的能力。如肝肾中含有的金属硫蛋白与镉、汞、铅、砷等毒物有较强的亲和力,它使这些毒物长期贮存在肝肾组织细胞内。肝、肾既是一些外来化学毒物的贮存的场所,又是体内有毒物质转化和排泄的重要器官。

3. 脂肪组织作为贮存库 脂溶性有机物易于分布和蓄积在体脂内,如有机农药(氯丹、DDT、六六六)和二噁英(TCDD)等。体脂可占肥胖者体重的50%,占消瘦者体重的20%。这类化学毒物对肥胖者的毒性要比消瘦者低。但当脂肪迅速动用时,可使血中浓度突然增高而引起中毒。

4. 骨骼组织作为贮存库 由于骨骼组织中某些成分与某些化学毒物有特殊亲和力,因此这些物质在骨骼中的浓度很高,如氟离子可替代羟基磷灰石晶格基质中的OH^-,使骨氟含量增加,而铅和锶则替代了骨质中的钙而贮存在骨中。化学毒物在骨中的沉淀和贮存是否有损害作用,取决于化学毒物的性质,如铅对骨并无毒性,但骨氟增加可引起氟骨症,放射性锶可致骨肉瘤及其他肿瘤,故骨骼也是氟和锶的靶组织。

▶ **课堂活动**

外源化学物在体内有哪些贮存部位?

二、机体的屏障作用

屏障是阻止或减少化学毒物由血液进入某种组织器官的一种生理保护机制。但是这些屏障都不能有效地阻止亲脂性物质的转运。

1. 血-脑屏障 血-脑屏障(blood-brain barrier)这个结构是限制血和脑实质之间的物质自由交换的一个系统(图2-10),其结构特点为:①脑部毛细血管结构与周围血管结构不同,其血管内皮细胞之间相互交接,不存在小孔。②脑部毛细血管周围间隙较其他部位血管周围间隙小,约为20nm,恰好为神经细胞间隙。由于在间隙中的蛋白质浓度很低,化学毒物无法和低浓度的蛋白质结合,从而不易从血液进入脑。此外,一些脂溶性化学毒物如TCDD也不易进入脑,可能由于它和血浆蛋白或脂蛋白的紧密结合,限制了TCDD进入大脑。③约85%的脑毛细血管周围,有神经胶质细胞包绕。④脑部毛细血管的管腔由两层同心内皮细胞膜之间的一薄层细胞浆包绕,任何进入脑内的物质都必须经受细胞浆内各种酶的作用。

上述这些特点限制了通过毛细血管进入脑内物质的种类、大小和速度。因此，化学毒物必须穿过上述屏障才能进入大脑，其通透速度主要取决于化学毒物的脂溶性和解离度。例如脂溶性的甲基汞很易进入脑组织，引起中枢神经系统（CNS）中毒，而非脂溶性的无机汞盐则不易进入脑组织，故其毒作用主要在肾脏而不在脑。但由于脑内的甲基汞逐渐被代谢转化成汞离子而不能反向穿透出血-脑屏障被排除，可在脑内滞留而引起中毒。血-脑屏障的生理意义是维持神经系统内环境相对稳定，以维持神经系统的正常功能；防止有害物质侵入，以保护脑和脊髓。

新生儿血-脑屏障发育不全，通透性较高，这也是吗啡、铅等化学毒物对新生儿的毒性较成人大的原因之一。正在迅速生长的脑组织对某些积极进行代谢的物质摄取率大增，这可能是由于转运本身加快，也可能是由于代谢物的高转换率所致。此外，脑的不同区域的血-脑屏障也存在着差别。病理情况下，例如血管性脑水肿、脑肿瘤以及电离辐射损伤等均可发生血-脑屏障通透性的增高。比如帕金森综合征，是由于脑内多巴胺神经递质不足而引起血-脑屏障通透性增高所致。

2. 胎盘屏障　母体和胎儿进行的物质交换是由若干层结构相间隔的，这种间隔称为胎盘屏障，或称为胎盘膜（图 2-11）。其组成部分依次为：①绒毛表面的滋养层细胞及其基膜；②结缔组织；③绒毛内的毛细血管内皮及其基膜。胎盘屏障对胎儿有保障作用，能阻止某些大分子物质如细菌等进入胎儿体内。但是这种防御功能是很有限的，特别是在妊娠早、中期胎盘屏障薄弱，一些有害物质病毒等就会侵入胎盘，进入胎体，引起胎儿发育异常，如畸形、大脑发育不全等。大多数脂溶性化学毒物经被动扩散通过胎盘，脂溶性越高，达到母体-胚胎平衡越迅速。

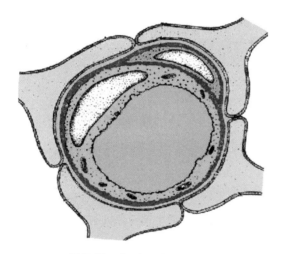

图 2-10　血-脑屏障结构简图

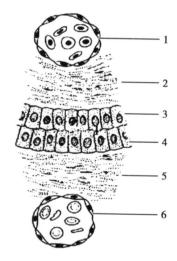

图 2-11　上皮绒毛膜胎盘的结构简图
上边是胎儿胎盘　下边是母体胎盘
1. 内皮　2. 结缔组织　3. 滋养层
4. 上皮　5. 结缔组织　6. 内皮

3. 其他屏障　血-眼屏障、血-睾丸屏障等可以保护这些器官减少或免受外来化学毒物的损害。

点滴积累 ╲

1. 外源化学物在体内的贮存库主要有血浆蛋白、肝、肾、脂肪组织和骨骼组织。

2. 屏障作用对亲水性物质转运的阻止作用强于亲脂性物质。

第四节 排泄

排泄(excretion)是化学毒物及其代谢物向机体外转运的过程。外源化学物进入体内后,将发生生物转化。通过生物转化过程通常可使外源化学物极性增强,水溶性增高,易于排泄,减轻机体对外源化学物的负荷,同时也减轻外源化学物对机体的损害作用。化学毒物及其代谢物排泄的主要途径是肾脏,随尿排出;其次是经肝、胆通过消化道,随粪便排出;可随各种分泌液如汗液、乳汁和唾液排出;挥发性化学物还可经呼吸道,随呼出气排出。

一、经肾脏排泄

外源化学物及代谢产物经肾脏排泄(图 2-12)时先是经肾小球滤过(glomerular filtration)和(或)肾小管主动分泌(active tubule secretion)进入肾小管腔内,此时,非离子物质可以再透过生物膜由肾小管被动重吸收(passive tubule reabsorption)。肾小球毛细血管的基底膜对分子量小于 20 000 的物质可自由滤过,因此,除了血细胞成分、血浆蛋白及其与之结合的较大分子的化学物之外,绝大多数游离型物质和代谢产物都可经肾小球滤过。脂溶性高、极性小、非解离型的外源化学物和代谢产物容易经肾小管上皮细胞重吸收入血。因物质的被动转运与肾脏中 pH 有关,故人为改变尿液 pH(如以氯化铵处理可降低尿 pH,碳酸氢钠处理可升高尿 pH)可以明显改变弱酸性或弱碱性物质的解离度,尿呈酸性时,有利于碱性毒物的解离和排出,呈碱性时则酸性化学毒物较易排出,从而调节物质重吸收程度。如弱酸性毒物中毒时,碱化尿液使毒物解离度增大,重吸收减少,增加排泄;如苯巴比妥中毒时可服用碳酸氢钠使尿呈碱性,促进排泄。经肾小管主动分泌而排泄毒物是主动转运的过程,弱酸性物质和弱碱性物质分别由有机酸和有机碱主动转运系统的载体转运而排泄。如对-氨基马尿酸盐可通过有机酸转运系统排入尿中,胺类化学毒物(如对氨基烟酰胺)可通过有机碱主动转运系统排泄。如果由同一载体转运物质时,可发生竞争性抑制(competitive inhibition)现象。

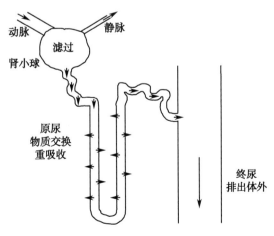

图 2-12 经肾脏排泄示意图

案例分析

案例

在某食品毒理学试验中，观察食品中防腐剂苯甲酸的体内变化，胃部的酸度较高（pH=0.9~1.5），小肠部的酸碱度趋向于弱碱性或中性（pH=6.6~7.6），经测定发现，苯甲酸主要在胃部被吸收；又给试验对象服入碳酸氢钠，使得肾脏中尿液pH升高，经测定发现，苯甲酸的清除速率增加。用生物转运的规律分析该现象的可能原因。

分析

在胃肠道不同部位吸收有很大差别，由于胃液的酸度较高（pH=0.9~1.5），弱有机酸类（苯甲酸）多以未解离的分子状态存在，所以在胃中易被吸收。相反，在小肠内（pH=6）苯甲酸吸收减少。在排泄中，非解离型的物质容易经肾小管上皮细胞重吸收入血；碳酸氢钠处理，人为升高尿液pH，弱有机酸类（苯甲酸）多以解离的离子状态存在，重吸收减少，增加排泄速率。

二、经肝与胆排泄

肝胆系统也是外源化学物自体内排出的重要途径之一。通常大分子物质经胆道排泄，有些外源化学物几乎完全通过胆道分泌而排出体外。肝脏也存在类似肾脏的以主动转运方式将外源化学物和代谢产物从胆汁排泄。如 P-糖蛋白（p-glycoprotein）载体转运脂溶性物质，而多药耐药相关蛋白 2（multidrug resistance-associated protein-type 2，MRP2）载体主要转运结合型代谢产物和内源性物质。由肝细胞分泌到胆汁中的外源化学物与其代谢产物，排泄入小肠后，一部分可随粪便排出体外（如图 2-13），一部分由于肠液或细菌的酶催化，被肠黏膜上皮细胞重吸收由肝门静脉进入全身循环，这种现象为肝肠循环（hepato-enteral circulation）（如图 2-14）。肝肠循环使物质反复循环于肝、胆汁与

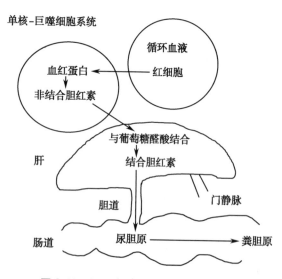

图 2-13 胆红素的部分代谢过程示意图

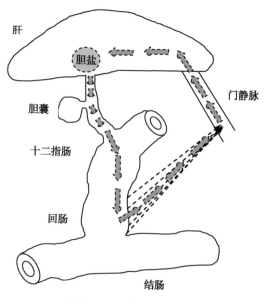

图 2-14 胆盐的肝肠循环

肠道之间,延缓排泄而使血毒浓度维持时间延长。这就使化学毒物从肠道排泄的速度显著减慢,生物半衰期长,毒作用持续时间延长。例如甲基汞主要通过胆汁从肠道排出,由于肝肠循环,使其生物半衰期平均达 70 天。临床上给甲基汞中毒患者口服巯基树脂,此树脂可与汞化合物结合阻止其重吸收,促进其从肠道排出。如果胆道分泌功能发生障碍,某些外源化学物由于无法排泄,毒性大大增强。例如以 LD_{50} 为指标,己烯雌酚对于胆管结扎的大鼠的毒性比未结扎者高 150 倍。

三、经肺和其他途径排泄

在体温下优先以气态存在的物质,主要经肺排泄。由于肺的表面积大以及血管丰富,对于一些毒物如氯仿、乙醚、硫化氢、一氧化碳、酚类等的排泄有一定的作用。经肺排泄速率与毒物的挥发度、血-气分配系数和呼吸器官的功能状态有关。血-气分配系数低的物质(如乙烯)排泄快;血-气分配系数高的物质(如氯仿)排泄慢。肺脏通气量越大,排泄毒物的作用就越强。化学毒物在体内还可以经乳汁等途径排出。乳汁虽非排泄毒物的主要途径,但具有特殊的意义。因有些化学毒物可经乳汁由母体转运给婴儿,也可由牛乳转运至人,因此应提防婴儿中毒。此外,有些化学毒物可通过汗腺和毛发排泄,因而毛发中重金属等含量可作为生物监测的指标。

▶▶ **课堂活动**

外源化学物不同排泄方式的区别有哪些?

化学物的吸收、分布、生物转化和排泄的时间过程的量化和测定称为毒物动力学。常用数学模型来描述化学物质处置过程的部分或全部。通过应用这些模型计算,可对处置进行数字化描述(半衰期、消除速率常数、组织轮廓等),这对于评价化合物毒性是非常重要的。结合物种对化学物处理的特殊途径来考察物种差异,经常可用于毒理学家预测人类暴露化合物后的处置及其在毒性中的作用。

> **知识链接**
>
> 毒物动力学
>
> 毒物动力学(toxicokinetics)是以速率论的观点出发,用数学模型分析和研究化学毒物在体内吸收、分布、代谢和排泄的过程及其动力学的规律。研究毒性剂量下外源化学物在体内吸收、分布、代谢和排泄的动力学。毒物动力学研究能够为毒性试验的剂量设计、确定动物在受试物中的实际暴露水平、解释出现毒性的原因以及将毒性资料从动物外推到人类等方面提供科学和定量的依据。
>
> 经典毒物动力学的基本原理是速率论和房室模型。房室模型(compartment model)是用来描述毒物在体内的分布情况,房室模型是假设机体像房室,毒物进入体内可分布于房室中,由于分布速率的快慢,可分为一室开放模型、二室开放模型或多室模型。通常将化学毒物体内转运的速率过程分为一级、零级和非线性三种类型。

血浆毒物浓度随时间变化的动态过程可用时量关系来表示。 在染毒后不同时间采血样，测定血毒物浓度，以血毒物浓度为纵坐标，时间为横坐标作图即为毒物浓度-时间曲线（concentration-time curve），简称时量曲线，通过曲线可定量的分析毒物在体内动态变化（图 2-15）。 毒物在体内的吸收、分布、代谢及排泄过程是同时进行的。 时量曲线实际上是吸收、分布速率和消除速率的代谢值。

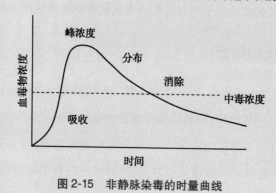

图 2-15 非静脉染毒的时量曲线

点滴积累 Ⅴ

1. 外源化学物的排泄途径主要经肾脏排泄、经肝胆排泄以及经肺排泄。

2. 经肾脏排泄过程中，非离子化物质可以重吸收，离子化物质易于排泄，因此肾脏中的 pH，可以改变弱酸性或弱碱性物质的解离度，从而影响排泄速率。

目标检测

一、选择题

（一）单项选择题

1. 下列不属于生物转运的过程是（　　）

    A. 吸收　　　　　　　　　　B. 分布　　　　　　　　　　C. 代谢

    D. 排泄　　　　　　　　　　E. 清除

2. 转运外源化学物种类和数量最多的转运方式是（　　）

    A. 简单扩散　　　　　　　　B. 主动转运　　　　　　　　C. 滤过

    D. 膜动转运　　　　　　　　E. 胞吐

3. 需要载体的转运是（　　）

    A. 胞吞作用　　　　　　　　B. 易化扩散　　　　　　　　C. 吞噬

    D. 膜动转运　　　　　　　　E. 胞饮

4. 转运外源化学物需要耗能的是（　　）

    A. 被动转运　　　　　　　　B. 胞饮作用　　　　　　　　C. 滤过

    D. 载体扩散　　　　　　　　E. 简单扩散

5. 外源化学物在胃肠道吸收的主要方式是（　　）

    A. 简单扩散   B. 主动转运   C. 滤过

    D. 膜动转运   E. 吞噬

6. 苯甲酸（弱酸）的主要吸收部位是（   ）

    A. 胃   B. 小肠   C. 口腔

    D. 食道   E. 咽

7. 苯胺（弱碱）的主要吸收部位是（   ）

    A. 小肠   B. 胃部   C. 咽喉部

    D. 食道   E. 口腔

8. 对于亲脂性较强物质吸收的主要限速屏障是（   ）

    A. 静水层   B. 上皮细胞膜   C. 浆膜

    D. 细胞器膜   E. 基底膜

9. 化学物质经皮肤吸收的限速屏障是（   ）

    A. 颗粒层   B. 角质层   C. 真皮层

    D. 生发层   E. 基底膜

10. 血-气分配系数低的气态外源化学物质经肺吸收速率主要取决于（   ）

    A. 经肺血流量   B. 呼吸的频率   C. 呼吸的深度

    D. 通气限制性   E. 肺活量

（二）多项选择题

1. 代谢抑制剂可以阻断的方式是（   ）

    A 简单扩散   B. 膜动转运

    C. 主动转运   D. 滤过

    E. 载体扩散

2. 毒物在体内的贮存部位包括（   ）

    A. 骨骼组织   B. 脂肪组织

    C. 肾   D. 肝

    E. 血浆蛋白

3. 外源化学物排泄的途径包括（   ）

    A. 经肾脏排泄   B. 经肝胆排泄

    C. 经肺排泄   D. 经汗液排泄

    E. 经乳汁排泄

二、简答题

1. 生物转运包括的过程包括哪些方面？

2. 简述简单扩散的特点。

3. 简述胃肠道吸收的规律。

4. 简述血-气分配系数对气态外源化学物质经肺吸收速率的影响规律。

三、论述题

毒物在体内的贮存情况如何?

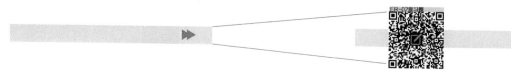

（杨俊峰）

第三章

食品中外源化学物在体内的生物转化

学习目标 ╲/ ┈┈┈

1. 掌握外源性化学物在体内的生物转化的基本原理、基本过程、转化的意义和主要类型及转化所涉及的关键酶、底物。

2. 熟悉毒物代谢酶的基本特性、毒物生物转化的排泄途径及代谢反应的基本过程。

3. 了解影响代谢转化的因素。

导学情景 ╲/ ┈┈┈

情景描述

"渐觉东风料峭寒，青蒿黄韭试春盘"，每当乍暖还寒之时韭菜便应市。 2010 年 4 月 1 日，青岛一些医院陆续接到 9 名食用韭菜后中毒的患者，他们都是食用韭菜之后出现了头疼、恶心、腹泻等症状，经医院检查属于有机磷中毒，即韭菜上的残余农药严重超标导致中毒。 其实，大多数毒物在体内经生物转化可解毒。 但也有例外，如农药对硫磷和乐果等，在体内则分别转化为毒性更大的对氧磷和氧乐果。

学前导语

生物转化，是指外源性化学物在体内经过多种酶催化而发生的代谢转化。 生物转化是机体对外源性化学物处置的重要方式，是机体维持稳定的主要机制。

第一节 生物转化概述

生物转化(biotransformation)又称代谢转化,是指外源化学物通过不同途径进入机体后,在体内经过多种酶催化而发生的一系列化学变化,并形成一些分解产物或衍生物的过程。这些分解产物或衍生物称为代谢物或者中间代谢物。生物转化是机体处置外源化学物的重要方式。

一、生物转化的意义

外源化学物从不同途径以各种不同形式进入机体并分布于作用部位。细胞膜在吸收大多数水溶性或极性物质时有较强的选择性。其结构决定了它只允许一些水溶性的营养成分通过,而对绝大多数有毒水溶性物质有明显阻滞作用。但是,细胞膜对脂溶性物质的吸收几乎无选择性。生物膜的这种特性对脂溶性物质和水溶性物质的潜在毒性具有十分深远的影响。

生物转化是将脂溶性的外源化学物转变为水溶性的物质,以降低其通过细胞膜的能力,易于从胆汁或尿液排出体外。一般来讲,生物转化是将毒物向对机体有利的方向,即毒性减弱或消失进行转化,称为解毒(detoxification)或生物失活(biological deactivation)。但也可能向对机体有害的方向,即生成新的毒性更强的化合物进行转化,称为致死性合成(lethal synthesis)或生物活化(biological activation)。

几乎所有器官都有代谢毒物的能力,但肝脏是体内最重要的代谢器官,在肝细胞的微粒体、胞液、线粒体等部位均存在有关生物转化的酶类。外源性化学物的生物转化过程主要在肝脏内进行,其他组织如肾、胃、肠道、肺、皮肤及胎盘等也可进行一定的生物转化。

外源化学物在体内能否发挥其毒性作用及其毒性作用程度,很大程度上取决于机体的代谢能力。因此,研究外源化学物的生物转化是毒理学基础理论研究的重要组成部分,它有助于阐明外源性化学物的致毒作用机制,解释几种毒物的联合作用,判断或评价环境中外源化学物对机体的危害程度以及指导毒理学实验,对很多中毒的预防和治疗工作均具有十分重要的意义。

▶▶ 课堂活动

生物转化与生物解毒是一回事吗?区别在哪?

二、生物转化的过程

在进化过程中,高等生物发展出一种有效的代谢机制——将外源物质转化为水溶性较强的代谢物,并排出体外。如果亲脂性外源化学物不转化为水溶性代谢产物,就不易从体内排出,从而易蓄积在体内而达到毒效应浓度,如多氯联苯类化学物。因此,生物转化的意义在于使外源化学物的水溶性增加,不易通过细胞膜进入细胞,而是更易排泄到尿和胆汁中。这种外源化学物的生物转化过程按照反应顺序先后分为Ⅰ相反应和Ⅱ相反应2个阶段(图3-1),转化类型有氧化、还原、水解和结合4种。

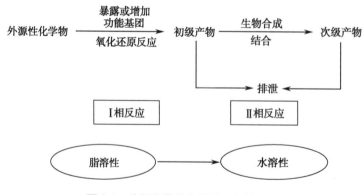

图 3-1　外源化学物代谢的一般模式图

通过2个阶段的生物转化过程,可以达到下列目的:①外源化学物极性增强,易于经肾脏或胆汁排出体外;②对机体毒性作用降低。因大多数外源化学物的代谢物毒性要低于其母体化合物,所以通过生物转化过程可使外源化学物极性增强、水溶性增高、易于排泄,减轻机体对外源化学物的负荷;同时也减轻外源化学物对机体的损害作用。但此种情况不能一概而论,也有例外,尤其是某些致癌物和有机磷农药,其形成的代谢物毒性反而比母体化合物高。所以,生物转化具有解毒和活化的两面性。

三、影响生物转化的因素

生物个体的差异导致对外源化学物的敏感性和耐受程度的不同,一是因为外源化学物的毒性受其自身内在因素和外在环境因素影响;二是因为受机体的种属、年龄、性别等遗传因素影响,这种影响主要体现在代谢酶的种类、数量和活性的差异上。各种环境因素也主要是通过影响代谢酶及辅酶的合成和催化过程来干扰外源化学物的生物转化。另外,其他的影响因素还有膳食营养、健康状态等。充分了解外源性化学物生物转化的影响因素,对于建立合理的动物模型并将实验结论外推到人具有非常重要的意义。

(一)代谢酶的遗传多态性

不同种属和同种动物的不同个体对同一外源化学物的生物转化能力不同,原因很多,但主要是由于体内代谢酶的差异造成的。生物转化的代谢酶存在多态性,并与肿瘤易感性之间存在关联,已成为毒理学研究的热点之一。

遗传多态性是指在群体中出现了频率大于 1% 的多种等位基因形式。由于基因组内不同位点的 DNA 序列发生改变是非常普遍的现象,所以参与 I 相反应和 II 相反应的代谢酶中很多具有多态性。如谷胱甘肽 S-转移酶(GST)可分为 T_1、M_1 和 P_1 基因多态性。GST M_1 基因完全缺失者的肺组织中 DNA-多环芳烃加合物水平较正常人群明显增高,可能与肺癌的易感性有关。N-乙酰转移酶(NAT)的等位基因变异可增加罹患结肠癌和膀胱癌的风险。NAT1 在这两种组织中的高表达与吸烟及芳香胺接触者患癌之间的关系已部分明确。

(二)代谢酶的诱导和抑制

1. 酶的诱导作用　主要是指有些外源化学物可使某些代谢过程中酶的合成量增加、活力增强。能够引起酶的诱导作用的物质称为诱导剂。几种外源化学物的生物转化过程可能会受同一酶系催化,因此当诱导剂在机体内出现或数量增高时,可促进其他化学物的生物转化过程。诱导剂对外源化学物代谢和毒性作用影响有以下几种类型:

(1)如果化学物仅经一个途径代谢,诱导可增加其代谢速率。若该化学物经此途径代谢解毒,诱导可降低毒性。

(2)如果化学物经几个途径代谢,而仅有一个途径被诱导,则诱导可改变这些代谢途径间的平衡,增强或降低毒性。

(3)如果被诱导的同工酶不涉及某化学物的代谢,则诱导不影响该化学物的代谢。

(4)诱导可能会改变酶促反应的立体化学特异性。

目前发现的有典型诱导作用的化学物质主要有 5 类:①苯巴比妥类:苯巴比妥、DDT、六六六;②多环芳烃类:苯并[α]芘、3-甲基胆蒽、二噁英、2,3,7,8-四氯二苯二噁英(TCDD);③多氯联苯类:

多氯联苯;④甾体激素类:地塞米松、孕烯醇酮 16α-腈;⑤醇/酮类:乙醇、异烟肼。

2. 酶的抑制作用 是指一种化学毒物能使另一种化学毒物的代谢酶活力降低,以致生物转化过程减慢,延缓解毒过程,而使其毒性增强。具有抑制作用的化学物质称为抑制物。如肝脏中四氯化碳出现后可能导致氨基比林和乙基吗啡代谢过程的减弱。抑制作用主要分为以下几种类型:

(1)抑制酶的活性和破坏酶的结构:对氧磷能抑制羧酸酯酶,引起马拉硫磷水解速度减慢,从而增强了其杀虫效果,对人、畜的毒性亦增高。一氧化碳与 P450 结合,引起酶的变构,阻碍其与氧的结合;肼、四氯化碳、氯乙烯等的代谢产物与 P450 共价结合,破坏其结构,影响其功能。

(2)两种或两种以上外源化学物在同一个酶的活性中心发生竞争性抑制:1,2-亚乙基二醇和甲醇,均经醇脱氢酶催化代谢而导致毒性,而乙醇与此酶有更高的亲和力,因此加大乙醇剂量可降低1,2-亚乙基二醇和甲醇的毒性。

(3)消耗酶的辅因子:马来酸二乙酯可耗尽 Ⅱ 相谷胱甘肽结合反应中的谷胱甘肽,从而抑制其他外源化学物经谷胱甘肽结合进行代谢的反应。

许多中毒的发病和治疗都与代谢酶的诱导和抑制作用有关。如有机磷农药与乙酰胆碱有相似的结构,进入机体后竞争性地与胆碱酯酶结合,使其丧失水解胆碱的作用,因而导致乙酰胆碱蓄积,引起流涎、肌肉痉挛等中毒症状。而解磷定或氯解磷定能使胆碱酯酶游离出来,恢复其水解乙酰胆碱的活性,从而减弱毒性。研究外源化学物对代谢酶的诱导和抑制作用机制,对于中毒的诊断和治疗有很重要的毒理学指导意义。

案例分析

案例

患儿,男,3 岁,因气急、憋喘,哭闹不安,呼吸困难入院。 经医院检查怀疑有机磷农药中毒的可能。 反复追问其父母,得知 2 天前因家人拌麦种时有用完的“3911”农药瓶放在其院内的墙角后被该患儿拿去盛水玩。 医院当即按有机磷农药中毒,给予特效解毒药物抢救成功。

分析

有机磷农药是一种神经毒物,它的结构与乙酰胆碱相似,因此有机磷农药进入机体后能与胆碱酯酶结合。 此时胆碱酯酶失去水解乙酰胆碱的能力,造成体内乙酰胆碱蓄积,乙酰胆碱在突触间隙浓度增大,过度兴奋 M、N 受体,表现出中毒症状,如流涎、头痛、呼吸困难、意识不清等。

常用特效解毒药物有两种:

1. 胆碱能神经抑制剂　阿托品能阻止乙酰胆碱与 M 型受体结合。

2. 胆碱酯酶复能剂　解磷定能恢复胆碱酯酶分解乙酰胆碱的能力,又可与进入体内的有机磷直接结合,故对缓解和解除中毒症状有明显效果。

(三)代谢饱和状态

外源化学物的剂量或浓度能影响其在体内的代谢情况,并因此影响其毒性作用。机体摄入毒物后,随其浓度增高,单位时间内代谢酶对毒物代谢形成的产物量也随之增高,但当毒物量达到一定浓度时,其代谢过程所需的基质可能会被耗尽或参与代谢的酶的数量或催化能力不能满足其生物转化需要,单位时间内的代谢产物量不再随之增高,这种代谢途径被饱和的现象称为代谢饱和。此时,毒物正常的代谢途径可能会发生改变。如溴化苯在体内首先被转化为环氧化物(具有肝毒性),摄入剂量较小时,75%的环氧化物会与谷胱甘肽结合排出体外;但如果摄入量较大,谷胱甘肽量不足,仅有45%的环氧化物以谷胱甘肽结合物的形式排泄,体内未结合的环氧化物增多,对肝的毒性作用增强。

(四) 膳食因素

膳食状况包括蛋白质、脂肪、碳水化合物、维生素和矿物质都会影响外源化学物的毒性作用。蛋白质缺乏会引起酶蛋白合成量减少,外源化学物的代谢速率降低,在机体内的保留时间长,毒性作用强。低蛋白饮食和高碳水化合物饲料会降低大鼠肝微粒体的单加氧酶活性,最终可能会导致毒性的变化。饮食中缺乏亚油酸会导致大鼠体内细胞色素 P450 和其他单加氧酶活性的降低。而高脂肪饮食会引起乳腺癌和结肠癌致癌剂的毒效应增加。维生素 C 缺乏会降低细胞色素 P450 和 NADPH/细胞色素 P450 还原酶的活性;维生素 E 是细胞色素 P450 的基本成分,它的缺乏会造成某些 I 相反应活性的降低;维生素 B_2 缺乏会使偶氮类化合物还原酶活力降低,增强致癌物奶油黄的致癌作用。理论上,任何一种营养物质的缺乏都会引起机体解毒能力的降低。

▶ 课堂活动

乙二醇氧化代谢生成草酸和 CO_2 的代谢速率在不同的动物中不同, 猫>大鼠>兔, 其毒性反应也依次递减。 试问影响外源化学物体内生物转化的因素有哪些?

(五) 其他因素

给药途径会影响外源化学物的毒性作用。一般来讲,在肝脏中失活的外源化学物,其经皮或经呼吸道摄入比经口摄入的毒性大。在肝脏内活化的外源化学物,口服摄入途径比其他途径毒性大。

健康状况也会影响外源化学物的毒性作用。患有肝炎与肝硬化的病人肝脏解毒能力下降而使毒性增强,患有肾炎与肾衰竭的人毒物的排泄速度减慢,体内留存时间增长。

随年龄增长,代谢酶的活力从初生到成年到老年呈钟形变化(即中间高两边低)。另外,酶的活力也与内分泌功能的昼夜节律有关。

点滴积累 ∨

1. 生物转化又称代谢转化,是指外源化学物通过不同途径进入机体后,在体内经过多种酶催化而发生的一系列化学变化,并形成一些分解产物或衍生物的过程。

2. 生物转化可以使外源性化学物极性(水溶性)增高,易于从胆汁或尿液排出体外,使外源化学物的毒性降低或消除。

3. 影响生物转化的因素有代谢酶的遗传多态性、代谢酶的诱导和抑制、代谢饱和状态、膳食因素及其他因素。

第二节　Ⅰ、Ⅱ相反应

Ⅰ相反应主要包括氧化反应(羟甲基化、脱氨基、脱羟基等作用)、还原反应(硝基还原和醇、醛、酸还原作用)和水解反应(酯和酰胺键的分裂等);Ⅱ相反应主要为结合反应,即外源化学物经第Ⅰ相反应所形成的中间代谢产物与某些内源化学物的中间代谢产物相互反应形成结合物的反应过程。经过Ⅰ相反应,外源化学物的分子结构中将形成一些极性基团,例如—OH、—COOH、—SH 和—NH 等,使其水溶性增强,利于在Ⅱ相反应中与内源物质结合。

一、Ⅰ相反应

Ⅰ相反应中,外源化学物经过氧化、还原和水解等反应暴露或产生极性基团,如—OH、—COOH、—SH、—NH 等,水溶性增高并成为适合于Ⅱ相反应的底物。

(一)氧化反应

氧化反应是化学物在体内生物转化中最重要和最多见的代谢途径之一。反应主要的发生部位是微粒体,但也可能发生在微粒体外。微粒体并不是独立的细胞器,是内质网在细胞匀浆和差速离心过程中形成的囊泡和碎片。外源化学物氧化作用的反应式见图 3-2。

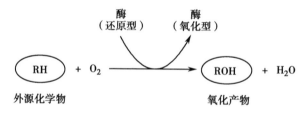

图 3-2　外源化学物氧化作用的反应式

1. 细胞色素 P450 酶系　细胞色素 P450 酶系是细胞内质网(微粒体)膜上的一个酶系,也是氧化酶系中最重要的酶系,又称混合功能氧化酶系或单加氧酶系,因其所含血红素铁在还原态时与 CO 结合而成的复合体在 450nm 波长处有最大吸收峰而得名。微粒体混合功能氧化酶系是根据其功能和催化机制而得名,在反应过程中需要一个氧分子,其中一个氧分子被还原为 H_2O,另一个则加入底物,与其结合,即在被氧化的化合物分子上增加一个氧原子,故又称为单加氧酶,在这一过程中还需要 NADPH提供电子,使细胞色素 P450 还原,并与底物形成复合物,才能完成这一反应过程。此酶系专一性不强,凡是有一定脂溶性的外源性化学物质都能通过不同类型反应被其氧化,形成多种代谢物。

微粒体混合功能氧化酶系是一个复杂的多成分酶系统,主要由 3 部分组成:①血红素蛋白类:主要是细胞色素 P450 和细胞色素 b_5,这两种酶蛋白都含有铁卟啉环结构,均具有电子转移功能;②黄素蛋白类:包括 NADPH-细胞色素 P450 还原酶、NADH-细胞色素 b_5 还原酶,两者主要是电子供给体;③磷脂类:使酶系的蛋白成分固定、促进细胞色素 P450 与 NADPH-细胞色素 P450 还原酶之间的偶联反应。目前已发现,P450 是一个蛋白超家族,每一种都有特征性的底物谱。除小鼠和果蝇外(用 *Cyp* 表示),所有物种的细胞色素 P450 基因命名都是以阿拉伯数字表示基因族,如 *CYP1*、*CYP2*、

CYP*3*,是目前认为与外源化学物代谢有关的主要的3个基因族;再后用大写英文字母表示亚族,之后再用阿拉伯数字表示基因亚族中的一个基因,如*CYP2E1*表示细胞色素P450的第2基因族E亚族第1基因。

细胞色素P450酶系催化氧化的总反应通式表示如下:

$$RH(外源性化学物)+O_2+NADPH+H^+ \rightarrow ROH(产物)+H_2O+NADP^+$$

细胞色素P450酶系催化的氧化反应类型有:

(1)脂肪族和芳香族化学毒物的羟化:脂肪族化合物末端倒数第一个或第二个碳原子被氧化成羟基,形成相应的醇。芳香环上的氢被氧化,生成酚。反应通式如图3-3、图3-4。

$$R—CH_2-CH_3+[O] \longrightarrow R—CH_2-CH_2OH$$

图3-3　脂肪族化合物的羟化反应式

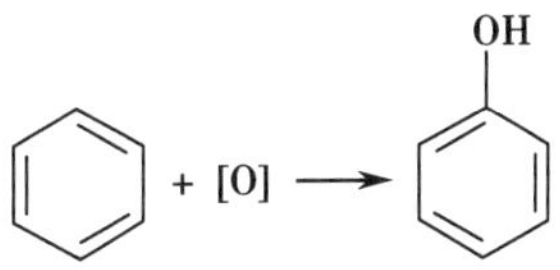

图3-4　芳香族化合物的羟化反应式

如苯胺的氧化反应(图3-5)。

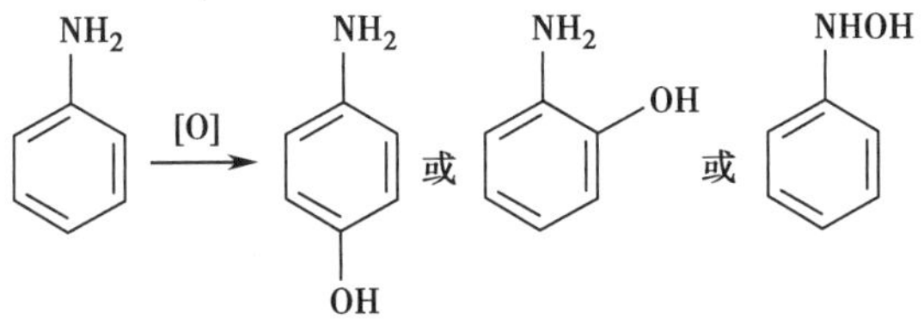

苯胺　对氨基酚　邻氨基酚　羟基苯胺

图3-5　苯胺的氧化反应

(2)含双键的芳香族及烯烃类化学毒物的环氧化:含双键的芳香族和烯烃类化学毒物氧化时,分子中两个碳原子间的双键部位加上一个氧原子,形成环氧化物,如图3-6。如黄曲霉毒素B_1、氯乙烯和苯并[α]芘等。许多环氧化物不稳定而重排成酚类。但若苯环上有卤素取代,或多环芳烃发生环氧化,则形成的环氧化物较稳定。

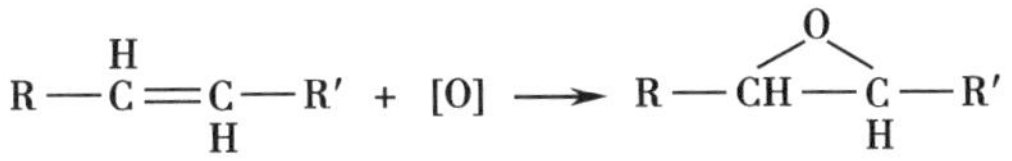

图3-6　环氧化反应

(3)杂原子(*S*—、*N*—、*I*—)氧化和芳香胺类化学毒物的*N*-羟化:含有硫醚键(—C—S—C—)的有机磷化学毒物可发生*S*-氧化反应,转化成亚砜或砜,这些产物毒性增高,如内吸磷。芳香胺类化学毒物可发生*N*-羟化反应,生成羟氨基化学毒物,其毒性往往比母体化学物高。其反应式如图3-7。

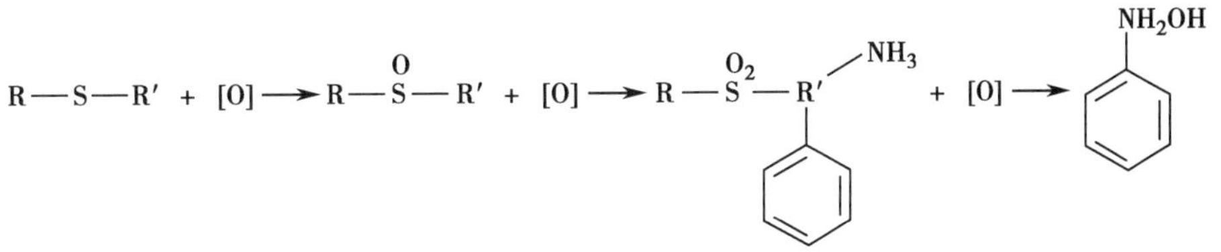

图3-7　杂原子的氧化和*N*-羟化反应

（4）N—、O—、S—原子上带有烷基的化学毒物的脱烷基：化学毒物分子中与 N—、O—、S—原子相连的烷基被氧化为羟烷基化学毒物，裂解重排产生醛或酮，如图 3-8。如二甲基亚硝胺经 N-脱烷基后，产生亲电子剂 CH^{3+}，可使 DNA 发生烷基化，致癌和致突变。

$$R — (NH \cdot O \cdot S) — CH_3 + [O] \longrightarrow R — (NH_2 \cdot O \cdot SH) + HCHO$$

图 3-8　带有烷基化学毒物的脱烷基反应

（5）氧化基团的转移（氧化脱氨、氧化脱硫、氧化脱卤素）：是由细胞色素 P450 催化的氧化脱氨、氧化脱硫、氧化脱卤素作用。如苯丙胺经氧化脱氨生成苯丙酮；有机磷农药对硫磷发生氧化脱硫反应，生成毒性更大的对氧磷。

（6）酯裂解：细胞色素 P450 催化酯功能基团裂解，与催化循环中 $(FeO)^{3+}$ 复合物的氧化反应生成 1 个残基和 1 分子醛。如 P450 催化羧酸酯裂解可生成羧酸和醛（图 3-9）。

$$R_1COOCH_2R_2 + [O] \longrightarrow R_1COOH + R_2CHO$$

图 3-9　酯裂解反应

（7）脱氢：细胞色素 P450 也可催化许多化学毒物的脱氢反应。如对乙酰氨基酚经脱氢后形成具有肝毒性的 N-乙酰苯醌亚胺。

2. 黄素单加氧酶　黄素单加氧酶（FMO）多存在于肝、肾、肺等组织的微粒体中，以黄素腺嘌呤二核苷酸（FAD）为辅酶，反应过程需要 NADPH 和 O_2。

与细胞色素 P450 酶系的不同之处是此酶不能在碳位上催化氧化反应，但可催化叔胺、仲胺、N-乙酰芳香胺、肼、硫醇（巯基）、硫醚、硫代酰胺、膦等化学毒物的 N—、S— 和 P—杂原子氧化。

FMO 所催化的反应与细胞色素 P450 有交叉，但作用机制不同且具有物种特异性。如吡咯烷生物碱类对大鼠是剧毒，而对豚鼠毒性较低，原因是大鼠体内有较高的催化吡咯生成的细胞色素 P450 活性和较低的催化叔胺 N-氧化物生成的 FMO 活性，而豚鼠则恰恰相反。

3. 微粒体外氧化反应　微粒体外氧化反应的酶类包括醇脱氢酶、醛脱氢酶、钼水解酶（醛氧化酶和黄嘌呤氧化酶）等。这些酶可使各种醇类化学毒物氧化，如乙醇。在肝、肾、肠、神经等组织的线粒体中有单胺氧化酶，胞液中有二胺氧化酶，它们催化伯胺、仲胺、叔胺的氧化脱氨反应。其中，伯胺氧化脱氨生成仲胺和醛，仲胺氧化脱氨生成氨和醛。

4. 过氧化物酶依赖的共氧化反应　过氧化物酶催化氢过氧化物还原的同时还偶联另一反应，即其他底物氧化为脂质氢过氧化物，故称为共氧化。如前列腺素合成过程中，花生四烯酸首先被环氧化酶催化氧化形成前列腺素 G_2（PGG_2），PGG_2 又被氢过氧化物酶催化氧化形成前列腺素 H_2（PGH_2），反应式见图 3-10。再如致癌物苯并[α]芘和黄曲霉毒素 B_1 的环氧化反应都可通过共氧化反应而完成。

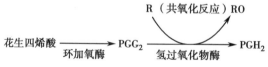

图 3-10　花生四烯酸共氧化反应式

一般来讲,毒物经氧化后,毒性均会减弱,但某些化学物质经氧化后毒性增强。如环氧化物毒性往往远大于其母体化合物,还极易与大分子进行共价结合而导致中毒或癌变。如苯及 3,4-苯并[α]芘的致癌活性均与其环氧物有关。

(二)还原反应

在体内组织中供氧充分的条件下,细胞色素 P450 主要以氧化型存在,故还原反应较氧化反应少见,一般只有在厌氧条件下才出现。肝微粒体或其他组织中可检出催化还原反应的酶,主要有硝基还原酶、偶氮还原酶和 NADPH 细胞色素 P450 还原酶。含有硝基、偶氮基和羰基(醛、酮)的外源化学物质以及二硫化物、亚砜化合物等,在体内可被这些还原酶催化还原。哺乳动物组织中还原反应活性较低,但肠道菌群内还原酶活性较高。此种还原作用主要通过肠道菌群还原酶进行。

1. 偶氮还原和硝基还原　主要由肠道菌群催化。两种肝脏酶细胞色素 P450 和 NADPH 醌氧化还原酶(一种胞浆黄素酶,也称为 DT-黄递酶)也可催化这两种反应。

肠道菌群催化的硝基还原反应对某些芳香族化学毒物的毒性起重要作用。如诱发雄性大鼠肝脏肿瘤的二硝基甲苯的代谢活化。该毒物首先在肝脏由 P450 氧化后与葡萄糖醛酸结合成葡糖苷,由胆汁排出,经肠道菌群的硝基还原酶催化还原成胺,被重吸收回肝脏,再由细胞色素 P450 催化 *N*-羟基化反应,其产物发生乙酰化或与硫酸结合。这些结合物可裂解为高度反应性的氮宾离子,可攻击 DNA,引起突变和癌变。

2. 羰基还原　某些醛类还原为伯醇或酮类还原为仲醇的反应是由醇脱氢酶和一组羰基还原酶催化。羰基还原酶是 NADPH 依赖性酶,存在于血液、肝、肾、脑及其他组织的胞浆中。经羰基还原酶还原的外源化学物有氟哌啶醇、己酮可可碱、乙酰苯磺酰环己脲、依他尼酸、柔红霉素、华法林、甲萘醌及 4-硝基苯乙酮等。

3. 含硫基团还原　含硫基团还原反应在体内较少。二硫化物、亚砜化合物等可在体内被还原。杀虫剂三硫磷可被氧化成三硫磷亚砜,在一定条件下可被还原成三硫磷。某些 *N*-氧化物本身毒性不高,由细胞色素 P450 和 NADPH 细胞色素 P450 还原酶还原生成氧化性氮氧的自由基,而变成具有细胞毒性或与 DNA 结合的毒物。

4. 醌还原　醌可在 DT-黄素酶[NAD(P)H-醌氧化还原酶]催化下经双电子还原成无毒的氢醌;也可经 NADPH-P450 还原酶催化一电子还原形成半醌自由基。半醌自由基可经自氧化而导致氧化应激,生成具有细胞毒性的超氧阴离子、过氢氧自由基、过氧化氢、羟基自由基,引起脂质过氧化,造成组织损伤。氧化应激是某些含醌或经生物转化转变为醌的化学毒物致毒作用的重要机制之一(图 3-11)。如百草枯的肺毒性和 6-羟基多巴胺的神经毒性均与这一机制有关。

5. 脱卤反应　包括 3 种机制,即还原脱卤反应、氧化脱卤反应和脱氢脱卤反应。还原脱卤反应和氧化脱卤反应由 P450 催化,脱氢脱卤反应由 P450 和谷胱甘肽 S-转移酶催化。这些反应在一些卤代烷烃的生物转化和代谢活化中起重要作用。如四氯化碳(CCl_4)在细胞色素 P450 催化下经一电子还原,脱卤生成三氯甲烷自由基(·CCl_3)(图 3-12),可攻击生物膜启动脂质过氧化作用,造成肝细胞损失和坏死。

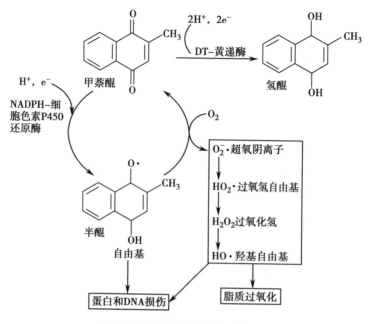

图 3-11 甲萘醌的氧化还原循环

$$e^- + CCl_4 \longrightarrow \cdot CCl_3 + Cl^-$$

图 3-12 四氯化碳的脱卤反应

（三）水解反应

含酯键和酰胺键的外源化学物质极易在体内经各种水解酶催化而发生水解反应。水解反应过程中水离解为氢离子和氢氧根离子,分别与外源化学物质结合,可使外源化学物质的毒性增强或减弱。外源化学物质的水解作用主要由酯酶和酰胺酶、肽酶、环氧水解酶催化。

1. 酯酶和酰胺酶　水解酶中以酯酶最为广泛,其次为酰胺酶。可水解具有羧酸酯(如普鲁卡因)、酰胺(如普鲁卡因胺)、硫酯(如螺甾内酯)、磷酸酯(如对氧磷)和酸酐等功能基团的外源化学物。酯类可被水解为醇和酸,酰胺可被水解为酸和胺,硫酯可被水解为酸和硫醇。依据其与有机磷酸酯相互作用的性质,将酯酶分为 A(可水解有机磷酸酯)、B(可被有机磷酸酯抑制)、C(与有机磷酸酯无相互作用)3 类。

酯类化学毒物在酯酶催化下发生水解反应,产生酸类和醇类化学产物。多数有机磷化学毒物主要采用此种方式在体内解毒。有机磷杀虫剂如对硫磷被酯酶水解后产生对硝基酚,并由尿排出;对氧磷在磷酸酯酶催化下水解,生成二乙基磷酸和对硝基酚。

酰胺类化学毒物在酰胺酶类催化下水解生成酸和胺。敌百虫或敌敌畏等毒物进入体内后,尿中常排出二甲基磷酸;乐果等含有酰胺基的有机磷农药可经酰胺酶水解而解毒。

大多数毒物经水解毒性减弱,但是有些毒物通过水解却毒性增强,如农药氟乙酰胺通过酰胺酶水解后,可形成毒性更大的氟乙酸;硫代葡萄糖苷水解后,其产物为毒性较大的有机腈。

2. 肽酶　血液和各种组织中有许多可水解肽类的肽酶。如氨基肽酶和羧基酞酶分别在 N-末端和 C-末端水解氨基酸,而胰蛋白酶等内肽酶则在肽链内部的特定部位裂解肽类。肽酶可水解相邻氨基酸之间的酰胺键,因此功能上属于酰胺酶。

3. 环氧化物水化酶　可催化环氧化物水解生成具有反式构型的邻位二醇。许多环氧化物是具有进攻 DNA 和蛋白质等生物大分子作用的亲电子剂,有致癌作用,故一般认为环氧化物水化酶是一种解毒酶。环氧化物水解酶广泛存在于肝、睾丸、肺等多种组织和细胞中,多数情况下与催化环氧化物生成的细胞色素 P450 的分布一致,有利于后者催化形成的环氧化物被及时水解解毒。

▶▶ 课堂活动

有的人容易醉酒,有的人不容易醉酒,讨论一下出现这种现象的原因是什么？Ⅰ相反应对外源性化学物代谢的生物学意义是什么？

二、Ⅱ相反应

Ⅱ相反应是指外源化学物经过Ⅰ相反应后产生或暴露处理的羟基、氨基、羧基和环氧基等极性基团,或外源化学物本身就具有极性基团与内源化合物或代谢物进行的生物合成反应,又称为结合反应。Ⅱ相反应是机体继续进行减弱毒性和利于排泄的生物转化过程,是外源化学物在机体内解毒的重要方式之一。Ⅱ相反应中的内源化合物如糖、氨基酸、谷胱甘肽和硫酸盐等统称为结合剂。最常见的Ⅱ相反应有 6 种,分别是葡萄糖醛酸结合、硫酸结合、谷胱甘肽结合、氨基酸结合(甘氨酸、牛磺酸、谷氨酸等)、乙酰基结合和甲基结合等反应,所生成的产物称为结合物。绝大多数外源化学物在Ⅱ相反应中无论发生氧化、还原或水解反应,最后必须进行结合反应排出体外。在此反应过程中需要有辅酶和专一性强的各种转移酶参与,并消耗能量。结合物一般将随同尿液或胆汁由体内排泄。

Ⅱ相反应主要场所是肝脏,其次是肾脏,还可在肺、肠、脾和脑等组织、器官中发生。结合反应有如下几类:

（一）葡萄糖醛酸结合反应

葡萄糖醛酸与外源化学物及其代谢产物结合是机体主要的Ⅱ相代谢反应,是哺乳类动物最常见的解毒方式。含羟基、氨基和羧基等基团的外源化学物,都能与葡萄糖醛酸结合。

此结合反应中来源于体内糖类的正常代谢产物的尿苷二磷酸葡萄糖醛酸(UDPGA)是葡萄糖醛酸的供体,起关键作用的酶是 UDP-葡萄糖醛酸转移酶(UDPGT),属于微粒体酶。该酶催化 UDPGA 脱去葡萄糖醛酸基从而与底物的功能基团结合,形成高度水溶性的葡萄糖醛酸结合物,易于从尿和胆汁排泄,如图 3-13。

$$UDPGA + ROH \xrightarrow{\text{UDPGT}} R\!-\!O\!-\!GA + UDP$$

图 3-13　葡萄糖醛酸结合反应

以苯的代谢为例说明 UDPGT 对苯的氧化代谢产物的结合作用(图 3-14)。

（二）硫酸结合反应

硫酸化是外源化学物及其代谢物中的醇类、芳香胺类和酚类化合物与硫酸根结合生成硫酸酯。

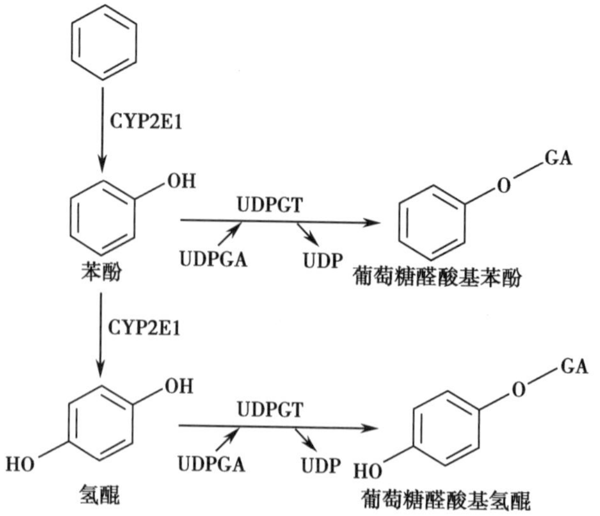

图 3-14　苯的氧化（Ⅰ相）和葡萄糖醛酸基结合（Ⅱ相）反应

硫酸结合反应的供体是 3'-磷酸腺苷 5'-磷酰硫酸（PAPS），在硫酸转移酶（SULT）的催化下，硫酸基参与结合反应，与酚类、醇类或芳香族胺类化合物结合生成硫酸酯（图 3-15）。

硫酸来源于含硫氨基酸的代谢产物，这一结合过程主要在肝脏、肾脏、胃和肠道中进行。由于体内硫酸来源有限，故这种结合反应比葡萄糖醛酸结合反应的发生率低。但当机体接触外源化学物剂量较低时，则首先进行硫酸结合；随剂量增加硫酸结合逐渐减少，而出现葡萄糖醛酸结合。如果发生硫酸结合反应，尿中有机硫酸酯与无机硫酸盐比值会明显增加，可用于一些毒物接触的判断。

多数外源化学物与硫酸结合后毒性减弱或消失，如一些农药在体内多以这种方式解毒，然后随尿液排出。但有的外源化学物与硫酸结合产物毒性反而增强，如 2-乙酰氨基芴。

$$PAPS + ROH \xrightarrow{\text{SULT}} R-O-SO_3H + PAP$$

图 3-15　硫酸结合反应

▶▶ **课堂活动**

对硫磷和乐果是农作物生产过程中常用的杀虫剂，若处理不当农药可经消化道、呼吸道及完整的皮肤和黏膜进入人体导致中毒。那对硫磷和乐果等在体内的生物转化涉及哪些反应类型呢？

（三）乙酰化反应

乙酰化作用是带有氨基而又不适于氧化脱氨的毒物（如含伯胺、羟基或巯基化合物）在乙酰基转移酶和乙酰辅酶 A 作用下与乙酰基结合的反应。乙酰化可以使氨基的活性作用减弱，从而有利于解毒。一些哺乳类动物能使磺胺类药物发生乙酰化作用以致失活。然而，乙酰化磺胺的水溶性往往低于母体药物，易于在肾小管中析出，引起"结晶尿"。

N-乙酰化作用是乙酰化作用中的代表，由依赖于乙酰辅酶 A 的 N-乙酰基转移酶（NAT）催化。肝脏是 N-乙酰化作用的主要器官。研究发现，N-乙酰化反应有明显的个体差异，不同的遗传背景可使乙酰转移酶活性有较大差别,表现出代谢酶遗传多态性。根据乙酰化速率的个体差异,将人群分为快乙酰化型和慢乙酰化型。

有研究表明乙酰化发生位点和乙酰化程度与肿瘤易感性之间存在着明显的联系。膀胱癌、喉癌、胃癌与慢乙酰化型有关,结肠癌、乳腺癌与快乙酰化型有关。蛋白质乙酰化是一种普遍存在的、可逆而且高度调控的蛋白质翻译后修饰方式。蛋白质乙酰化在代谢疾病中发挥着重要的调控作用,目前去乙酰化酶抑制剂已经成为治疗心脏病、糖尿病和癌症等多种疾病的有潜力的制剂。

(四) 氨基酸结合反应

一些带有羧酸基的外源化学物与一种 α-氨基酸结合发生反应称为氨基酸结合反应,多发生于芳香族有机酸(如芳基乙酸)和芳香族羟胺。参与结合反应的氨基酸主要有甘氨酸、谷氨酰胺及牛磺酸。反应时羧酸须在乙酰辅酶 A 合成酶的催化下,经 ATP 供能,与乙酰辅酶 A 结合,然后在 N-酰基转移酶催化下将酰基转移至氨基酸,与氨基酸的氨基反应形成酰胺键。如甲苯转化为苯甲酸后,与甘氨酸结合生成马尿酸。

(五) 甲基化反应

在甲基转移酶的催化下,将活化的甲基转移至含羟基、巯基和氨基的酚类、硫醇类、N-杂环化合物或胺类化学毒物中,使这些毒物发生甲基化作用。活化的甲基常由 S-腺苷甲硫氨酸(S-adenosyl methionine,SAM)提供。如体内出现的腐胺或组胺类化学毒物有一定的毒性,但发生甲基化反应后,其毒性降低或消失。

微生物体内普遍存在金属元素的甲基化现象。如汞、铅、锡、铂、铊、金以及类金属砷、硒、硫等,都能在生物体内发生甲基化。

DNA 甲基化是哺乳动物基因组中最常见的化学修饰方式。DNA 甲基化是在甲基转移酶作用下,以 S-腺苷甲硫氨酸(SAM)为甲基供体,将胞嘧啶转变为 5-甲基胞嘧啶的一种共价修饰。DNA 甲基化在染色体的构型和基因的表达中发挥着重要的作用。近年来,DNA 甲基化已成为表观遗传学研究的核心。研究表明,DNA 甲基化异常与疾病发生、毒物毒性作用都有关系。因此,DNA 甲基化对于研究疾病发生发展和外源化学物的致毒机制都具有指导意义。

(六) 谷胱甘肽结合反应

还原型谷胱甘肽(GSH)是体内非常重要的解毒物质。外源化学物在谷胱甘肽 S-转移酶作用下,与还原型谷胱甘肽结合形成谷胱甘肽结合物。这些结合物再经过酶促解离和乙酰化反应,形成易于排出体外的硫醚氨酸衍生物。谷胱甘肽 S-转移酶是主要分布在肝、肾等组织细胞浆内的一个酶系,根据作用底物不同有很多种,如谷胱甘肽 S-烷基转换酶、谷胱甘肽 S-环氧化物转移酶、谷胱甘肽 S-芳基转换酶、谷胱甘肽 S-芳烷基转换酶、谷胱甘肽 S-烯烃转换酶。另外,谷胱甘肽结合反应所涉及的酶系还有谷胱甘肽过氧化物酶,在特异性催化过氧化物分解、抑制脂质过氧化、保护生物膜的完整性中起到重要作用。GSH 主要存在于细胞液中。

谷胱甘肽结合最主要的酶是谷胱甘肽 S-转移酶(GST)。经 GST 催化的谷胱甘肽结合物具有极性和水溶性,可经胆汁排出体外或经体循环到达肾脏,在肾脏内经一系列酶催化转变为硫醚氨酸衍生物,随尿液排出体外。GSH 结合反应是亲电子剂解毒的一般机制,但如果亲电性物质在体内的量过大,则可引起谷胱甘肽的耗竭,导致明显毒性反应。

知识链接

黄曲霉毒素 B₁ 在体内的代谢解毒

黄曲霉毒素 B₁(AFB₁)在没有经过代谢活化之前的母体化合物是无致癌性的,因此 AFB₁ 被称为前致癌物,因为它必须通过体内的生物转化即"代谢激活"形成活性中间体才具有致癌性。膳食中摄入的 AFB₁ 进入机体后需经体内 CYP450 酶系代谢转化为多种I相酶代谢产物,如 AFM₁、AFP₁、AFB₁-endo-8,9-环氧化物(AFBO)等,前 3 种从尿液排出体外。其中 AFBO 是介导 AFB₁ 诱发肝癌形成的最主要的亲电子化合物。而 AFBO 经机体Ⅱ相酶,如谷胱甘肽 S-转移酶(GSTs),可以和环氧化物的功能基团结合形成水溶性产物 AFB₁-GSH 共轭化合物,最终以 AFB₁-硫醇尿酸(AFB₁-mercaptuticacid,AF-B₁-NAC)形式经尿排出体外;另一个Ⅱ相酶是环氧化物水解酶(EPHx),在 AFB₁ 解毒过程中的作用被认为是竞争性的将 AFBO 的结构改变成 8,9-双羟基-AFB₁,最终变成二氢二醇,使之失去和 DNA 结合的位点。

点滴积累 ▽

1. Ⅰ相反应类型包括氧化作用、还原作用、水解作用。
2. 还原作用类型包括硝基和偶氮还原、羰基还原、含硫基团还原、醌还原、脱卤反应。
3. 水解作用涉及的酶类包括酯酶和酰胺酶、肽酶、环氧化物水化酶。
4. Ⅱ相反应类型包括葡萄糖醛酸结合反应、硫酸结合反应、乙酰化反应、氨基酸结合反应、甲基化反应、谷胱甘肽结合反应。
5. Ⅱ相反应涉及的重要的结合酶包括 UDP-葡萄糖醛酸转移酶、硫转移酶、乙酰基转移酶、酰基转移酶、甲基转移酶、谷胱甘肽 S-转移酶。

目标检测

一、选择题

(一)单项选择题

1. 生物转化中参与氧化反应最重要的酶是(　　)

　　A. 单加氧酶　　　　　　　　B. 加双氧酶　　　　　　　　C. 水解酶

　　D. 胺氧化酶　　　　　　　　E. 醇脱氢酶

2. 在生物转化中最常见的一种结合物是(　　)

　　A. 羟基　　　　　　　　　　B. 甲基　　　　　　　　　　C. 谷胱甘肽

　　D. 葡萄糖醛酸　　　　　　　E. 转氨基

3. 生物转化中Ⅰ相反应最主要的是(　　)

　　A. 水解反应　　　　　　　　B. 还原反应　　　　　　　　C. 加成反应

D. 氧化反应　　　　　　　　　　　E. 脱羧反应

4. 下列哪项反应需 NADPH 为供氧体(　　　)

　　A. 单胺氧化酶催化的反应

　　B. 醛脱氢醇和醇脱氢酶催化的反应

　　C. 硝基化合物和偶氮化合物形成胺类

　　D. 醇酚形成硫酸酯类化合物

　　E. 苯甲酸形成苯甲酸 β-葡糖醛酸苷

5. 下面关于体内生物转化作用的叙述哪一项是错误的(　　　)

　　A. 对体内非营养物质的改造

　　B. 使非营养物生物活性降低或消失

　　C. 可使非营养物溶解度增加

　　D. 使非营养物从胆汁或尿液中排出体外

　　E. 结合反应主要在肾脏进行

6. 在脊椎动物中,哪个组织是含外源化学物生物转化酶最丰富的组织(　　　)

　　A. 肾脏　　　　　　　　B. 脾脏　　　　　　　　C. 肝脏

　　D. 淋巴细胞　　　　　　E. 胃肠道

7. 最普遍进行的生物转化Ⅱ相反应是代谢物与(　　　)

　　A. 乙酰基结合　　　　　B. 葡萄糖醛酸结合　　　　C. 硫酸结合

　　D. 谷胱甘肽结合　　　　E. 甲基结合

8. 下列哪项反应属生物转化Ⅱ相反应(　　　)

　　A. 乙醇转为乙酸　　　　　　　　　　B. 醛变为酸

　　C. 硝基苯转变为苯胺　　　　　　　　D. 乙酰水杨酸转化为水杨酸

　　E. 苯酚形成苯 β-葡糖醛酸苷

(二) 多项选择题

1. 影响生物转化作用的因素有(　　　)

　　A. 受年龄性别的影响　　　　　　　　B. 不受年龄性别的影响

　　C. 肝细胞功能受损　　　　　　　　　D. 药物或毒物的诱导作用

　　E. 药物或毒物的抑制作用

2. 生物转化的Ⅰ相反应包括(　　　)

　　A. 氧化反应　　　　　　B. 水解反应　　　　　　C. 还原反应

　　D. 加成反应　　　　　　E. 羧化反应

3. 肝脏进行Ⅱ相生物转化反应常见的结合物质的活性供体是(　　　)

　　A. UDPG　　　　　　　B. UDPGA　　　　　　　C. PAPS

　　D. SAM　　　　　　　　E. 乙酰 CoA

二、简答题

1. 何谓生物转化作用？有何生理意义？

2. 单加氧酶系如何组成？在生物转化中有何作用？

三、论述题

1. 外源化学物在体内的生物转化过程包括哪些反应？具体每一类包括哪些反应类型？需要哪些酶？

2. 论述影响生物转化的因素有哪些？

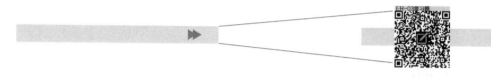

ER-03复习题

（李晓红）

第四章

食品中外源化学物的毒作用机制

学习目标

1. 掌握增毒作用、终毒物、细胞应激和钙稳态等基本概念；毒物的增毒现象；化学物因素、机体因素和暴露因素对其毒作用的影响。

2. 熟悉终毒物的种类与形成；毒物主要毒性机制；理解细胞调节功能障碍；环境因素对化学物毒作用的影响。

3. 了解外源化学物致细胞表观遗传性变异；化学物的联合作用。

导学情景

情景描述

2011 年 6 月 5 日晚，CFDA 在其官方网站发布就某地区塑化剂污染食品事件问答。"塑化剂"毒性属抗雄激素活性，造成内分泌失调，影响其正常生育能力。专家表示，长期摄入"塑化剂"对男性的影响比女性大。研究还发现，塑化剂会造成基因毒性，会伤害人类基因，长期食用对心血管疾病危害风险最大，对肝脏和泌尿系统也有很大伤害，还会透过基因遗传给下一代。

学前导语

多数毒物发挥其对机体的毒作用至少经历 4 个过程：经吸收进入机体的毒物通过多种屏障转运至一个或多个靶部位；进入靶部位的终毒物与内源靶分子发生交互作用；毒物引起机体分子、细胞与组织水平功能和结构紊乱；机体启动不同水平的修复机制应对毒物对机体的作用，当机体修复功能低下或毒物引起的功能和结构紊乱超过机体的修复能力时，机体即出现组织坏死、癌症和纤维化等毒性损害。本章重点介绍食品中外源化学物的毒作用机制以及影响毒作用的因素。

第一节 外源化合物的 ADME 与靶部位的作用过程

食品中外源化学物的 ADME 过程即机体对外源化学物的吸收（absorption）、分布（distribution）、代谢（metabolism）和排泄（excretion）4 个过程。毒物毒效应强度主要取决于作用靶部位的终毒物浓度与持续时间。终毒物（ultimate toxicant）是指直接与内源靶分子反应或引起机体生物学微环境改变、导致机体结构和功能紊乱、表现毒物毒性作用的化学物。终毒物可以是外源化学物的原形，可以是外源化学物的代谢产物，也可以是化学物体内生物转化过程生成的活性氧（reactive oxygen species,ROS)、活性氮(reactive nitrogen species,RNS)或内源性分子。外源化学物在体内的吸收、分布、重吸收和增毒(代谢活化)过程促进终毒物在靶部位的蓄积,而外源化学物进入体循环前的消除、毒物从作用部位分布到其他部位、毒物的排泄和解毒则减少终毒物在靶部位的蓄积。

一、从接触部位进入血液循环

毒物从接触部位进入血液循环的过程称为毒物的吸收。绝大多数毒物透过细胞扩散穿越上皮屏障到达毛细血管。毒物吸收率与其在吸收表面的浓度有关,主要取决于暴露速率及化学物的溶解度;毒物吸收率也与暴露部位的面积、发生吸收过程的上皮特征(如皮肤的角质厚度)、皮下微循环以及毒物的理化特性有关。脂溶性通常是影响毒物吸收的最重要理化特性,通常脂溶性物质比水溶性物质更容易吸收。不同接触途径的吸收速率由高至低依次为静脉注射、吸入、肌内注射、腹腔注射、皮下注射、经口、皮内注射。

毒物从暴露部位转运到体循环的过程中可能被消除(elimination)。从胃肠道吸收的化学物在通过体循环分布到机体其他部位之前,必须首先通过胃肠道黏膜细胞、肝脏和肺。肠上皮细胞和肝细胞均含有丰富的药物(毒物)代谢酶和药物(毒物)转运蛋白。经胃肠道吸收进入血液循环之前,一部分毒物在药物(毒物)转运蛋白作用下从肠上皮细胞快速泵回肠腔,一部分毒物在肠和肝药物(毒物)代谢酶作用下迅速代谢,最终只有一部分毒物可越过屏障进入体循环。例如,环孢素 A 在胃肠道吸收过程中部分被 P-糖蛋白(药物转运蛋白)从肠上皮细胞泵回肠腔,部分在肠上皮细胞经 CYP3A4 代谢;吗啡在肠黏膜和肝脏发生葡萄糖苷酸化作用;矿物质锰从门脉血进入肝脏,从胆汁排泄;苯巴比妥、利福平、地塞米松等代谢酶诱导剂通过诱导肠上皮细胞和肝细胞毒物代谢酶基因表达,加速毒物在肠肝代谢,最终减少毒物进入体循环;而细菌脂多糖抑制肝药物(毒物)代谢酶和药物(毒物)转运蛋白表达,增加毒物进入体循环。

二、从血液循环进入靶部位

毒物离开血液循环进入细胞外间隙并进入细胞。溶解在血浆中的外源化学物通过毛细血管内皮经水相细胞间隙和穿细胞孔道和(或)穿越细胞膜而扩散。影响毒物分布的主要因素有:毒物脂溶性、分子大小与形状、电离度和组织血流量。脂溶性化合物通常易扩散并迅速进入细胞,而高度离子化和亲水性的外源化学物则主要局限于细胞外空间。毒物通过分布过程到达其作用靶部位。

(一)促进毒物分布到靶部位的机制

1. **毛细血管内皮的多孔性**　肝窦和肾小管周围毛细血管具有较大的孔道,甚至可容许与蛋白质结合的外源化学物通过,有助于化学物在肝脏与肾脏的蓄积。

2. **专一化的膜转运**　专一化的离子通道和膜转运蛋白可转运毒物进入细胞内靶部位。

3. **细胞器内的蓄积**　具有可质子化的胺基和亲脂特征的两性外源化学物蓄积在溶酶体和线粒体。毒物在溶酶体的蓄积需借助于 pH 陷阱(trapping)的作用。所谓 pH 陷阱即非质子化形式的胺扩散进入酸性细胞器内部,导致胺被质子化继而阻止其外流。胺与溶酶体磷脂的结合则削弱其降解作用,引起磷脂沉着症。毒物在线粒体的蓄积过程则通过离子渗透而实现。胺在线粒体膜间腔被质子化,由此形成的阳离子借助于强烈的负电势吸引进入基质腔,损害 β-氧化与氧化磷酸化过程。

4. 可逆性细胞内结合 黑色素是细胞内多聚阴离子芳香族聚合物,可结合有机和无机阳离子及多环芳烃化学物。

（二）妨碍毒物分布到靶部位的机制

1. 与血浆蛋白结合 外源化学物与血浆高分子量蛋白质或脂蛋白的结合影响其通过扩散透过毛细血管。即使其透过孔道离开血流,亦难以渗透通过细胞膜。绝大多数外源化学物只有游离形式才能进入细胞,与血浆蛋白的牢固结合推迟并延长了毒物排出与效应。

2. 专一化屏障 脑组织毛细血管内皮细胞缺乏孔道并通过极其紧密的连接联系在一起,所以水渗透性极低。血-脑屏障阻止亲水性化学物进入脑组织。生殖细胞与毛细血管之间被多层细胞分隔,精母细胞被足细胞包裹并紧密连接形成血-睾屏障。血-睾屏障阻止亲水性化学物进入生殖细胞。胎盘组织也有类似屏障结构,亲水性毒物在穿越胎盘屏障过程也受到限制。所有这些屏障对脂溶性毒物均没有屏障作用。

3. 贮存部位的分布 外源化学物蓄积在某些组织却不发生毒性效应。氯代烃杀虫剂蓄积在脂肪细胞,而铅通过取代羟磷灰石 Ca^{2+} 而沉积在骨骼。毒物在上述组织和细胞的贮藏减少其在毒作用靶部位的浓度,起到暂时保护作用。饥饿所致脂肪过量消耗导致储存在脂肪组织的氯代烃重新进入体循环并分布至靶部位神经组织,推测可能是暴露于杀虫剂的鸟类,在迁徙期间和食物受限时死亡的主要原因。

4. 与细胞内结合蛋白结合 与细胞内非靶部位的结合也能暂时减少毒物在毒作用靶部位的浓度。金属硫蛋白是富含半胱氨酸的胞浆蛋白。金属硫蛋白与镉结合能减轻急性镉暴露对细胞的毒性作用。

5. 从细胞内排出 多药耐药基因编码 ATP 依赖的膜转运蛋白（简称 P 蛋白）能将胞内毒物转运回胞外间隙。脑组织毛细血管内皮细胞膜高表达 P 蛋白,将进入脑组织的毒物泵出毛细血管内皮细胞,起到血-脑屏障作用。卵母细胞、肠上皮细胞、肝细胞和肾小管上皮细胞均高表达 P 蛋白。胎盘组织高表达 P 蛋白以阻止环境致畸物透过胎盘屏障引起对胎儿的损害效应。

三、增毒及诱导终毒物形成的机制

增毒（toxication）作用是指外源化学物在体内经生物转化为终毒物的过程。终毒物指直接与内源靶分子反应或引起机体生物学微环境改变、导致机体结构和功能紊乱并表现毒物毒性的物质。有些外源化学物具有直接毒性作用,而另一些化学物毒效应强度取决于终毒物在作用靶点的浓度和持续时间。终毒物主要分为下列 4 类:亲电子剂（electrophiles）、自由基（free radicals）、亲核物（nucleophiles）和氧化还原性反应物（redox-active reductants）。

1. 亲电子剂 亲电子剂指在化学反应中对含有可成键电子对的原子和分子有亲和作用的原子或分子的试剂。亲电试剂一般都是带正电荷的试剂或具有空的 P 轨道或者 d 轨道,能够接受电子对的中性分子。外源化学物通过插入一个氧原子而生成亲电子剂,插入的氧原子从其附着的原子中获得一个电子,使其具有亲电性;而另一类亲电子剂形成过程则涉及共轭双键形成。外源化学物通过氧的去电子作用而被极化,使其双键碳之一发生电子缺失,继而形成亲电子剂。

2. 自由基 自由基是在其外层轨道中含有一个或多个不成对电子的分子或分子片段。常见的自由基包括:羟基自由基($OH \cdot$)、超氧阴离子自由基($O_2^- \cdot$)、过氧自由基($ROO \cdot$)、氯自由基($Cl \cdot$)和一氧化氮分子自由基($NO \cdot$)。对乙酰氨基酚本身对肝细胞并无明显毒性损害,但对乙酰氨基酚经肝脏细胞色素 P4502E1(CYP2E1)代谢可转化为毒性更强的 N-乙酰醌亚胺(NAPQI)。NAPQI 属自由基,过量产生的 NAPQI 可引起肝细胞还原型谷胱甘肽耗竭,诱发肝细胞线粒体膜通透性转换(mitochondrial permeability transition,MPT)并伴随 ATP 耗竭,最终可导致肝细胞线粒体肿胀、肝细胞结构与功能丧失和肝细胞坏死。外源化学物通过下列多种途径形成自由基。

(1)外源化学物通过接受一个电子形成自由基。某些外源化学物从还原酶接受一个电子后形成自由基,这些自由基进一步将额外电子转移给分子氧并生成 $O_2^- \cdot$,其自身重新形成原形化学物。通过这种"氧化还原循环",一个作为电子受体的外源化学物分子能生成多个 $O_2^- \cdot$。机体自身产生的内源性 $O_2^- \cdot$ 主要来源于巨噬细胞和粒细胞中 NAD(P)H 氧化酶,线粒体电子传递链解偶联状态也产生 $O_2^- \cdot$。$O_2^- \cdot$ 在体内进一步生成毒性更强的 $OH \cdot$ 和过氧亚硝基阴离子($ONOO^-$)。

(2)亲核外源化学物在过氧化物酶催化作用下丢失一个电子而形成自由基。氢醌可连续发生两次单电子氧化,产生半醌自由基,继而形成醌。半醌自由基易于自氧化,生成具有细胞毒性的 $O_2^- \cdot$、HO_2^-、H_2O_2 和 $OH \cdot$。醌不仅是具有反应活性的亲电子剂,而且是具有启动氧化还原循环或使巯基和 NAD(P)H 氧化的电子受体。同过氧化物酶类似,氧合血红蛋白(Hb-FeII-O_2)可催化氨基酚氧化为半醌自由基和醌亚胺,这些产物反过来氧化亚铁血红蛋白(Hb-FeII)生成不能携带氧的高铁血红蛋白(Hb-FeIII)。

(3)电子向分子转移引起的还原性键均裂过程也可产生自由基。四氯化碳从细胞色素 P450 或线粒体电子转移链获得一个电子,经还原脱卤作用生成三氯甲基自由基($Cl_3C \cdot$),$Cl_3C \cdot$ 与 O_2 反应形成活性更强的三氯甲基过氧自由基($Cl_3COO \cdot$)。具有很强毒性作用的 $HO \cdot$ 也是由均裂生成的:水在电离辐射作用下均裂为 $OH \cdot$,过氧化氢(HOOH)均裂为 $OH \cdot$ 和 HO^-。由过渡金属 Fe(II)、Cu(I)、Cr(V)、Ni(II)、Mn(II)催化的 Fenton 反应是 HOOH、$O_2^- \cdot$ 及过渡金属的主要增毒机制。氨基三乙酸、博来霉素和丝膜蕈毒等化学物通过与过渡金属螯合而提高过渡金属离子对 Fenton 化学反应的催化效率。吸入的石棉和二氧化硅对肺的毒性作用至少部分是由颗粒表面铁离子触发 $OH \cdot$ 形成引起。H_2O_2 是单胺氧化酶、黄嘌呤氧化酶和酰基辅酶 A 氧化酶等酶促反应直接或间接副产物,NAD(P)H 氧化酶产生 $O_2^- \cdot$ 在超氧化物歧化酶(SOD)作用下进一步反应生成大量 H_2O_2。均裂也参与 $ONOO^-$ 生成自由基的过程,$ONOO^-$ 与 CO_2 反应产生亚硝基过氧碳酸盐($ONOO\ CO_2^-$)并自发均裂为两种自由基:二氧化氮自由基($NO_2 \cdot$)和碳酸阴离子自由基($CO_3^- \cdot$)。

3. 亲核物形成 亲核物是毒物增毒作用较少见的机制。氰化物属亲核物。苦杏仁经肠道细菌 β-糖苷酶催化形成氰化物;丙烯腈环氧化后与谷胱甘肽结合形成氰化物;硝普钠经巯基诱导降解后形成氰化物。亲核物 CO 是二卤甲烷经过氧化脱卤的有毒代谢产物。硒化氢是一种强亲核物和还原剂,由亚硒酸盐与谷胱甘肽或其他巯基反应形成。

4. 活性氧化还原反应物　活性氧化还原反应物的生成有其特殊机制。亚硝酸盐既可在小肠由硝酸盐经肠道细菌还原生成,也可由亚硝酸酯与谷胱甘肽反应产生。氨苯砜和磷酸伯氨喹的羟化代谢物氨苯砜羟氨和5-羟磷酸伯氨喹通过协同氧化作用引起高铁血红蛋白形成。维生素 C 和 NADPH 依赖性黄素酶还原 Cr(Ⅵ) 为 Cr(Ⅴ);氧化还原循环生成的外源性自由基和 $O_2^-\cdot$ 与 NO·能还原结合于运铁蛋白的 Fe(Ⅲ) 为 Fe(Ⅱ);Cr(Ⅴ) 和 Fe(Ⅱ) 反过来又催化 HO·生成。

▶▶ 课堂活动

　　终毒物主要有哪些类型? 请举例说明。

四、终毒物与靶分子结合的机制

毒性是由终毒物与靶分子反应所介导的一系列继发生化事件,导致靶分子本身、细胞器、细胞、组织和器官甚至整个机体的结构损伤和功能异常。所以内源性分子均是毒物的潜在靶分子。内源性分子作为毒物靶分子必须具有合适的反应性和(或)空间构型,以容许与终毒物发生共价或非共价反应。靶分子必须接触足够高浓度终毒物才能与终毒物发生反应,位于反应活性化学物邻近或接近其形成部位的内源性分子常常更容易成为靶分子。活性代谢物靶分子有时是催化外源化学物代谢并形成活性代谢物的代谢酶。在密切靠近其形成部位没有合适内源性分子时,活性代谢物可扩散直至遇到这样的反应物。然而,并非外源化学物与机体所有内源性分子结合均能产生毒性效应,需要达到以下条件:终毒物与靶标反应并对机体功能产生不良影响;终毒物在靶部位达到有效的浓度;终毒物以某种机制与所观察的毒性相关的方式改变靶分子。终毒物与靶分子的反应类型如下:

1. 与细胞大分子的共价结合　共价结合是不可逆的。共价结合持久改变内源性分子,有重要的毒理学意义。一些亲电子剂(如非离子和阳离子亲电子剂及自由基阳离子)以共价结合方式与靶分子结合。亲电子剂通常与细胞大分子(如蛋白质和核酸)中亲核原子反应,亲电子剂与亲核原子的反应表现出某些选择性,取决于其电荷/半径比。软亲电子剂容易与软亲核物(两者均具有较低的电荷/半径比)反应,而硬亲电子剂容易与硬亲核物(两者均具有较高的电荷/半径比)反应。银和汞等金属离子被归为软亲电子剂,优先与软亲核物反应;而锂、钙和钡等硬亲电子剂优先与硬亲核物反应;铬、锌和铅等重金属离子与两种类型的亲核物均有较强的结合能力。亲电子剂的反应性决定其与哪种内源性亲核物反应并成为靶分子。

中性自由基(OH·和 $Cl_3C\cdot$)也能与生物靶分子发生共价结合。$Cl_3C\cdot$ 加入到脂质的双键碳或脂质自由基生成含有氯甲基脂肪酸的脂质;OH·加入到 DNA 碱基生成多种产物,常见产物包括8-羟基脱氧鸟嘌呤、5-羟基甲基脱氧尿嘧啶、胸腺嘧啶和胞嘧啶乙二醇酯。亲核毒物倾向于与亲电内源性分子反应。鉴于生物体内亲电化合物十分罕见,只有少数亲核毒物与体内亲电内源性分子发生反应。经典实例包括:胺类和肼类与吡哆醛的共价反应;一氧化碳、氰化物、硫化氢和叠氮化物与各种血红素蛋白中的铁形成配位共价键。

2. 与细胞大分子的非共价结合 某些毒物以非极性交互作用或氢键、离子键等非共价结合方式与膜受体、细胞内受体、离子通道和某些酶等靶分子结合。士的宁与脊髓运动神经元甘氨酸受体的结合、TCDD 与芳烃受体的结合、蛤蚌毒素与钠通道的结合和佛波酯与蛋白激酶 C 的结合均属于非共价结合。这些化学物原子的空间排列使其与内源性分子的互补部位结合,因而表现出毒性效应。非共价结合的键能相对较低,非共价结合通常是可逆性的。

3. 酶促反应 少数毒素通过酶促反应作用于特定靶蛋白。例如,蓖麻蛋白诱发核糖体水解断裂,阻断蛋白质合成。几种细菌毒素催化 ADP-核糖从 NAD^+ 转移到特定蛋白质。例如,白喉毒素阻断蛋白质合成过程中延伸因子(elongation factor)的功能,霍乱毒素通过酶促反应活化 G 蛋白,蛇毒含有破坏生物分子的水解酶。

4. 电子转移 化学物将血红蛋白分子中的 Fe^{2+} 氧化生成 Fe^{3+},引起高铁血红蛋白血症。亚硝酸盐能氧化血红蛋白,而 N-羟基芳胺(如氨苯砜羟胺)、酚类化合物(如 5-羟伯胺喹)和肼类(如苯肼)与氧合血红蛋白共氧化,形成高铁血红蛋白与过氧化氢。

总之,大多数终毒物借助于其化学反应性作用于内源性分子。具有一种类型以上反应性的毒物可以通过不同机制与不同靶分子发生反应。例如,醌类既可作为电子受体启动巯基氧化或导致脂质过氧化,也可以作为软亲电子剂共价结合于蛋白巯基。铅离子与血红素合成过程中的 δ-ALAD 分子的关键巯基形成配位共价键,表现为软亲电子剂的特性;然而,当铅在发挥其阻断钙通道的作用时,却像一种硬亲电子剂或一种离子。

点滴积累 ﹀

1. 终毒物的类型包括亲电子剂、自由基、亲核物和氧化还原性反应物。
2. 促进毒物分布到靶部位的机制:毛细血管内皮的多孔性;专一化的膜转运;细胞器内的蓄积;可逆性细胞内结合。
3. 终毒物与靶分子的反应类型:共价结合、非共价结合、酶促反应和电子转移。
4. 终毒物与靶分子的共价结合是不可逆的。

第二节 外源化学物诱发细胞功能障碍机制

毒物与靶分子反应并导致细胞功能损害,是毒性发展过程的第三个阶段。机体每个细胞均执行着特定的程序。某些程序决定细胞命运,如细胞的增殖、分化、凋亡或自噬;另一些程序则控制细胞瞬息活动,如细胞分泌活性物质的种类和含量及细胞转运和代谢营养物质的速率。为调节上述程序,细胞具有能被外部信号分子激活或失活的信号网络;为执行这些程序,细胞装备有合成、代谢、转运和产生能量的体系及结构元件。细胞内不同组件组装为大分子复合物、细胞膜和细胞器,以维持其自身完整性并支持其他细胞功能。毒物引起哪些细胞功能障碍主要取决于受影响靶分子在细胞的功能。如果受影响靶分子参与细胞信号通路的调节过程,则基因表达调节障碍和(或)细胞瞬息活动调节障碍就会发生;如果受影响靶分子主要参与维持细胞自身功能,则可能威胁到细胞的存活;

毒物作用于行使外部功能分子,则影响其他细胞甚至整个器官系统的功能。细胞功能障碍的发生也遵循一定的先后次序。通常细胞在受到外界有害刺激情况下,首先会发生细胞应激(celluar stress);如果细胞损伤进一步加重,则引起细胞调节功能障碍,最终发展为细胞稳态失调(deregulation of celluar homeostasis),甚至出现细胞死亡。

一、细胞应激

细胞应激指细胞处于不利环境和遇到有害刺激时所产生的防御或适应性反应。根据引起细胞应激的原因不同及细胞应激反应的差异,将细胞应激分为热应激(heat stress)、缺氧应激(hypoxic stress)、氧化应激(oxidative stress)、内质网应激(endoplasmic reticulum stress)和遗传毒性应激(genotoxic stress)。

1. **热应激**　热应激是最早被认识的细胞应激反应。热应激的特征性反应是诱导细胞表达生成热休克蛋白(heat shock protein,HSP)。HSP 的产生不限于热应激,其他细胞应激反应(如缺氧应激、氧化应激和基因毒性应激)也可诱导 HSP 生成,故 HSP 又被称为应激蛋白(stress protein)。HSP 按其分子量分成若干个家族(如 HSP90、HSP70 和 HSP27 等),其中与应激反应关系最密切的是 HSP70 家族。这些应激蛋白对细胞具有非特异性保护作用。HSP 能作为分子伴侣(molecular chaperone),参与新合成蛋白的正确折叠和运输;HSP 还能识别并结合于变性蛋白质暴露的疏水区域,防止其凝聚,协助蛋白酶系统对其进行降解或帮助其重新形成天然构象。

HSP 可增强机体对多种应激原的耐受能力。应激能促进诱导性 HSP 生成,是因为多种损伤性应激能使原存在于细胞质的热休克因子(heat shock factor,HSF)激活。HSF 属转录因子,非应激状态下与 HSP70 结合,不表现转录活性。多种应激原能导致蛋白质变性,变性蛋白通过与 HSP70 结合并导致 HSF 游离并激活,与 HSP 基因热休克元件(HSE)结合并上调基因表达。

2. **氧化应激**　氧化应激的应激原主要为自由基、活性氧(ROS)或活性氮(RNS)。引起机体发生氧化应激的自由基包括:$OH \cdot$、$O_2^- \cdot$、$ROO \cdot$、$Cl \cdot$ 和 $NO \cdot$。ROS 是一类由氧形成、并在分子组成上含有氧且化学性质比氧活泼的物质总称,包括 $O_2^- \cdot$、$OH \cdot$ 和 H_2O_2;RNS 是 NO 及其体内继发性产物的总称,包括一氧化氮(NO)、二氧化氮(NO_2)和 $ONOO^-$。

生理状态下,ROS 和 RNS 是机体维持多种重要生理功能的物质基础:①ROS 和 RNS 是机体防御体系的重要一环,在吞噬细胞杀灭、清除病原微生物过程起重要作用;②体内多种免疫细胞具有杀伤肿瘤细胞的作用,其作用机制直接或间接与 ROS 有关;③ROS 和 RNS 直接或间接参与体内解毒作用;④ROS 参与细胞信号转导和基因表达的调控作用,细胞内 ROS 是重要信号分子,参与细胞增殖、分化和凋亡相关信号通路的调控作用;⑤ROS 通过影响细胞内 Ca^{2+} 稳态、蛋白质磷酸化和转录因子激活等细胞信号转导过程中多个靶点发挥调节作用。

3. **缺氧应激**　细胞和组织为适应低氧而诱导血管生成、铁代谢和糖代谢相关基因表达,以维持细胞增殖和存活,这一过程称为缺氧应激。低氧是最重要的缺氧应激原。重金属(镉、镍、钴、铬)、砷、细菌脂多糖、IL-1、胰岛素、胰岛素样生长因子、TNF-α、去铁胺、凝血酶均可引起缺氧应激。NADPH 氧化酶是最重要的氧感受器,能识别缺氧。Ca^{2+}、NO 和 CO 在低氧信号转导过程中均发挥重要作用。介导缺氧应激反应的关键分子是缺氧诱导因子-1(hypoxia-inducible factor-1,HIF-1)。HIF-1

由 HIF-1α 和 HIF-1β 两种亚基组成,为异源二聚体转录因子。胞质 HIF-1β 亚基稳定,而 HIF-1α 亚基的稳定性取决于自身羟基化、乙酰化、泛素化和磷酸化水平。正常氧饱和状态下,HIF-1α 亚基被泛素-蛋白酶体水解复合体降解,细胞中基本检测不到 HIF-1α 亚基;缺氧状态下,HIF-1α 亚基降解受到显著抑制。HIF-1β 与 HIF-1α 亚基形成有活性的 HIF-1,转移到细胞核内调节多种基因的转录。HIF-1 下游靶基因包括:①红细胞生成和铁代谢相关基因(如促红细胞生成素、铁转运蛋白和铁转运蛋白受体);②血管生成相关基因(如血管内皮生长因子、瘦素、转化生长因子-β);③血管收缩相关基因(如诱导性一氧化氮合酶、血红素氧化酶-1、内皮素-1);④基质代谢相关基因(如基质金属蛋白酶);⑤糖代谢相关基因(如葡萄糖载体蛋白-1、葡萄糖载体蛋白 3、乳酸脱氢酶、3-磷酸甘油醛脱氢酶);⑥细胞增殖和存活相关基因(如胰岛素样生长因子 Ⅱ、转化生长因子-α)。这些基因产物对缺氧条件下维持红细胞生成、血管形成、细胞能量代谢和细胞在缺氧状态下的增殖和存活起重要作用。

4. 内质网应激　内质网是细胞内重要细胞器,蛋白质和脂质合成、加工、折叠和运输均在内质网进行。内质网蛋白质加工和包装需要内质网特异性分子伴侣的协助,其中糖调节蛋白 78(glucose regulated protein 78,GRP78)是最常见的内质网特异性分子伴侣。当细胞内质网受损或需要加工和包装的蛋白质合成增加即引起内质网应激和非折叠蛋白(the unfolded protein respose,UPR)。三个主要内质网跨膜蛋白(即 IRE1、PERK 和 ATF6)介导非折叠蛋白反应信号通路。

(1)PERK 通路:磷酸化 PERK 通路通过启动下游翻译起始因子 eIF2α 磷酸化并失活、继而减少蛋白质合成。

(2)IRE1 通路:一方面,磷酸化 IRE1 具有 RNA 酶活性,磷酸化 IRE1 能切割完整 XBP1(uXBP-1)mRNA 分子上的 26 个核苷酸,形成裂解型 XBP-1(sXBP-1)mRNA,造成蛋白翻译移码和终止密码通读。XBP-1 是重要转录因子,上调内质网降解增强因子 α 甘露糖酶样蛋白(EDEM)表达,继而促进内质网非折叠蛋白质降解。另一方面,磷酸化 IRE1 也具有激酶活性,能够导致 JNK 磷酸化。

(3)ATF6 通路:ATF6 前体属内质网跨膜蛋白,其膜内部分与内质网分子伴侣结合而滞留于内质网。在内质网应激条件下,ATF6 脱离内质网分子伴侣,经剪切加工后成为有活性的转录因子。活化型 ATF6 能提高编码内质网分子伴侣蛋白基因转录活性,从而增加内质网蛋白转运、折叠和降解能力。

内质网应激是真核细胞的一种保护性应激反应,通过内质网应激降低胞内未折叠的蛋白浓度,阻碍未折叠蛋白发生凝集。当内质网超过一定限度,即通过启动多种机制诱发细胞凋亡:①通过激活位于内质网的半胱天冬酶 12,启动细胞凋亡程序;②通过启动内质网 IRE1 信号下游分子 JNK 磷酸化或上调 PERK 通路下游分子 CHOP 表达,启动细胞凋亡程序。

二、细胞调节功能障碍

细胞受各种信号分子调节。信号分子通过细胞受体将信号传递给基因调节区域和(或)功能蛋白。传递信号的细胞受体包括细胞表面受体和核受体。细胞受体激活最终可导致:①基因表达改变,引起特定蛋白功能增加或减少;②特定蛋白发生化学修饰(磷酸化、甲基化、乙酰化、硝化),从而激活或抑制蛋白功能。控制细胞命运的程序主要影响基因表达,而调节控制细胞瞬息活动的程序则主要影响功能蛋白活性。然而,由于信号网络的分支和交互联系,一个信号通常同时触发两类应答。

（一）基因表达调节障碍

毒物可通过直接作用于顺式作用元件,但更多通过作用于细胞内信号转导分子或影响细胞外信号分子的合成、贮存或释放过程,最终导致基因表达调控障碍。

1. 基因转录调节障碍　遗传信息从 DNA 转录给 mRNA 主要受转录因子(TFs)与基因的调节或启动子区域间的相互作用所控制。毒物可通过与基因启动子区域、转录因子或前起始复合物其他元件交互作用调节基因转录过程。影响转录因子活性是毒物调节基因表达的最主要方式。已知有两种类型的转录因子:配体激活的转录因子和信号激活的转录因子。某些激素(如类固醇和甲状腺激素)和维生素(如视黄醇和维生素 D_3)是某些受体的天然配体,其通过激活转录因子调控其下游靶基因表达。有些毒物能模拟内源性配体的作用而调节其下游基因表达。邻苯二甲酸酯可模拟多不饱和脂肪酸的作用激活过氧化物酶体增殖物激活性受体(peroxisome proliferator-activated receptor, PPAR);Zn^{2+}属于金属应答元件结合转录因子(metal-responsive element-binding transcription factor, MTF-1)的内源性配体,而 Cd^{2+} 进入机体后则发挥与 Zn^{2+} 相同的作用;糖皮质激素与糖皮质激素受体(glucocorticoid receptor, GR)结合可诱发淋巴细胞凋亡;TCDD 与芳香烃受体(aryl hydrocarbon receptor, AhR)结合引起胸腺萎缩。雌激素与雌激素受体(estrogen receptor, ER)结合,可促进生殖细胞增殖和生殖腺的正常发育。某些拟雌激素也能与 ER 结合,促进乳腺和肝脏细胞的过度增殖甚至诱发肿瘤发生。表 4-1 列举了最常见的几种核受体内源性和外源性配体,并举例说明了其因接触外源性配体所产生的毒性效应。

表 4-1　作用于配体激活的转录因子的毒物

配体激活的转录因子	内源性配体	外源性配体	效应
雌激素受体(ER)	雌二醇	乙炔基雌二醇	乳房和肝脏的致癌作用
		二乙基己烯雌酚	
		DDT	
		玉米赤霉烯酮	猪的外阴下垂
糖皮质激素受体(GR)	皮质醇	地塞米松	淋巴细胞凋亡致畸作用(腭裂)
视黄酸受体(RAR,RXR)	全反式视黄酸	1,3-顺式视黄酸	致畸作用(颅面骨、心脏、胸腺的畸形)
芳香烃受体(AhR)	未知	TCDD	胸腺萎缩
		PCBs	消耗性综合征
		PAHs	致畸作用(腭裂)
			大鼠肝脏致癌
			诱导 CYP1A1
过氧化物酶体增殖物激活的受体	脂肪酸	氯贝丁酯	大鼠肝脏致癌
			过氧化物酶体增殖
		邻苯二甲酸酯	诱导 CYP4A1 和乙酰辅酶 A 氧化酶

配体激活的转录因子	内源性配体	外源性配体	效应
组成型雄甾受体(CAR)	$3\alpha,5\alpha$-雄烯醇	苯巴比妥	诱导 CYP2B 和 CYP3A
	$3\alpha,5\alpha$-雄烷醇	DDT,PCP	
		氯丙嗪	
孕烷 X 受体(PXR)	孕烯醇酮	PCN	诱导 CYP3A
	黄体酮	地塞米松	
		螺旋内酯固醇	
		利福平	
		环丙氯地孕酮	
		PCBs,氯丹	
金属应答元件结合转录因子(MTF-1)	Zn^{2+}	Cd^{2+}	诱导金属硫蛋白的合成

2. 信号转导调节障碍　生长因子、细胞因子、激素和神经递质等胞外信号分子通过细胞表面受体和细胞内信号转导网络激活转录因子,调控影响细胞周期进展和决定细胞结局的基因。c-Fos 与 c-Jun 结合及 c-Myc 与 Max 结合所形成的二聚体能分别调节细胞周期蛋白 D 和 E 基因表达,通过细胞周期蛋白活化细胞周期蛋白依赖性蛋白激酶、加速细胞分裂周期并促进细胞分裂和增殖。TGF-β 则诱导细胞周期蛋白依赖性蛋白激酶抑制蛋白表达,抑制细胞有丝分裂。细胞表面受体接受的信号通过连续的蛋白-蛋白交互作用和蛋白磷酸化而分段传递到转录因子。所有位于细胞表面的生长因子受体都是受体蛋白酪氨酸激酶,配体诱导相应受体自身磷酸化,磷酸化受体进一步与适配体(adapter)结合,通过连接物蛋白激酶 Ras 启动丝裂酶原激活的激酶(MAPKs)通路,引起一系列蛋白激酶磷酸化,最终使信号传递到转录因子。从表面受体经蛋白激酶再到转录因子的许多信号元件活性受特定丝氨酸、苏氨酸和酪氨酸羟基磷酸化的影响,这些信号转导蛋白一般通过蛋白激酶催化的磷酸化而激活,通过由蛋白磷酸酶介导的脱磷酸化反应而失活。毒物通过多种途径引起信号转导障碍。引起信号转导障碍的途径有:改变蛋白磷酸化、干扰 G 蛋白 GTP 酶活性、破坏正常蛋白-蛋白交互作用、建立异常蛋白-蛋白交互作用、改变信号蛋白合成和降解。毒物通过影响信号转导过程最终影响细胞周期进展。

3. 细胞外信号产生的调节障碍　垂体前叶激素通过作用于细胞表面受体,促进外周内分泌腺细胞有丝分裂并调控外周腺体激素分泌;而外周腺体激素负反馈调控垂体激素的产生。苯巴比妥促进甲状腺激素代谢,继而降低甲状腺激素水平,通过反馈调控增加垂体促甲状腺激素(TSH)的分泌,过量 TSH 刺激甲状腺细胞的分裂,导致甲状腺肿瘤的发生。许多拟雌激素类环境内分泌干扰化学物通过促性腺激素分泌的反馈抑制而引起睾丸萎缩。

（二）细胞瞬息活动的调节障碍

特定细胞正常运行的控制是通过作用于膜受体的信号分子来实现的,这些受体通过调节 Ca^{2+} 进入胞浆或刺激细胞内第二信使的酶促反应传递信号。Ca^{2+} 或其他第二信使最终引起功能蛋白磷酸化或去磷酸化并改变其活性,引起细胞变化。毒物通过干扰信号转导过程中的任何一个步骤而影响细胞的瞬息活动。

1. 可兴奋细胞的调节障碍 许多毒物影响神经元、骨骼肌、心肌和平滑肌等可兴奋细胞的活动,这些细胞的功能(如:神经递质的释放和肌肉的收缩)受邻近神经元合成和释放的递质或介质的控制。许多药物通过调节神经和肌肉活动发挥其药理学效应,而过量药物、杀虫剂及微生物和动植物毒素则通过这种机制产生对机体的毒效应。神经元是信号转换细胞。外源化学物作用于神经元不仅对神经元本身造成损伤,也影响其下游细胞的正常生理功能。如:河豚毒素通过阻断运动神经元电压门控的 Na^+ 通道,引起骨骼肌麻痹;环二烯通过阻断中枢神经系统 GABA 受体,诱发神经兴奋和惊厥。外源化学物可通过下列几个途径引起细胞瞬息活动障碍:①神经递质浓度;②受体功能;③细胞内信号转导;④信号终止过程。

2. 其他细胞活动的调节障碍 很多信号转导机制也在非可兴奋细胞中起作用,但这些细胞信号转导过程的失调通常不产生严重后果。例如,大鼠肝细胞表达 α1-肾上腺素受体,受体的激活可引起葡萄糖水解和谷胱甘肽输出增加,这些改变可能对细胞有一定毒理学意义。许多外分泌细胞受毒蕈碱样乙酰胆碱受体调控。有机磷杀虫剂中毒刺激外分泌细胞毒蕈碱样乙酰胆碱受体引起唾液、流泪和支气管过度分泌,而阿托品中毒则阻断外分泌细胞毒蕈碱样乙酰胆碱受体引起高热。饮用乙醇可引起血液细菌多糖(LPS)水平迅速升高,LPS 通过激活肝脏库普弗细胞表面 Toll 样受体 4(toll-like receptor 4,TLR4)、启动 Toll 样受体信号通路并产生大量炎性细胞因子和活性氧,引起邻近肝实质细胞毒性损伤。库普弗细胞具有甘氨酸受体(即甘氨酸门控的 Cl^- 通道),摄入甘氨酸(通过内流诱导超极化)可阻断库普弗细胞分泌炎症介质,缓解乙醇引起的肝脏损害。磺胺类降糖药抑制胰腺 β 细胞 K^+ 通道,诱导去极化,引起 Ca^{2+} 通过电压门控的 Ca^{2+} 通道内流和胰岛素外排。抗高血压药二氮嗪以相反的方式作用于 K^+ 通道,抑制胰岛素分泌,这种药物可开发应用于无法手术治疗的胰岛素分泌型胰腺肿瘤的治疗。

三、细胞钙稳态失调

细胞钙稳态失调引起细胞损害的机制较为复杂。细胞内 Ca^{2+} 浓度不可控制地持续升高,即细胞内的钙稳态失调,这种紊乱或失调将破坏正常生命活动所必需的细胞内外 Ca^{2+} 的瞬变,破坏各种细胞器的功能和细胞骨架结构,最终激活不可逆的细胞成分的分解代谢过程。这就是钙稳态失调学说的内容。具体如下:

知识链接

细胞内钙的类型

细胞内钙有两种类型,游离的钙离子和与蛋白质结合的钙。 与蛋白结合的钙有两种类型:一是结合在细胞膜或细胞器膜内的蛋白质上;二是结合在可溶性蛋白质上。 激动剂刺激引起细胞 Ca^{2+} 动员,可调节细胞的多种生物功能,包括肌肉收缩、神经传导、细胞分泌、细胞分化和增殖。 在细胞功能的调节中起了一种信使作用,负责将激动剂的刺激信号传给细胞内各种酶反应系统或功能性蛋白。

---

1. 对能量代谢的影响 胞浆高浓度 Ca^{2+} 通过单转运器使线粒体 Ca^{2+} 摄取增加,抑制 ATP 的合成,因为线粒体基质中 Ca^{2+} 的累积可使线粒体膜势能减弱,ATP 合成酶的驱动力降低,从而损害 ATP 的合成。Ca^{2+} 摄入增加的第二个后果是线粒体呼吸(电子传递)加速,伴有氧自由基生成增加,又可使线粒体内膜脂质过氧化。线粒体的 ATP 生成损害可累及细胞膜、内质网上的 Ca^{2+}-ATP 酶及细胞膜上的 Na^+-K^+-ATP 酶的能量供给,造成细胞内 Ca^{2+} 泵出减少或泵入内质网的减少,进一步升高胞浆 Ca^{2+} 浓度,最终可导致线粒体内膜的过氧化损伤及可能的水解性损害,后者则受 Ca^{2+} 激活的磷脂酶诱发。

2. 微管功能障碍 胞浆 Ca^{2+} 无控制的升高引起的细胞损伤也涉及到微管的解聚。肌动蛋白丝的整个细胞通过骨架蛋白的微丝黏附于质膜中的肌动蛋白以维持细胞的正常形态。胞浆 Ca^{2+} 增加使肌动蛋白丝 α-辅肌动蛋白(α-actinin)和胞衬蛋白(fodrin)分离,促使质膜大疱(细胞表面出现多个突出物)的形成,质膜变得易于破裂。试验资料已证实了这种论断,例如,将甲萘醌与人血小板一起温育,可见胞浆游离 Ca^{2+} 显著增加,并导致聚合的肌动蛋白明显减少,α-辅肌动蛋白从细胞骨架中分离。

3. 水解酶激活 Ca^{2+} 对细胞损害机制的第三个方面是激活降解蛋白质、磷脂和核酸的水解酶。许多完整的膜蛋白是 Ca^{2+} 激活的中性蛋白酶或需钙蛋白酶(Calpains)的靶位点。Calpains 介导的肌动蛋白结合蛋白的水解也可引起膜大疱。Ca^{2+} 激活的蛋白酶经蛋白水解可将黄嘌呤脱氢酶转变成次黄嘌呤氧化酶,其副产物 $O_2^-·$ 和 H_2O_2 可引起细胞损伤。

点滴积累 ╲

1. 根据引起细胞应激的原因不同及细胞应激反应的差异,将细胞应激分为热应激、缺氧应激、氧化应激、内质网应激和遗传毒性应激。
2. 细胞内 Ca^{2+} 浓度不可控制地持续升高,即细胞内的钙稳态失调。

第三节 外源化学物致细胞表观遗传性变异

遗传信息提供生物体蛋白质合成的模板,而表观遗传信息提供何时、何地和如何应用遗传信息指令,在时空顺序上调控基因表达。表观遗传修饰不涉及 DNA 序列改变但又可以通过细胞分裂遗传给子代细胞。外源化学物毒作用的表观遗传机制是毒理学学科的全新领域。越来越多的研究发现,许多毒物可通过改变表观遗传模式而发挥其毒作用:如致癌作用、致畸作用、生殖毒性作用、免疫毒性作用和对内分泌代谢的损害作用。本节仅就胚胎发育毒性损害的表观遗传机制作一简要介绍:

已知影响胚胎发育编程过程表观遗传修饰的主要因素包括环境因素和营养因素。S-腺苷甲硫氨酸是 DNA 甲基化过程甲基的供体。胚胎发育编程过程叶酸、胆碱和维生素 B_{12} 缺乏可引起胚胎细胞合成 S-腺苷甲硫氨酸障碍,导致胚胎细胞 DNA 甲基化受影响并最终改变胚胎的表观编程过程。Barker 的"成年疾病发育起源"学说认为,多种成年疾病开始于人类生命早期,主要由于宫内营养缺乏所致。动物实验研究资料支持"成年疾病发育起源"学说:子宫胎盘功能不全、孕期蛋白营养不良和镁元素缺乏均可导致子代成年后发生胰岛素抵抗和 2 型糖尿病。胎儿期营养不良之所以导致成年疾病发生,主要由于组织器官发育敏感期宫内环境突然变化影响了胚胎细胞的表观遗传重编程过程。宫内毒物暴露也能改变胚胎细胞的表观遗传重编过程。孕期乙醇暴露可导致子代成年后发生胰岛素抵抗和 2 型糖尿病;宫内暴露香烟烟雾能加速小鼠成年后发生动脉粥样硬化;胎鼠宫内暴露铅引起大鼠晚年脑组织 β 淀粉样蛋白(Aβ)及其前体蛋白基因表达上调。孕期短暂暴露乙烯菌核利或甲氧 DDT 可导致雄性仔鼠后代生精细胞凋亡、精子数减少、活力降低,这些损害作用至少可传至第Ⅳ代。乙烯菌核利和甲氧 DDT 的雄性生殖毒作用之所以具有传代效应,也是由于这两种环境内分泌干扰化学物对胚胎细胞表观遗传重编程过程有损害作用。

案例分析

案例

　　重金属镉是重要的男性生殖毒物。 因其在睾丸组织长期蓄积,镉的男性生殖毒性作用持久。 长期低剂量镉暴露引起精子质量下降,短期高剂量镉暴露则诱发睾丸生殖细胞凋亡。 越来越多的研究发现,镉诱发细胞内多种应激反应:如热应激、氧化应激、内质网应激和遗传毒性应激;最近几个报告证实,热应激和内质网应激与诱发睾丸生殖细胞凋亡之间存在重要关联。

分析

　　镉诱发的细胞内信号转导激活相关的转录因子和促进应激基因的快速表达,合成多种特异性和非特异性的、对细胞具有保护作用的应激蛋白质,从而对细胞产生特异性和非特异性保护作用,同时细胞内一些正常基因表达受到抑制;若细胞损伤严重而导致损失无法修复,则启动细胞凋亡。

点滴积累 ∨

1. 遗传信息提供生物体蛋白质合成的模板,而表观遗传信息提供何时、何地和如何应用遗传信息指令,在时空顺序上调控基因表达。
2. 许多毒物可通过改变表观遗传模式而发挥其毒作用:如致癌作用、致畸作用、生殖毒性作用、免疫毒性作用和对内分泌代谢的损害作用。

第四节　影响食品中外源化学物毒作用的因素

　　机体暴露外源化学物后可导致各种生物学改变,从微小的生理生化变化、中毒到死亡。影响这种改变的因素很多且很复杂。如不同的化合物作用于同一种属个体的毒作用各不相同,同一化合物对不同种属、个体,在不同环境下的毒作用也有差异。影响外源化学物毒作用的因素主要有:化学物因素、机体因素、暴露因素、环境因素及化学物的联合作用(图 4-1)。

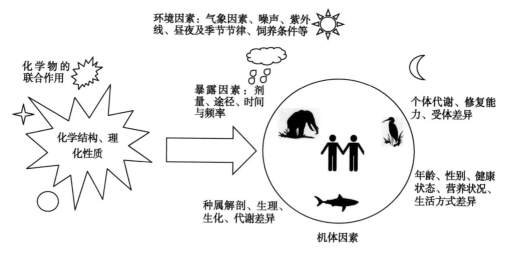

图 4-1 影响外源化学物毒作用的因素

案例分析

案例

在我们生活和工作环境中存在成千上万种固态、液态和气态化学物，这些化学物对人体的毒性都不完全一样。世界卫生组织（WHO）将化学物的毒性分为5个等级：剧毒、高毒、中等毒、低毒和微毒。为什么不同的化学物的毒性不同呢？

为了评价化学物的毒性，人们通常要进行动物试验，包括急性毒性试验、亚慢性毒性试验、慢性毒性试验、致癌试验等。这些试验的结果能不能直接推及到人呢？为什么？

分析

外源化学物作用于机体产生毒效性会受到很多因素影响，如化学结构、理化性质、暴露的剂量与途径、生物个体遗传差异与健康状态、环境因素等。因此，在进行毒理学试验时，应采取措施避免非测试因素对结果的干扰；在进行化学物毒性评价时，应充分考虑这些因素对结论的影响。

一、化学物因素

各种化学物的毒作用各异，是由其固有特性决定的。化学物的化学结构可直接影响毒作用的性质和毒性大小，其理化性质可影响生物转运和转化，而其纯度、杂质等因素也会影响其毒性。

（一）化学结构

化学物的化学结构（chemical structure）是决定化学物毒性的重要物质基础，其细微的改变可导致其毒性发生显著变化。化学物的取代基团、异构体和立体构型、同系物的碳原子数和结构、饱和度等都与其毒性密切相关（图 4-2）。研究化学物的化学结构与毒性之间的关系，即构-效关系（structure-activity relationship，SAR）和定量构-效关系（quantitative structure-activity relationship，QSAR）已成为毒理学中的重要内容。通过 SAR，特别是 QSAR 可以预测化学物的毒性效应、毒作用机制、安全接触剂量，进行药物开发等。

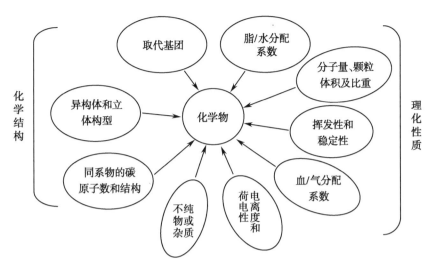

图 4-2 影响外源化学物毒作用的化学物因素

1. 取代基团对毒性的影响 取代基团不同,化学物的毒性可能不同。如苯环中的氢被不同的基团取代,其毒性效应会发生改变。苯具有麻醉作用和抑制造血功能的作用,甲苯或二甲苯抑制造血功能作用不明显而麻醉作用增强,苯胺具有促进高铁血红蛋白形成作用,硝基苯或卤代苯则具有肝毒性。

取代基团的位置不同也可影响毒性。一般情况下,有两个基团的苯环化合物的毒性大小顺序为对位>邻位>间位,分子对称>分子不对称。如 1,2-二氯甲醚>1,1-二氯甲醚。

2. 异构体和立体构型对毒性的影响 化学物分子的立体构型与其毒性关系密切。同种化学物的不同异构体的毒性可能有差异。六六六的 α、β、γ 和 δ 同分异构体的毒性差别很大。α、γ-六六六对中枢神经系统有很强的兴奋作用,β、δ-六六六则对中枢神经系统有抑制作用,γ、δ-六六六急性毒性强,β-六六六则慢性毒性大。

许多化学物存在立体异构体。立体异构体的右旋和左旋分别以 R 和 S 表示,对氨基酸、糖类等少数物质以 D 和 L 表示。化学物的立体异构体对生物转运和转化有一定影响,从而影响其毒效应。如 L-多巴比 D-多巴在胃肠道更易吸收,特布他林(terbutaline)的右旋体比左旋体更易从肾脏排出,布洛芬(ibuprofen)的右旋体比左旋体更易与血浆蛋白结合。R-构型布洛芬经生物转化为 S-构型体后,药效提高;S-构型美芬妥英较 R-构型更易发生羟化反应从体内清除。

3. 同系物的碳原子数和结构对毒性的影响 烷、醇、酮等碳氢化合物的同系物的毒性与碳原子数有关。当碳原子数小于 9 时,同系物的毒性随碳原子数增加而增大;但当碳原子数大于 9 时,毒性反而迅速下降。例如,直链饱和烃多有麻醉作用,从丙烷起随着碳原子数的增多其麻醉作用增强,但碳原子数超过 9 个以后,其麻醉作用反而逐渐减弱。另外,碳原子数的奇偶数也与化学物的毒性有关。对 ω-氟羧酸[$F(CH_2)_nCOOH$]系列的研究发现,分子为偶数碳原子的毒性比分子为奇数碳原子的毒性大。例如,对羟基苯甲酸酯是一种可以应用于食品的防腐剂,它的抑菌作用随着羟基碳原子数的增多而增强。

同系物的结构也影响其毒性。直链化合物毒性大于异构体,成环化合物毒性大于不成环化合物。如麻醉作用庚烷大于异庚烷,正己烷大于新己烷,环烷烃大于开链烃。一般情况下,碳原子数相同时分子中不饱和键增加,其毒性也增加,如二碳烃类的麻醉作用,乙炔>乙烯>乙烷,氯乙烯>氯乙烷。

4. 结构相似对毒性的影响 外源化学物化学结构与机体转运载体的底物相似,可借助这些载体被机体吸收、转运和排泄。肠黏膜细胞的微绒毛上有一种与钙有高度亲和性的钙结合蛋白,主动转运肠道中的钙入血。进入肠道中的铅可以与钙结合蛋白结合,被吸收入血。骨骼中钙以羟磷灰石形式存在,发生铅中毒时,铅进入骨骼,可以磷酸三铅形式长期存在。

案例分析

案例

随着农药的广泛使用,食品中的农药残留已成为威胁人们健康的突出问题。有机磷农药是一类被广泛使用的农药,可用于杀虫、杀菌、除草、脱叶和植物生长调节等。有机磷农药的结构通式见图4-3,R_1、R_2为烷基、烷氧基或氨基,Z为有机或无机酸根。有机磷农药对机体的毒性并不完全相同,根据毒性大小,可分为剧毒类、高毒类、中毒类和低毒类。

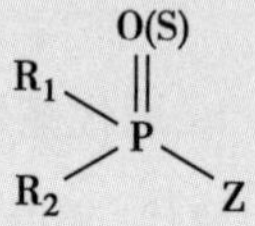

图4-3 有机磷农药的结构通式

分析

有机磷农药毒性不同的主要原因是其取代基团不同。剧毒类有甲拌磷、对硫磷、内吸磷等,大鼠口服LD_{50}分别是2.1~3.7mg/kg、3.5~15mg/kg 和4~10mg/kg;高毒类有甲基对硫磷、敌敌畏、甲基内吸磷等,LD_{50}分别是14~42mg/kg、50~110mg/kg 和80~130mg/kg;中毒类有乐果、敌百虫等,LD_{50}分别为230~450mg/kg 和450~500mg/kg;低毒类有二溴磷、马拉硫磷等,LD_{50}分别为430mg/kg 和1800mg/kg。对比对硫磷($C_{10}H_{14}NO_5PS$,图4-4)、甲基对硫磷($C_8H_{10}NO_5PS$,图4-5)和马拉硫磷($C_{10}H_{19}O_6PS_2$,图4-6)的分子结构,可以发现对硫磷和甲基对硫磷只相差两个$-CH_2$,两者的毒性已出现差异;当马拉硫磷的分子结构出现较大变化时,其与前两者的毒性也出现较大差异。

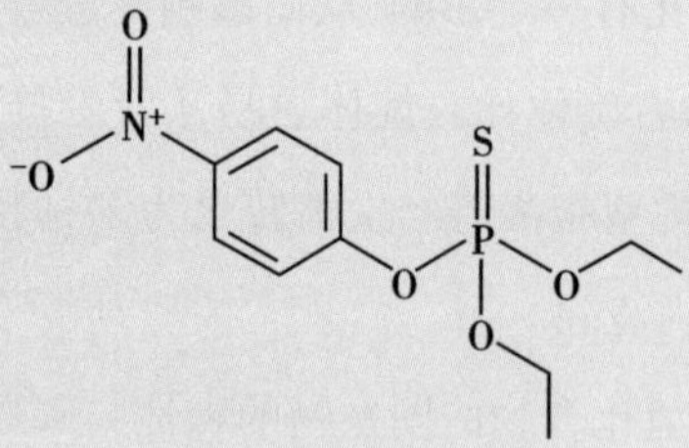

图4-4 对硫磷

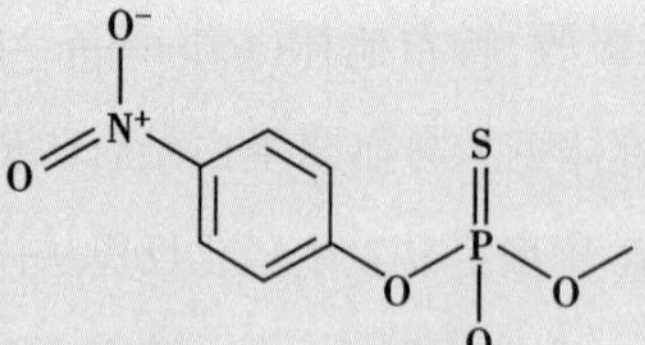

图4-5 甲基对硫磷

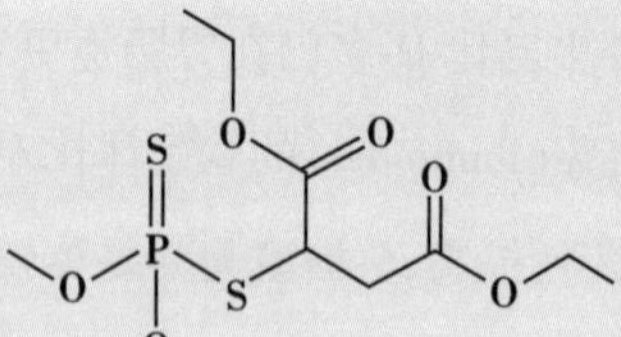

图4-6 马拉硫磷

(二) 理化性质

化学物的理化性质可影响其在机体中的吸收、分布、代谢和排泄过程,以及在靶器官中的浓度,进而影响其毒效应的性质和大小。其中脂/水分配系数、分子量、颗粒体积、比重、挥发性、电离度和荷电性是较为关键的因素。

1. 脂/水分配系数对毒性的影响　脂/水分配系数(lipid/water partition coefficient)是指化学物在脂相和水相中的溶解率达到动态平衡时的浓度之比。脂/水分配系数影响化学物在体内的分布,进而影响其对机体的毒性。脂/水分配系数大的化学物脂溶性高,易通过生物膜,易在脂肪组织中蓄积,易通过血-脑屏障侵犯神经系统。但脂溶性极高的化学物不利于在水相中转运,故不易排泄。

脂/水分配系数小的化学物水溶性高。水溶性高的化学物不易通过膜吸收,但易随尿排出体外。化学物的水溶性直接影响其毒性大小和毒作用部位,水溶性越大,毒性越大。如砒霜(As_2O_3)在水中的溶解度是雄黄(As_2S_3)的3万倍,其毒性远大于雄黄。气态化学物的水溶性可影响其在呼吸道的作用部位。如二氧化硫易溶于水,主要作用于上呼吸道,引起局部刺激和损伤;二氧化氮不易溶于水,可深入肺泡,引起肺水肿。

2. 分子量、颗粒体积及比重对毒性的影响　分子量较小(<200)的亲水性分子,如乙醇能滤过0.4nm膜孔,但离子化合物在水性环境中因可形成大于正常膜孔的水合物则不能通过。

粉尘、烟、雾等气溶胶的毒性与分散有关。分散度与颗粒体积成反比。分散度越大的颗粒,其比表面积越大,生物活性越强。分散度还影响颗粒物进入呼吸道的深度和在呼吸道的溶解度。一般而言,直径≥5μm的颗粒通常沉积在鼻咽部;直径介于2~5μm的颗粒主要沉积在支气管,可通过呼吸道纤毛摆动而被清除;直径<2μm的颗粒可穿透肺泡,被吸收入血或被肺泡上皮的巨噬细胞吞噬而被淋巴系统清除。通常情况下颗粒物的溶解度与其粒径呈反比,颗粒越大越难吸收。

化学物的比重也可对其毒性产生影响。如在竖井、地窖和废矿井中,有毒气体因比重不同而分层,导致中毒事故。

3. 挥发性和稳定性对毒性的影响　挥发性液态化学物的毒性与其挥发性大小有关。常温下易挥发的化学物,如汽油、四氯化碳等,易形成较大的蒸气压,通过呼吸道和皮肤进入机体。LD_{50}或LC_{50}相同的化学物,因挥发性不同,其实际毒性可相差很大。如苯与苯乙烯的LC_{50}均为45mg/L,但苯的挥发性是苯乙烯的11倍,故其经呼吸道进入机体的危害性大于苯乙烯。经皮肤吸收的化学物,挥发性大者因与皮肤接触时间短其危害性反较挥发性小者低。化学物的稳定性也可影响其毒性,如有机磷酸酯杀虫剂库马福司在贮存中易分解,毒性增强。

4. 气态物质的血/气分配系数对毒性的影响　气态物质到达肺泡后,经简单扩散通过肺泡上皮进入血液。当肺泡上皮两侧的气体分压达到动态平衡时,其在血液中的浓度和肺泡中的浓度之比称为血/气分配系数(blood/gas partition coefficient)。该系数越大,气态物质越易透过肺泡上皮进入血液。

5. 电离度和荷电性对毒性的影响　化学物在溶液中呈解离状态时,通常脂溶性较低,不易通过细胞膜的脂质双分子层;而以非电离状态存在时,其具有一定的脂溶性,易通过细胞膜。因此,弱有机酸或弱有机碱通常在不带电荷或非电离状态时易通过生物膜。

解离常数pKa值不同的化学物,在相同的pH环境中电离度不同,影响其跨膜转运。如在酸性环境中弱酸主要呈非离子状态,而弱碱主要呈离子状态,故有机酸更容易在酸性环境中进行跨膜转运,有机碱更容易在碱性环境中跨膜转运。值得注意的是,化学结构和电离度相似的化学物可能有明显不同的脂/水分配系数。如戊硫代巴比妥和戊巴比妥在结构和电离度上很相似,但因亲脂性不同而致其在体内的分布不同。

6. 不纯物或杂质 在化学物的毒性评价中,化学物中的杂质、副产品、溶剂、助溶剂等可影响其毒性评价,特别是杂质的毒性比原化学物毒性更大时,更应尽可能弄清受检化学物的组成成分及其比例。

▶▶ **课堂活动**

化学物的化学结构和理化性质哪个对其毒性是有决定性的?

二、机体因素

化学物对机体的毒作用除与化学物因素有关外,机体因素也可影响毒作用的性质和大小。例如,同一化学物对人体和某些动物的毒性不同,在同一环境工作的工人其职业损害有异。目前认为,机体因素中的解剖结构、生理与生化差异,代谢差异,修复功能差异,受体差异,年龄、性别、健康状况及生活方式差异等可影响化学物的毒作用(图4-7)。

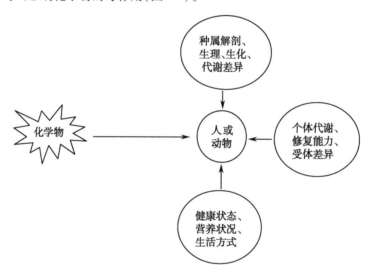

图 4-7 影响外源化学物毒作用的机体因素

(一)解剖结构、生理与生化差异

动物和人在解剖结构、生理、生化及代谢等方面既有相似性,也存在差异。相似性为毒理学研究选择使用动物提供了依据,差异性提示将毒理学中试验动物结果外推至人时应慎重。例如肝脏分叶,动物和人之间存在差异,人5叶、狗7叶、兔5叶、大鼠6叶、小鼠4叶。每天尿量,人9~29ml/kg,狗20~100ml/kg,兔50~75ml/kg,大鼠150~300ml/kg。

不同动物对脱氧雪腐镰刀菌烯醇(DON)的抵抗力就存在着种属的差异。DON在不同动物体内的吸收、代谢、分布和排泄方式不同,也导致其毒作用不同,毒性大小为猪>小鼠>大鼠>家禽。

(二)代谢转化的差异

不同种属的动物对化学物毒性的反应不同,主要原因为种属间对化学物的代谢转化存在差异。例如大鼠、小鼠和兔肝脏的细胞色素氧化酶活性分别为84U/g、141U/g和22U/g,代谢酶在数量上的差异意味着这三种动物的代谢途径不同,其对同一种化学物的毒性反应不同。种属间解毒酶活性的差异,也影响化学物对动物的毒性作用。如环己巴比妥对不同动物的睡眠时间影响明显不同。生物活化作用的不同也导致种属间的毒作用不同。如 β-萘胺经细胞色素 CYP1A2 催化生成 N-羟胺,N-羟胺被 N-乙酰基转移酶转变为高度不稳定的 N-乙酰氧萘胺,后者降解为有高度反应性的芳基氮宾离子(arylnitrogenous ion)。人体含有的 N-乙酰基转移酶能迅速催化 β-萘胺的 N-乙酰化,但大鼠体内的 N-乙酰基转移酶催化活性不高,所以,β-萘胺对人是较强的膀胱致癌物,对大鼠则不是。又如 2-乙酰氨基芴(2-AAF)在许多动物体内经 N-羟化形成 3-OH-2-AFF,使动物致癌;但在豚鼠和猴体内则为芳香族羟化,不能使动物致癌。

同一种属不同个体由于微小的遗传差异,在代谢转化方面表现不同,也可影响其对化学物的反应。其中,代谢酶的遗传多态性是近年研究的一个热点。目前研究发现,细胞色素 P450 酶(CYP)、环氧化物水解酶(EH)、谷胱甘肽转移酶(GST)、N-乙酰基转移酶(NAT)、葡萄糖-6-磷酸脱氢酶(G-6-PD)等均有遗传多态性。研究表明,代谢酶的多态性可使不同个体之间代谢功能出现较大差异,影响某些化学物毒作用的敏感性。如在我国人群中,降压药异喹胍的羟化酶 CYP2D6 极快代谢型(ultrarapid metabolism,UM)占 35.83%、快代谢型(extensive metabolism,EM)占 63.33%、慢代谢型(poor metabolism,PM)占 0.8% 等。

(三) 修复能力的差异

机体组织、细胞、生物大分子对化学物的损伤都有相应的修复机制。这些修复过程需要各种修复酶的参与,若修复酶出现功能缺陷,将明显影响机体对毒作用损伤的修复能力。6-O-甲基鸟嘌呤-DNA-甲基转移酶(MGMT)是体内一种高效的 DNA 修复酶,能够将 6-O-烷基鸟嘌呤上的烷化基团转移到自身胱氨酸的残基上,使 DNA 上损伤的鸟嘌呤复原。该酶有明显的组织差异和个体差异,如肝脏的活性为 0.34~1.09pmol/mg 蛋白,脑的活性为 0.07~0.1pmol/mg 蛋白;在一些瘤株中,MGMT 的活性降低或全无。MGMT 在个体之间的差异与多种肿瘤有关。

(四) 受体的差异

受体是存在于细胞膜表面或细胞内的一类重要蛋白质,能够识别环境中的特异化学物,如激素、神经递质、抗原、细胞内信号分子、药物或毒物等,并与之结合,引起细胞发生一系列的生理或病理变化。在不同个体、不同生理状态下,细胞表面的受体数量存在差异;受体亦可出现变异型,使其生物活性发生改变,这些都可影响机体应对化学物的反应,使不同个体出现差异。

芳香烃受体(AhR)是位于细胞内,可以和芳香类化合物结合的受体。AhR 和芳香类化合物结合后被激活,与 AhR 核转运蛋白(ARNT)形成杂二聚体 AhR 复合体(AHRC)。AHRC 和 DNA 结合,调节基因的表达。现发现多种代谢酶受 AhR 调节,如 CYP1A1、CYP1A2、CYP1B1、谷胱甘肽转移酶 Ya(GSTYa)和醛脱氢酶-3(ALDH-3)等。AhR 在动物和人中均存在多态性。对近交小鼠品系苯并芘代谢可诱导性的研究发现,AhR 正常表达的小鼠的 CYP1A1 可被高度诱导,对癌、致突变、先天性缺陷及肝、眼、卵巢、骨髓的细胞特异毒性的敏感性比 AhR 不表达的小鼠高。人群中 AhR 的表现型也有差异。在吸烟者中,具有高诱导性的 AhR 表现型比较低诱导性的 AhR 表现型患支气管癌、喉癌、口腔癌的危险性要大(约 3~20 倍),与香烟直接接触的细胞较远离吸入烟雾的组织更易致癌。

（五）健康状况

一般情况下，疾病会加重外源化学物对机体的损害作用。如肝脏疾病可减弱对化学物的代谢，延长化学物在体内停留的时间；肾脏疾病可延长化学物排泄的时间，从而增加化学物对机体损害的机会；感冒可增加芳香族的羟基化作用；哮喘可使患者对空气污染物更敏感等。机体的免疫状态对某些毒作用有直接影响，如免疫缺陷者易受化学物侵害，有些人接触药物出现过敏反应等。另外，妇女怀孕或哺乳期间暴露外源化学物，敏感性通常较正常状态高，对胎儿会带来不利影响。

（六）营养状况与生活方式

饮食因素能影响机体的生理与生化功能、营养状态及对毒物的代谢，进而影响化学物的毒作用。饮食中蛋白质含量过低，使血浆中白蛋白水平降低，游离化学物水平升高，导致毒性增加；另外，也使酶活性水平下降，微粒体蛋白质水平降低。脂肪酸缺乏可降低微粒体酶的水平和活性，减少化学物的代谢。矿物质缺乏可降低细胞色素 P450 催化的氧化还原反应，降低其生物活性。维生素 A 缺乏可影响内质网的结构，使混合功能氧化酶活性受损。饥饿可减少必要的辅助因子，如硫酸盐、谷胱甘肽等，从而增加化学物的毒性。维生素 B_2 可降低奶油黄的致癌性，维生素 C 能使肝脏对毒物的生物转化功能增强。

某些不良的生活习惯，如酗酒、吸烟，可增加机体对化学物毒作用的敏感性。另外，社会因素、心理因素等也对化学物的毒作用有影响。

（七）年龄

不同年龄机体各系统和器官的功能状态不同。和正常成年人相比，婴幼儿各系统和器官功能尚未发育成熟，老年人则处于衰退状态，这使得婴幼儿和老年人对毒作用的敏感性更高。

年龄影响生物转运。新生儿和老年人的血浆总蛋白和白蛋白含量较低，与外源化学物的结合较少，致使游离化学物浓度增加，机体对其敏感性增强。如新生儿的血浆蛋白只能结合 20% 的利多卡因，而正常成年人则可结合 70%。幼儿肠道对铅的吸收能力是正常成年人的 4~5 倍，对镉的吸收能力为正常成年人的 20 倍。新生儿因血-脑屏障发育不完善，对中枢神经系统毒作用较敏感。婴儿和老年人肾小球的滤过作用和肾小管分泌功能较低，减少了外源化学物从体内的清除，延长了在体内停留的时间，导致蓄积毒性增加。

年龄影响代谢过程。机体在不同年龄的代谢能力差异较大，胎儿和新生动物的代谢酶活性较正常成年个体低，导致幼年个体对外源化学物的解毒能力较低，对毒作用较敏感。如一次给予 10mg/kg 环己巴比妥后，1 日龄小鼠的睡眠时间超过 360 分钟，而 21 日龄小鼠则为 27 分钟。氯霉素主要以葡萄糖醛酸结合物的形式排出体外，新生儿葡萄糖醛酸缺乏导致血浆中游离氯霉素水平持续升高，使新生儿发生严重的发绀甚至死亡。但需要活化的外源化学物对不同年龄动物的毒作用则相反，如乙酰氨基酚对新生小鼠的肝毒性比成年小鼠小，四氯化碳在新生大鼠中无肝毒性。老年动物对某些化学物的解毒能力随年龄增长而降低，如老年大鼠肝、肾中的葡萄糖-6-磷酸酶、线粒体细胞色素还原酶等活性下降，使其对某些化学物的毒性较敏感。

（八）性别

一般情况下，雌、雄动物对化学物的反应相似，但有些化学物毒性反应存在性别差异。

性别影响代谢过程。一般雄性动物对化学物的代谢速度较雌性动物更快,如环己烯巴比妥的生物半衰期在雌性大鼠中比在雄性中长,诱导的睡眠时间比雄性大鼠长;杀虫剂阿特灵在雄性大鼠中比在雌性中更快速地代谢为毒性更大的环氧化物。因此,通常经过代谢活化的化学物对雄性动物的毒性更大,而通过代谢解毒的化学物对雌性动物的毒性较雄性大。

代谢的性别差异与性激素有关。如三氯甲烷对雄性小鼠的毒性比雌性大,阉割雄性小鼠后可消除这种差异,随后给予雄性激素后可恢复性别差异。

性别影响排泄过程。某些化学物的排泄途径存在性别差异,进而影响化学物的毒性。如食品添加剂丁基羟基甲苯在雄性大鼠中主要经尿液排出,而在雌性大鼠中主要经胆汁-粪便排泄。2,4-二硝基甲苯在雄性大鼠中因葡萄糖醛酸的结合更多由胆汁排泄,再通过肝肠循环被重吸收,导致肝癌发生。

▶ 课堂活动

　　种属差异影响化学物的毒效应提示我们在进行动物试验时应注意什么?

三、暴露因素

外源化学物的剂量、暴露途径、暴露时间等因素与化学物的毒性大小密切相关(图4-8)。

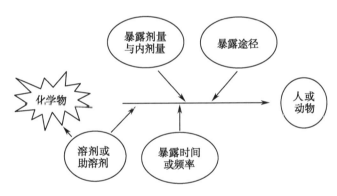

图 4-8　影响外源化学物毒作用的暴露因素

(一) 暴露剂量与内剂量

剂量是决定外源化学物对机体是否产生毒作用的重要因素。如药物在正常剂量下可治病,超出正常剂量会产生毒性作用;维生素 A 正常剂量有促进生长发育的作用,超出正常剂量可发生中毒或造成胎儿畸形。外源化学物对机体毒作用的性质和大小,直接取决于其在靶器官中的内剂量。一般而言,暴露剂量越大,内剂量越大,所引起的毒作用越强。

(二) 暴露途径

外源化学物的暴露途径通常有吸入、经口、经皮肤、静脉或腹腔注射等。暴露途径不同,化学物的吸收速度、吸收率可能不同,进而影响其毒性。一般认为,化学物暴露途径的吸收速度和毒性大小顺序是:静脉≈注射吸入>腹腔注射≥肌内注射>皮下注射>皮内注射>经口>经皮。但也有例外,如农药久效磷小鼠腹腔注射与经口暴露毒性基本一致,前者 LD_{50} 为 5.37mg/kg,后者为 5.46mg/kg。大

鼠经口给予氨基氰 LD_{50} 为 210mg/kg,经皮 LD_{50} 为 84mg/kg,经口毒性反比经皮毒性低。

比较化学物不同暴露途径的 LD_{50},可揭示其不同暴露途径的吸收程度。如久效磷小鼠腹腔注射与经口暴露毒性基本一致,说明久效磷容易快速被吸收;若某种化学物经皮给药的 LD_{50} 比经口高几个数量级,则提示皮肤对化学物的吸收比较困难。

（三）暴露时间

在外源化学物暴露剂量相同的情况下,外源化学物进入机体的量与暴露时间成正比。一般而言,当机体持续较长时间低剂量暴露于某化学物时,化学物的毒作用表现会随时间增加而加重,如长期暴露于黄曲霉菌毒素污染的食品的人群比对照人群患原发性肝癌的比例高。但化学物对机体的毒作用除时间因素外,进入机体的量也是重要的影响因素。很多情况下,短时间大剂量接触外源化学物对机体的毒作用表现与长时间低剂量接触的毒作用表现并不一致。如急性苯中毒的表现是中枢神经系统麻醉,而慢性苯中毒的表现是骨髓再生障碍性贫血和白血病。

外源化学物两次暴露的间隔时间对其毒作用也会产生影响。在动物实验中,任何重复染毒的毒效应可能完全依赖于染毒的频率和剂量而非染毒的持续时间。如果化学物暴露频率间隔时间短于其生物半衰期,则其易在体内发生蓄积,引起严重的毒效应;机体对毒性损害恢复的间隔时间不够,则可能发生慢性毒效应。

（四）溶剂和助溶剂

染毒时用于溶解待测物的溶剂或助溶剂可对待测物的毒性产生影响。原则上,选择的溶剂或助溶剂应该无毒、与待测物无反应、制成的溶液稳定。常用的溶剂有水(蒸馏水)、生理盐水、植物油(玉米油)、二甲基亚砜(DMSO)等,常用的助溶剂有吐温-80(Tween-80)。溶剂或助溶剂选择不当,可影响待测物的吸收、排泄和毒性。如分别用水和植物油作溶剂测试有机氯农药 DDT 对大鼠的 LD_{50},前者为 500mg/kg,后者为 150mg/kg,提示油能促进 DDT 的吸收。一般在同等染毒剂量情况下,浓溶液比稀溶液的毒作用强。但也有例外,如 1,1-二氯乙烯原液毒性不明显,但稀释后肝毒性增强。

▶▶ 课堂活动

暴露剂量和内剂量哪个对化学物的毒效应更重要? 为什么?

四、环境因素

人生活或工作环境中的气象条件、噪声等物理因素,致病微生物或寄生虫等生物因素,昼夜及季节节律、动物的饲养条件等也可影响外源化学物对机体的毒性(图 4-9)。

（一）气象因素

气温可改变某些生理功能并影响外源化学物的吸收、代谢和毒性;另一方面,某些化学物可直接影响机体的体温调节过程,从而改变机体对环境温度变化的反应性。比较 58 种化学物分别在 8℃、26℃和 36℃环境下的大鼠 LD_{50},发现有 55 种化学物在 36℃环境下毒性最大,26℃环境下毒性最小;而氯丙嗪在 8℃时的毒性最大,并可引起体温下降。

一般在正常生理状况下,高温可引起皮肤毛细血管扩张、血液循环和呼吸加快,胃液分泌减少,

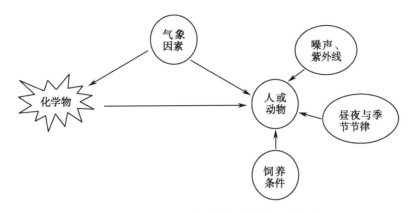

图 4-9 影响外源化学物毒作用的环境因素

出汗增多,尿量减少。在高温下给动物染毒,能使某些化学物的毒性增高,如在35.5℃、36℃、38℃等温度下给大鼠腹腔注射醋酸铅 100g/kg 后,随温度升高大鼠死亡增多。但有些化学物则在低温环境下毒性增高。

空气中的湿度可影响外源化学物对机体的毒作用。如在高湿环境下,HCl、HF、NO 和 H_2S 的刺激作用增大;SO_2 一部分可变成 SO_3 和 H_2SO_4,使毒性增强。在高温高湿环境下,汗液蒸发减少,皮肤角质层水合作用增强,可增加经皮吸收的化学物的吸收速度,并因化学物易黏附于皮肤表面而延长暴露时间。

一般情况下,气压变化不大,对化学物的毒性影响也不大。但在特殊情况下,气压的变化可影响大气污染物的浓度,间接影响污染物进入机体的量。气压变化对化学物毒性的影响不完全是气压的直接作用,如在高原由于氧分压低而改变了机体的感受性。

（二）噪声与紫外线

噪声与紫外线等物理因素与化学物共同作用于机体时,可影响化学物对机体的毒作用。有研究发现噪声与 N,N-二甲基甲酰胺(DMF)同时存在时,可增加 DMF 的毒性;全身辐照可增加某些中枢神经系统兴奋剂的毒性,降低中枢神经系统抑制剂的毒性;紫外线与某些致敏化学物联合作用,可引起严重的光感性皮炎。

（三）昼夜与季节节律

生物体的许多生理功能都是有周期节律的,如昼夜节律、月节律、季节节律等,这些周期节律可影响化学物的毒性。对夜行动物小鼠,上午 2 时给苯巴比妥的睡眠时间最短,而下午 2 时给药的睡眠时间最长;给大鼠苯巴比妥的睡眠时间以春季最长,秋季最短。人排出某些药物的速度也有昼夜节律,如早上 8 时口服水杨酸,其排泄速度最慢;晚上 8 时口服,排泄速度最快。

昼夜节律的变化受体内和体外因素控制和影响。如切除肾上腺后大鼠的昼夜节律变得不明显;动物在 24 小时光照下昼夜节律消失;大鼠对吸入二氯乙烯毒性的反应受喂饲活动的影响。

（四）动物的饲养条件

如同外源化学物对人体的毒性受到人生活或工作的环境影响一样,实验动物的饲养条件也会影响化学物对实验动物的作用。除了温度、湿度、照明、喂饲等因素外,动物的笼养形式、每笼的动物数、垫料等因素也可影响实验结果。因此,实验中,为保证实验结果的可靠性和可比性,应使饲养条件尽可能符合动物的生理需要,并使这些条件做到统一。此外,饲料的配伍和种类,饲料的投喂时间和饲料的新鲜度等对外源化合物毒作用也具有一定的影响。饲料亦可增加机体对外源化合物的抵抗能力。因此,在设计食品中外源化合物的相关毒性实验中,应注意避免不同饲料带来的影响。

五、化学物的联合作用

在实际生活和工作环境中,人们往往不只暴露于一种外源化学物,而是同时或先后暴露于多种环境介质中的多种化学物,这些化学物的混合物所致的生物学效应不同于单一化学物的生物效应。毒理学中将两种或两种以上的化学物同时或先后作用于生物体所引起的毒作用称为联合作用(joint action)(图 4-10)。

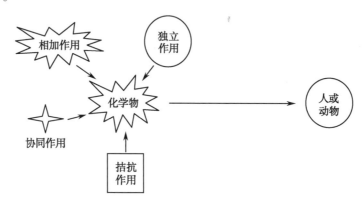

图 4-10 影响外源化学物毒作用的化学物联合作用

(一)联合作用的类型

世界卫生组织(WHO)将化学物的联合作用分为四类:相加作用、独立作用、协同作用和拮抗作用。

1. **相加作用** 相加作用指两种或两种以上化学物,各自以相似的方式和机制,作用于相同的靶,但其毒性彼此互不影响,它们对机体产生的毒效应等于各化学物单独对机体产生效应的算术总和。如刺激性气体 SO_2 和 HCl 引起的呼吸道刺激作用为相加作用。

2. **独立作用** 独立作用指两种或两种以上化学物,由于其作用模式和作用部位等不同,所引发的生物效应彼此互不影响,表现出各自的毒效应。如铅冶炼工人同时暴露于铅尘和 SO_2,铅主要损害神经、消化和血液系统,而 SO_2 主要对呼吸道有刺激作用,它们的联合作用表现为独立作用。若不区分毒效应的性质,只关注出现毒效应的阳性率,则该联合作用也可表现为相加作用。

当低剂量暴露于化学物时,独立作用和相加作用有很大区别。对于独立作用,当各化学物剂量低于无作用水平,即各化学物产生的毒效应为零时,总联合作用为零。而对于相加作用,各化学物剂量低于无作用水平时也可发生联合作用。对于低剂量的多重暴露,剂量相加可导致严重的毒性。

3. **协同作用** 协同作用指两种或两种以上化学物对机体产生的联合毒效应大于各化学物单独对机体的毒效应之和。协同作用常见于有共同靶器官和相同毒效应的化学物,如四氯化碳和乙醇对肝脏均有毒性,当用两者同时给动物染毒时,肝坏死程度远大于两者单独对肝损伤之和。协同作用也见于化学结构、靶器官和作用机制均不同的化学物,若其最终效应一致,也可产生协同作用,如 CO 使血红蛋白携氧能力下降而致机体缺氧,HCN 使细胞色素氧化酶的电子传递受阻而致组织缺氧,两者混合暴露时可产生协同作用,加重机体缺氧。协同作用出现在外源化学物生物转运和转化各阶段,导致其吸收被促进、排泄被延缓、代谢活化酶被诱导或解毒酶被抑制等。

若一种化学物对机体无毒,但与另一种化学物联合暴露时可增强其毒效应则被称为加强作用(potentiation joint action)。如三氯乙烯对肝脏并无毒作用,但和四氯化碳联合作用时能明显增强后者对肝脏的毒性作用。两种化学物在体内相互作用也可产生新的化学物或其中一种化学物的结构发生改变,产生新的毒效应。如亚硝酸盐和胺类均无致癌作用,但两者可在胃内反应生成具有致癌性的亚硝胺。

4. 拮抗作用　拮抗作用指两种或两种以上化学物对机体产生的联合毒效应低于各化学物单独毒效应之和。如果一种化学物对机体无毒,但与另一种化学物联合暴露时可降低其毒效应则被称为抑制作用(inhibition joint action)。拮抗作用包括四种类型:①功能性拮抗:两种化学物对同一生理或生化指标有相反的作用,如中枢神经系统兴奋剂与抑制剂的拮抗作用;②化学性拮抗:两种化学物通过化学反应产生一种毒性较低的物质,如二巯基丙醇与砷、汞等金属和准金属离子络合,降低这些金属和准金属离子的毒性;③配置性拮抗:一种化学物影响了另一种化学物的吸收、分布、排泄和代谢,使之较少到达靶器官或在靶器官中作用时间缩短,如活性炭吸附胃肠中的化学物减少其吸收,代谢酶诱导剂诱导解毒酶或抑制剂抑制活化酶等;④受体拮抗:当两种化学物与同一受体结合时,会产生竞争性拮抗,如用烯丙羟吗啡酮(naloxone)解除吗啡对呼吸的抑制作用;当两种化学物作用于不同受体时,则产生非竞争性拮抗,如用阿托品治疗有机磷农药中毒的机制并非和有机磷争夺乙酰胆碱酯酶(AChE)受体,而是阻滞胆碱能神经支配的效应细胞的 M 胆碱受体。

(二)联合作用的评价

外源化学物联合作用的评价方法有很多,国内、外尚未形成统一的评价体系。化学物联合作用评价的主要方法有:等效应线图法、联合作用系数法、等概率和曲线法、logistic 模型、广义三阶多项式回归模型等,对联合作用进行定性或定量评价。另外,随着分子毒理学的进展,发展了诸如分类与回归树法(CART)、多因素降维法(MDR)等方法,用于评价基因-基因、基因-环境因素的交互作用。

知识链接

联合作用系数法

联合作用系数(K)法是利用 Finney 毒性相加公式,计算联合作用系数 K,再根据 K 值大小判定混合物联合作用类型的一种方法。用联合作用系数法评价联合作用的步骤如下:

1. 求出混合物中每种化学物的 LD_{50} 值;

2. 根据 Finney 毒性相加公式计算混合物预期 LD_{50} 值;

$$\frac{1}{混合物预期 LD_{50}} = \frac{a}{A\ 的\ LD_{50}} + \frac{b}{B\ 的\ LD_{50}} + \cdots\cdots + \frac{n}{N\ 的\ LD_{50}} \qquad 式(4\text{-}1)$$

式4-1中A、B、……、N代表参加联合作用的各化学物；a、b、……、n代表化学物A、B、……、N各组分在混合物中所占比例。

3. 求出混合物的LD_{50}值；

4. 计算K值；

$$K = \frac{混合物预期 LD_{50}}{混合物实测 LD_{50}}$$ 式（4-2）

5. 根据Smyth法或Keplinger法，判断混合物中各化学物的联合作用类型。

表4-2　评价联合作用的K值标准

评价方法	灌胃条件	拮抗作用	相加作用	协同作用
Smyth 法	非空腹	<0.4	0.4~2.7	>2.7
Keplinger 法	空腹	<0.57	0.57~1.75	>1.75

点滴积累 ∨

1. 影响外源化学物毒作用的化学因素包括化学结构及其理化性质。

2. 机体因素对外源化学物的毒效应也有重要影响。机体因素主要包括：解剖结构、生理与生化差异，代谢转化的差异，修复能力的差异，受体的差异，健康状况，营养状况与生活方式，年龄与性别。

3. 暴露剂量、特别是内剂量是影响外源化学物毒效应的非常重要的因素。

4. 环境因素通过影响机体的生理状况、生物节律或外源化学物的理化性质、在环境中的含量等影响化学物的毒性。

5. 联合作用有4种类型：相加作用，独立作用，协同作用，拮抗作用。

目标检测

一、选择题

（一）单项选择题

1. 所谓pH陷阱即非质子化形式的胺扩散进入（　　）细胞器内部

A. 中性　　　　　　　　　B. 两性　　　　　　　　　C. 酸性

D. 弱碱性　　　　　　　　E. 强碱性

2. 激活的蛋白酶经蛋白水解可将黄嘌呤脱氢酶转变成（　　）

A. 次黄嘌呤　　　　　　　B. 黄嘌呤　　　　　　　　C. 次黄嘌呤还原酶

D. 次黄嘌呤氧化酶　　　　E. 次黄嘌呤氧化还原酶

3. 邻苯二甲酸酯可模拟（　　）的作用，激活过氧化物酶体增殖物激活性受体

A. 饱和脂肪酸　　　　　　B. 不饱和脂肪酸　　　　　C. 多不饱和脂肪酸

D. 脂肪酸　　　　　　　　E. 多饱和脂肪酸

4. 体内消除自由基的酶系统包括(　　　)

    A. GST(谷胱甘肽 S-转移酶)　　　　　B. GSH-Px(谷胱甘肽过氧化物酶)

    C. G-6-PD(葡萄糖-6-磷酸脱氢酶)　　　　D. SOD(超氧化物歧化酶)

    E. 以上都不是

5. 基因组印记是一种不遵循哪种遗传规律的亲本等位基因不对称表达现象(　　　)

    A. 达尔文　　　　　　B. 法布尔　　　　　　C. 孟德尔

    D. 林奈　　　　　　　E. 摩尔根

6. 关于化学结构,下列说法正确的是(　　　)

    A. 化学物化学活性决定其理化性质

    B. 化学物理化性质决定其生物活性

    C. 化学物的生物活性决定其化学活性

    D. 化学物的化学结构决定其化学活性和理化性质

    E. 碳氢化合物碳原子数越多,毒性越大

7. 化学物的哪些理化性质影响其毒性(　　　)

    A. 水溶性　　　　　　B. 分子量　　　　　　C. 挥发性

    D. 颗粒直径　　　　　E. 以上都是

8. 影响化学物毒作用性质的决定因素是(　　　)

    A. 剂量　　　　　　　B. 化学结构　　　　　C. 理化性质

    D. 机体因素　　　　　E. 环境因素

9. 苯环上的一个氢被氨基取代,其毒性发生怎样改变(　　　)

    A. 能导致再生障碍性贫血　　　　　B. 能导致白血病

    C. 能导致肾结石　　　　　　　　　D. 对中枢神经系统有麻醉作用

    E. 引起高铁血红蛋白症

10. 外源化学物联合作用类型有(　　　)

    A. 相加作用　　　　　B. 独立作用　　　　　C. 协同作用

    D. 拮抗作用　　　　　E. 以上都是

11. 两种或两种以上化学物作用于机体表现出独立作用,主要是由于(　　　)

    A. 化学物各自作用的靶、机制不同,出现各自不同的毒效应

    B. 化学物在化学结构上属同系物

    C. 化学物作用的靶相同

    D. 化学物对机体毒作用方面存在竞争

    E. 一种化学物有毒效应,另一种化学物没有毒效应

12. 甲烷(CH_4)上的 H 被 Cl 取代后,毒性最大的是(　　　)

    A. CH_3Cl　　　　　　B. CH_2Cl_2　　　　　C. $CHCl_3$

    D. CCl_4　　　　　　　E. 毒性一样

13. 甲基汞(CH_3Hg)主要侵犯中枢神经系统的原因是(   )

    A. 分子量小,易通过血-脑屏障   B. 汞对中枢神经系统有亲和力

    C. 甲基汞脂/水分配系数较高   D. 甲基汞电离度小

    E. 甲基汞不带电荷

14. 人与大鼠 β-萘胺致癌性不同的原因是(   )

    A. 人与大鼠肝小叶的数量不同

    B. β-萘胺在人与大鼠的吸收途径不同

    C. 人有 N-乙酰基转移酶,大鼠没有

    D. 大鼠有 N-乙酰基转移酶,人没有

    E. 人与大鼠的排泄途径不同

15. 在冠心病患者中,有一部分人服用氯贝丁酯后出现外周神经病,原因是(   )

    A. 这部分患者过量服用药物

    B. 这部分患者的代谢酶 CYP2D6 缺乏

    C. 这部分患者的代谢酶 CYP2D6 代谢过快

    D. 这部分患者的代谢酶 CYP2D6 代谢过慢

    E. 这部分患者的代谢酶 CYP1A1 发生突变

（二）多项选择题

1. 根据引起细胞应激的原因不同,将细胞应激分为(   )

    A. 热应激   B. 氧化应激   C. 缺氧应激

    D. 内质网应激   E. 冷应激

2. 终毒物有下列哪些主要类型(   )

    A. 亲电子剂   B. 自由基   C. 亲核物

    D. 氧化还原性反应物   E. 带电离子

3. 非挥发性高亲脂性化学物可通过哪些途径从体内消除(   )

    A. 从乳汁排泄

    B. 与胆汁胶团和(或)磷脂囊泡结合从胆汁排泄

    C. 从肾脏排泄

    D. 从肠道排泄

    E. 从肝脏排泄

4. 关于芳香烃受体(AhR)的陈述,正确的是(   )

    A. AhR 位于细胞膜上   B. AhR 位于细胞质

    C. AhR 可以和苯并芘结合   D. AhR 可以和二噁英(TCDD)结合

    E. AhR 可以被诱导

5. 关于年龄对毒性的影响,错误的陈述是(   )

    A. 年幼的个体对化学物敏感,易发生中毒

B. 年老的个体对化学物敏感,易发生中毒

C. 年幼的个体易发生铅中毒

D. 婴幼儿易发生肾结石

E. 年幼的个体对化学物代谢比较强

6. 下列暴露途径中,哪种吸收速度最快(　　)

A. 吸入　　　　　　　　B. 经口　　　　　　　　C. 经皮

D. 静脉注射　　　　　　E. 腹腔注射

二、简答题

1. 毒物与靶分子结合的类型有哪些?

2. 简述毒物引起线粒体渗透性转变(MPT)的毒理学意义。

3. 简述细胞钙稳态失调学说的主要内容。

4. 外源化学物通过哪些途径形成自由基?

5. 化学结构是如何影响化学物毒性的?

6. 个体遗传多态性是如何影响化学物毒性的?

三、论述题

1. 论述妨碍毒物分布到靶部位的机制。

2. 毒作用影响因素研究对化学物毒性评价有何理论及实际意义?

ER-04复习题

（秦润梅　刘建东）

第五章

食品毒理学实验基础

学习目标 V

1. 掌握食品毒理学实验设计的基本原则；实验动物选择的原则；实验动物的染毒方式；实验动物血液的采集方法；常用的实验动物处死方法。

2. 熟悉食品毒理学常用实验动物的解剖程序；毒理学实验结果常用的统计学方法，及实验结果生物学意义的判定。

3. 了解食品毒理学实验的限制；组织石蜡切片的制作和组织细胞的培养。

导学情景 V

情景描述

1974 年，印度西部地区 200 个村庄暴发了黄曲霉毒素（aflatoxins，AF）中毒肝炎。 398 人发病，死亡 106 人。 患者表现为黄疸、呕吐、食欲缺乏等症状，重者出现腹水、下肢水肿、肝脾肿大和肝硬化。 调查发现，患者均食用过被雨淋湿后霉变的玉米。

AF 是由黄曲霉和寄生曲霉产生的一类代谢产物，主要污染玉米和花生。 AF 为剧毒物质，主要损害肝脏，对鱼、鸡、鸭、猴、人均有极强的毒性，大鼠（雄）的 LD_{50} 为 7.2mg/kg。 AF 还有致癌、致畸、致突变性，动物实验证明，猴、大鼠等多种动物小剂量反复摄入或大剂量一次摄入 AF 均可引起多脏器发生癌症，是目前公认的最强的化学致癌物。 1993 年 AF 被 WHO 癌症研究机构划定为 I 类致癌物。 亚非国家和我国流行病学调查结果发现，某地区人群膳食中 AF 的水平与原发性肝癌呈正相关。

学语导语

AF 中毒事件向全世界提供了一个有关食物中毒的惨痛教训。 该事件说明我们在实际学习和工作中，需要结合体内、体外实验和人群流行病学研究的资料综合分析，方能得出正确的结论。 本章我们将学习食品毒理学实验的基本知识和基本技能。

食品毒理学作为一门实验科学,尽管涉及众多学科,但是动物实验的设计、实施、结果观察和评价是其基本方法,通过动物实验,可以确定食品中可能存在的有毒物质对人体的毒性和危害。

第一节 食品毒理学实验概述

食品毒理学研究的目的是揭示外源化学物对动物的毒性,再外推至人,以评估外源化学物的危害和危险性,为保护生物体的健康和安全提供依据。食品毒理学实验已被各国际组织或各国的行政部门颁布的规程或指南列为常规实验,又称为法规毒理学实验(regulatory toxicology test),属于描述毒理学范畴。这类实验主要是筛查和描述外源化学物的毒性,经过对毒物毒性的测试,确定其危害、剂量反应关系和靶器官,并进一步研究化学物的毒作用机制,并提供化学物安全评价和管理毒理学的基本信息。

一、食品毒理学实验的原则

(一) 描述毒理学实验的基本原则

1. 外源化学物在实验动物身上产生的作用可外推至人　该原则的基本假设是:①最敏感的物种是人;②人或动物的生物学过程及化学物代谢与体重或体表面积相关。上述两个假设是全部实验生物学、医学的前提。用单位体表面积计算外源化学物在人体引起毒作用的剂量一般与实验动物相似。用体重计算则人一般比实验动物敏感,差别可能是 10 倍,所以可以利用安全系数计算人的相对安全剂量。通常认为,若某一化学物对几个物种实验动物的毒性是一样的,人的反应也有可能是与其接近的。

2. 实验动物高剂量暴露是观察外源化学物对人产生潜在危害必需而可靠的方法　该原则是依据质反应的定义,群体效应发生率随暴露水平升高而增加。所以在食品毒理学实验中,我们会使用高于人群实际暴露剂量的毒物,以期发现毒作用靶器官,或用少量的动物获得剂量-反应(或效应)关系。此外,食品毒理学实验通常要设 3 个或以上剂量组,以观察剂量-反应(效应)关系,发现受试化学物的毒效应及其毒性参数。单独检测受试化学物在人的暴露剂量是否产生毒效应是不够的,当观察到有害作用的最小剂量(LOAEL)与人的暴露剂量接近时,提示该化学物缺乏安全。当该剂量与人的暴露剂量距离很大(几十倍、几百倍或以上)时,可认为有一定安全性,且距离越大,安全性越高。所以,在食品毒理学实验中,对相对较少的实验动物要用较高剂量进行实验,然后按照毒理学原则外推估计低剂量的危险性。

3. 选择成年健康(雄性和雌性未孕)动物和人可能的暴露途径　前者作为普通人群的代表性实验模型,可使实验结果有代表性和可重复性。特殊情况如幼年、老龄动物、妊娠的雌性动物、疾病状态则另外研究,这样可减少实验对象的多样性和实验误差。食品毒理学实验结果的敏感性取决于受试物处理引起的毒效应强度和实验误差。处理产生的毒效应强,实验误差小,其结果敏感性增强,能反映受试物处理的真实效应,反之亦然。实验设计要求规定实验条件,严格控制可能影响毒效应的因素,保证质量,减少实验误差。食品毒理学实验选择的染毒途径要尽可能与人接触该受试物方式一致或相似。

(二) 体内实验的"3R"原则

实验动物(laboratory animal)是指用于研究、教学和实验而脱离自然环境的动物。

英国动物学家 Russell 和微生物学家 Burch 于 1959 年出版了《人道主义实验技术原理》一书,第一次全面系统地提出了"3R"理论。即替代(replacement)、减少(reduction)、优化(refinement)的简称。"替代"是指使用没有知觉的实验材料代替使用神志清醒的脊椎动物进行实验的方法。如能用体外法或其他非动物代替方法的实验,不得使用动物,能用低等动物代替的不用高等动物。如用鸡胚代替动物进行病毒培养,用离体的器官、组织、细胞代替动物实验,用应用物理学或机械学系统代替动物甚至高等动物示教(如心肺复活的示教)。"减少"是指用较少的动物,得到一定数量与精确度的数据信息的方法。如使用高质量的动物,遗传质量均一可以减少动物数量;改进统计学设计,用拉丁方等交叉设计方法可以减少动物用量。"优化"是指经改进和完善实验程序,减轻或减少给动物引起的疼痛和不安,提高动物福利的方法。如用核磁共振成像只要一只活体动物就能得到药代动力学曲线,而不需要处死大量动物分析组织样品;提高动物操作技术,正确抓取、固定,避免动物剧烈反抗而处于应激状态,可以提高动物结果的质量。

所以"3R"的基本含义就是尽量采用其他手段代替动物实验,改良动物实验方法,减少动物实验用量,减少动物的疼痛和不安。深刻理解和运用"3R"原则,有利于提高生物医学研究的质量,促进生命科学的发展。

(三)伦理学原则

1. 动物实验的伦理学原则 传统的毒理学实验主要是动物实验,实验动物对医学的发展具有无可替代的作用。所以我们要尊重生命,善待实验动物。19世纪以来各国纷纷成立了各种动物保护组织,英国、美国等国家先后立法保护动物。我国《实验动物管理条例》规定"对实验动物必须爱护,不得戏弄或虐待",应贯彻"3R"原则。

2. 人体实验的伦理学原则 人体观察和流行病学研究的对象都是人体,所以实施过程中必然要遵循医学伦理学问题。

(1)维护受试者利益:人体观察必须以维护受试者利益为前提和出发点,这是人体观察最基本的道德原则。维护受试者的利益主要包括:①动物实验是人体观察的基础。动物实验确认某新药或新技术对治疗某种疾病有效,对动物无毒无害才可开展人体观察。②人体观察安全可靠。人体观察应保证受试者在身体上、精神上受到的不良影响降到最低限度。③保护特殊人群的权益。受试者为儿童的,必须得到监护人的同意,而且要经过动物或成人实验证明其有益无害。④人体观察要经过科学和伦理审查委员会批准和监督,以不引起受试者机体严重伤害和不可逆的破坏为前提,并在有关专家和有丰富医学研究及临床经验的医生参与或指导下,使用安全、科学的途径和方法,制订具体实施准则,保证人体观察符合医学伦理学原则和医学道德规范。

(2)促进医学和社会发展:人体观察旨在促进医学的发展,改善人类生存环境,造福人类。

(3)知情同意:知情同意的原则是指受试者在参加人体观察前,充分了解研究目的、方法、过程、预期效果、损伤和可能产生的不适、潜在的危险等,研究者要提供足够的实验信息,不得有丝毫隐瞒,使受试者在知情的基础上自愿接受或拒绝人体观察,同时受试者应具备做出理性判断的能力。在人体观察时为了兼顾各方权益,避免欺骗性、强迫性,保障受试者的生命安全和健康利益,减少或避免各种纠纷,研究者应在实验开始前与受试者签订知情同意书。知情同意书通常包括研究项目的介绍、受试者可能承担的危险、获得的利益、意外伤害的赔偿、可自愿中途退出等内容。

二、食品毒理学实验的局限性

由于体内实验存在诸多影响因素,实验结果外推至人时有一定的局限性,难以揭示和阐明外源物质的代谢通路和毒作用机制。原因是:①人与实验动物对外源化学物的敏感性不同,甚至有质的差别。难以或不可能观察到主观感觉的毒效应,如腹胀、头晕、眼花、耳鸣等。为降低物种差异,我们可以在开展食品毒理学研究时,尽可能选择与人对毒物反应相似的两种或以上的动物。②动物高剂量染毒实验结果外推至人具有不确定性。有些化学物的高、低剂量毒作用规律不一致,如大剂量下产生的反应可能是化学物在体内超过了机体代谢能力,以致出现高剂量向低剂量外推的不确定性。③食品毒理学实验动物数量有限,无法观察到发生率很低的毒性反应。而化学物在人群中的暴露通常比较大,导致少量实验动物得到的结果外推到人群的不确定性。④实验动物通常选用的是成年健康动物,选择较单一。而暴露人群则包括不同种族、年龄、健康状况的个体,他们对外源化学物毒性反应的易感性差异很大,从而导致食品毒理学动物实验结果向人群安全性评价外推时的不确定性。

点滴积累 ∨

1. 毒理学实验的原则包括描述毒理学实验的基本原则、体内实验的"3R"原则、伦理学原则。

2. 体内实验的"3R"原则是替代、减少与优化。

3. 人体实验的伦理学原则包括维护受试者利益、促进医学和社会发展以及知情同意。

第二节　食品毒理学实验设计

食品毒理学是一门以动物实验为中心的实验科学,它包括体内试验和体外试验两种,实验能否获得合理的结论和推断,实验前的实验设计和数据统计方法处理至关重要。

食品毒理学实验应遵循如下设计原则:①科学性原则:选题要正确、符合客观规律,研究目标要明确,科研设计必须有科学依据,研究方法、手段要科学、严谨、符合逻辑,具有可行性。②创新性原则:即选题对学科和经济发展具有重要意义,技术路线、实验方法先进或有特色,能用最少的人力、物力达到预期目标。③可行性原则:除了要求实验设计在理论背景上可行之外,还要求设计方案和技术路线、方法科学可行,同时必须具备一定的条件,如人员、仪器、动物、试剂。④对照、随机和重复性原则:毒理学实验要求各观察值是相互独立的,有代表性的。同时必须设立对照,遵循齐同对比的原则;为减少实验系统误差,避免主观因素,实验分组及实验操作都应遵循随机化的原则。为了估计处理之间、实验室内和实验室间的变异性,要保证有足够的样本数和适当的重复次数。对照、随机可以在一定程度上抵消非处理因素对实验造成的偏差,而重复可以在一定程度上正确估计实验误差,增强实验结果的代表性或可靠性。

案例分析

案例

患者，女，11 岁，口服糖精 2~3g，2 小时后出现恶心、呕吐，因神志不清 8 小时入院，被确诊为糖精引起的急性中毒。

分析

糖精学名叫邻苯甲酰磺酰亚胺，白色粉末状，无臭或微有香气，味浓甜带苦，主要原料是石油化工产品。糖精急性毒性低，动物的 LD_{50} 为 5~17.5g/kg，短时间内大量摄入会造成急性大出血，引发中毒者脑、心、肺、肾脏等严重受损。在 20 世纪六七十年代，动物实验指证糖精钠有致膀胱癌的可能。美国国家科学院（NAS）和国立癌症研究所（NCI）开展了动物实验和大规模的流行病学调查，结论为糖精是弱致癌物，是人类膀胱癌的危险因素。当时加拿大和美国 FDA 先后发布了对糖精的禁令。但由于糖尿病患者对糖精的需求及按规定使用不会对健康产生太大影响，1991 年和 2000 年美国 FDA 和国立环境卫生科学研究所先后取消了对糖精的限令，并将其从疑似致癌物名单中除名。我国也制定了《食品添加剂使用标准》（GB 2760-2014）。

糖精向全人类提供了一个有关食品添加剂过量使用致病的教训。这起事件告诉我们科学的实验设计、合理的物种选择和剂量设置是保证结果科学、可靠的前提。同时动物实验结果的局限性导致外推至人时具有不确定性，还要配合流行病学调查结果。所以化工合成品必须开展全面的食品毒理学实验研究，并严格按照规定的容许使用量使用。

一、体内实验设计

（一）实验设计的内容和步骤

1. 查阅文献，明确实验目的　通过查阅国内外与实验项目有关的数据库（中国知网、维普、万方、MEDLINE、TOXNET、NCBI、SOCPUS）中的期刊、专著，了解本领域前沿问题的背景，明确常用的动物模型、研究方法，及目前尚有哪些不足之处，进而提出假设，确定本实验的研究目的。通常一项实验工作只能解决一两个问题，不要涉及太多问题。

2. 确定研究方法　借用前人和同行的经验，在自己实验室建立测试方法用于新的实验。

3. 确定实验方案　是指确定实验动物的品种、数量、观察指标，以及实验动物的分组、染毒方式、染毒剂量，并根据实验设计选择统计处理方法。

4. 预实验和正式实验　正式实验前先用少量动物来熟悉实验操作技术，检查观察指标的可行性，发现问题，及时改进实验方法和实验设计。在正式实验时，要及时整理实验记录，以便发现不足或问题，立即进行补救或重新实验。同时要及时检测相关指标。实验操作步骤应遵守标准化操作规程（standard operating procedures，SOP），满足优良实验室规范（good laboratory practice，GLP）的要求。

5. 统计分析　明确数据处理方法和使用统计软件类型，实验结果及时录入系统，采用相应的统计软件包对数据进行统计分析、处理，撰写报告。

（二）实验设计的原则

1. 对照原则　在实验过程中除了处理因素,还有很多因素(如遗传背景、环境因素、时间因素等)对实验结果均有影响,为了降低或排除非实验因素干扰引起误差,设立对照是比较有效的措施。通过比较处理因素与非处理因素之间、处理因素与处理因素之间在反应指标上的差异,可以判断有害作用是否由实验因素所致。设立的对照需要具备如下条件:①可比性:除处理因素外,对照组和实验组其他条件均相同,如年龄、性别、体重、品系、饲养条件等;②同步:实验组和对照组需要同时处于同一时间和空间,平行进行;③样本量相同:实验组和对照组的例数相等,误差最小。

（1）未处理对照组(空白对照组):对照组不给予任何处理因素,不给受试物也不给以相应的操作。未处理对照组一般用于遗传毒理学试验,确定指示生物的生物学特征本底值,进行质量控制。

（2）阴性(溶剂)对照:不给处理因素,但给予必需的实验因素(溶剂),以排除实验因素(溶剂)的影响,阴性对照是与染毒组比较的基础。没有阴性对照组就不能说明受试物染毒与有害作用之间的关系,如实验中染毒剂量组实验动物出现异常或死亡。如果阴性对照组未见异常,可认为该异常或死亡是受试物的毒作用所致。如果阴性对照组也有同样的异常或死亡,则考虑是实验动物患某传染病或其他非实验因素引起,要重新进行实验。

（3）阳性对照:用已知阳性物(如致变物)检测实验体系的有效性。阳性对照组最好与受试物用同样的溶剂、染毒途径、采样时间。一般阳性对照组会有改变,该对照的作用是作为一个标准衡量各实验组。例如,动物给予毒物作为对照,会产生生理学改变或损伤,然后观察实验组给予的处理因素是否阻止或治愈了毒物引起的改变或损伤。遗传毒理学试验、致畸试验和致癌试验都用已知的致突变物、致畸物或致癌物染毒作为阳性对照组,可得到肯定的阳性结果(即致突变性、致畸性或致癌性)。

（4）历史性对照:通常源于本实验室以往多次实验的对照组数据,上述三种对照都可以做相应的历史对照。历史性对照最好的用途是通过同质性检验来检查试验体系的稳定性,并控制和保证实验室质量。目前实验毒理学各种指标尚无公认的参考值,历史性对照均值及其范围在评价研究结果时非常重要。

2. 重复原则　重复的主要作用是可以估计实验误差、减少实验误差和增强代表性,毒理学实验中遵循重复性原则可以大大提高实验结果的可靠性和科学性。

（1）整个实验的重复:是指该实验结果不仅在本实验室,在其他实验室也能重现,不能重复的实验结果是不可信的。

（2）实验观察对象的重复:实验组和对照组要有足够的样本量,一般来说观察对象越多,越可避免把个别情况误认为普遍情况,把偶然性或巧合的现象认为必然的规律。所以在实验设计时要确定合理的样本量,可参看医学统计学教材。

3. 随机原则　实验动物分到各组的机遇均等,各组间具有良好的均衡性,尽量减少干扰因素引起的系统误差,避免实验者主观因素或其他偏性误差的影响。随机化手段可用编号卡片抽签法、随机数字表、计算器的随机数值键等。

（1）完全随机:将实验对象随机分到各处理组来观察实验效应。由于该方法仅涉及一个处理因素,又称单因素设计,但可以同时设置多个剂量水平。完全随机设计常用于比较两个或多个样本的均数有无差异。其优点是简便易行,个别数据缺失不影响统计分析,适用范围广。缺点是研究效率不高,小样本时均衡性较差,抽样误差较大,当受试对象间差异较大时,Ⅱ类错误显著增大。

（2）分层随机(随机区组设计):又称配伍设计,是配对设计的扩大。将受试对象按一定条件或某些特征划分成配伍组或区组(如性别、年龄、职业等),同一区组内的研究对象要有同质性,再将每一个配伍组的受试对象随机分到各处理组,以增加实验的准确性。其优点是每个配伍组内的受试对象有较好的同质性,缩小了受试对象间的个体差异,增加了实验效率,最大限度地满足各处理组间的均衡,比完全随机设计更容易发现处理组间的差异;缺点是要求配伍组内受试对象数与处理组数相同,实验结果若有缺失值,将降低统计效能。随机区组设计的实验结果通常用配伍组方差分析的方法进行统计处理。

（三）实验设计的类型

在进行食品毒理学实验设计时,要根据实验目的和任务,选择不同的设计类型。在毒理学实验中如果要研究一个因素不同水平对机体产生的效应,则可采用完全随机设计或者随机区组设计。若要研究的是多个因素不同水平对机体产生的效应,由于要分析各处理因素的单独作用及处理因素之间的交互作用对效应产生的影响,则可采用析因设计、正交设计、均匀设计;如果不考虑各处理因素之间的交互作用,则可用拉丁方设计,具体请参见医学统计学相关教材。

（四）剂量确定

在毒理学试验中,最重要的是研究剂量-反应(效应)关系,也就是实验动物的毒性反应(效应)随着染毒剂量的增加而增强。剂量-反应(效应)关系是确定受试物与有害作用因果关系的重要依据,也可表明实验结果的可靠性。在毒理学试验中,一般至少要设 3 个剂量组(高、中、低剂量组),希望获得满意的剂量-反应(效应)关系。

在设置剂量组时,一般要求高剂量组应出现明确的损害作用,但不会引起动物死亡(急性毒性与致癌实验例外),或死亡低于 10% 的动物数,或者高剂量组剂量已达到染毒的极限剂量(如大、小鼠灌胃或注射的最大容量)。低剂量组应不出现任何可观察到的有害作用(相当于 NOAEL),但低剂量组剂量应高于人可能的接触剂量,至少等于人可能的接触剂量。中剂量组的剂量介于高、低剂量组之间,应出现轻微的毒性效应(相当于 LOAEL)。高、中、低剂量组剂量一般按等比例计算,剂量间距应为 2 或 $\sqrt{10}$,低剂量组剂量一般为高剂量的 $1/20 \sim 1/10$。

（五）动物样本的确定

在实验设计中确定样本大小非常重要,既要考虑科研有效性的要求,又要符合法律法规对动物数量的限制。各组动物样本量取决于很多因素,如实验目的、动物种类、实验设计、敏感度、实验动物寿命、生殖能力、经济和动物的可利用性等。各组动物数设计要按照统计学的要求,数量过少,所得指标不稳定,结论缺乏根据;数量过多,增加实际工作中的困难,不易做到对条件的严格控制,造成不必要的浪费。常规毒性实验的动物数一般规定为:

1. **小动物** 如小鼠、大鼠、鱼、蛙等,每组 10~30 只,计量资料每组不少于 10 只,计数资料每组动物数应适当增加;若按剂量分成 3~5 个剂量组时,每组 8 只也可,但每个处理因素的动物总数不少于 30 只。

2. 中等动物 如兔、豚鼠等,每组 8~20 只,计量资料每组不少于 8 只,计数资料每组不少于 20 只。

3. 大动物 如猫、犬、猴等,每组 6~20 只,计量资料每组不少于 6 只,计数资料每组不少于 20 只。

（六）实验期限

某些实验（如致畸试验、多代繁殖实验）期限是根据受试实验动物物种或品系来确定。其他毒性实验的期限在某种程度上由毒性实验定义来确定。如急性毒性是 1 次或 1 天内多次染毒观察 14 天。亚慢性毒性实验的实验期限是实验动物寿命的 10%,对大、小鼠来说为 90 天,对狗来说为 1 年。慢性毒性实验/致癌实验的实验期限一般持续实验动物寿命的大部分时间。

二、体外实验设计

体外毒理学实验是用游离器官、培养的组织、培养的细胞或细胞器、生物模拟系统,以优化、减少或代替传统的动物实验,来研究受试物的毒效应及其机制,目前应用于毒理学替代的器官或组织主要是胚胎干细胞、肝脏组织、肾脏及皮肤等。通常进行体外实验设计时要考虑如下问题:

（一）受试物

首先了解受试物的结构式、相对分子质量、常温常压下的状态、熔点、沸点、密度点、挥发度、蒸汽压、水溶性和脂溶性等理化特性,生产批号及纯度,杂质成分与含量等。其次受试物应新鲜制备,除非稳定性资料证实可以储存。此外应考虑受试物在实验介质中的溶解性、对细胞（细菌）的毒性、pH 或渗透压的影响。溶解性的限度就是出现沉淀的最低浓度。

（二）溶剂/赋形剂

所用溶剂/赋形剂不应与受试物发生化学反应,并对细胞（细菌）存活率、酶活性等指标无影响。一般常用的溶剂/赋形剂是水,若必须使用其他溶媒时,应尽可能降低溶媒浓度,以免影响细胞（细菌）存活率和增殖率。如用二甲基亚砜（DMSO）作溶剂时应使其在培养基中的终浓度低于 1%,且在所有受试组的培养基中溶剂浓度应一致。如需用 S9 混合液,有机溶剂的浓度应限制在 0.1%,因为许多有机溶剂可抑制酶的活性。

（三）剂量设置

每次实验时受试物应至少设 3~5 个以上剂量水平,同时应设置空白对照、阴性对照及阳性对照。根据实验目的的不同,组间距可为半对数,3~10 倍、最少不低于 2 倍,2 个 10 倍稀释系列等。研究剂量-反应关系时,可以选较小间距。每个剂量水平及对照检验点至少设 2~3 个平行样本。

1. 可溶性受试物 受试物浓度高于 10mmol/L 时,可由于高渗透压在哺乳动物细胞产生损伤或人工假象,对细菌则无影响。由于受试物的相对分子质量并不一定知道（如聚合物或混合物）,因此,在大多数情况下,对可溶性无细胞（细菌）毒性受试物的推荐上限是:①对哺乳动物细胞实验为 10mmol/L 或 5mg/ml;②对细菌试验为 5mg/ml（或/平板）。当受试物供应困难或非常昂贵（如生物药剂）时,最高剂量低于 10mmol/L 或 5 mg/ml（或/平板）是可以接受的。

2. 不溶于培养介质的受试物 一般认为无毒性的可溶于适当的溶剂而不溶于实验培养液（介

质)中的受试物,最高剂量应是产生沉淀的最低浓度,但不应干扰终点的计数。

3. 有毒性的受试物 在细菌试验中最高剂量应该是有细菌毒性的剂量;对哺乳动物细胞试验最高剂量应该是有细胞毒性的剂量,基因突变试验细胞应达到10%~20%存活率,而染色体畸变和非程序性DNA合成试验(unscheduled DNA synthesis test,UDS)细胞应达到50%存活率。

4. 完全不溶的受试物 对于没有合适溶剂的受试物,可以按10mmol/L(5mg/ml)进行试验以检测杂质的致突变性,或者采用溶剂提取物进行试验。

(四)对照设置

应设立阳性、阴性和空白对照。阳性对照物常采用经过研究或公认有特定作用的化学物。例如在代谢活化研究中常选择环磷酰胺为阳性对照物,阳性对照的剂量应选择其剂量-反应的直线部分,并且构成历史性资料(历史性照),并以其作为实验质量控制的措施之一。实验还应包括相应的阴性(溶剂/赋形剂)对照,阴性对照的处理方法除无受试物外,在其他方面处理与剂量组相同。也应包括未处理(空白)对照组,除非本底资料证明,所选用的溶剂/赋形剂无细胞毒性或致突变性。

(五)重复试验

对于能得到明确阴性结果和阳性结果,实验质量控制较好的实验,不强调要求重复。对于结果可疑的实验则应该进行重复实验,重复时最好改变剂量范围/剂量间隔、改变实验方法。

点滴积累 ∨

1. 食品毒理学实验设计的基本原则包括科学性原则、创新性原则、可行性原则、对照、随机和重复性原则。

2. 体内实验设计的要点包括内容和步骤、原则、类型、剂量确定、动物样本的确定、实验期限。

3. 体内实验设计的对照包括空白对照、阴性对照、阳性对照、历史性对照。

4. 体外实验设计要点包括受试物、溶剂/赋形剂、剂量设置、对照设置、重复试验。

第三节　食品毒理学实验动物选择

食品毒理学动物实验的研究对象是实验动物,动物对外界刺激的反应存在着种属差异和个体差异,选择不当将影响实验结果的判断,所以为了得到可靠的研究结果,正确地选择实验动物非常重要。

一、实验动物选择的基本原则

1. 相似性原则 首先在结构、功能及代谢方面与人类应具有相似性。一般来说,动物进化层次愈高,反应也愈接近人类;其次年龄要有相似性,实验时要考虑动物寿命的问题,选择与人的某年龄段相对应的动物进行研究;此外考虑群体分布的近似性,选择群体基因型、表型分布与人类相似的实验动物,通常以封闭群模拟自然群体基因型动物作为实验研究对象;最后生态和健康状况、疾病特点等与人相似。

2. **差异性原则**　各种实验动物在基因型、表型、代谢和易感性等方面存在差异,当研究要求以这种差异为指标或特殊条件时,则可选用不同种系实验动物的这种特殊反应,以适应不同研究目的的要求。如:家兔颈部的交感神经、迷走神经、减压神经是独立行走的,而人、猫、犬等减压神经不是单独行走的,所以若要观察减压神经对心脏的作用,选择家兔更合适。

3. **简易性原则**　在满足研究目标的前提下,尽量选择结构、功能较简单的实验动物。因为进化程度高、结构功能复杂的实验动物,有时会给实验条件的控制和实验结果的分析带来不必要的困难。

4. **可获性原则**　在不影响实验质量的前提下,首选经济、易获得、易饲养的动物。如:啮齿类的大鼠和小鼠由于具有繁殖周期短,具有多胎性、容易饲养繁殖、方便控制微生物等特点,在生物医学研究中得到广泛应用。

5. **重复性和均一性原则**　实验结果能够重复再现和稳定,才能得到公认,才能在国际上与同类研究进行比较和交流。生物医学研究中只有用标准化的实验动物,才能排除因遗传上的不均质引起的个体反应差异,排除动物所携带的微生物、寄生虫和潜在疾病对实验结果的影响,获得可靠的实验结果。在科学研究中应杜绝使用随意交配而来的杂种动物和未经任何微生物控制的非标准化的动物。

6. **相容或相匹配原则**　所谓的"相容"或"匹配"是指动物的质量等级要与实验设计、实验条件、实验方法及试剂性能等条件相适应。避免用高纯度的试剂、高精密度的仪器和先进的技术方法与低质量、非标准化、反应性能低的动物相匹配。反之,也要避免用高质量、反应性能高的动物与低性能的测试手段、非标准化的实验设施相匹配。如经过微生物控制的 SPF 动物或无菌动物应饲养在符合其洁净条件的环境中。

在选择实验动物时除了要遵循以上原则外,还应注意动物的年龄、体重、性别、生理状态、健康状况及动物品系等因素。

▶▶ **课堂活动**

实验动物在食品毒理学实验中具有不可替代的作用,实验动物选择的合适与否直接关系到实验的成败,在开展毒理学实验时应该如何选择实验动物? 选择时应遵循什么原则?

二、实验动物选择的方法

(一)实验动物物种的选择

对实验动物物种选择的基本原则是:①与人体结构、功能、代谢、生物化学和毒理学特征最接近的物种;②自然寿命不太长的物种;③易于饲养和操作的物种;④经济并易于获得的物种;⑤对刺激敏感、反应明显、特异且稳定的物种。

在选择实验动物时存在固有的限制。可利用的物种不多,实际上没有一种实验动物完全符合上述物种选择的原则。目前常规选择的物种有两种:一种是啮齿类,另一种是非啮齿类。常用实验动物的生物学和生理学参数见表 5-1。系统毒性研究时常用啮齿类的大鼠和小鼠,非啮齿类的犬。遗传毒理学实验常用小鼠，皮肤刺激实验和眼刺激实验常用兔，致畸实验常用大鼠、小鼠和兔。迟发性神经毒性实验常用母鸡。

　　一般认为，如果接触方式与人相同、剂量水平也大致相同，并且在两个物种出现毒性反应的话，则可认为人有可能以相同的方式发生毒性反应。当不同物种的毒性反应有很大的差异时，必须研究外源化学物在不同物种的代谢、动力学及毒作用机制，才可将实验结果外推至人。

表 5-1　常用实验动物生物学和生理学参数

参数	猴	犬	猫	兔	大鼠	小鼠	豚鼠	仓鼠
成体体重(kg)	3.5	14.0	3.3	3.7	0.45	0.035	0.43	0.12
寿命(年)	16	15	14	6	3	1.5	3~5	2~3
水消耗(ml/d)	450	350	100~200	300	35	6	145	30
饲料消耗(成体, g/d)	150	400	100	180	12~15	5	14~28	10
成体代谢 [cal/(kg·d)]	158	80	80	110	130	600	100	250
体温(℃)	38.8	38.9	38.6	39.4	38.2	37.4	38.6	38
呼吸频率 (次/min)	50 (40~60)	20 (10~30)	25 (20~30)	53 (40~65)	85 (65~110)	160 (80~240)	90 (70~100)	83 (35~130)
心率(次/min)	200	100	120	200	328	600	300	450
血压(收缩/舒张,mmHg)	159/127	148/100	155/100	110/80	130/90	120/75	77/50	108/77
出生体重(g)	500~700	1100~2200	125	100	5~6	1.5	75~100	2.0
断乳时体重(g)	4400	5800	3000	100~1500	40~50	10~12	250	35
开眼(天)	出生当天	8~12	8~12	10	10~12	11	出生当天	15
妊娠(天)	168	63	63	31	21	20	67	16
性周期(天)	28	22	15~28	15~16	4~5	4~5	16~19	4
动情期(天)	1~2	7~13	9~19	30	1	1	1	1
窝数量	1	3~6	1~6	1~13	6~9	1~12	1~5	1~12
断乳年龄(周)	16~24	6	6~9	8	3~4	3	2	3~4
生殖年龄(月)	54	9	10	6~7	2~3	2	3	2
生殖期(年)	10~15	5~10	4	1~3	1	1	3	1
生殖季节	任何时间	春,秋	2~3个月,冬季	任何时间	任何时间	任何时间	任何时间	任何时间
所需面积(ft²)	6	8	3	3	0.4	0.4	0.7	0.34
环境温度(℃)	18~28	18~28	18~28	18~28	19~25	19~25	19~25	19~25
血容量(ml/kg)	75	79	60	53	65	80	75	85
凝血时间(s)	90	180	120	300	60	14	60	143
HCT(%红细胞)	42	45	40	42	46	41	42	50
Hb(g/100ml)	12.5	16.0	11.8	13.6	14.8	16.0	12.4	12.0

（二）实验动物品系的选择

品系（strain）是实验动物学的专用名词，指经计划交配的方法，获得起源于相同祖先的一群动物。按照遗传学控制可将实验动物分为四个不同品系。

1. **近交系**　是指全同胞兄妹或亲子之间连续交配 20 代以上而培育的纯品系动物。如小鼠的津白Ⅰ、津白Ⅱ、DBA/2、615、C57 BL/6J、A 和 A/He 等。

2. **杂交群（杂交 1 代，F1）**　是指两个不同的近交系之间有目的地进行交配而产生的第 1 代动物。

3. **封闭群**　一个种群在 5 年以上不从外部引进新血缘，仅由同一品系的动物在固定场所随机交配繁殖的动物群。如昆明种小鼠、NIH 小鼠、LACA 小鼠、Wistar 大鼠、SD（Sprague-Dauley）大鼠等。

4. **突变系**　根据实验动物遗传的均一性排序，近交系最高、杂交群次之、封闭群较低。不同品系实验动物对外源化学物毒性反应不一，故毒理学研究最好选择杂交 1 代，既有明确的遗传性，又有杂交优势。由于成本等因素，使用最多的是封闭群实验动物。对某种外源化学物毒理系列研究中，应固定使用同一品系动物来保证研究结果的稳定性，如致癌实验常用大鼠和小鼠有关病理损害自发发生率低的品系。

（三）实验动物微生物控制的选择

按微生物控制可将实验动物分为四级，见表 5-2。

表 5-2　实验动物微生物等级标准

等级	饲养环境	要求
Ⅰ级　普通动物	开放系统	应没有传染给人的疾病
Ⅱ级　清洁动物	屏障系统	除Ⅰ级标准外，种系清楚，没有该动物特有的疾病
Ⅲ级　无特定病原体动物（SPF）	屏障或隔离系统	除Ⅱ级标准外，动物为剖腹产或子宫切除产、按纯系要求繁殖，在隔离器内或层流室内饲养，可有不致病细菌丛，没有致病病原体
Ⅳ级　无菌动物	隔离系统	在全封闭无菌条件下饲养的纯系动物，动物体外不带有任何微生物和寄生虫（包括绝大部分病毒）

1. **普通动物（conventional animal，CVA）**　Ⅰ级，是指在微生物控制上要求最低的实验动物。可以在开放系统的动物室内饲养，空气不需净化，饮自来水，食用全价颗粒饲料。入室人员要求穿工作服和专用鞋帽，要有防鼠、防虫入室的设施。

2. **清洁动物（clean animal，CL）**　Ⅱ级，又称悉生动物（gnotobiotic animal，GNA），是一类体内除了人为植入的已知微生物外，没有其他微生物的动物。要求饲养在屏障系统中，空气净化，饲养室保持正压，入室物品必须消毒灭菌，饮用灭菌水，工作人员要洗澡、穿灭菌工作服入室。因清洁动物携带已知微生物，可彻底排除未知生物和环境因素的干扰，所以能对实验结果进行正确评估。是研究宿主与其他生物体相互关系，或以宿主为载体研究两种或多种生物体的最佳动物。

3. **无特定病原体动物（specific pathogen free animal，SPF）**　Ⅲ级，是由无菌动物、悉生动物、SPF

动物剖腹产或子宫切除产获得的。笼具、饲料和饮水要经特殊处理,并有严格的检疫、消毒和隔离制度。

4. 无菌动物(germ free animal,GFA) Ⅳ级,是指利用现有的检测方法和检测手段,在动物体内外不能检出任何活的微生物和寄生虫的动物。该动物是在隔离器内,通过无菌操作法经剖宫产(或药物净化)获得的仔体,用无菌母体代乳或人工哺乳。饲料和饮用水经过严格消毒。无菌动物可排除任何生物和环境因素对实验结果的干扰,具有实验结果明确、动物用量少,统计学价值高以及长期实验存活率高等优点,所以应用广泛。无菌动物淋巴组织不发达,抗体水平低,适合组织移植研究;无菌动物也可用作营养吸收与菌群关系,及微生物所致口腔疾病的研究。

为保证实验结果的可靠性,食品毒理学研究应该使用清洁级或以上动物,国家级课题和国际合作项目必须使用 SPF 或以上的动物。

(四) 个体选择

实验动物因年龄、性别、生理及健康状况不同,对外源化学物的毒性反应存在个体差异,进行实验设计时要注意实验动物的个体选择。

1. 性别 同一物种、同一品系的雌性雄性动物对相同外源化学物的毒性反应类似,但对化学物的毒性敏感性有差别。对于首次进行实验的受试物,要分别用两性的实验动物。对于没有特殊要求的实验,一般也选用雌雄各半的动物进行实验。如实验中观察到存在性别差异,则将实验结果按性别分别进行统计分析。若已知不同性别的动物对受试物敏感性不一,则要选择较敏感的性别。

2. 年龄和体重 实验动物的寿命各不相同,在受到外界因素作用时,不同年龄的动物可呈现不同的反应和应激状态,幼龄动物对毒理、感染等较成年动物敏感性高,所以应根据实验类型决定选择动物的年龄。通常急性实验选用成年动物;慢性和亚慢性实验选用较年幼或刚断乳的动物,以使实验周期覆盖成年期。在同品种或同品系的实验动物中,年龄与体重基本上是成正比的(排除环境不稳定、营养不良外界因素)。实验动物年龄应根据出生日期来定,但实际工作中有时以动物体重粗略地判断其年龄,作为选择适龄动物的依据。同一实验中,组内个体间体重差异要小于10%,组间平均体重差异不应超过 5%。

3. 生理状态 在实验中动物出现妊娠,会影响体重及其他参数的检测结果。性激素会影响到外源化学物代谢转化,应选用未产未孕的雌性动物。雌雄动物应分笼饲养。但某些实验如显性致死实验、致畸实验、繁殖实验等,则需有计划地合笼交配。一般小鼠性成熟时间雌性为35~50 日龄,雄性为 45~60 日龄;大鼠性成熟时间为 6~8 周龄,约 3 个月龄达到体成熟;豚鼠性成熟时间雌性为 60 日龄,雄性为 90 日龄;兔的类型不同性成熟时间不同,一般雌性为 6 个月,雄性为 7~8 个月。

4. 健康状况 实验动物的健康状态对实验结果影响很大,所以应选择健康的实验动物。对健康个体的选择,除了应参考上述实验动物微生物控制指标外,还应考虑以下方面:发育正常,体形健壮,无外观畸形,被毛浓密有光泽,行动灵活,反应敏捷,眼睛明亮有神,皮肤无溃疡、结痂,天然孔道干净、无分泌物等。为保证选择的动物健康,通常在实验前要观察 5~7 天。

点滴积累 ∨ ⋯⋯⋯⋯⋯⋯⋯⋯⋯⋯⋯⋯⋯⋯⋯⋯⋯⋯⋯⋯⋯⋯⋯⋯⋯⋯⋯⋯⋯⋯⋯⋯⋯⋯

1. 实验动物选择的基本原则包括相似性、差异性、简易性、可获性、重复性和均一性原则。

2. 实验动物物种的选择原则包括与人体结构、功能、代谢、生物化学和毒理学特征接近，自然寿命不长，易于饲养和操作，经济并易于获得，对刺激敏感、反应明显、特异且稳定。

3. 实验动物按照微生物控制分级分为普通动物、清洁动物、无特定病原体动物和无菌动物四类动物。

4. 实验动物品系分级分为近交系、杂交群、封闭群和突变系。

第四节　食品毒理学实验操作

在进行食品毒理学实验时，不仅要科学地设计实验、合理地选择动物，还要保证实验的操作过程、实验室的管理按国家、部门或行业的规范进行，如《药物非临床研究质量管理规范》(GLP)的规定、国际实验动物饲养评估认证协会(association for assessment and accreditation of laboratory animal care，AAALAC)认证、SOP 等，才能获得稳定可靠的实验结果。

一、实验动物室管理及动物饲养

我国实验动物的政府管理机构是在科技部和省(市)、自治区科技厅领导下的各行业或系统、各行政区域、各单位的实验动物管理委员会。我国先后颁布了一些国家、地方法规，制定了国家的有关标准，其中有《实验动物管理条例》(2017 年修订)、《实验动物微生物学和寄生虫学监测等级(啮齿类的兔类)》(GB 14922-2011)、《实验动物哺乳类动物的遗传质量控制》(GB14923-2010)、《实验动物全价营养饲料》(GB 14924-2001)、《实验动物环境及设施》(GB 14925 -2010)、《实验室生物安全通用要求》(GB 19489-2008)、《病原微生物实验室生物安全环境管理办法》(国家环境保护总局令第 32 号)、《生物安全实验室建筑技术规范》(GB 50346-2011)等。对实验动物及实验设施的管理要遵守上述的法规和标准。

(一)实验动物室管理

实验的质量控制是保证实验数据有科学性、准确性和公正性的前提条件。GLP 是一种法规性文件，用于规范与人类健康、环境有关的非临床安全性研究的一整套组织管理体系，包括实验计划、实施过程、监督、记录、档案和报告的管理。是针对药品、食品添加剂、农药、化妆品和其他医用物品的毒性评价制定的管理法规。按照国际惯例，GLP 专指毒理学安全性评价实验室的管理。其主要原则是获得可靠、可重复、可审核和可被承认的实验结果。

GLP 的基本内容有资源、标准、实验系统、文件和质量保证体系等内容。其中资源包括人员、设施、仪器；标准包括 SOP、实验方案；实验系统包括受试物、实验系统(动物、离体组织器官、细胞、微生物等)；文件包括原始数据、最终报告、档案；质量保证体系包括审核、检查、培训和忠告。

知识链接

具体实施 GLP 时应注意的问题

1. 机构负责人必须全面履行职责。

2. 工作人员要接受过足够的教育和技能培训，具有一定的实验室工作经验。 从事实验动物的相关技术人员、管理人员、饲养人员、动物实验人员等实验动物从业人员，必须通过省级实验动物管理机构举办的特定技术培训，获得资格认可（上岗证）方可上岗。 进入屏障设施内的工作人员还要经过标准化设施运行管理的技术培训。

3. 建筑和设备、仪器要正常维护，良好运转。

4. 实验要有明确的方案、详细的计划、标准化的程序和规范。

5. 实验室中的试剂、药物应有标签，注明纯度、产地、生产时间，应掌握受试和对照化学物的合成方法、稳定性、批号、纯度、保存方法等信息。

6. 实验要按书面指令进行，全部数据记录和档案完好。

7. 终结报告要准确反映和记录采用的方法和全部数据。

GLP 规范特别强调质量保证，而规范的实验室设施管理是保证实验质量的前提，下面我们重点介绍实验设施的管理。根据微生物的控制程度不同，动物实验设施可分为普通环境设施、屏障环境设施、隔离环境设施等。普通环境设施微生物控制要求最低，易于达到；隔离环境设施微生物控制要求最高，但需求极少，在此不做赘述。重点介绍屏障环境设施的管理。

1. 动物实验设施的控制要求　①我国医药部门实验动物管理法规规定：动物实验的设施应与实验动物等级相匹配。清洁级和 SPF 级动物实验应在屏障环境中进行。必须严格控制人员和物品的进出。隔离环境用于无菌动物、悉生动物或 SPF 级动物实验，该系统既要保证与环境的绝对隔离，又要满足动物、物品进出时隔离环境不被破坏。②凡从事动物实验的单位和个人，必须取得国家或地方省级实验动物管理机构统一颁发的等级动物实验设施许可证，并严格按照许可证上规定的许可范围进行实验。③动物实验所需用的屏障系统、隔离系统，实验动物的饲料、饮水要净化或灭菌。

2. 动物室的人流走向　工作人员→一更→二更→缓冲→风淋→清洁走廊→内准备室→动物实验室→污物走廊→缓冲→屏障外。

3. 动物室的物流走向　消毒物品→高压灭菌器或传递窗→内准备室→清洁走廊→动物实验室→污染走廊→缓冲→外准备室（清洗消毒室）。

4. 动物室的动物流走向　动物→传递窗→动物观察室→传递窗→清洁走廊→动物实验室→污染走廊→缓冲→动物尸体处置室→无害化处理。

此外，动物实验室内的温度、湿度、光照度、噪声、洁净度等饲养环境应符合国家相关标准和实验特殊的要求。实验室内还应设有各级生物安全柜和个人防护器材。个人防护器材包括口罩、面罩、护目镜、各类防护衣、帽、裤、鞋、靴、袜、手套等。

▶ **课堂活动**

请同学们用纸分别标记出动物室人流走向要经过的几个区域的名称，每小组标记一份，教师指导各小组组长把代表不同区域的纸放在地面上合适位置，每小组抽出 2 名同学分别按照规定的正确顺序走一遍。

（二）动物饲养

1. 动物的接收、健康检查、环境适应　实验动物必须购自有实验动物生产许可证的单位，并附有实验动物质量合格证。使用单位要有使用许可证，购入动物到单位后，根据实验目的、方法不同，将新购买的实验动物放到符合相应微生物控制级别的动物实验室内，检查验收，雌雄动物分开饲养，进行适应观察并恢复动物体能，一般适应观察 3~10 天。

2. 实验室准备　应根据实验目的、规模、周期、计划使用的动物等级确定相应的标准动物实验室。实验前应对饲养所用器具、器材、笼盒、水瓶及实验室进行清洗和消毒，并检查是否完全配套。此外，还应准备好笼卡、记录本、垫料、饲料、湿度计、温度计等必需物品。并控制好实验室的环境条件，如室内微小气候（温度、湿度、通风、光照），其他条件（噪声、气味、垫料、群体密度和空间限制）等。

3. 实验期间的日常饲养　动物的管理应统一化、标准化。

（1）不同的实验应分开进行，同一实验的染毒组和对照组动物也应分开饲养，以免相互干扰。

（2）不同种系实验动物的饲养按照操作规程进行日常管理。对于清洁级和 SPF 级动物，在进入屏障环境实验室时，应换上经过消毒的特制防护服、手套和口罩。饲料、饮水都要经过消毒处理，并补充消毒过程中损失的维生素及其他营养素。所有接触实验动物的各类物品均按消毒规程消毒。按照预定的人流、物流、动物流操作规程进行操作。

（3）实验开始前要先给实验动物称重，按实验设计的要求标记和分组。

（4）实验动物尽量做到单笼饲养，每天保证足够的饲料和新鲜饮用水。同时注意每天检查饮水装置，防止管道堵塞或漏水，并及时换洗水瓶。

（5）每天记录室内温度、湿度，观察每只动物的精神状态、活动情况、被毛等一般状况，根据实验需要，定期记录动物进食量、体重、排便、排尿情况。

（6）饲料和垫料的更换频度应根据实际需要，同时考虑国家标准而定。应及时清洗尿碱，室内地面每天打扫、洗拖 1 次。饲养室每周全面清扫和消毒 2 次，保持清洁、干燥的环境。

（7）如遇动物死亡或明显异常情况，应立即通知动物室负责人和实验负责人，不得擅自处理，动物的尸体禁止随便丢弃，要妥善处理。

（8）若发生意外，首先应立即离开污染区，关闭出入口，发出警告或做出危险性标志；脱下防护服，将受污染部位向内折叠，放入塑料袋，做消除污染处理或弃置。对身体接触部位用肥皂和大量清水冲洗。

（9）采集的生物标本进行测试时应注明日期和实验者的姓名，实验结果由实验指导人员审核，全部实验资料应及时存入档案等。

二、动物染毒与处置

化学物的毒理实验，必须模拟人体主要接触方式将受试物通过某种途径给予实验动物，在毒理学中称为染毒(contamination)。最常用的染毒途径是经口、呼吸道、皮和注射途径。不同途径的吸收速率依序是：静脉注射>吸入>腹腔注射≥肌内注射>皮下注射>经口>皮内注射>其他途径(如经皮)。

（一）染毒物的制备

首先了解受试物纯度及杂质，在染毒前确定受试物的剂型(如水溶液、油溶液、有机溶液和混悬液等)，根据受试物的剂型来选择溶剂或助溶剂。溶剂或助溶剂应具备以下特点：无毒、无特殊刺激性或气味、不破坏受试物、不妨碍或促进其吸收、不影响受试物的毒作用。能溶于水的使用蒸馏水或生理盐水作溶剂；难溶于水的用花生油、豆油或玉米油等植物油作溶剂；体外试验中难溶于水的受试物也可用有机溶剂；不溶于水的固体或液体可用淀粉(3%)、吐温80等助剂制成混悬液或乳剂。受试物如配制后不稳定易分解、变质或挥发，则应在临用前配制。

剂型的确定应根据实验目的、染毒途径和受试物的性质而定。如采用喂饲法染毒应将受试物拌入饲料中制成食丸或溶于饮水中让动物自由摄取；如静脉注射则一般用水溶液，不能用油溶液或混悬液以免引起栓塞；如腹腔注射不能用混悬液以免引起腹腔脏器粘连；经呼吸道吸入染毒，要求受试物(气体、蒸汽、雾、烟和粉尘)在染毒柜中分布均匀；经皮染毒除使用上述各种剂型外，尚可配制成软膏或糊剂。

（二）染毒途径

染毒的途径应根据实验目的、实验动物种类和药物剂型等情况确定。

1. 经口(胃肠道)染毒　常用的有喂饲、灌胃、经口滴入和吞咽胶囊等方式。

(1)喂饲：将受试物掺入动物的饲料或饮水中由动物自行摄入。该法与人类接触受试物的实际情况相符，缺点是对于适用性差的受试物，实验动物摄入量会很少；对易挥发或易水解的受试物也不适用。一般无毒的受试物在饲料中的最高含量可为5%，当受试物为一些有营养价值的食物成分时含量可以更高，但不应造成实验动物因摄入营养不平衡的饲料而影响其生长发育。

(2)灌胃：经口给药多用此法，剂量准确，操作方便，能配成溶液或混悬液的受试物均可用灌胃针注入胃内。最好采用等容量灌胃法，即受试物配制成不同浓度，实验动物单位体重的灌胃容量相同。灌胃前实验动物要禁食空腹，这是因为化学毒物进入胃内易与食糜作用而降低毒性，而且胃内容物也不利于受试物溶液的灌入，因此染毒前应禁食6~10小时。大鼠隔夜禁食，小鼠可禁食4小时(因其消化吸收和代谢速度较快)，但也不可长时间饥饿，禁食过长会影响肝脏，影响实验结果。灌胃后至少2~3小时后才能喂食，油剂比水溶液要求限制喂食的时间更长。实验动物自由饮水。灌胃2~4小时后给予饲料。经口多次染毒时，可不禁食，染毒要定时。灌胃法适用小鼠、大鼠、兔、犬，缺点是工作量大，可能会损伤食管或误入气管。

(3)吞咽胶囊：将一定剂量的受试物装入胶囊中，放于动物舌后部使动物咽下，此法适用于易挥发、易水解和有异味的受试物，优点是剂量准确。

(4)经口滴入：将药液或混悬液用吸管滴入动物咽部，让其自行吞咽，可将药液配成糊剂以免流出口外，为使滴入的药物全部进入胃内，可在给药后给动物喂饲较喜爱的饲料。

小鼠灌胃操作动画

2. 经呼吸道染毒 经呼吸道染毒分为气管内注入和吸入染毒,后者又可分为静式和动式吸入染毒。

(1)气管内注入:用于急性中毒模型的建立或肺尘埃沉着症研究。比如用乙醚轻度麻醉大鼠后,将受试物注入气管,分布至两肺。

(2)静式吸入染毒:将一定数量的啮齿类动物放在密闭的染毒柜中,加入易挥发的液态受试物或气态受试物,并形成一定的浓度。静式吸入染毒设备简单,操作方便,消耗受试物少,有使用价值,主要缺点是氧分压随染毒时间延长而降低,柜内受试物浓度也逐渐下降,故每次染毒的实验动物数量有限,可能会经皮吸收。染毒时间通常 2~4 小时。要求受试物在 10 分钟内蒸发完毕。

(3)动式吸入染毒:该设备由染毒柜、机械通风系统和配气系统 3 部分组成,对设备的要求较高,该装置备有新鲜空气补充,优点是在染毒过程中染毒柜内氧分压和受试物浓度较稳定,温湿度恒定。缺点是受试物消耗量大,容易污染环境。实验动物总体积不能超过染毒柜容积的 5%,以保证染毒柜中气流的稳定性。用鼻-口或头部暴露吸入染毒法,可避免经口、皮肤同时接触受试物。染毒柜里受试物浓度达到平衡后,要实时监测染毒柜里受试物浓度。一般每天 2~6 小时,按设计要求而定。亚慢性毒性试验每天至少 6 小时。慢性毒性试验可模拟观察的生活或职业环境作业地点情况,采用间歇性吸入和连续性吸入染毒。间歇性吸入染毒适用于职业环境暴露毒物,每天吸入 6~8 小时,连续性吸入适用于生活环境暴露毒物,一般要求吸入 22~24 小时。

3. 经皮肤染毒 为了鉴定药物的经皮吸收作用、局部作用或致敏作用等,采用经皮涂布染毒。受试物用原液或预计人接触的浓度,固态受试物用水、凡士林、羊毛脂等按 1∶1 浓度调制。凡具有高度皮肤毒性,或 pH<2 或 pH>11.5 的化学物质,均不进行本项试验。经皮肤染毒有两种:一种是经皮染毒毒性实验,如用大鼠进行经皮急性毒性测定,用小鼠进行皮肤致癌实验。另一种是皮肤刺激和致敏实验,前者常用兔和豚鼠,后者用豚鼠。一般用脱毛涂皮的染毒方法做毒物经皮吸收的定量研究,用浸尾法定性地判断药物经皮肤的吸收作用。去毛部位不超过体表总面积的 10%~15%。每次染毒 4~6 小时。一般情况下白色家兔和豚鼠的皮肤对刺激性或腐蚀性物质较人类敏感。

▶▶ **课堂活动**

请同学们绘制一张小鼠的背侧图,试用染色法给小鼠编号。

4. 注射染毒 注射用药品的染毒途径,应模拟人的实际接触途径,多用于测量化学物的比较毒性或毒物动力学研究,及药物长期实验,注意无菌操作。主要方法有静脉、腹腔、肌肉和皮下注射等。对非啮齿类可模拟人注射途径,啮齿类尾静脉和肌内注射多次染毒较难,必要时可改为皮下或腹腔注射。注射染毒,应调整受试物的 pH 及渗透压,pH 为 5~8,最好是等渗溶液,动物对高渗的耐受力比低渗强。要控制静脉注射速度,大鼠尾静脉注射最好控制在 10 秒以上。如果受试物对局部有刺激或损伤则不宜选用注射染毒。

5. 各种染毒途径的最大容积 以受试的实验动物物种或制剂来确定,通常推荐染毒最大容积如下:①经口 20ml/kg(空腹动物);②经皮 2ml/kg(根据体表面积计算);③静脉 1ml/kg(5 分钟以上);④肌内注射 0.5ml/kg(一个部位);⑤每眼 0.01ml;⑥直肠 0.5ml/kg;⑦阴道:大鼠 0.2ml,兔 1ml;⑧吸入 2mg/L;⑨鼻:猴或犬每鼻孔 0.1ml。

▶ 边学边练

　　实验动物的抓取和染毒方法,请见实训一　实验动物的一般操作技术训练(实验动物的抓取、染毒方法)。

小鼠编号、取血、处死

(三)实验动物的处置

1.生物标本采集　在实验过程中常需对生物样品如血液、尿液、胆汁、粪便等进行检测或检查,所以必须掌握实验动物生物样品的采集、分离和保存的操作技术。

(1)常用采血部位及方法:终末采血和非终末采血在采血量等方面迥然不同。一般总循环血量为 55~77ml/kg 体重,单次采血量小于动物总血量的 15% 为宜。取血量是总血量的 15%~20% 时会出现心排血量或血压降低,取总血量的 30%~40% 则会引起缺血性休克。一般动物的安全采血量小鼠是 0.1ml,大鼠是 1.0ml,豚鼠是 5ml,家兔是 10ml。最小致死量小鼠为 0.3ml,大鼠为 2.0ml,豚鼠为 10ml,家兔为 40ml。

大鼠和小鼠采血方法有割尾、剪尾采血法、尾静脉穿刺采血法、眼眶后静脉丛取血、腹腔或颈部静动脉采血、心脏采血、断头采血和摘眼球采血等。割尾采血法适于需血量较少的采血方法。尾静脉穿刺采血法适用于大鼠取血量很少的情况。眼眶静脉丛穿刺通常适用于无尾动物如仓鼠。当尾静脉不能满足较大的采血量时,大、小鼠也可用此技术。心脏采血法适用于大鼠、豚鼠和兔。家兔常用耳缘静脉采血法。一般要求在麻醉下操作。

(2)尿液采集:常用的尿液收集方法有代谢笼法、导尿管法等。大鼠和小鼠可用代谢笼,下部有粪尿分离器。在毒物动力学研究中,对半衰期长(数小时以上)的受试化学物可用代谢笼,对半衰期短的受试化学物可在全麻下经尿道或经腹壁插管至膀胱收集尿液。对犬、兔可用接尿法或导尿法。

(3)胆汁采集:在毒物动力学研究中,可直接插管至总胆管,其尖端应接近肝门区的分叉点。大鼠胆汁一般达 0.5~1.0ml/h。在插管后应立即给以受试化学物,因为胆盐不能再循环时,胆汁的成分就会改变。对有胆囊的实验动物(如豚鼠和兔,应在胆囊基底部结扎胆囊,以防止胆囊延缓胆汁消除。

(4)粪便采集:大鼠和小鼠可用代谢笼,下部有粪尿分离器。对犬和猴可直接取新鲜粪,分析前剔去表层,取内层粪分析。

▶ 边学边练

　　实验动物的取血、处死和解剖训练,请见实训二　实验动物的一般操作技术训练(实验动物的采血、处死和解剖训练)。

2.实验动物的处死　实验动物的处死方法很多,应根据动物实验目的、品种、需要采集标本的部位以及待处死动物的感觉能力等因素,选择处死方法。不论采用哪一种方法,必须遵循安乐死的原则。

实验动物的安乐死(euthanasia)是指在不影响动物实验结果的前提下,使实验动物短时间内无痛苦地死亡。执行安乐死时要综合考虑人员的安全,对观察者和手术者情绪的影响,方法的可靠性、可重复性和不可逆性,动物知觉丧失和不引起动物疼痛、惊恐、挣扎、叫喊、焦虑,缩短致死时间,确认动物死亡,即呼吸停止数分钟后,心跳停止,反射缺失。

巴比妥盐及其衍生物是动物安乐死的首选药物,静脉注射是最佳途径。腹腔注射剂量高,而且可能导致动物死亡时间延长及死前挣扎。氯胺酮、甲苯噻嗪等注射性药物,可造成动物死亡前疼痛及抽搐,不能作为动物安乐死用药。

常用的安乐死的方法如下:①物理性安乐死法:小型脊椎动物(体重小于200g)如大、小鼠最常用的方法是颈椎脱臼法,大型农场动物可用电击法。②过量麻醉+放血处死法:此法适用于各种实验动物。具体做法是将实验动物麻醉后,将股动脉、股静脉切断,或剪破、刺穿动物的心脏,导致急性大出血、休克、死亡。此法多用于处死犬、猴等动物。③二氧化碳(CO_2)吸入处死法:CO_2是实验动物常用的吸入性安乐死药剂。吸入浓度为40% CO_2时很快达到麻醉效果,长时间持续吸入时可导致动物死亡。它容易使用、价格便宜、无易燃易爆性、无异味,在通风良好的场所使用时较其他药剂更安全。此法多用于处死家兔、小型犬等动物。

▶ **课堂活动**

　　动物常用的取血方法有哪几种?　举例说明动物常用的处死方法。

3. 实验动物的解剖　实验后对动物进行尸体解剖是动物实验中的重要方法。对死亡动物所进行的观察,以肉眼为主,必要时辅以放大镜、量尺、称量工具等。对死亡动物的外观、各组织器官的形状、大小、重量、质地、色泽、表面及切面的形态、与周围组织的关系等都要做细致的观察、测量、取材和记录,必要时要留取影像资料。

小鼠解剖
操作

知识链接

动物解剖程序

(1)动物固定在解剖板上,观察和测量一般指标;

(2)处死动物,去皮拍照,解剖颈部(观察颌下腺、腮腺、局部淋巴结等);

(3)开胸暴露胸腔[摘出舌、喉头、气管、食管、甲状腺(旁腺)、心、肺、胸腺];

(4)开腹并扩展切口,暴露腹腔脏器(胰腺、脾脏、肝脏、胆囊、肾脏、直肠、胃、十二指肠、空肠、回肠、肠系膜淋巴结、生殖器官等);

(5)剥离左后肢取肌肉、坐骨神经、股骨;

(6)断头开颅(视神经、脑组织、垂体);

(7)暴露脊髓(取出脊髓)。

三、小鼠组织切片制作

组织切片伴随着显微镜技术和免疫实验等的发展已经得到广泛的认同和应用。各种组织切片方法的操作步骤和应用范围各不相同,本文对其中的石蜡切片、苏木精染色、冷冻处理切片等方法进行介绍。

（一）常规石蜡切片的制作

1. **取材** 取材要新鲜、清洁,应在活体或动物死后立即进行,凡用镊子夹过或用手压过的组织均不可使用,选好组织块的切面后,用锋利的剪刀或手术刀将组织切下。组织块的较理想体积一般为 2.0cm×2.0cm×0.3cm,科研或病理外检可取 1～2mm 厚,以使固定液迅速而均匀地渗入组织内。制作教学切片可取 3～5mm 厚,可以做出较多教学切片。

2. **固定** 固定是将新鲜组织浸入某种化学试剂内,使细胞内的蛋白质凝固,保存结构与生活时相仿。从而防止组织细胞自溶与腐败,及酶对蛋白质的分解作用。常用 10% 的福尔马林(4% 甲醛)固定组织,固定时间由材料块的大小、松密程度、固定液的穿透速度而定,一般 24～48 小时。经甲醛固定的组织,细胞核染色甚佳,细胞质着色较差,用混合液可补充不足。固定好坏主要与固定的及时性、固定液的选择、固定液的浓度、固定的温度和时间有关。固定后水洗 10～20 分钟。

3. **脱水** 用脱水剂将组织内的水置换出来,以利于有机溶剂渗入,这一步直接关系到组织能否充分透明。用梯度递增的乙醇脱水,一般从 70% 浓度开始递增直至无水乙醇。也可用脱水机自动完成。脱水时间应根据组织体积大小和组织类别而定。一般经其他固定剂固定的组织必须用流水冲洗,以清除留在组织内的固定液及其结晶沉淀,否则将影响染色和观察。

4. **透明** 组织脱水后,其中的乙醇不能与石蜡相溶,需要找到既能与乙醇相溶又能与石蜡相溶的媒介物,这个过程为透明。目前最好的透明剂是二甲苯,当二甲苯浸入组织后,乙醇即被二甲苯取代,此时组织呈现透明状态。组织透明应适度,透明不彻底石蜡难于浸入组织,透明过度组织易脆,难于切出完整的切片。一般用 2 份二甲苯,各 15～30 分钟。

5. **浸蜡与包埋** 经透明的组织移入恒温箱内已熔化的石蜡中浸渍的过程为浸蜡,常用石蜡熔点 56～58℃ 左右 3 次,第一次尽可能短,第二和第三次时间可适当延长,约 30 分钟每次。将浸蜡后的组织移入含有熔化的石蜡包埋器内,待石蜡表面冷却后,投入冷水中使其变硬成为组织蜡块。脱水、透明、浸蜡、包埋过程不良将直接导致后期制片的失败。

6. **切片** 包埋好的组织蜡块以刀片在组织边缘 1～2mm 处切去余蜡,将蜡铲在酒精灯上烧热把蜡块粘于木块上,将木块夹在石蜡切片机标本台上进行切片。切片厚度为 4～6μm,一般 5μm 左右。

7. **展片、贴片** 将组织切片放入 40～45℃ 温水后,因受热和水的张力蜡片自然展平。将载玻片伸入水中的蜡片下小心捞起,使组织蜡片平铺于载玻片上。

8. **烤片** 粘片后的切片应及时放入烤箱内 60～65℃ 烤 15～30 分钟或 40～45℃ 烤片时间不得少于 24 小时。

（二）苏木精-伊红染色

染色包括常规染色苏木精-伊红(hematoxylin and eosin,HE)、特殊染色(如 Masson、PAS、PASM、VG)及免疫组织化学染色(IHC)等。下面主要讲苏木精-伊红染色方法。

1. **切片脱蜡** 切片经 2 份二甲苯脱蜡各 10～30 分钟。

2. **梯度乙醇水化** 放入 2 份 100% 乙醇各 5～10 分钟,再分别放入 95%、90%、80%、70% 浓度的乙醇各 5~10 分钟,自来水冲洗。

3. 苏木精染色　水化后的切片放入苏木精染液中浸泡 5~20 分钟,染细胞核,自来水冲洗 3~5 分钟;1%盐酸乙醇分化 5~30 秒,自来水冲洗 1~3 分钟;弱碱性水溶液返蓝 30 秒到 1 分钟,自来水充分冲洗 5~10 分钟。

4. 伊红染色　充分水化后的切片直接放入伊红染色液中,染细胞质 5~15 分钟左右。

5. 梯度乙醇脱水　将切片依次经 70%、85%、95%、100%乙醇脱水,二甲苯透明 2 次,共约 10 分钟。

6. 封片　用中性树胶封片。

▶ **课堂活动**

动物组织的石蜡切片在制作时要经过哪几个步骤,每一步分别应该注意什么?　常用的组织切片染色方法有哪几种?　如何给石蜡切片进行 HE 染色?

（三）冷冻处理切片的制作

石蜡切片过程复杂、浸蜡过程温度较高,易引起组织细胞内酶活性降低或丧失以及被检成分(如抗原)丢失,使组织化学和免疫组织化学反应降低。冷冻处理切片可克服这些缺点。冷冻处理切片的方法包括:冷冻切片法、冷冻干燥法和冷冻替代法。

根据切片机的种类冷冻切片法可分为一般冷冻切片、半导体制冷切片和恒冷箱切片,应用最广泛的是恒冷箱切片。恒冷箱切片实际上是将冷冻切片机装入低温恒温箱内进行切片,一般可切出 5~50μm 厚的切片并可连续切片。具体操作如下:新鲜组织固定或不经固定,用液氮、干冰等冷冻后切片;也可将组织块直接放置恒温冷箱内冷冻后切片;冷冻切片可直接染色。每种组织都有其最适切片温度,大部分组织在−20~−15℃时切片最易成功。如组织块温度过低,切片易碎,且易损刀;如组织块温度太高或防卷板太热,可导致切片潮湿而黏附在刀上。

四、动物细胞培养

动物细胞的体外培养,是指细胞在体外适宜的条件下仍可生存和进行生命活动(主要是生长和增殖)的培养技术。体外培养的细胞源于体内,其生物学特征和体内相同,但由于环境的改变会使体外培养的细胞某些生物学特征有所改变,并有着本身的特点和规律。已知对人类有毒性作用的大多数药物或毒物,在体内与体外的毒性效应是一致的。

细胞毒理学主要研究内容是应用体外模型,评价外界环境中有害因子(物理、化学和生物)对人体可能产生的危害,并研究有害因子对机体细胞的毒性作用、致癌作用及其机制,研究细胞的毒物代谢,进行药物筛选。可以用显微镜观察体外培养细胞的形态学改变、贴壁率、生长速度、细胞退化、死亡及完整性等指标。这种方法可以最大程度地控制实验条件,避免了应用传统动物方法或流行病学调查方法的费时、费力的缺点。因此在毒理学研究上广泛应用。现以肿瘤细胞为例介绍一下组织细胞的培养。

（一）肿瘤细胞培养

肿瘤细胞比较容易培养，通常采取原代培养和传代培养的方式；原代培养是从供体取得组织细胞后在体外进行的首次培养，原代细胞因刚刚离体，仍具有与在体时相近的生物学特性和细胞核型，适合作药物测试、细胞结构与功能等研究。传代培养指原代培养成功的细胞或细胞株通过反复换液、传代、冻存和复苏来实现的继续培养。传代培养在反复传代培养过程中，生物学特性会逐渐改变。

1. 原代培养 可分为组织块培养法或胰酶消化法。

（1）取材：应严格无菌操作，尽可能取肿瘤细胞分布较多的部分，避开坏死液化部分。

（2）组织块培养法的步骤：①将取材的组织剪切成 $1mm^3$ 的小块，用 Hanks 液洗去血迹，移入培养瓶；②按间距 5mm 分布组织块，向培养瓶内加少量培养液，放进培养箱培养；③24 小时后再补加培养液，3~5 天换一次液。

（3）胰酶消化法的步骤：取材后尽量在 4~6 小时内制成细胞：①将取材的组织剪切成 $1mm^3$ 的小块，用 0.25% 的胰酶 37℃ 消化 30~60 分钟，每隔 5 分钟摇一次，15 分钟后取 2/3 的上清液至另一离心管冰浴；②组织块添加新的胰酶继续消化；③将分次收集的上清液通过 100 目不锈钢筛网过滤；④滤液离心（1000r/min，5 分钟）去除胰酶，用培养液重悬洗涤、离心 2 次；⑤细胞计数后按（0.5~1）$\times10^6$/ml 接种培养瓶。

原代培养的肿瘤细胞不断地生长、繁殖，达到一定细胞密度，细胞由原培养瓶内分离稀释后传到新培养瓶（传代），继续传代培养建立细胞株。

2. 肿瘤细胞株的传代培养 细胞按生长方式分为贴附生长细胞和悬浮生长细胞，目前细胞株中癌细胞株最多，且多为贴附生长。悬浮生长细胞通过离心的方式换液，传代时不需胰酶消化，其他步骤与贴壁细胞的培养基本相同。

知识链接

贴壁细胞的传代培养

贴壁生长的细胞传代需要用胰酶消化，采用直接吹打或用硅胶软刮刮除传代，步骤如下：

1. 倒置显微镜观察细胞形态饱满，折光性好，生长致密即可传代；

2. 倒掉细胞培养基，用 2~3ml Hanks 液或 PBS 洗去残留的培养基，或用少量胰酶涮洗一下；

3. 加入 1ml 胰酶，前后摇匀，在倒置显微镜下观察，当细胞变圆时立即翻转培养瓶，使细胞脱离胰酶终止消化，将胰酶倒掉；

4. 加入 5ml 含血清的新鲜培养基，反复吹打使消化好的细胞脱壁并分散，根据细胞数补加新鲜培养基（7~10ml/大瓶；3~5ml/小瓶）制成细胞悬液，然后分装到新培养瓶中。

5. 将培养瓶放回 CO_2 培养箱。

（1）换液程序：移去旧的培养液，用 37℃ 预热的 PBS 洗 2 次；每瓶加适量新的培养液。

（2）传代程序：移去旧的培养液，用 37℃ 预热的 PBS 洗 2 次；每瓶加 0.5~1ml 0.25% 的胰酶,轻轻振摇,置于室温(37℃)或培养箱中 4 分钟;加入 5ml 新的培养液终止消化,用吸管反复吹打,使之重悬;分成 2 份或 3 份,分别置于 2 个或 3 个新的培养瓶中,每个培养瓶加适量培养液。

(3)冻存程序:移去旧的培养液,用 37℃预热的 PBS 洗两次;每瓶加 0.5～1ml 0.25%的胰酶,轻轻振摇,置于室温(37℃)或培养箱中 4 分钟;加 6ml 培养液终止消化,进行细胞计数,调整细胞密度至 1×10^6 个/ml;移入 10ml 的离心管中室温下离心(1500r/min,5 分钟);弃上清液,重悬沉淀;加 5.4ml 培养液(含终浓度为 15%的胎牛血清)和 0.6ml DMSO(消毒过);移细胞悬液 1ml 或 1.5ml 于每个冻存管中,储存在-80℃冰箱过夜,次日转存于-180℃或-196℃。

(4)复苏程序:从液氮罐中取出细胞,迅速置入 40℃热水中使其速溶;放入 10ml 培养液中,室温下离心(1500r/min,5 分钟);弃上清液,加 10ml 培养液使沉淀重悬;移入细胞培养瓶中,置于 CO_2 培养箱;次日,去除旧的培养液,加入适量新鲜培养液。

(二)肿瘤细胞培养时的注意事项

1. 传代培养细胞复苏与冻存　复苏时应适当提高接种细胞密度(约 1×10^6/ml);当癌细胞在培养瓶中生长的细胞融合达到 70%～80%才可传代;细胞冻存时,最好为对数生长期细胞,冻存液中细胞密度约为 1×10^7/ml,且细胞混合均匀。

2. 根据实验目的和要求选择细胞类型和培养方式　筛选系列化合物的一般毒性时,应选择生长迅速且易于处理的细胞系;机制研究多不用细胞系,因为培养的细胞会逐渐丧失许多功能,如细胞色素 P-450 的活性。

点滴积累 ∨ ⋯⋯⋯⋯⋯⋯⋯⋯⋯⋯⋯⋯⋯⋯⋯⋯⋯⋯⋯⋯⋯⋯⋯⋯⋯⋯⋯⋯⋯⋯⋯⋯

1. 染毒途径包括经口(胃肠道)染毒、经呼吸道染毒、经皮肤染毒和注射染毒。
2. 常用采血方法包括割尾采血法、刺尾采血法、眼眶后静脉丛取血、腹腔静动脉采血、心脏采血和摘眼球采血等。
3. 常用的安乐死方法包括物理性安乐死、过量麻醉+放血处死、二氧化碳(CO_2)吸入处死。

第五节　食品毒理学实验数据处理与分析

统计学观点及方法在毒理学试验的设计和结果评价中至关重要,毒理学研究中的数据处理与分析是通过样本,推论总体的过程。在此过程中,统计分析的主要任务是进行显著性检验,即分析无效假设成立的概率。

一、毒理学实验设计和统计学要求

毒理学实验的设计要按照随机、重复及对照的统计学原则,获得的数据按照统计学要求,选择相应的统计学方法进行数据处理和分析。

实验选取的各观察值要具有代表性,并且要相互独立,若同时评价几个不同因素的效应,应注意均衡的原则,实验设计要使不同因素的贡献可区分并分别进行估计。

样本的代表性要求具有同质性,即各处理组和对照组的非实验因素的条件均一致,为此,各实验单位(动物或培养物)的分组及整个实验的全部操作都应遵循随机化原则。在利用形态学指标的毒理学实验中必须采用盲法观察结果,以消除实验者观察结果的偏性。样本应有足够的大小和适当的重复次数,以估计处理之间、实验室内和实验室间的变异性。一般可根据显著性水准、检验把握度、容许误差、总体标准差等来估计样本的大小。

严格执行毒理学试验设计的上述要求,才可能得到可靠性和重现性良好的结果,也是进行正确的统计学评价的基础。良好的质量保证和实验设计可以监控系统误差,而统计处理则用来确定随机误差。

二、实验结果的数据处理和统计分析方法

毒理学实验数据通常是由剂量水平和观察值组成的二维关系型数据。结果的分析通常是根据实验结果(指标)是数值变量(计量资料)还是分类变量(计数资料),选用不同的统计分析方法,比较处理组与阴性对照组观察值均数的差异,评价剂量-反应关系。如果资料可拟合某种分布,则可用参数检验。如资料不能拟合某些已知的分布,则先进行数据转换,以满足正态性和方差齐性。如果任何变换都不能改善数据的分布,可能存在个别可疑值,应予以识别和剔除。另一方面,可使用不依赖总体分布模型的非参数统计分析。参数检验的敏感度和效率高于非参数检验。

知识链接

数据转换的方式

一般认为,如果资料不能满足正态性和方差齐性,通过对原始数据的数学变化,使其满足或近似方差分析的要求,变换后若能达到方差齐性的要求,其正态性问题也会改善,常用的转换方式有以下几种:

1. 对数转换将原始数据的自然对数值作为分析数据,此种转换可用于服从对数正态分布的资料;部分偏态资料、等比资料,尤其是各组的标准差与均值的比值相差不大(各组 CV 相近)的资料。

2. 平方根转换可用于服从 Poisson 分布的资料、轻度偏态资料、样本的方差与均数呈正相关的资料及观察变量为率,取值在 0~20% 或 80%~100% 的资料。

3. 平方变换将原始数据的平方作为分析数据,常用于方差与均数成反比时或资料呈左偏时。

4. 倒数变换将原始数据的倒数作为分析数据,常用于方差和均数的平方成正比时,而且资料中没有接近或小于 0 的数据。

此外还有平方根反正弦和 Box-Cox 变换。

(一)各处理组与阴性对照组两两比较和多个处理组与阴性对照组比较

首先判断数据的类别是有或无、分级数据还是连续数据,然后根据各种不同类别数据的统计学要求,选择合适的统计学方法,其常用的统计学方法见表5-3。

表 5-3 国际化学品安全规划署(IPCS)专家组推荐的统计学分析方法

数据类别和统计学要求		统计学方法
"有或无"数据		
动物间的比较	个别组的比较	Fisher 精确分布检验(不分层的数据)
		2×2 校正的卡方检验(分层或不分层的数据)
	非均匀性	2×κ 卡方检验(分层或不分层的数据)
	与剂量相关的趋势	Armitage 检验(分层或不分层的数据)
动物内部比较	个别组的比较	McWemar 检验或符号检验
	非均匀性	Cochran 检验
	变量间的相关性	Fisher 精确分布检验 2×2 校正的卡方检验
分级数据		
动物间的比较	个别组的比较	Mann Whitney U 检验
	非均匀性	Kruskal-Wallis 单向方差检验
	与剂量相关的趋势	非参数趋势检验
动物内部的比较	个别组的比较	Wilcoxon 配对符号秩和检验
	非均匀性	Friedman 双向方差分析
	与剂量相关的趋势	Page 检验
	变量间的相关性	Spearman 等级相关系数
连续数据		
下列方法假设各组方差呈正态和方差齐性。应先:①检验和剔除界外值;②用 Bartlett 检验方差齐性;③如方差不齐,可用对数和(或)平方根转换法;如转换后仍不齐,则采用分级数据的方法		
动物间的比较	个别组的比较	t 检验
	非均匀性	单向方差分析
	与剂量相关的趋势	线性回归分析
动物内部的比较	个别组的比较	配对 t 检验
	非均匀性	双向方差分析
	与剂量相关的趋势	线性回归分析
变量间的相关性	各组变量间相关性的变化	Pearson 相关系数协方差的分析
	变量随时间而变化	用方差分析评估第二个时间与第一个时间的差别

(二) 剂量-效应关系和剂量-反应关系

毒理学典型的剂量-反应关系研究是半数致死量(LD_{50}),LD_{50} 是统计学的点值估计和区间估计。在其他毒理学试验中,阳性剂量-效应关系和剂量-反应关系也要通过统计学处理来确认。尽管我们可以通过组间两两比较来证明剂量-反应关系的存在与否,但是这种方法效率较低。剂量-效应关系和剂量-反应关系的确认可分为定性、定量统计学。剂量-效应关系和剂量-反应关系的统计学定性分析即为趋势检验,而统计学定量分析则为模型拟合。趋势检验是检验对自变量 X 规定的水平,反应的观察值增高或降低趋势的显著性。当自变量 X 为定量数据时,则可进行模型拟合,即剂量-反应关系的定量研究。这些方法可以利用统计程序包如 SAS、SPSS 等来实现。对趋势检验和模型拟合等统计学方法可参阅有关统计学专著。

(三)质量控制图

食品毒理学试验中各种实验室检验要采取措施控制质量,可参照临床实验室制作质控图,目的是直接观测误差趋势,有利于及早采取措施,避免实验报告不合格。

三、统计学意义和生物学意义

在评价毒理学实验结果时要综合考虑统计学、生物学意义。统计检验的假设是关于总体特征的假设,检验方法是依据统计量的抽样分布,得到概率性结论,而不是绝对的肯定或否定,不等同于有或无生物学/毒理学意义。通常来说,评价毒理学实验结果应结合统计学分析的结果、生物学知识和经验,对毒理实验结果作出科学的判断和解释。一般来说,有统计学意义是存在生物学意义的必要条件之一。在判断生物学意义时,可考虑以下步骤。

(一)纵向比较

该参数改变是否有剂量-反应关系。化学物毒作用的剂量-反应关系是毒理学研究的基本假设。当某指标的变化有阳性剂量-反应关系,可认为该指标的变化与受试物染毒有关,具有生物学意义。

(二)横向比较

该参数的改变是否伴随有其他相关指标的变化。如生化指标很少是彼此独立的,单个剂量组的一个指标有统计学意义的变化,通常不认为有生物学意义,除非其他指标变化支持该变化。如无骨髓或脾组织学改变或无高铁血红蛋白生成,则仅有红细胞计数的变化是缺乏生物学意义的。同样,在免疫毒理学中,仅有淋巴细胞计数的变化而未伴有淋巴结组织学改变,也可能是缺乏生物学意义的。

(三)与历史性对照比较

目前尚无公认的实验动物"正常"参考值,应由本实验室利用相同品系的实验动物和相同的溶剂,进行不少于 10 次独立实验的阴性(溶剂)对照组的资料构成,以其均值±1.96SE 作为参考值的范围。同时进行的阴性对照组均值应在历史性对照组均值±3SD 范围之内,否则应重新实验。另外有人认为,凡某观察值与对照组比较,差别有统计学意义($P<0.05$),并符合下列情况之一者,即可认为具有生物学意义:①其数值不在参考值范围之内;②其数值在参考值范围之内,但在停止接触后,此种差异仍持续一段时间;③其数值在参考值范围之内,但如机体处于功能或生化应激状态下,此种差异更加明显。应该指出,后两种情况需要附加的实验设计。

另外,处理组与对照组均数的差值要大于检测误差两倍以上,才认为有生物学意义;某些血液生化指标(如 AST、ALT)的测定值只有大于正常上限值时才有生物学意义。

当处理组数据与阴性对照组比较,差别有统计学意义,且经分析认为是与处理有关的生物学效应,要进一步判定其是有害效应还是非有害效应,决定一种效应是否是有害作用还需要专家的判断。不同参数的生物学意义和重要性是不一样的。分析和综合评价实验结果的统计学意义和生物学意义时可能遇到 4 种情况,见表 5-4。

表 5-4　毒理学实验结果的统计学意义和生物学意义

生物学意义	统计学意义	
	无	有
无	I	III
有	II	IV

在该表中,第 I 和第 IV 种情况最常见,第 I 种情况是无统计学和生物学意义,第 IV 种情况是有统计学和生物学意义。有时在实验结果中,会出现第 II 和第 III 种情况。第 II 种情况是无统计学意义但有生物学意义,该事件出现十分少见。如哺乳动物致癌试验的染毒组出现对照组没有的肿瘤类型,虽然从统计学上该肿瘤的发生率很低,与对照组比较差异无统计学意义($P>0.05$),但仍可认为有生物学意义。第 III 种情况是有统计学意义但无生物学意义,如在动物亚慢性毒性试验中,中剂量组血白细胞计数低于阴性对照组,差异有统计学意义($P<0.05$),而高、低剂量组血白细胞计数与阴性对照组比较差异无统计学意义($P>0.05$),说明该实验结果没有剂量-反应关系,是由于偶然因素引起中剂量组血白细胞计数下降,并无生物学意义。假如仅高剂量组血白细胞计数比阴性对照组低,差异有统计学意义($P<0.05$),要认真核对高剂量组资料。若资料无任何疑问,可认为该变化可能有生物学意义。最好是重做亚慢性毒性实验,加大受试物剂量,若能发现剂量-反应关系,证实该剂量组血白细胞计数减少有生物学意义;若加大受试物剂量也观察不到剂量-反应关系,才能说该剂量组血白细胞计数减少无生物学意义。所以,在判定实验结果的生物学意义时,关键是有无剂量-反应关系。有统计学意义但无生物学意义时,通常是由于实验设计不当引起。

点滴积累 ∨

1. 毒理学实验设计遵循的统计学原则包括随机、重复及对照;观察值有代表性、独立性、均衡性;同质性;盲法;样本量足够。
2. 常用的统计学方法包括卡方检验、方差分析、t 检验、Spearman 等级相关系数、线性回归分析、Armitage 检验、秩和检验等。
3. 判断生物学意义时需考虑的步骤包括纵向比较、横向比较、与历史性对照比较。

目标检测

一、选择题

(一) 单项选择题

1. 体外试验方法常用(　　)

　A. 游离器官　　　　　　B. 原代培养细胞　　　　C. 细胞器

　D. CHO,V79　　　　　　E. 以上都是

2. 食品毒理学实验选择动物物种的原则是(　　)

　A. 毒理学特征与人接近的动物　　　　B. 易于饲养管理

　C. 操作方便　　　　　　　　　　　　D. 经济并易于获得

E. 以上都是

3. 几种动物静脉注射的注射量范围(ml)是(　　　)

　　A. 小鼠 0.2~0.5　　　　　B. 大鼠 1.0~2.0　　　　　C. 豚鼠 1.0~5.0

　　D. 家兔 3.0~10　　　　　E. 以上都是

4. 下列哪项不是毒理学体外实验的优点(　　　)

　　A. 省时　　　　　　　　　　　　　　B. 省力

　　C. 减少或代替动物实验　　　　　D. 不能全面反映化学毒物作用

　　E. 以上都是

5. 经呼吸道静式染毒主要优点是(　　　)

　　A. 设备简单　　　　　　　B. 操作方便　　　　　　C. 消耗受试物少

　　D. 有使用价值　　　　　　E. 以上都是

6. 遗传毒理学实验常用的动物有(　　　)

　　A. 小鼠　　　　　　　　　B. 家兔　　　　　　　　C. 豚鼠

　　D. 大鼠和犬　　　　　　　E. 猴

(二) 多项选择题

1. 动式染毒主要优点是(　　　)

　　A. 装置备有新鲜空气补充　　B. 受试化合物浓度不变　　C. 染毒柜内氧气分压恒定

　　D. 温湿度恒定　　　　　　　　E. 消耗受试物少

2. 体内实验设计的对照包括(　　　)

　　A. 空白对照组　　　　　　　B. 阴性对照　　　　　　C. 阳性对照

　　D. 历史性对照　　　　　　　E. 自身对照

3. 食品毒理学实验动物安乐死的方法有(　　　)

　　A. 溺水法　　　　　　　　　　　　　B. CO_2 吸入法

　　C. 过量麻醉+放血法　　　　　　　D. 巴比妥盐及其衍生物静脉注射

　　E. 空气栓塞法

4. 体内实验的"3R"原则即(　　　)

　　A. 替代(replacement)　　　B. 减少(reduction)　　　C. 优化(refinement)

　　D. 重复(repeat)　　　　　　E. 随机(random)

二、简答题

1. 实验动物选择的原则和方法是什么?

2. 判定毒理学实验结果具有生物学意义的步骤是什么?

3. 常用的染毒方法有哪些?

4. 简述实验动物血液采集方法。

5. 简述实验动物处死的方法。

三、论述题

1. 某药厂新研发出一种抗癌中药制剂,欲开展体内实验观察该药的抑癌效果,该降脂药在开展动物实验时,要遵循什么设计原则?

2. 在给大鼠灌胃服用一段时间减肥药后,欲研究减肥药对大鼠体重、血脂、体脂含量的影响及影响的机制,决定用麻醉后腹主动脉采血的方式处死大鼠,收集心脏、肝脏、肾脏、脑、睾周脂肪、肾周脂肪、骨骼肌,以备后续生化指标和分子机制的研究,请叙述大鼠解剖的程序。

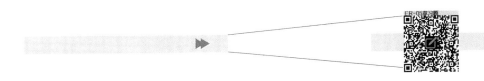

ER-05章习题

（董艳梅）

第六章

食品中外源化学物的一般毒性作用及评价

学习目标 V ....

1. 掌握急性毒性的概念、分级，蓄积作用、亚慢性和慢性毒性作用的概念。
2. 熟悉急性毒性、亚慢性毒性和慢性毒性实验的目的和方法。
3. 了解蓄积作用的研究方法。

导学情景 V ....

情景描述

　　在研究某种由药食同源开发的新型保健食品的过程中，采用寇氏法对小白鼠开展急性毒性试验，实验结果表明，该新型保健食品对实验动物小白鼠的半数致死量（LD_{50}）为 7591.89mg/（kg·bw），LD_{50} 的 95% 可信限为 6113.64~9375.07mg/（kg·bw），说明该新型保健食品安全范围较广，具有较高的应用价值。

学语导语

　　半数致死量（LD_{50}），是指引起实验动物总体的半数死亡的受试物剂量，是以动物死亡为质反应指标，通常以 mg/kg 体重表示，是评价毒性等级的重要标准，在毒理学的研究中应用十分广泛。

　　一般毒性作用（general toxicity），又称基础毒性（basic toxicity），是外源化学物在一定剂量、一定接触时间和接触方式下对试验动物产生的综合毒效应，可将其分为急性、蓄积、亚急性、亚慢性以及慢性试验（图 6-1）。它是外源化学物安全性评价和危险性评价的重要组成部分。另一方面，对外源化学物系统毒性研究可发现其毒作用的靶器官，为进一步对靶器官毒理学研究和中毒机制研究提供线索。

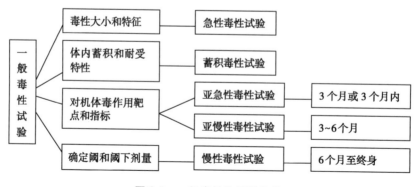

图 6-1　一般毒性作用的分类

第一节　急性毒性作用及评价

急性毒性试验是毒理学研究中最基础的工作,是了解外源化学物对机体产生急性毒性的根本依据。目前广泛采用半数致死量(LD_{50})来进行急性毒性的评价,此指标对于外源化学物安全性评价及管理非常重要。

一、急性毒性的概念及意义

（一）急性毒性的概念

急性毒性是指实验动物一次接触或 24 小时内多次接触某一化学物所引起的毒效应,甚至死亡。可通过图 6-2 理解定义中"一次接触"或"多次接触"。

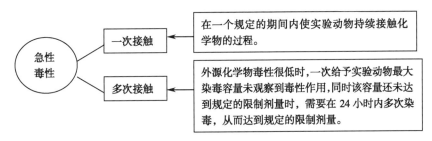

图 6-2　急性毒性概念分解

通过外源化学物的急性毒性试验,能够获取一系列的毒性参数,以此可将急性毒性实验分为两类(见图 6-3)。

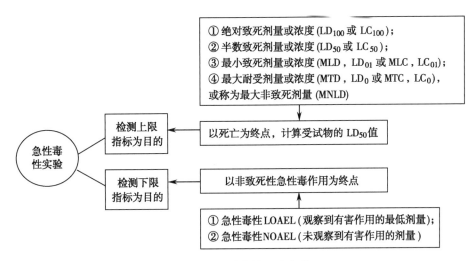

图 6-3　急性毒性实验分类

（二）急性毒性试验的意义

急性毒性实验,在毒理学试验中具有极其重要的目的:

1. 测试和求出毒物的致死剂量以及其他的急性毒性参数,通常以 LD_{50} 为最主要的参数,并根据

LD_{50}值进行急性毒性分级。

2. 通过观察动物中毒表现、毒作用强度和死亡的情况,初步评价毒物对机体的毒效应特征、靶器官、剂量-反应(效应)关系和对人体产生损害的危险性。

3. 为后续的重复剂量、亚慢性、慢性毒性试验研究以及其他毒理试验提供接触剂量和观察指标选择的依据。

4. 提供毒理学机制研究的初步线索。

二、急性毒性试验方法

目前关于急性毒性试验绝大部分实验人员采用世界经济合作与发展组织(OECD)(1987)提出的经典急性毒性试验开展,其具体可分为4个步骤(图6-4)。

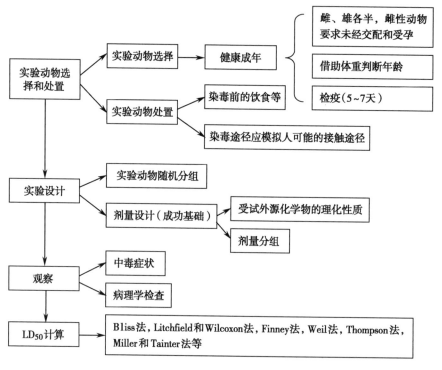

图6-4 经典急性毒性试验

此种试验虽然在科学研究中被大量的选用,但应用过程中科研人员发现经典急性毒性试验也存在一定的局限性:

1. **消耗的动物量大** 按经典法的要求测LD_{50},一次实验需要60~100只动物。

2. **获得的信息有限** LD_{50}的值不能等同于急性毒性,死亡仅仅是评价急性毒性的许多观察终点之一。化学物单次大剂量急性中毒,动物多死于中枢神经系统及心血管功能障碍,并不能很好地显示出各自的毒作用特征,另外,由于死亡迅速,各种器质性变化尚未发展,不能显示出靶器官的病变。

3. **测得的LD_{50}值实际上仅是近似值** 1977年欧洲共同体组织了13个国家的100个实验室,统一主要的实验条件对5种化学物的LD_{50}进行测定。根据收集到的80个实验室的结果分析,结果仍然存在相当大的差别,可达2.44~8.38倍。

4. 在安全性评价中不全面　仅评价动物死亡和简单的症状观察是不够的,更需要的是生理学、血液学及其他化验检查所提供的深入详细的毒性信息。

除经典试验外,急性毒性试验还有图6-5中的研究方法。

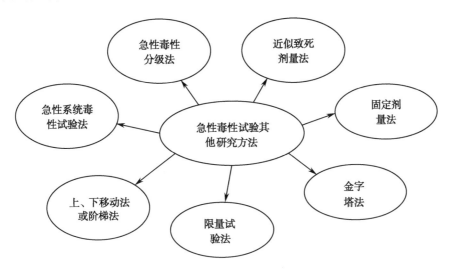

图6-5　急性毒性试验其他研究方法

▶▶ 边学边练

  LD_{50}的测定,请见实训三　乐果对小鼠的经口急性毒性实验。

三、LD_{50}的计算方法

20世纪尽管已有急性毒性试验,但很不规范;1927年Trevan详细描述LD_{50}测定法,急性毒性试验开始正规化;1931年Karber按面积法原理推出寇式计算法,即寇氏法;1934年Bliss等人得出可求得动物任何死亡率的致死量,即Bliss法;后来人们又得出许多简便计算方法:如简化概率单位法、目测画图法、序贯法、孙氏改良寇式法(1963)等方法。

(一)改良寇氏法

利用剂量对数与死亡率呈S型曲线而设计的方法,又称Karber法或平均致死量法。该法计算简便,准确率高,是较为常用的方法。本法要求每个染毒剂量组动物数要相同,各剂量组组距呈等比级数,死亡率呈正态分布,最低剂量组死亡率<20%,最高剂量组死亡率>80%。计算公式如式6-1、式6-2:

$$m = X_k - i\left(\sum p - 0.5\right) \qquad\qquad 式(6-1)$$

$$S_m = i\sqrt{\sum \frac{pq}{n}} \qquad\qquad 式(6-2)$$

式中,m—$\lg LD_{50}$;

i—相邻两剂量组之对数剂量差值;

X_k—最大剂量的对数值;

q—存活率（$q = 1-p$）；

S_m—标准误；

$\sum p$—各剂量组死亡率总和；

n—每组动物数。

▶▶ 课堂活动

改良寇氏法适用的条件是什么?

举例:小鼠经口给予某种外源化学物染毒,剂量和死亡动物数结果见表6-1。

表6-1 某化学物质小鼠经口染毒死亡情况

组别	剂量		动物数（n）	死亡数（只）	死亡率（p）	存活率（q）	$p \times q$
	mg/kg	对数					
1	15.0	1.1761	10	0	0.0	1.0	0.00
2	18.0	1.2561	10	2	0.2	0.8	0.16
3	21.7	1.3361	10	5	0.5	0.5	0.25
4	26.1	1.4161	10	7	0.7	0.3	0.21
5	31.3	1.4961	10	9	0.9	0.1	0.09
	$i = 0.08$				$\sum p = 2.3$		

按式计算得:

$$\lg LD_{50} = 1.4961 - 0.08 \times (2.3 - 0.5)$$

$$= 1.3521$$

$$S_m = 0.08 \sqrt{\frac{0.16}{10} + \frac{0.25}{10} + \frac{0.21}{10} + \frac{0.09}{10}}$$

$$= 0.0213$$

$\lg LD_{50}$及其95%可信限为:$1.3521 \pm 1.96 \times 0.0213 = 1.3521 \pm 0.0417$

所以 LD_{50} 及其95%可信区间范围为:22.50mg/kg 和 20.44~24.76mg/kg。

（二）序贯法

又称平均数法,阶梯法或上-下法。该法利用序贯设计原理,先以一个剂量进行实验,如动物死亡,则以一个较小剂量试探,若仍死亡则以更小剂量试探;如动物存活,则以较大剂量试探,依次类推,最终求出 LD_{50}。此法优点是很节省动物,一般12~14 只左右动物即可完成试验。但是此法只适用于动物快速发生中毒反应及死亡的外源化学物,凡引起迟发性死亡的化学物不适用。计算公式如式 6-3、式 6-4:

$$LD_{50} = \frac{1}{n} \sum xf \qquad \text{式（6-3）}$$

$$S = \left[\frac{n \sum x^2 f - (\sum xf)^2}{n^2(n-1)} \right]^{1/2}$$

式（6-4）

式中,n—使用动物总数;

x—每个剂量组的剂量;

f—每个剂量组使用动物数。

S—标准差

举例:小鼠经口给予某外源化学物染毒,以 10mg/kg 剂量试探,预计使用 4 个剂量组,剂量组距为对数值 0.2(即 1.58 倍),设计使用 12 只小鼠。结果见表 6-2。

表 6-2 某外源化学物小鼠经口染毒结果

| 剂量（x） mg/kg | 12 只小鼠反应记录 | | | | | | | | | | | | 动物数 | | |
	1	2	3	4	5	6	7	8	9	10	11	12	存活	死亡	合计（f）
12.59				+				+					0	2	2
10.00	+				+				+			+	2	3	5
7.94										+		+	2	2	4
6.31											−		1	0	1
$i=0.2$													5	7	12

根据上表数据计算:

$$n = 12, n^2 = 144$$

$$\sum xf = 12.59 \times 2 + 10.00 \times 5 + 7.94 \times 4 + 6.31 \times 1 = 113.25$$

$$(\sum xf)^2 = 12825.56$$

$$\sum x^2 f = 12.59^2 \times 2 + 10.00^2 \times 5 + 7.94^2 \times 4 + 6.31^2 \times 1 = 1109$$

$$n \sum x^2 f = 13308$$

$$LD_{50} = 1/12 \times 113.25 = 9.44 (mg/kg)$$

$$S = \left[\frac{13308 - 12825.56}{144(12-1)} \right]^{1/2} = 0.55 (mg/kg)$$

（三）霍恩（Horn）法

利用剂量对数与死亡率(反应率)的转换数(即几率单位)呈直线关系而设计的方法,又称平均移动法或剂量递增法。由于该法使用动物数少,结果可直接查表求出 LD_{50} 及其 95% 可信限,使用甚为简便。但是,其 LD_{50} 的 95% 可信区间范围较大,方法精确度尚不够。

霍恩法推荐使用 4 个染毒剂量组,要求每组动物数相等,一般用 4 只或者 5 只动物,而且剂量按等比级数排列。该方法在设计剂量时可根据外源化学物致死剂量范围的宽窄考虑 2 个染毒剂量系列:

（1）系列 1:剂量组距为 2.15 倍,剂量系列为 1×10^t、2.15×10^t、4.64×10^t……t 可以是 0、1、2、3……也可以是 −1、−2、−3……（表 6-3、表 6-4）。

表 6-3 染毒剂量系列(每组 4 只动物,组距 2.15 倍)

各剂量组动物死亡数(只)				剂量1=0.464 剂量2=1.00 剂量3=2.15 剂量4=4.64 ×10^t		剂量1=1.00 剂量2=2.15 剂量3=4.64 剂量4=10.0 ×10^t		剂量1=2.15 剂量2=4.64 剂量3=10.0 剂量4=21.5 ×10^t	
1	2	3	4	LD$_{50}$	可信限	LD$_{50}$	可信限	LD$_{50}$	可信限
0	0	2	4	2.15	1.38~3.36	4.64	2.98~7.23	10.00	6.42~15.6
0	0	3	4	1.78	1.21~2.61	3.83	2.61~5.62	8.25	5.62~12.1
0	0	4	4	1.47	–	3.16	–	6.81	–
0	1	1	4	2.15	1.25~3.71	4.64	2.70~7.99	10.00	5.81~17.2
0	1	2	4	1.78	0.989~3.20	3.83	2.13~6.89	8.25	4.59~14.8
0	1	3	4	1.47	0.853~2.53	3.16	1.84~5.44	6.81	3.96~11.7
0	1	4	4	1.21	0.825~1.78	2.61	1.78~3.83	5.62	3.83~8.25
0	2	2	4	1.47	0.784~2.75	3.16	1.69~5.92	6.81	3.64~12.7
0	2	3	4	1.21	0.674~2.18	2.61	1.45~4.69	5.62	3.13~10.1
0	2	4	4	1.00	0.642~1.56	2.15	1.38~3.36	4.64	2.98~7.23
0	3	3	4	1.00	0.581~1.72	2.15	1.25~3.71	4.64	2.70~7.99
1	0	2	4	2.15	1.19~3.89	4.64	2.57~8.38	10.00	5.54~18.1
1	0	3	4	1.67	0.973~2.86	3.59	2.10~6.16	7.74	4.51~13.3
1	0	4	4	1.29	0.918~1.82	2.78	1.98~3.91	5.99	4.26~8.43
1	1	1	4	2.15	1.04~4.44	4.64	2.25~9.57	10.00	4.85~20.6
1	1	2	4	1.67	0.750~3.71	3.59	1.61~8.00	7.74	3.84~17.2
1	1	3	4	1.29	0.580~2.87	2.78	1.25~6.19	5.99	2.69~13.3
1	1	4	4	1.00	0.485~2.06	2.15	1.04~4.44	4.64	2.25~9.57
1	2	2	4	1.29	0.524~3.18	2.78	1.13~6.86	5.99	2.43~14.8
1	2	3	4	1.00	0.393~2.55	2.15	0.846~5.48	4.64	1.82~11.8
2	0	2	4	2.15	0.888~5.23	4.64	1.91~11.3	10.00	4.12~24.3
2	0	3	4	1.47	0.605~3.56	3.16	1.30~7.67	6.81	2.81~16.5
2	0	4	4	1.00	0.412~2.43	2.15	0.888~5.23	4.64	1.91~11.3
2	1	1	4	2.15	0.728~6.38	4.64	1.57~13.7	10.00	3.38~29.6
2	1	2	4	1.47	0.419~5.14	3.16	0.903~11.1	6.81	1.95~23.9
2	1	3	4	1.00	0.246~4.06	2.15	0.531~8.75	4.64	1.14~18.8
2	2	2	4	1.00	0.215~4.64	2.15	0.464~10.0	4.64	1.00~21.5
3	0	2	4	2.15	0.366~12.7	4.64	0.789~27.3	10.00	1.70~58.9
3	0	3	4	1.00	0.114~8.77	2.15	0.246~18.9	4.64	0.529~40.7
3	1	1	4	2.15	0.246~18.9	4.64	0.529~40.7	10.00	1.14~87.7
3	1	2	4	1.00	0.0607~16.5	2.15	0.131~35.5	4.64	0.282~76.5
0	0	3	3	2.15	1.04~4.44	4.64	2.25~9.57	10.00	4.85~20.6
0	0	4	3	1.67	1.19~2.35	3.59	2.56~5.05	7.74	5.50~10.9
0	1	2	3	2.15	0.846~5.48	4.64	1.82~11.8	10.00	3.93~25.5

续表

1	2	3	4	LD₅₀	可信限	LD₅₀	可信限	LD₅₀	可信限
0	1	3	3	1.67	0.750~3.71	3.59	1.61~8.00	7.74	3.84~17.2
0	1	4	3	1.29	0.753~2.21	2.78	1.62~4.77	5.99	3.50~10.3
0	2	2	3	1.67	0.676~4.11	3.59	1.46~8.86	7.74	3.14~19.1
0	2	3	3	1.29	0.580~2.87	2.78	1.25~6.19	5.99	2.69~13.3
0	2	4	3	1.00	0.554~1.81	2.15	1.19~3.89	4.64	2.57~8.38
0	3	3	3	1.00	0.485~2.06	2.15	1.04~4.44	4.64	2.25~9.57
1	0	3	3	2.15	0.728~6.38	4.64	1.57~13.7	10.00	3.38~29.6
1	0	4	3	1.47	0.853~2.53	3.16	1.84~5.44	6.81	3.96~11.7
1	1	2	3	2.15	0.531~8.75	4.64	1.14~18.8	10.00	2.46~40.6
1	1	3	3	1.47	0.436~4.94	3.16	0.940~10.6	6.81	2.02~22.9
1	1	4	3	1.00	0.338~2.96	2.15	0.728~6.38	4.64	1.57~13.7
1	2	2	3	1.47	0.375~5.75	3.16	0.807~12.4	6.81	1.74~26.7
1	2	3	3	1.00	0.246~4.06	2.15	0.531~8.75	4.64	1.14~18.8
2	0	3	3	2.15	0.246~18.9	4.64	0.529~40.7	10.00	1.14~87.7
2	0	4	3	1.00	0.170~5.89	2.15	0.366~12.7	4.64	0.789~27.3
2	1	2	3	2.15	0.131~35.5	4.64	0.282~76.5	10.00	0.607~165
2	1	3	3	1.00	0.0607~16.5	2.15	0.131~35.5	4.64	0.282~76.5
2	2	2	3	1.00	0.0464~21.5	2.15	0.100~46.4	4.64	0.215~100
0	0	4	2	2.15	0.888~5.23	4.64	1.91~11.3	10.00	4.12~24.3
0	1	3	2	2.15	0.531~8.75	4.64	1.14~18.8	10.00	2.46~40.6
0	1	4	2	1.47	0.605~3.56	3.16	1.30~7.67	6.81	2.81~16.5
0	2	2	2	2.15	0.464~10.0	4.64	1.00~21.5	10.00	2.15~46.4
0	2	3	2	1.47	0.419~5.14	3.16	0.903~11.1	6.81	1.95~23.9
0	2	4	2	1.00	0.412~2.43	2.15	0.888~5.23	4.64	1.91~11.3
0	3	3	2	1.00	0.338~2.96	2.15	0.728~6.38	4.64	1.57~13.7
1	0	4	2	2.15	0.366~12.7	4.64	0.789~27.3	10.00	1.70~58.9
1	1	3	2	2.15	0.131~35.5	4.64	0.282~76.5	10.00	0.607~165
1	1	4	2	1.00	0.114~8.77	2.15	0.246~18.9	4.64	0.529~40.7
1	2	2	2	2.15	0.100~46.4	4.64	0.215~100	10.00	0.464~215
1	2	3	2	1.00	0.0607~16.5	2.15	0.131~35.5	4.64	0.282~76.5
0	2	3	1	2.15	0.131~35.5	4.64	0.282~76.5	10.00	0.607~165
0	2	4	1	1.00	0.170~5.89	2.15	0.366~12.7	4.64	0.789~27.3
0	3	3	1	1.00	0.114~8.77	2.15	0.246~18.9	4.64	0.529~40.7
0	1	4	1	2.15	0.246~18.9	4.64	0.529~40.7	10.00	1.14~87.7

表 6-4　染毒剂量系列（每组 5 只动物，组距 2.15 倍）

各剂量组动物死亡数（只）				剂量1=0.464 剂量2=1.00 剂量3=2.15 剂量4=4.64　$\times10^t$		剂量1=1.00 剂量2=2.15 剂量3=4.64 剂量4=10.0　$\times10^t$		剂量1=2.15 剂量2=4.64 剂量3=10.0 剂量4=21.5　$\times10^t$	
1	2	3	4	LD_{50}	可信限	LD_{50}	可信限	LD_{50}	可信限
0	0	3	5	2.00	1.37~2.91	4.3	2.95~6.26	9.26	6.36~13.5
0	0	4	5	1.71	1.26~2.33	3.69	2.71~5.01	7.94	5.84~10.8
0	0	5	5	1.47	–	3.16	–	6.81	–
0	1	2	5	2.00	1.23~3.24	4.30	2.65~6.98	9.26	5.70~15.0
0	1	3	5	1.71	1.05~2.78	3.69	2.27~5.99	7.94	4.89~12.9
0	1	4	5	1.47	0.951~2.27	3.16	2.05~4.88	6.81	4.41~10.5
0	1	5	5	1.26	0.926~1.71	2.71	2.00~3.69	5.84	4.30~7.94
0	2	2	5	1.71	1.01~2.91	3.69	2.17~6.28	7.94	4.67~13.5
0	2	3	5	1.47	0.862~2.50	3.16	1.86~5.38	6.81	4.00~11.6
0	2	4	5	1.26	0.775~2.05	2.71	1.67~4.41	5.84	3.60~9.50
0	2	5	5	1.08	0.741~1.57	2.33	1.60~3.39	5.01	3.44~7.30
0	3	3	5	1.26	0.740~2.14	2.71	1.59~4.62	5.84	3.43~9.95
0	3	4	5	1.08	0.665~1.75	2.33	1.43~3.78	5.01	3.08~8.14
1	0	3	5	1.96	1.22~3.14	4.22	2.63~6.76	9.09	5.66~14.6
1	0	4	5	1.62	1.07~2.43	3.48	2.31~5.24	7.50	4.98~11.3
1	0	5	5	1.33	1.05~1.70	2.87	2.26~3.65	6.19	4.87~7.87
1	1	2	5	1.96	1.06~3.60	4.22	2.29~7.75	9.09	4.94~16.7
1	1	3	5	1.62	0.866~3.01	3.48	1.87~6.49	7.50	4.02~14.0
1	1	4	5	1.33	0.737~2.41	2.87	1.59~5.20	6.19	3.42~11.2
1	1	5	5	1.10	0.661~1.83	2.37	1.42~3.95	5.11	3.07~8.51
1	2	2	5	1.62	0.818~3.19	3.48	1.76~6.87	7.50	3.80~14.8
1	2	3	5	1.33	0.658~2.70	2.87	1.42~5.82	6.19	3.05~12.5
1	2	4	5	1.10	0.550~2.20	2.37	1.19~4.74	5.11	2.55~10.2
1	3	3	5	1.10	0.532~2.32	2.37	1.13~4.99	5.11	2.43~10.8
2	0	3	5	1.90	1.00~3.58	4.08	2.16~7.71	8.80	4.66~16.6
2	0	4	5	1.47	0.806~2.67	3.16	1.74~5.76	6.81	3.74~12.4
2	0	5	5	1.14	0.674~1.92	2.45	1.45~4.13	5.28	3.13~8.89
2	1	2	5	1.90	0.839~4.29	4.08	1.81~9.23	8.80	3.89~19.9
2	1	3	5	1.47	0.616~3.50	3.16	1.33~7.53	6.81	2.86~16.2
2	1	4	5	1.14	0.466~2.77	2.45	1.00~5.98	5.28	2.16~12.9
2	2	2	5	1.47	0.573~3.76	3.16	1.24~8.10	6.81	2.66~17.4

续表

1	2	3	4	LD$_{50}$	可信限	LD$_{50}$	可信限	LD$_{50}$	可信限
2	2	3	5	1.14	0.406~3.18	2.45	0.875~6.85	5.28	1.89~14.8
0	0	4	4	1.96	1.18~3.26	4.22	2.53~7.02	9.09	5.46~15.1
0	0	5	4	1.62	1.27~2.05	3.48	2.74~4.42	7.50	5.90~9.53
0	1	3	4	1.96	0.978~3.92	4.22	2.11~8.44	9.09	4.54~18.2
0	1	4	4	1.62	0.893~2.92	3.48	1.92~6.30	7.50	4.14~13.6
0	1	5	4	1.33	0.885~2.01	2.87	1.91~4.33	6.19	4.11~9.33
0	2	2	4	1.96	0.930~4.12	4.22	2.00~8.88	9.09	4.31~19.1
0	2	3	4	1.62	0.797~3.28	3.48	1.72~7.06	7.50	3.70~15.2
0	2	4	4	1.33	0.715~2.40	2.87	1.54~5.36	6.19	3.32~11.5
0	2	5	4	1.10	0.686~1.77	2.37	1.48~3.80	5.11	3.19~8.19
0	3	3	4	1.33	0.676~2.63	2.87	1.46~5.67	6.19	3.14~12.2
0	3	4	4	1.10	0.599~2.02	2.37	1.29~4.36	5.11	2.78~9.39
1	0	4	4	1.90	0.969~3.71	4.08	2.09~7.99	8.80	4.50~17.2
1	0	5	4	1.47	1.02~2.11	3.16	2.20~4.54	6.81	4.74~9.78
1	1	3	4	1.90	0.757~4.75	4.08	1.63~10.2	8.80	3.51~22.0
1	1	4	4	1.47	0.654~3.30	3.16	1.41~7.10	6.81	3.03~15.3
1	1	5	4	1.14	0.581~2.22	2.45	1.25~4.79	5.28	2.70~10.3
1	2	2	4	1.90	0.706~5.09	4.08	1.52~11.0	8.80	3.28~23.6
1	2	3	4	1.47	0.564~3.82	3.16	1.21~8.24	6.81	2.62~17.7
1	2	4	4	1.14	0.454~2.85	2.45	0.977~6.13	5.28	2.11~13.2
1	3	3	4	1.14	0.423~3.05	2.45	0.912~6.57	5.28	1.97~14.2
2	0	4	4	1.78	0.662~4.78	3.83	1.43~10.3	8.25	3.07~22.2
2	0	5	4	1.21	0.583~2.52	2.61	1.26~5.42	5.62	2.71~11.7
2	1	3	4	1.78	0.455~6.95	3.83	0.980~15.0	8.25	2.11~32.3
2	1	4	4	1.21	0.327~4.48	2.61	0.705~9.66	5.62	1.52~20.8
2	2	2	4	1.78	0.410~7.72	3.83	0.883~16.6	8.25	1.90~35.8
2	2	3	4	1.21	0.266~5.52	2.61	0.573~11.9	5.62	1.23~25.6
0	0	5	3	1.90	1.12~3.20	4.08	2.42~6.89	8.80	5.22~14.8
0	1	4	3	1.90	0.777~4.63	4.08	1.67~9.97	8.80	3.60~21.5
0	1	5	3	1.47	0.806~2.67	3.16	1.74~5.76	6.81	3.74~12.4
0	2	3	3	1.9	0.673~5.30	4.08	1.46~11.4	8.80	3.15~24.6
0	2	4	3	1.47	0.616~3.50	3.16	1.33~7.53	6.81	2.86~16.2
0	2	5	3	1.14	0.602~2.15	2.45	1.30~4.62	5.28	2.79~9.96
0	3	3	3	1.47	0.573~3.76	3.16	1.24~8.10	6.81	2.66~17.4
0	3	4	3	1.14	0.503~2.57	2.45	1.08~5.54	5.28	2.33~11.9

续表

1	2	3	4	LD$_{50}$	可信限	LD$_{50}$	可信限	LD$_{50}$	可信限
1	0	5	3	1.78	0.856~3.69	3.83	1.85~7.96	8.25	3.98~17.1
1	1	4	3	1.78	0.481~6.58	3.83	1.04~14.2	8.25	2.23~30.5
1	1	5	3	1.21	0.451~3.25	2.61	0.972~7.01	5.62	2.09~15.1
1	2	3	3	1.78	0.390~8.11	3.83	0.840~17.5	8.25	1.81~37.6
1	2	4	3	1.21	0.310~4.74	2.61	0.668~10.2	5.62	1.44~22.0
1	3	3	3	1.21	0.279~5.26	2.61	0.602~11.3	5.62	1.30~24.4

（2）系列2:剂量组距为3.16倍,剂量系列为$1×10^t$、$3.16×10^t$、$10×10^t$……,t 可以是0、1、2、3……,也可以是-1、-2、-3……（表6-5、表6-6）。

依据每组动物数、组距和每组动物死亡数,查表即可求出受试外源化学物的 LD$_{50}$ 及95%可信限。

表6-5　染毒剂量系列(每组4只动物,组距3.16倍)

各剂量组动物死亡数(只)				剂量1=0.316 剂量2=1.00 剂量3=3.16 剂量4=10.0	$×10^t$	剂量1=1.00 剂量2=3.16 剂量3=10.0 剂量4=31.6	$×10^t$
1	2	3	4	LD$_{50}$	可信限	LD$_{50}$	可信限
0	0	2	4	3.16	1.63~6.15	10.00	5.14~19.4
0	0	3	4	2.37	1.33~4.22	7.50	4.22~13.3
0	0	4	4	1.78	–	5.62	–
0	1	1	4	3.16	1.40~7.14	10.00	4.43~22.6
0	1	2	4	2.37	0.984~5.71	7.50	3.11~18.1
0	1	3	4	1.78	0.788~4.01	5.62	2.49~12.7
0	1	4	4	1.33	0.750~2.37	4.22	2.37~7.50
0	2	2	4	1.78	0.695~4.55	5.62	2.20~14.4
0	2	3	4	1.33	0.554~3.21	4.22	1.75~10.2
0	2	4	4	1.00	0.514~1.94	3.16	1.63~6.15
0	3	3	4	1.00	0.443~2.26	3.16	1.40~7.14
1	0	2	4	3.16	1.30~7.67	10.00	4.12~24.3
1	0	3	4	2.15	0.959~4.84	6.81	3.03~15.3
1	0	4	4	1.47	0.880~2.45	4.64	2.78~7.74
1	1	1	4	3.16	1.07~9.36	10.00	3.38~29.6
1	1	2	4	2.15	0.649~7.15	6.81	2.05~22.6
1	1	3	4	1.47	0.442~4.87	4.64	1.40~15.4
1	1	4	4	1.00	0.338~2.96	3.16	1.07~9.30

续表

1	2	3	4	LD$_{50}$	可信限	LD$_{50}$	可信限
1	2	2	4	1.47	0.379~5.68	4.64	1.20~18.0
1	2	3	4	1.00	0.246~4.06	3.16	0.779~12.8
2	0	2	4	3.16	0.837~11.9	10.00	2.65~37.8
2	0	3	4	1.78	0.471~6.72	5.62	1.49~21.2
2	0	4	4	1.00	0.265~3.78	3.16	0.837~11.9
2	1	1	4	3.16	0.621~16.1	10.00	1.96~50.9
2	1	2	4	1.78	0.271~11.7	5.62	0.858~36.9
2	1	3	4	1.00	0.122~8.18	3.16	0.386~25.9
2	2	2	4	1.00	0.100~10.0	3.16	0.316~31.6
3	0	2	4	3.16	0.221~45.2	10.00	0.700~143
3	0	3	4	1.00	0.0385~26.0	3.16	0.122~82.1
3	1	1	4	3.16	0.122~82.1	10.00	0.385~260.0
3	1	2	4	1.00	0.0149~66.9	3.16	0.0472~212.0
0	0	3	3	3.16	1.07~9.36	10.00	3.38~29.6
0	0	4	3	2.15	1.29~3.59	6.81	4.08~11.4
0	1	2	3	3.16	0.779~12.8	10.00	2.46~40.6
0	1	3	3	2.15	0.649~7.15	6.81	2.05~22.6
0	1	4	3	1.47	0.654~3.30	4.64	2.07~10.4
2	2	2	3	2.15	0.556~8.34	6.81	1.76~26.4
0	2	3	3	1.47	0.442~4.87	4.64	1.40~15.4
0	2	4	3	1.00	0.412~2.43	3.16	1.30~7.67
0	3	3	3	1.00	0.338~2.96	3.16	1.07~9.36
1	0	3	3	3.16	0.621~16.1	10.00	1.96~50.9
1	0	4	3	1.78	0.778~4.01	5.62	2.49~12.7
1	1	2	3	3.16	0.386~25.9	10.00	1.22~81.8
1	1	3	3	1.78	0.288~11.0	5.62	0.911~34.7
1	1	4	3	1.00	0.196~5.09	3.16	0.621~16.1
1	2	2	3	1.78	0.229~13.8	5.62	0.725~43.6
1	2	3	3	1.00	0.122~8.18	3.16	0.386~25.9
2	0	3	3	3.16	0.122~82.1	10.00	0.385~260
2	0	4	3	1.00	0.0700~14.3	3.16	0.221~45.2
2	1	2	3	3.16	0.0472~212	10.00	0.149~669
2	1	3	3	1.00	0.0149~66.9	3.16	0.0472~212
2	2	2	3	1.00	0.0100~100	3.16	0.0316~316
0	0	4	2	3.16	0.837~11.9	10.00	2.65~37.8

续表

1	2	3	4	LD$_{50}$	可信限	LD$_{50}$	可信限
0	1	3	2	3. 16	0. 386~25. 9	10. 00	1. 22~81. 8
0	1	4	2	1. 78	0. 471~6. 72	5. 62	1. 49~21. 2
0	2	2	2	3. 16	0. 316~31. 6	10. 00	1. 00~100
0	2	3	2	1. 78	0. 271~11. 7	5. 62	0. 858~36. 9
0	2	4	2	1. 00	0. 265~3. 78	3. 16	0. 837~11. 9
0	3	3	2	1. 00	0. 196~5. 09	3. 16	0. 621~16. 1
1	0	4	2	3. 16	0. 221~45. 2	10. 00	0. 700~143
1	1	3	2	3. 16	0. 0472~212	10. 00	0. 149~669
1	1	4	2	1. 00	0. 0385~26. 0	3. 16	0. 122~82. 1
1	2	2	2	3. 16	0. 0316~316	10. 00	0. 100~1000
1	2	3	2	1. 00	0. 0149~66. 9	3. 16	0. 0472~212
0	2	3	1	3. 16	0. 0472~212	10. 00	0. 149~669
0	2	4	1	1. 00	0. 0700~14. 3	3. 16	0. 221~45. 2
0	3	3	1	1. 00	0. 0385~26. 0	3. 16	0. 122~82. 1
0	1	4	1	3. 16	0. 122~82. 1	10. 00	0. 385~260

表 6-6　染毒剂量系列（每组 5 只动物，组距 3.16 倍）

各剂量组动物死亡数（只）				剂量 1 = 0. 316 剂量 2 = 1. 00 剂量 3 = 3. 16 剂量 4 = 10. 0	×10^t	剂量 1 = 1. 00 剂量 2 = 3. 16 剂量 3 = 10. 0 剂量 4 = 31. 6	×10^t
1	2	3	4	LD$_{50}$	可信限	LD$_{50}$	可信限
0	0	3	5	2. 82	1. 60~4. 95	8. 91	5. 07~15. 7
0	0	4	5	2. 24	1. 41~3. 55	7. 08	4. 47~11. 2
0	0	5	5	1. 78	–	5. 62	–
0	1	2	5	2. 82	1. 36~5. 84	8. 91	4. 30~18. 5
0	1	3	5	2. 24	1. 08~4. 64	7. 08	3. 42~14. 7
0	1	4	5	1. 78	0. 927~3. 41	5. 62	2. 93~10. 8
0	1	5	5	1. 41	0. 891~2. 24	4. 47	2. 82~7. 08
0	2	2	5	2. 24	1. 01~4. 97	7. 08	3. 19~15. 7
0	2	3	5	1. 78	0. 801~3. 95	5. 62	2. 53~12. 5
0	2	4	5	1. 41	0. 682~2. 93	4. 47	2. 16~9. 25
0	2	5	5	1. 12	0. 638~1. 97	3. 55	2. 02~6. 24
0	3	3	5	1. 41	0. 636~3. 14	4. 47	2. 01~9. 92
0	3	4	5	1. 12	0. 542~2. 32	3. 55	1. 71~7. 35

续表

1	2	3	4	LD$_{50}$	可信限	LD$_{50}$	可信限
1	0	3	5	2.74	1.35~5.56	8.66	4.26~17.6
1	0	4	5	2.05	1.11~3.80	6.49	3.51~12.0
1	0	5	5	1.54	1.07~2.21	4.87	3.40~6.98
1	1	2	5	2.74	1.10~6.82	8.66	3.48~21.6
1	1	3	5	2.05	0.806~5.23	6.49	2.55~16.5
1	1	4	5	1.54	0.632~3.75	4.87	2.00~11.9
1	1	5	5	1.15	0.537~2.48	3.65	1.70~7.85
1	2	2	5	2.05	0.740~5.70	6.49	2.34~18.0
1	2	3	5	1.54	0.534~4.44	4.87	1.69~14.1
1	2	4	5	1.15	0.408~3.27	3.65	1.29~10.3
1	3	3	5	1.15	0.378~3.53	3.65	1.20~11.2
2	0	3	5	2.61	1.01~6.77	8.25	3.18~21.4
2	0	4	5	1.78	0.723~4.37	5.62	2.29~13.8
2	0	5	5	1.21	0.554~2.65	3.83	1.75~8.39
2	1	2	5	2.61	0.768~8.87	8.25	2.43~28.1
2	1	3	5	1.78	0.484~6.53	5.62	1.53~20.7
2	1	4	5	1.21	0.318~4.62	3.83	1.00~14.6
2	2	2	5	1.78	0.434~7.28	5.62	1.37~23.0
2	2	3	5	1.21	0.259~5.67	3.83	0.819~17.9
0	0	4	4	2.74	1.27~5.88	8.66	4.03~18.6
0	0	5	4	2.05	1.43~2.94	6.49	4.53~9.31
0	1	3	4	2.74	0.968~7.75	8.66	3.06~24.5
0	1	4	4	2.05	0.843~5.00	6.49	2.67~15.3
0	1	5	4	1.54	0.833~2.85	4.87	2.63~9.01
0	2	2	4	2.74	0.896~8.37	8.66	2.83~26.5
0	2	3	4	2.05	0.711~5.93	6.49	2.25~18.7
0	2	4	4	1.54	0.604~3.92	4.87	1.91~12.4
0	2	5	4	1.15	0.568~2.35	3.65	1.80~7.42
0	3	3	4	1.54	0.555~4.27	4.87	1.76~13.5
0	3	4	4	1.15	0.463~2.88	3.65	1.47~9.10
1	0	4	4	2.61	0.953~7.15	8.25	3.01~22.6
1	0	5	4	1.78	1.03~3.06	5.62	3.27~9.68
1	1	3	4	2.61	0.658~10.4	8.25	2.08~32.7

续表

1	2	3	4	LD$_{50}$	可信限	LD$_{50}$	可信限
1	1	4	4	1.78	0.528~5.98	5.62	1.67~18.9
1	1	5	4	1.21	0.442~3.32	3.83	1.40~10.5
1	2	2	4	2.61	0.594~11.5	8.25	1.88~36.3
1	2	3	4	1.78	0.423~7.48	5.62	1.34~23.6
1	2	4	4	1.21	0.305~4.80	3.83	0.966~15.2
1	3	3	4	1.21	0.276~5.33	3.83	0.871~16.8
2	0	4	4	2.37	0.539~10.4	7.5	1.70~33.0
2	0	5	4	1.33	0.446~3.99	4.22	1.41~12.6
2	1	3	4	0.37	0.307~18.3	7.5	0.970~58.0
2	1	4	4	1.33	0.187~9.49	4.22	0.592~30.0
2	2	2	4	2.37	0.262~21.4	7.5	0.830~67.8
2	2	3	4	1.33	0.137~13.0	4.22	0.433~41.0
0	0	5	3	2.61	1.19~5.71	8.25	3.77~18.1
0	1	4	3	2.61	0.684~9.95	8.25	2.16~31.5
0	1	5	3	1.78	0.723~4.37	5.62	2.29~13.8
0	2	3	3	2.61	0.558~12.2	8.25	1.76~38.6
0	2	4	3	1.78	0.484~6.53	5.62	1.53~20.7
0	2	5	3	1.21	0.467~3.14	3.83	1.48~9.94
0	3	3	3	1.78	0.434~7.28	5.62	1.37~23.0
0	3	4	3	1.21	0.356~4.12	3.83	1.13~13.0
1	0	5	3	2.37	0.793~7.10	7.5	2.51~22.4
1	1	4	3	2.37	0.333~16.9	7.5	1.05~53.4
1	1	5	3	1.33	0.303~5.87	4.22	0.958~18.6
1	2	3	3	2.37	0.244~23.1	7.5	0.771~73.0
1	2	4	3	1.33	0.172~10.3	4.22	0.545~32.6
1	3	3	3	1.33	0.148~12.1	4.22	0.467~38.1

▶▶ **课堂活动**

改良寇氏法、序贯法和霍恩法在急性毒性中应用过程中有什么要求，它们的优缺点是什么？

四、急性毒性评价

目前国际上对外源化学物急性毒性分级的标准不统一（表6-7、表6-8）。

表 6-7　外源化学物急性毒性分级

组织/国家	毒性级别	分级标准
世界卫生组织（WHO）	5	剧毒、高毒、中等毒、低毒、微毒（表6-8）
欧洲共同体	4	高毒、有毒、有害、不分级
中国	6	极毒、剧毒、中等毒、低毒、实际无毒、无毒（表6-9）

表 6-8　外源化学物急性毒性分级（WHO）

毒性分级	大鼠一次经口 LD$_{50}$（mg/kg）	6只大鼠吸入4小时死亡2~4只的浓度（mg/L）	兔经皮 LD$_{50}$（mg/kg）	对人可能致死剂量 g/kg	对人可能致死剂量（g/60kg）
剧毒	<1	<10	<5	<0.05	0.1
高毒	1~	10~	5~	0.05~	3
中等毒	50~	100~	44~	0.5~	30
低毒	500~	1000~	350~	5~	25
微毒	50 000~	10 000~	2180~	>15	>1000

　　除了参考国际上的几种分级标准外，我国于1978年提出了农药及工业毒物急性毒性分级标准及农药急性毒性分级暂行标准。目前我国食品毒理则沿用了国际上六级标准，即极毒、剧毒、中等毒、低毒、实际无毒、无毒（表6-9）。

案例分析

案例

评价骨碎补总黄酮的安全性，给临床实验提供依据。通过毒理学研究发现，小鼠、大鼠灌胃给药后，其饮食、活动、精神状态等体征均无异常变化，体重变化在正常范围内（$P>0.05$）。小鼠急性毒性实验，尸检可见动物腹腔内有少量残留药液，重要脏器未见明显病理变化，总黄酮 LD$_{50}$ = 5.99g/kg。

分析

体征均无异常变化，体重变化在正常范围内（$P>0.05$）。小鼠急性毒性实验，总黄酮 LD$_{50}$ = 5.99g/kg。依据我国食品毒理急性毒性分级法可知骨碎补总黄酮的 LD$_{50}$ 属于2级，即实际无毒，所以可以这样下结论，骨碎补总黄酮急性毒性实验未显示毒性作用，预期临床应用安全性良好。

表 6-9　我国食品毒理急性毒性分级法（1994）

急性毒性分级	小鼠一次经口 LD$_{50}$（mg/kg）	相当于人的致死剂量 mg/kg	相当于人的致死剂量 g/人
6级（极毒）	<1	稍尝	0.05
5级（剧毒）	1~50	500~4000	0.5
4级（中等毒）	51~500	4000~30 000	5

续表

急性毒性分级	小鼠一次经口 LD$_{50}$（mg/kg）	相当于人的致死剂量	
		mg/kg	g/人
3级（低毒）	501~5000	30 000~250 000	50
2级（实际无毒）	5001~15 000	250 000~500 000	500
1级（无毒）	>15 000	>500 000	2500

总之，从表6-7~表6-9可见各种分级标准有相同之处，也有相异之点，但都有不完善的地方。

点滴积累 Ⅴ

1. 急性毒性实验分类包括以死亡为终点的检测上限、以非致死性急性毒作用为终点的检测下限。

2. 经典急性毒性试验步骤包括实验动物选择和处置、实验设计、观察、LD$_{50}$计算。

3. 经典急性毒性试验的局限性是消耗的动物量大、获得的信息有限、测得的LD$_{50}$值实际上仅是近似值、在安全性评价中不全面。

4. 我国食品毒理毒性等级分类为六级标准，即极毒、剧毒、中等毒、低毒、实际无毒、无毒。

第二节　蓄积毒性作用及评价

外源化学物进入机体后，一般经过生物转化以代谢产物的形式直接排出体外。但是，当外源化学物连续地、反复地给动物染毒时，进入机体的速度（或总量）超过代谢转化与排泄的速度（或总量）时，外源化学物或其代谢产物在体内的量逐渐增加并贮留，由此引起的毒性作用，称为蓄积毒性作用（accumulation toxicity effect）。

评价外源化学物在动物体内蓄积毒性的试验为蓄积性毒性试验。

一、蓄积毒性作用的分类

蓄积毒性作用一般包括物质蓄积（material accumulation）与功能蓄积（functional accumulation）两种情况，如图6-6所示，他们可能同时存在，兼而有之。

二、蓄积毒性作用的研究意义

外源化学物的蓄积作用是发生慢性中毒的物质基础，因此研究外源化学物在机体内的蓄积性是评价外源化学物能否引起潜在慢性毒性的依据之一，也是卫生标准制订过程选择安全系数的主要依据。

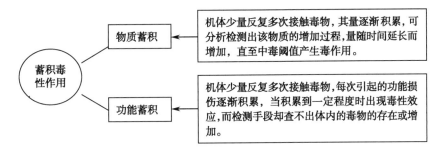

图 6-6　蓄积性毒性作用的分类

三、蓄积毒性试验的目的

蓄积毒性试验是研究外源化学物基础毒性的重要内容之一,目的是通过试验求出蓄积系数 K,了解外源化学物蓄积毒性的强弱,并为慢性毒性试验及其他有关毒性试验的剂量选择提供参考。

四、蓄积毒性试验的方法

蓄积作用的研究方法有多种,目前常用的方法有蓄积系数法与生物半衰期法。

（一）蓄积系数法

1. 概念　在一定期限之内,以低于一定致死剂量（小于 LD_{50} 剂量）的剂量,每日给予实验动物染毒,计算多次染毒使半数动物出现效应（或死亡）的累积剂量［$ED_{50(n)}$］与一次接触该外源化学物出现相同效应（或死亡）的剂量［$ED_{50(1)}$］的比值,此比值即为蓄积系数（accumulation coefficient）,常用 K 表示,计算公式如下:

$$K = \frac{LD_{50(n)}}{LD_{50(1)}} \qquad \text{式}(6\text{-}5)$$

在毒理学实际工作中,蓄积作用试验多用小鼠或大鼠为实验动物,一般以死亡为指标。

2. 蓄积系数法的评价　蓄积性的大小常依据 K 值来分级,评价标准见表 6-10, K 值越大蓄积毒性越弱,反之蓄积毒性增强。

表 6-10　蓄积系数评价标准

蓄积系数（ K ）	蓄积作用分级
<1	高度蓄积
1~	明显蓄积
3~	中等蓄积
5~	轻度蓄积

虽然蓄积系数法具有一定使用价值,但是某些外源化学物的慢性中毒效应,无法用 K 值表示。例如多数有机磷化学物是属于轻度蓄积（$K>5$）,但当小剂量反复与机体接触后,红细胞与脑组织的乙酰胆碱酯酶可以持续降低,而且伴有一定程度的中枢神经系统症状。

3. 蓄积系数法常用实验方案

（1）固定剂量法：一般常选用大、小鼠灌胃或腹腔注射方法进行染毒。先求出 LD_{50}，然后选取相同条件的 40 只（或更多）实验动物，分为两组，一为染毒组，一为对照组，每组至少 20 只，雌雄各半。

（2）剂量递增法：试验方案同上，仅是实验开始时染毒组按 0.1 LD_{50} 剂量给予化学毒物染毒，以 4 天为一期，按一定比例增加染毒剂量。

（3）剂量固定的 20 天蓄积法：该法为我国《农药登记毒理学试验方法》（GB15670-1995）中关于蓄积毒性试验的方法之一，也是基于蓄积系数的原理而设计的。

（二）生物半衰期法

1. 概念 生物半衰期法是用毒物动力学原理阐明外源化学物在机体内的蓄积作用特征。进入机体的外源化学物由体内消除一半所需的时间称为生物半衰期（biological half-life，$t_{1/2}$），它是表达与衡量一个外源化学物从体内清除速度的尺度，单位为分钟或小时。对于同一化学物在同一动物体内，这一时间是恒定的。

2. 生物半衰期影响因素 外源化学物在机体内蓄积的速度和量与单位时间内吸收该化学物的速度和量以及清除速度和量有关。任何化学物如果以相等的时间间距恒速地吸收入血液，则一定剂量范围内化学物在机体中的蓄积量不是直线地无限增加，而是有一定的极限，这是因为受试化学物在吸收进入机体的同时存在着该化学物在体内代谢转化与清除的过程。当受试化学物的吸收过程与代谢转化、清除过程达到动态平衡时，化学物的蓄积量就基本上不再增加。$t_{1/2}$ 较短的化学物达到蓄积极限所需的时间也短，但是一旦机体停止接触该化学物，也易于从机体内清除完毕。

点滴积累 V ···

> 1. 蓄积毒性作用的分类包括物质蓄积与功能蓄积。
> 2. 蓄积毒性试验的目的是通过试验求出蓄积系数 K，了解外源化学物蓄积毒性的强弱，并为慢性毒性试验及其他有关毒性试验的剂量选择提供参考。
> 3. 蓄积作用常用研究方法有蓄积系数法与生物半衰期法。

第三节　亚慢性毒性作用及评价

亚慢性毒性（subchronic toxicity）是指人或实验动物连续接触较长时间（通常 1~3 个月）、较大剂量（相对于低剂量而言，没有明确的剂量范围下限，小于急性 LD_{50} 的剂量）的外源化学毒物所出现的中毒效应。

▶ **课堂活动**

急性毒性试验可求解出 LD_{50}，并据此可进行急性毒性分级，为什么还需要进行亚慢性毒性研究？

一、亚慢性毒性试验的目的

主要为慢性毒作用试验进行探索性或做准备性工作。

1. 探讨亚慢性毒性的阈剂量或阈浓度和在亚慢性试验期间未观察到毒效应的剂量水平,且为慢性试验寻找接触剂量及观察指标。

2. 提供接触剂量的设计范围。

3. 估计慢性接触的危险性,为初步提出接触该化学物的安全限量标准提供毒理学依据,以确定是否需要进一步进行慢性毒性试验。

4. 通过亚慢性毒性试验还可了解受试物对动物繁殖及对子代的致畸作用,可为评价受试物能否应用于食品提供依据。

5. 了解亚慢性染毒情况下化学毒物的毒作用性质、特点和特异靶器官,并为慢性毒性试验选择合适的观察指标作出筛选。

6. 可作为慢性毒性试验的预备试验。

二、亚慢性毒性试验的设计

(一)试验动物的选择

1. **动物种属** 一般要求选择两个动物种属,即啮齿类(如大鼠、家兔)和非啮齿类(如狗、猴),以全面了解化学毒物的毒性特征。

2. **动物种系** 多用纯系动物,如大鼠常用 Wistar 和 Sprague-Dawley(SD)品系,小鼠选昆明等。

3. **动物性别** 试验要求动物雌雄各半,但在一些特殊研究中也可以仅使用一种性别的动物,如研究化学毒物的性腺毒性或生殖毒性。

4. **动物年龄** 由于亚慢性试验期较长,所以一般选择刚断乳的健康动物,如体重为 15g 左右的小鼠,100g 左右的大鼠。

5. **其他** 各试验组及对照组动物数应相同,体重(年龄)相近,同组动物体重相差不超过平均体重的 10%,组间平均体重相差不超过 5%。小动物(如大鼠、小鼠)每组不应少于 20 只,大动物(如狗、猴)每组不少于 6~8 只。若试验要求在试验中期处死部分动物进行病理学观察,则每组动物数要相应增加。

(二)剂量选择与剂量分组

外源化学物亚慢性毒性试验应求出其剂量-反应关系,只有求出剂量-反应关系才能阐明受试外源化学物的亚慢性毒作用特征,并为慢性毒性试验打下基础。

因此,一般设 3 个受试物实验组(染毒剂量组)和 1 个阴性对照组(正常动物对照组),必要时再加 1 个受试外源化学物溶剂对照组。

最低剂量组的剂量应相当于亚慢性的阈剂量水平或未观察到作用水平,动物应无中毒反应或仅有极其轻微的反应。

中间剂量组动物以出现轻微中毒效应为度。

最高剂量组的染毒剂量应使动物在染毒期间产生明显的中毒症状或某项观察指标发生明显的

改变,但不会引起动物死亡,即使有死亡,也应少于10%的动物数。通常可根据两个数据来确定最高剂量,即以该化学物急性毒性的阈剂量(同一动物品系和同样的染毒途径)或以该化学物的$1/20\sim$ $1/5LD_{50}$作为最高染毒剂量。

（三）试验动物染毒途径

接触外源化学物途径的选择,应考虑两点:

1. 尽量模拟人类实际接触外源化学物的途径和方式。

2. 应与预期进行慢性毒性试验的接触途径相一致。

一般以经口、经呼吸道和经皮肤染毒3种途径为多。

（四）试验周期

亚慢性毒性试验的期限至今尚无完全统一的认识,一般认为在食品毒理学中所要求的连续接触为$3\sim6$个月。

现有学者主张进行实验动物90天喂饲试验为亚慢性毒性试验,即将受试物混合到饲料或饮水中,动物自然摄取连续90天。这是由于有研究报道认为动物连续接触外源化学物3个月,其毒性效应往往与再延长接触时间所表现的毒性效应基本相同,故不必再延长接触期限。相应地主张呼吸道接触可进行30天或90天试验,每天6小时,每周5天。经皮肤试验进行30天。

（五）观察指标及选择

通常包括一般性指标、一般化验指标、组织病理学检查及其他相关指标。

1. 一般性指标 主要指非特异的观察指标,能综合反映化学毒物对机体的毒作用,而且常常是敏感的综合毒效应指标。在试验过程中,只要详细记录、仔细分析,往往可以从中发现一些化学毒物的毒性特征。这些指标通常包括:

(1)动物体重:实验动物在亚慢性方式接触外源化学物过程中,有多种因素均可影响动物体重的增长,包括食欲变化、消化功能变化、代谢和能量消耗变化等。

体重变化的表示方式,可将接触组与对照组同期体重绝对增长的重量进行比较和统计学分析,也可将接触组与对照组同期体重增长百分率(以接触外源化学物开始时动物体重为100%)进行统计和比较。

(2)食物利用率:亚慢性试验期间必须注意观察并记录动物的饮食情况,在此基础上计算食物利用率,即动物每食入100g饲料所增长的体重克数。分析比较接触组与对照组食物利用率,有助于分析受试外源化学物对实验动物的生物学效应。

(3)症状:实验动物在接触外源化学物过程中所出现的中毒症状及出现各症状(表6-11)的先后次序、时间均应记录和分析。

(4)脏器系数:也称脏/体比值,是指某个脏器的湿重与单位体重的比值,通常以100g体重计。如肝/体比,即(全肝湿重/体重)$\times100$。

此指标的意义是实验动物在不同年龄期,其各脏器与体重之间重量比值有一定规律;若受试外源化学物使某个脏器受到损害,则此比值就会发生改变,可以增大或缩小。因此,脏/体比值是一个灵敏、有效和经济的指标。

表 6-11　实验动物中毒症状

器官和系统	中毒后常见表现
中枢神经和神经肌肉系统	体位异常、叫声异常、不安、呆滞、痉挛、抽搐麻痹、运动失调、对外反应过敏或迟钝
自主神经系统	瞳孔扩大或缩小、流涎或流泪
呼吸系统	鼻孔流液、鼻翼煽动、血性分泌物、呼吸深缓、呼吸过速、仰头呼吸
泌尿生殖系统	阴部污秽、有分泌物、阴道或乳房肿胀
皮肤和毛	皮肤充血、发绀、被毛蓬松、污秽
眼	眼球突出、结膜充血、角膜浑浊、血性分泌物
消化系统	腹泻、厌食

2. **一般化验指标**　主要指血象和肝、肾功能的检测,在亚慢性试验中研究外源化学物对实验动物的毒性作用,使用这类指标,一般为筛检性和探讨性。通常血象检测包括红细胞计数、白细胞计数和分类、血红蛋白定量等。肝、肾功能也是一种常规指标,如 SGOT、SGPT、血清尿素氮、尿蛋白定性或定量、尿沉渣镜检等。

3. **病理学检查**　病理组织学检查是亚慢性毒性试验中最重要的检测指标之一。凡是在染毒过程中死亡的动物均应及时解剖,肉眼检查后再进行病理组织学检查。必要时作组织化学或电镜镜检。目的是确定化学毒物对机体毒作用的靶部位,损害的性质和程度,从病理学角度寻找化学毒物与病理改变的剂量-效应关系,为了解化学毒物的毒效应及其机制提供依据。

病理学检查(表 6-12)包括大体检查、常规病理组织学检查、酶组织化学检查、免疫组织化学检查、细胞超微结构检查等,分别从大体、组织、细胞、亚细胞甚至分子水平等多个方面发现化学毒物的毒效应。

表 6-12　实验动物病理学检查

器官和系统	病理学检查
肝	肝
泌尿系统	肾和膀胱
胃肠系统	胃、胃肠道、胆囊(如果有)、肠液腺、胰
神经系统	脑、脊髓及坐骨神经
呼吸系统	一叶肺及主要支气管
生殖系统	睾丸及附睾或卵巢;子宫或前列腺和精囊
造血系统	脾、胸腺、肠系膜淋巴结、骨髓涂片及切片
内分泌系统	甲状腺、肾上腺、胰
骨骼系统	骨骼、破骨程度
心血管系统	心、主动脉、其他组织中的小动脉
皮肤	仅在皮肤研究时进行
肌肉	仅在一般观察、临床化学或肉眼病变有指征时进行

4. 其他相关指标　其他指标检查包括特异性指标、血压、血流、动脉管壁弹性、血液电解质的变化、心电图、神经反射、记忆、氧化损伤等。

总之，为了充分了解外源化学物的毒性特征，就需要尽可能多的选取观测指标，从多方面多角度仔细观察外源化学物对机体产生的毒效应，综合分析，揭示毒作用的本质。

点滴积累 ╲┈┈┈┈┈┈┈┈┈┈┈┈┈┈┈┈┈┈┈┈┈┈┈┈┈┈┈┈┈┈┈┈┈┈┈┈

> 1. 亚慢性毒性试验的目的是为慢性毒作用试验进行探索性或做准备性工作。
> 2. 亚慢性毒性试验剂量设计，一般设 3 个受试物实验组（染毒剂量组）和 1 个阴性对照组（正常动物对照组），必要时再加 1 个受试外源化学物溶剂对照组。
> 3. 亚慢性毒性试验观察指标通常包括一般性指标、一般化验指标、组织病理学检查。

第四节　慢性毒性作用及评价

慢性毒性作用评价是指人或实验动物长期(生命大部分时间或终身接触)反复接触低剂量的外源化学毒物,观察外源化学毒物对其所产生的毒性效应。

一、慢性毒性试验的目的

1. 评价动物长期接触某受试物后可能出现的毒性作用,确定外源化学物的毒性下限,即长期接触该外源化学物可以引起机体危害的阈剂量和无作用剂量,为最终评价受试物能否应用于食品提供依据。

2. 为进行该外源化学物的危险性评价与制定人接触该外源化学物的安全限量标准提供毒理学依据,如最高允许浓度(MAC)和每日允许摄入量(ADI)等。

▶▶ **课堂活动**

慢性毒性与亚慢性毒性研究有何联系?

二、慢性毒性试验的设计

1. 试验动物选择　慢性毒性试验选择实验动物的条件基本与亚慢性毒性试验相同,但也存在一定的额外要求。

(1)动物种属:一般要求选择两个动物种属,目前对啮齿类动物首选大鼠,非啮齿类为狗或猴。

(2)动物种系:为减少个体差异,最好用纯系动物并将同窝动物均匀地分配到各剂量组和对照组。

(3)动物年龄:实验动物年龄应较小,大鼠和小鼠应为初断奶者,即小鼠出生后 3 周(体重约10~15g),大鼠出生 3~4 周(体重约 50~70g),狗一般在 4~6 月龄时开始试验。

(4)其他:每个剂量组的动物数应满足试验结束时数据统计学处理的要求,如大鼠40~60 只,狗

8~10 只,雌雄各半。

2. 剂量选择与分组 慢性毒性试验剂量设计一般以亚慢性毒性试验数据(阈剂量或最大无作用剂量)、人群期望接触剂量等为依据。理想的剂量选择应能体现:

(1)一种毒性物质的剂量-反应关系。

(2)最大无作用水平(NOAEL)。

(3)最高剂量组能观察到某些毒作用所致变化。

一般设 3 个染毒剂量组(无作用剂量组、发生轻微毒性效应的中剂量组和出现明显毒性作用的最高剂量组)和 1 个对照组,以求出明确的剂量-反应关系。必要时另设 1 个溶剂对照组,一般认为以亚慢性毒性试验阈值的 1/5~1/2 为其最高剂量组,以亚慢性阈值的 1/50~1/10 为慢性试验的中间剂量组,以 1/100 亚慢性阈值为最低剂量组。

在没有亚慢性试验资料的情况下,可以参照 LD_{50} 值设计剂量组,如以 $1/10LD_{50}$ 为最高剂量,以 $1/100LD_{50}$ 为预期慢性阈剂量,$1/1000LD_{50}$ 为最大无作用剂量组。

各染毒剂量组之间的剂量间距应当大一些,组间剂量差一般以 5~10 倍为宜,最低不小于两倍,以利于求出剂量-反应关系,也有助于排除实验动物的个体敏感性差异。

3. 接触途径 慢性毒性试验多为经口与经呼吸道接触。经呼吸道接触,每日接触时间依试验要求而定。

4. 试验期限 食品毒理学一般要求实验动物染毒 1 年以上或 2 年。

5. 观察指标的选择 观察指标的选择必须以亚慢性毒性试验所提供的观察指标为基础,包括体重、食物摄取、临床症状、行为改变、血象和血液生化、尿的性状及生化成分,重点是观察在亚慢性毒性试验中已经显现的阳性指标,期间应优先采用亚慢性毒性试验筛选出来的敏感指标或特异性指标。同时还应该重视病理组织学的检查,凡试验期间死亡的动物,都应做病理组织学检查。

一些观察指标变化甚微,加上实验周期长,动物容易发生自发性疾病,干扰实验结果的正确判断,为此应注意 3 点:

(1)试验前应对一些预计观察指标,尤其是血、尿常规及重点测定的生化指标进行正常测定,废弃个体差异过大的动物。

(2)在接触外源化学物期间进行动态观察的各项指标,应与对照组同步测定。

(3)各化验测定方法应精确、可靠,且进行质量控制。

点滴积累 ∨

1. 慢性毒性试验剂量设计一般以亚慢性毒性试验数据(阈剂量或最大无作用剂量)、人群期望接触剂量等为依据。

2. 慢性毒性试验观察指标必须以亚慢性毒性试验所提供的观察指标为基础。

目标检测

一、选择题

（一）单项选择题

1. LD_{50} 与急性毒性评价的关系是（　　）

　　A. LD_{50} 值与急性毒性大小成正比　　　B. $1/LD_{50}$ 值与急性毒性大小成正比

　　C. LD_{50} 值与急性阈剂量成反比　　　　D. LD_{50} 值与急性毒性大小成反比

　　E. LD_{50} 值与染毒性剂量成正比

2. LD_{50} 的概念是（　　）

　　A. 能引起半数实验动物死亡的最大剂量　　B. 能引起半数实验动物死亡的最小剂量

　　C. 杀虫剂杀死一半有害昆虫的剂量　　　　D. 能引起一组实验动物 50% 死亡的剂量

　　E. 实验动物致死剂量的一半

3. 下列哪项不是急性毒性试验要求的观察指标（　　）

　　A. 死亡　　　　　　　　　　　　　　　B. 中毒表现

　　C. 体重改变　　　　　　　　　　　　　D. 骨髓嗜多染红细胞微核率

　　E. 病理学检查

4. 急性毒性试验一般要求观察（　　）

　　A. 3 天　　　　　　　　B. 5 天　　　　　　　　C. 10 天

　　D. 14 天　　　　　　　E. 28 天

5. 急性毒性试验选择小鼠体重为（　　）

　　A. 10~12g　　　　　　B. 18~25g　　　　　　C. 80~100g

　　D. 120~150g　　　　　E. 180~240g

6. 拟用于食品的化学品，其 LD_{50} 小于人体可能摄入量的 10 倍，则（　　）

　　A. 毒性较大，应放弃，不用于食用　　　B. 可考虑用于食品，并拟定其 ADI

　　C. 应进行慢性毒性试验　　　　　　　　D. 应进行遗传毒性试验

　　E. 应由专家作出取舍决定

7. 某外源化学物经蓄积系数法判定为明显蓄积，其蓄积系数 K 值应为（　　）

　　A. <1　　　　　　　　B. 1~　　　　　　　　C. 3~

　　D. 5~　　　　　　　　E. >7

8. 最受环境卫生工作者关注的有机氯农药、重金属的毒作用是（　　）

　　A. 急性毒作用　　　　　B. 蓄积毒性作用　　　　C. 致癌作用

　　D. 致畸作用　　　　　　E. 致敏作用

9. 对硫磷经蓄积系数法测定 K 值为 5.3，可判定为（　　）

　　A. 无蓄积　　　　　　　B. 轻度蓄积　　　　　　C. 中等蓄积

　　D. 明显蓄积　　　　　　E. 高度蓄积

10. 亚慢性毒性试验选择大鼠体重为( )

    A. 10~12g   B. 18~25g   C. 80~100g

    D. 120~150g   E. 180~240g

（二）多项选择题

1. 下述亚慢性毒性试验的目的正确的是( )

    A. 研究受试物亚慢性毒性的特点及靶器官

    B. 研究受试物的亚慢性毒性的剂量-反应关系

    C. 为慢性毒性试验和致癌试验的剂量设计提供依据

    D. 确定受试物的致死剂量

    E. 为制定其安全限量标准提供初步参考依据

2. 属于亚慢性和慢性毒性试验观察指标的是( )

    A. 动物体重,食物利用率   B. 中毒表现

    C. 生化检查及血液学检查   D. 性成熟及交配情况

    E. 脏器系数及病理学检查

3. 亚慢性毒性试验的观察指标包括( )

    A. 症状   B. 动物体重,食物利用率

    C. 性成熟及交配情况   D. 血液学检查及生化检查

    E. 脏器系数及病理学检查

二、简答题

1. 简述急性毒性试验的目的。

2. LD_{50} 的局限性是什么?

3. 简述常用急性毒效应参数。

4. 亚慢性和慢性毒性试验有哪些观察指标?

三、论述题

改良寇氏法和霍恩氏法有什么要求?

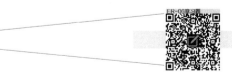

（张宝勇）

第七章

食品中外源化学物生殖发育毒性及评价

外源化学物对人生殖和发育的影响主要表现在不孕不育及先天性疾病上，主要影响的是生殖和发育的过程，包括配子的发生、释放、受精、卵裂、胚胎发生、胎儿发育、分娩、分娩后的新生儿期、哺乳期以及直到性成熟的整个过程。

早在 1953 年，我国新生儿因先天畸形和先天心脏病的死亡率占总死亡的 9.77%，1979 年升至 37.50%，死因从第四位升至第一位。1988 年，卫生部公布 1986 年 10 月—1987 年 9 月在全国 29 个省市自治区的出生缺陷监测资料，结果显示 1 243 284 例新生儿中，先天畸形有 16 172 例。目前，我国人口约 14 亿，每年新增人口 1200 万，全国围生期出生缺陷总发生率约有 7.5%，每年新生儿患先天性缺陷疾病的数量高达 90 万。另一方面，不孕不育也是困扰社会的主要因素。在我国，2017 年调查结果显示，在适龄人口中约有 5000 万对不孕不育的夫妇，占总适龄人口的 1/8。

不孕不育和先天性缺陷的成因复杂,能确定的主要有遗传因素(染色体变异和基因突变,占25%)和环境因素(物理因素、宫内感染、母体疾病、药物与环境化学物质,占10%)。而不明原因的先天性缺陷占65%,可能是遗传和环境因素共同作用的结果。

我国是发展中国家,不论是计划生育年代还是直到近年来全面放开二胎政策,一直提倡优生优育,主张提高人口素质的基本国策。因此,早在20世纪70年代起,我国已经开始了对药品、食品、农药及任何对生殖和发育造成影响的外源化学物的相关研究,并把致畸试验、生殖毒性试验列为新药、农药、食品(含添加剂)及首次进口化学品的安全性毒理学评价的重要组成部分。

食品中外源化学物对生殖和发育的影响主要包括对雌性、雄性的亲代影响以及对子代发育影响。

第一节　生殖毒性及评价

一、概念

(一)生殖毒性的概念

环境有害因素造成对雄性和雌性的生殖功能的有害影响的作用称为生殖毒性(reproduction toxicity)。生殖毒性既可能发生在妊娠期,也可能发生在妊娠前和妊娠后,表现为外源化学物对生殖过程的影响,例如生殖器官及内分泌系统的变化、对性周期和性行为的影响以及对生育力和妊娠结局的影响等。

(二)生殖毒性的特点及靶器官

生殖过程包括配子形成、交配、受精、合子形成等四个阶段。生殖过程的每个阶段所涉及的细胞或器官都有可能成为外源化学物毒性作用的靶点。对生殖而言,外源化学物的损害有以下两点:

1. **亲性腺作用(性腺毒性)**　某些化学物可作用于性腺,影响生殖器官的发育和性腺成熟,造成性腺组织病理学改变。例如,氯乙烯单体可使睾丸曲细精管萎缩,氯化镉可引起小鼠卵巢出血、排卵抑制。某些化学物可影响配子的发生、增殖和成熟,使生殖细胞数量减少,功能减退及突变。例如过量接触二硫化碳的男工多见性机能减退,表现为性欲下降、阳痿。铅作业工人,特别是铅中毒患者易发生生殖细胞受损,导致精子数目减少,精子活动力降低,精子畸变率增加。生殖细胞受损的结果是不育、流产、死胎、畸胎和其他先天缺陷。生殖细胞突变造成的畸胎与妊娠期内接触毒物的致畸作用不同,前者突变发生于父体或母体的性细胞中,突变诱发的畸形可传给后代。后者突变发生在胚胎的体细胞中,引起的畸形不具有遗传性。已知的亲性腺毒物有多种,包括固醇类药物,化疗药物,有机磷和有机氯农药,镉、铅、汞和二硫化碳等。除上述外,某些化学物有可能在胎期引起毒性导致性腺异常。例如,己烯雌酚是第一个被证明的人类经胎盘致癌物,孕妇孕早期作为保胎药服用时,女性后代可发现阴道透明细胞腺癌、阴道腺癌及阴道和子宫颈隆起;男性后代可发生附睾囊肿、睾丸营养性衰竭、睾丸囊性硬结、小阴茎畸形及精子异常。

2. **亲配子作用(配子毒性)**　某些化学物不影响性腺发育,也不影响性功能,但对处于分裂周期的细胞有着异常的敏感性,能导致配子畸形或杀死配子。例如,抗肿瘤药环磷酰胺,当每日总量达到 6~10g 时,会引起精子数量显著减少,甚至无精子。棉酚的作用部位在睾丸生精上皮,以精子细胞和精母细胞最为敏感。由于破坏了生精上皮,从而导致精子畸形、死亡,直至无精子。临床上男性服药 4 个月后均出现无精子或极少精子。

化学物的生殖毒性还有一个特点就是隔代影响。也就是说,损害作用不仅表现在接触化学物质的机体本身,还可影响其后代。例如母鼠接触高浓度二硫化碳引起致畸作用,其子代即使不再接触二硫化碳,交配后所生的子二代仔鼠也出现与子一代仔鼠几乎完全相同的畸变类型。

案例分析

案例

随着科学的进步,人们逐渐意识到,即使是纯天然中药也可能有不同的毒性,生殖毒性就是众多毒性中的一种。 金银花、决明子等被认为无毒无害,且有众多如护肝、养肾、清热解毒等功能,经常被当作茶品消费。 而近些年的毒理学研究表明,此两种中药材有一定的生殖毒性。

分析

决明子含蒽醌类化合物,长期服用可能影响雄性细胞中睾酮的分泌。 金银花有抗生育作用,动物实验表明,金银花乙醇提取物经注射给药有生殖毒性,可能是由于绿原酸对前列腺素的分泌的影响。 而经肝脏代谢,绿原酸可能改变原有形态,不会表现为很高的毒性。 然而,如果肝功能受损,则长期饮用可能导致绿原酸直接吸收入血,进而表现出其生殖毒性。 因此,"是药三分毒",不可将中药随便当成无毒无害的食品进行消费。

二、雄性生殖毒性及评价

(一) 雄性精子的生成过程

精子的生成是指精原细胞发育成为成熟精子的过程。自胎儿期以来,精原细胞在曲细精管中是休止的,到了青春期数量开始增多。曲细精管基底膜上的精原细胞在性成熟期间不断分裂,同时产生初级精母细胞,经过减数分裂,形成两个单倍体的次级精母细胞,再经等数分裂,形成四个单倍体的精子细胞,精子细胞再进一步分化成为具有特殊形态的成熟精子。见图 7-1。其中,不同动物从精原细胞到精子的形成时间周期不同,人一般为 64 天,大鼠为 48 天,小鼠为 35 天。

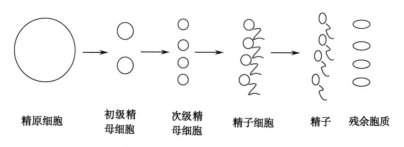

精原细胞　　初级精　　次级精　　精子细胞　　精子　　残余胞质
　　　　　　母细胞　　母细胞

图 7-1　雄性精子的生成过程

（二）毒物对雄性生殖影响

外源化学物对雄性生殖的影响主要体现在对睾丸生精细胞的影响、对内分泌功能的影响及对性功能和生殖功能的影响（图 7-2）。

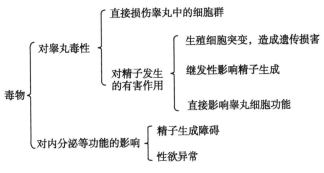

图 7-2　毒物对雄性生殖影响

1. 对睾丸生精细胞的影响　主要指对睾丸中细胞群的直接损伤。例如棉酚的作用部位在睾丸生精上皮，以精子细胞和精母细胞最为敏感。由于破坏了生精细胞上皮，导致精子畸形、死亡，直至无精子产生。

2. 对内分泌功能、性功能和生殖功能的影响　睾丸功能受促性腺激素调节，而促性腺激素又受促性腺释放激素（GnRH）调节。某些外源化学物通过影响 GnRH 的释放，使性腺激素浓度下降，从而导致生殖毒性，使性功能及生殖功能均下降。

（三）雄性生殖毒性的评价

雄性生殖器官产生精子，精子是一种高度分化的细胞，它不仅把父亲的遗传信息传递给卵细胞，又可决定新生后代的性别。

调节精子发生的激素主要有腺垂体分泌的卵泡刺激素（FSH），黄体生成素（LH）以及睾丸间质细胞产生的雄激素。进入曲细精管的精子没有活动能力，在副睾丸中经过成熟过程才逐步获得了运动能力和受精力，也就变成了具有活泼运动能力的成熟精子。精子的发生是周期性变化的。对于同一种动物而言，精子发生所需要的时间相对恒定。所以了解生精上皮的周期性变化，对确定食品中化学物质对精子发育各阶段的影响有着重要意义。精子发育阶段成熟所需的时间见表 7-1。

表 7-1　不同阶段下精子发育成熟所需时间

精子发育阶段	不同阶段下释放成熟精子经历的时间（周）	
	小鼠	大鼠
输精管和附睾内的精子	1	1~2
后期精细胞	2	3
前期精细胞	3	4~5
次级精母细胞	4	6~8
初级精母细胞	5	6~8
精原细胞	6	9

雄性生殖毒性评价主要包括精子分析、精子穿透分析、睾丸支持细胞与间质细胞分离培养分析、睾丸中标志酶活性分析、雄性激素检测分析、雄性生殖器毒性病理检验分析和雄性生殖细胞遗传毒性检测分析。

1. 精子分析 精子分析是生殖毒性较为敏感的指标,主要包括精子计数、精子运动能力以及精子形态的检查。实验常用小鼠或大鼠。收集精子的方法可采用交配射精后冲洗阴道的方式获取精子,但大多采用处死动物收集睾尾部和输卵管中的精子。

2. 精子穿透分析 精子穿透实验实际上就是精子体外受精的实验。精子在体外成功地穿透卵子的能力是常规精子分析所不能显示的。其实验原理是哺乳动物受精过程中物种专一性主要表现在卵子的透明带上。获能及顶体反应是所有哺乳动物精子进行的先决条件。因此,以受试动物的精子使去透明带的金黄地鼠的卵子受精,以综合评价外来化学物质对精子受精能力的影响。

3. 睾丸支持细胞与间质细胞分离培养分析 虽然整体动物实验是评价外源化学物性腺毒性的主要途径,但其耗时、费力,而且在中毒机制的研究中也受到诸多限制。应用睾丸体外培养的手段检测化学物质对睾丸功能的影响,不失为一种简便、可靠的方法。

(1)睾丸支持细胞的分离与培养:支持细胞是曲细精管上皮除各级生精细胞外,与精子生成有关的细胞之一。虽然它是睾丸生精上皮中唯一的非生殖细胞,但它对精子的发生发育具有十分重要的意义。支持细胞能分泌多种生物活性物质,对生精细胞起到支持和营养作用。因为生精细胞本身不能利用葡萄糖,它所需的能量是由支持细胞糖酵解所产生的乳酸和丙酮酸来提供。支持细胞具有较强的糖酵解能力,可将葡萄糖转化为乳酸和丙酮酸。支持细胞的乳酸含量和乳酸脱氢酶活性的变化常被作为反映支持细胞功能以及对生精细胞能量代谢的影响和对生精过程干扰的指标。

(2)睾丸间质细胞的分离和培养:间质细胞分布在睾丸曲细精管的结缔组织中,细胞呈圆形、梭形或多角形,体积较大,胞核有 1~2 个核仁,胞浆丰富,呈嗜酸性,含有大量滑面内质网。间质细胞的主要功能是分泌雄激素(睾酮)。

4. 睾丸中标志酶活性检测分析 睾丸中酶含量和活性的改变是生殖毒性的敏感指标之一,可以简便且可靠地反映出外源化学物质对睾丸功能的损害。已知睾丸中的酶大致可分为两类,一类酶的含量和活性随着精子的形成、成熟而增高,如乳酸脱氢酶同工酶、山梨醇脱氢酶、透明质酸酶、α-磷酸甘油脱氢酶等;另一类则是随着精子的形成、成熟,其活性下降,如 6-磷酸葡萄糖脱氢酶、苹果酸脱氢酶、三磷酸甘油醛脱氢酶以及异柠檬酸脱氢酶等。常用的三项睾丸酶活性检测方法有乳酸脱氢酶 x(LDHx)检测、山梨醇脱氢酶检测和 6-磷酸葡萄糖脱氢酶检测。

(1)乳酸脱氢酶 x 检测:乳酸脱氢酶 x(LDHx)是睾丸组织和精子中的一种 LDH 同工酶,是精子的一种特异酶,存在于精子中段线粒体和尾段浆膜内,其活性与精子的发育、成熟有关,在精子母细胞的减数分裂、分化和成熟精子的能量代谢过程中起重要作用。因此,LDHx 活性测定可以作为评价精子质量的指标。其基本原理是 LDHx 催化乳酸脱氢生成丙酮酸,使辅酶 I(NAD$^+$)还原为 NADH,酚嗪二甲酯硫酸盐(PMS)将 NADH 的氢传给硝基四唑氮蓝(NBT),使其还原成紫蓝色化合物而显示出酶的有色区带。

(2)山梨醇脱氢酶检测:山梨醇脱氢酶(SDH)是一种精子特异酶,在睾丸主要分布在曲细精管和精细胞的线粒体内,在精子能量代谢中起重要作用。精子主要以果糖为供能原料,SDH 把果糖转化为山梨醇,进而转化为葡萄糖,才开始通常的代谢途径。SDH 在睾丸成熟期内随着睾丸的重量增加其活性亦增加,因而常被视为睾丸成熟、精子功能和形态完善的标志酶。其基本原理是 SDH 催化山梨醇氧化成果糖,与此同时氧化型辅酶 I(NAD$^+$)被还原为 NADH。在 340nm 处测定 NADH 的生成量,计算 SDH 的活力。

(3)6-磷酸葡萄糖脱氢酶检测:睾丸内的 6-磷酸葡萄糖脱氢酶(G-6PD)主要存在于曲细精管的间质细胞、支持细胞和精细胞内,尤其是间质细胞内 G-6PD 活性最强。在合成睾酮过程中需要 NADPH 为辅助因子。氧化旁路即戊糖途径,是间质细胞中 NADPH 的主要来源。因 G-6PD 是氧化旁路开始时的重要酶,从而 G-6PD 可由供应 NADPH 的情况作为反映间质细胞功能的一个指标。其基本原理是 G-6PD 催化 6-磷酸葡萄糖(G6P)氧化成 6-磷酸葡萄糖-δ 内酯,之后很快氧化为 6-磷酸葡萄糖酸(6-PGA),与此同时氧化型辅酶 II(NADP$^+$)被还原为 NADPH。通过测定 NADPH 的生成量计算 G-6PD 的活性。

知识链接

LDH 酶活检测

生物氧化是指在生物体内,从代谢物脱下的氢及电子,通过一系列的酶促反应与氧结合生成水,并释放能量 ATP 的过程。 一般生物氧化的底物为丙酮酸,而丙酮酸是由葡萄糖、脂肪或蛋白质代谢转化所得。 在无氧条件下,葡萄糖的酵解产物为乳酸,是从丙酮酸经 LDH 作用下所得。 LDH 有 5 种同工酶,不同的同工酶分布不同,有明显的组织特异性。 LDH 的酶活异常表示一系列的疾病,在雄性生殖毒性的试验评价中,主要考察的是所有 LDH 的总活性,在染毒过程中,主要表现在 LDH 酶活的降低。

然而由于 5 种同工酶的存在,可能有些染毒对总酶活影响不大,但对个别同工酶有着极大的影响,因此 LDH 总酶活的维持恒定不一定表示 LDH 酶活正常。 未来如果想准确的测定,应对所有同工酶的酶活进行检测,最终确定在雄性生殖细胞检测中 LDH 同工酶的作用强弱,进一步提高 LDH 酶活检测的准确性。

---

5. 雄性激素检测分析 睾丸生成精子的同时还具有分泌性激素的功能。雄性激素是睾丸中产生的主要性激素,睾丸的功能主要靠卵泡刺激素、促黄体生成素和睾酮来维持和调节。卵泡刺激素主要作用于曲细精管的支持细胞,使其合成与分泌雄性激素结合蛋白。后者的作用是使雄性激素浓聚,维持曲细精管中的雄性激素达到一定水平。促黄体生成素主要作用于间质细胞,使其合成和分泌睾酮。雄性生殖系统无论生精过程、精子成熟过程,还是附属性腺的分泌活动,都需要有足够的睾酮。检测上述三种性激素含量有助于生殖毒性的评价以及生殖毒作用机制的探讨。

6. 雄性生殖器毒性病理检验 从形态学角度评价外源化学物质对雄性生殖系统的毒性作用,是雄性生殖毒理学研究中不可缺少的较为敏感的指标和重要手段。

睾丸、附睾、前列腺以及精囊的重量和大小的改变常是接触有害化学物质的明显征兆。睾丸组织最易受到外来化学毒物的侵害,因此在亚慢性或慢性动物实验中,睾丸组织形态检验是一项重要的指标。

> **知识链接**
>
> ### 睾 丸 结 构
>
> 睾丸外观呈椭圆形，成年大鼠睾丸大小约为 14mm×20mm，重 2~3g。表面包有一层透明而致密的，有结缔组织构成的白膜。睾丸实质内有较疏松的结缔组织型间质分割成睾丸小叶。小叶内是大量的曲细精管，小管管腔直径均匀一致。曲细精管的管壁主要由生精上皮构成。该上皮与基底膜相接，细胞核靠近基底膜。生精细胞处于不同发育阶段，从基底膜到管腔排列 5~8 层。靠基底膜近处为精原细胞，细胞核比较大。在精原细胞里侧是初级精母细胞，胞体较精原细胞大。再往内侧是次级精母细胞，接着是精细胞，最内侧则为精子。小叶间质组织中存在具有突起、形状不规则的间质细胞。

外源化学物作用于雄性生殖系统，可引起睾丸及其附属器官、组织或细胞的病理性损伤。睾丸各种细胞，特别是各级生精细胞其生理、生化功能各异，因而毒作用引发的受损表现与程度亦有很大差异。动物实验证明，有些毒物对睾丸曲细精管生精上皮的发育有不同程度的影响，如生精细胞胞质、胞核的改变，或是细胞产生变性、坏死；有的毒物表现为致精子数目减少。

因为实验目的各不相同，形态学研究的实验动物染毒途径、处理剂量、取材时间、处死动物的方式以及观察的重点均不能划一。

解剖观察是生殖毒性病理检验的主要环节，对以后的光镜或电镜观察结果的可靠性以及结论的正确性都有很大的影响，必须认真做好大体解剖的操作，检视和记录，正确取材，选择合适的固定液保存病理检验材料。由于电镜技术和其他创新的检测手段的建立、发展，生殖毒性病理学研究深入到亚细胞和分子水平。对组织和细胞化学成分进行微量甚至超微量分析，亚细胞水平定位等方法的出现，使病理形态逐渐脱离单纯的形态描述，而把形态结构变化与功能改变紧密地结合起来。

7. 雄性生殖细胞遗传毒性检测分析　除传统的哺乳动物生殖细胞突变试验，如：小鼠睾丸染色体畸变分析、小鼠精子畸变分析、小鼠显性致死突变试验、黑腹染色体性隐性试验等外，还有小鼠精子彗星试验。

彗星试验（comet assay），又称单细胞凝胶电泳试验（single cell gel assay，SCG），是 1984 年由 Ostiling 和 Johanson 首先建立的，该方法的优点是测试完整细胞 DNA 链断裂，简便又快速。其原理和方法如下：细胞在体内或体外试验中受化学物作用后，DNA 链发生断裂。将细胞制成单个细胞悬液。在载玻片上制备加有受检细胞混悬液的凝胶，在碱性条件下使细胞裂解，DNA 解旋后进行电泳。带负电荷的 DNA 断裂端由阴极向阳极迁移。DNA 经溴化乙锭（EB）染色后在荧光显微镜下可观察到 DNA 受损的细胞核一条尾巴呈彗星状，如 DNA 无损伤则见圆形的核。用图像自动分析仪可测定呈彗星状细胞的数量和比例及计算出受损的 DNA 量。手工操作可用目镜测微尺在荧光显微镜下测量细胞核的直径和彗星尾部的长度作为 DNA 损伤的评价指标（图 7-3）。

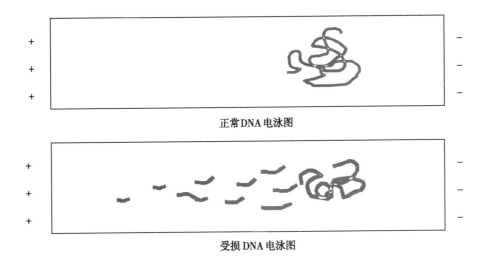

正常 DNA 电泳图

受损 DNA 电泳图

图 7-3 雄性精子的彗星试验结果

在食品毒理学研究中,雄性生殖毒性的体内和体外试验的设计必须考虑到动物种类,一般选择大鼠、小鼠和兔,每组数量一般不少于 20 只,给药周期不少于 6 个生精周期,在交配期动物合笼时间不少于 8~10 天,观察指标应包括生育和怀孕的终点,如怀孕率、流产率、活仔率及胎仔畸形率等。体外试验必须同体内试验相结合,这样阐明的生殖毒性才有意义。

▶ 课堂活动

雄性生殖毒性的不同评价办法各有什么优点和缺点? 这些方法各自适合哪些情况分析?

三、雌性生殖毒性及评价

(一) 雌性生殖细胞的生成过程

卵巢的内分泌功能受腺垂体卵泡刺激激素(FSH)和黄体生成激素(LH)的控制。垂体分泌的 FSH 又受下丘脑某些神经细胞产生的 GnRH 的调节。由于垂体分泌的 FSH 和 LH 的作用,促使卵巢内发生周期性的变化(卵泡的发育、排卵、黄体生成)。垂体分泌的 FSH 使卵泡生成,卵泡发育至次级卵泡时卵泡膜内层细胞分泌雌激素,雌激素作用于子宫内膜,使子宫内膜呈增生期改变。同时它们又反馈地抑制下丘脑和垂体停止分泌促性腺激素。于是,黄体退化、血中孕酮和雌激素含量下降。此时,下丘脑及垂体不再受抑制,FSH 又开始分泌。卵巢中又有卵泡的生长。如此生长反复循环,从而形成卵巢内周期性变化(图 7-4)。

卵巢的周期性变化与动情周期密切相关。小鼠及大鼠的动情周期是 4~5 天节律性地重复一次。预定成熟的卵泡大约在动情期开始发育,下一个动情期末排卵。卵巢中可以看到不同发育阶段的黄体。黄体的发育决定于排出的卵是否受精,妊娠黄体比周期黄体大,如果未受精,周期黄体萎缩退化。

雌性生殖系统的主要功能是保障生物繁衍传代。在哺乳类动物中,它包括卵巢及其附属器官,如输卵管、子宫及阴道。外源化学物质对雌性生殖系统的损伤主要表现在对雌性卵巢功能的干扰。

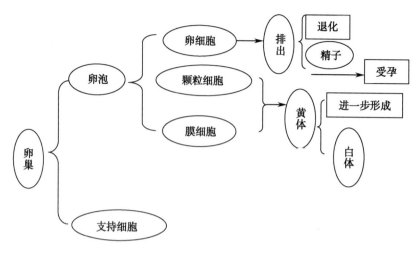

图 7-4　卵巢排卵与受孕的过程

卵巢功能包括生殖功能(卵细胞的发育、排卵、黄体形成)和内分泌功能(雌激素和孕激素等性激素的生成和分泌)。

（二）毒物对雌性生殖影响

毒物对雌性生殖影响主要表现在对卵巢及卵细胞的影响和对内分泌功能的影响。而对妊娠期所造成子代畸形、死胎或功能发育不全等现象有可能和毒物对子代造成的影响有关,因此我们在第二节讨论。

1. 毒物对卵巢及卵细胞的影响　卵细胞发生于卵巢,哺乳动物的卵巢是一个多相器官,包含大量处于不同发育阶段的卵泡。原始卵泡的数目在一出生就限定了,卵巢内卵泡数目的下降会导致生殖衰老,例如更年期。一些外源化学物作用于雌性生殖系统可能导致卵巢周期紊乱或不孕,致使自发性流产率增加、子代发育异常、生育力下降等。

2. 毒物对内分泌功能的影响　动物性成熟后,雌激素分泌的增加会使生殖器官质量增加,促进细胞增殖和分化,雌激素减少导致子宫和阴道萎缩。雌激素的分泌对于动物维持健康和生殖的内稳态是必要的。雌激素受体属于转录因子的核受体,并通过与细胞内的雌激素受体相结合发挥作用。例如,对已经断奶发育前的雌性大鼠使用全氟烷基酸干预能显著降低体质量和血清雌二醇的水平,导致雌激素减少导致子宫和阴道萎缩。

（三）雌性生殖毒性的评价

基于上述内容,毒物对雌性生殖毒性的评价主要从其对卵巢及卵细胞的影响和对内分泌功能的影响考察,包括对雌性发情周期的观察、排卵观察、雌性激素检测和病理学检测等分析评价。

1. 雌性发情周期的观察与评价　此项考察的基本原理为:阴道上皮细胞,由于新陈代谢,不断地脱落和再生。随着卵巢激素的变化,脱落的阴道上皮细胞类型和形态也呈现周期性变化。逐日连续,了解卵巢功能状况是否正常。啮齿类动物的发情周期可分为发情前、发情后及间期等四个期。正常大鼠或小鼠每一发情周期 4~5 天。外源化学毒物及不良环境因素会影响卵巢功能,使发情周期紊乱。

观察方法为:在灭菌的平皿中倒入灭菌生理盐水,将小棉拭子插入灭菌盐水内使棉花蘸湿,抓牢受试动物,将棉拭子伸入其阴道,轻轻擦拭阴道壁,拭取阴道分泌物,涂布于滴有一滴生理盐水的载玻片上,置显微镜下观察脱落细胞,详见表7-2。

表7-2　大鼠或小鼠发情周期阴道脱落细胞所见

阶段	持续天数（天）	阴道涂片细胞所见
发情前期	0.5~1.5	较多的圆形有核上皮细胞,常见出现少量圆核的角化上皮细胞,无白细胞
发情期	1	主要为角化上皮细胞,有时混有圆形有核上皮细胞,细胞分散不成堆
发情后期	1.2~2	大量的角化上皮细胞,常聚集成堆
发情间期	2~4	大量散在的白细胞,有时混有少量圆形有核上皮细胞

细胞的观察应在较暗的光线下进行。涂片经甲醇固定后可用伊红、美蓝或苏木精-伊红染色。显微镜下见到的胞体最小且有多形核的是白细胞;涂片上大的、扁平多角形、没有核或有一个小核的是角化上皮细胞;圆形有核上皮细胞是标准的上皮细胞,呈圆或卵形,有清晰的细胞质,核深染,位于细胞的中央部位。

正式实验前,对实验动物连续作阴道脱落红细胞观察 8~12 天,按每组 10 只选出发情周期正常的受试动物。实验处理开始后对阴道脱落细胞的观察至少 25 天。统计分析各组动物发情周期平均持续天数,将各处理组与对照组比较,如有周期异常表现(发情周期延长或缩短),应进一步明确主要是周期中哪一期的改变或发情周期停滞在哪一期。

2. 排卵的观察　染毒处理应在雌鼠处于发情间期进行,在染毒的第六天(发情前期)处死动物。取出卵巢。称量湿重,分离出黄体及非黄体再分别称重。计数黄体数。用 Hanks 液冲洗两侧输卵管,在实体显微镜或扩大镜下计数卵细胞数。整理分析卵巢重量,黄体数目及其总重量,卵细胞数等指标。黄体重量减轻,排卵数目减少是化学毒物对卵巢功能损害的常见表现。也有将卵巢固定,做连续切片,观察计数各期卵泡,判断排卵情况。

3. 雌性激素检测　包括雌激素活性测定(TTC 还原实验),血浆雌二醇放免分析,血浆孕酮放免分析。

4. 病理组织学检查　雌性生殖系统包括阴道、子宫、输卵管、卵巢等以及肾上腺和脑垂体。对其进行毒性病理学检查应注意有关器官的重量,如脑垂体、卵巢重量。同时应在光学显微镜下对与生殖有关的器官进行病理组织学检查,其中卵巢因其具有形成卵细胞和内分泌双重作用而更加重要。

通常研究卵巢病理组织学改变的方法是:实验动物按计划染毒处理后处死,取出卵巢,用甲醛或 BouimH 氏液固定 24 小时后,作连续切片,厚 5μm,苏木精-伊红(HE)染色,光镜下检查,通过每隔五张片子数一张的方法进行卵母细胞计数,观察染毒动物及对照的未染毒动物闭锁卵泡的数量差别。电镜检查有助于发现微细的更为早期的病变部位。这一方法可以提供以下评价指标:①每张切片上的平均卵泡数;②闭锁卵泡的百分率;③进行卵泡分类(原始卵泡、生长卵泡、成熟的格氏卵泡)的相对百分比。

▶▶ **边学边练**

外源化学物的生殖毒性评价, 请见实训四和实训五　小鼠红细胞微核试验和小鼠精子畸形实验。

四、繁殖毒性的评价

繁殖毒性一般表现在胚胎死亡率和畸胎率上升,一般按照三段毒性试验或多代毒性试验来评价。此部分对繁殖毒性的研究同发育毒性评价密不可分,因此本部分内容将在第二节讨论。

点滴积累 ∨

1. 环境有害因素造成对雄性和雌性的生殖功能的有害影响的作用称为生殖毒性。 生殖毒性的特点是亲性腺毒性和亲配子作用。

2. 外源化学物对雄性的生殖毒性主要包括对睾丸生精细胞的影响以及对内分泌功能和性功能和生殖功能的影响。 评价方法主要有精子分析、精子穿透分析、睾丸支持细胞与间质细胞分离培养分析、睾丸中标志酶活性检测分析、雄性激素检测分析和雄性生殖器毒性病理检验。

3. 外源化学物对雌性的生殖毒性主要包括对卵巢及卵细胞的影响和对内分泌功能的影响。 雌性生殖毒性的评价包括雌性发情周期的观察与评价、排卵的观察、雌性激素检测和病理组织学检查。

第二节 发育毒性及评价

一、概念

(一) 发育毒性的概念

人发育的过程包括分娩前发育和分娩后发育两个阶段。其中,分娩前发育期包括受精卵发育和胎儿器官发育两个过程;分娩后发育包括幼儿期发育和性成熟期发育两个过程。发育毒性(developmental toxicity)是指出生前经父体和(或)母体接触外源化学物引起的在子代到达成体之前出现的有害作用,包括畸形、生长迟缓、功能障碍及死亡。

(二) 发育毒性机制

外源化学物对发育的作用机制主要有干扰基因表达、诱导基因突变与染色体畸变、损伤细胞和分子水平的翻译、诱导细胞凋亡、干扰细胞之间的交互作用、通过胎盘引起发育毒性、干扰母体稳态以及干扰内分泌作用等。

(三) 发育毒性的表现

发育毒性指在到达成体之前诱发的任何有害影响,包括在胚期和胎期诱发或显示的影响,以及在出生后诱发和显示的影响。发育毒性的主要表现为发育生物体死亡、生长改变、功能缺陷和结构异常。

1. 发育生物体死亡 指受精卵未发育即死亡,或胚泡未着床即死亡,或着床后生长发育到一定阶段死亡。早期死亡被吸收或自子宫排出(即自然流产),晚期死亡成为死胎。

2. 生长改变　即生长迟缓。能引起胚胎死亡和畸形的毒物多数能引起生长迟缓。一般认为胎儿的生长发育指标比正常对照的均值低2个标准差时，即可定为生长迟缓。胎鼠胸骨及枕骨骨化迟缓及低出生体重等是生长迟缓的较敏感指标。生长迟缓造成的局部发育不全可视为畸形，如脑小畸形和眼小畸形等。

3. 功能缺陷　包括器官系统、生化、免疫等功能的变化。功能缺陷往往要在出生后经过相当时间才能诊断。如听力或视力异常、行为发育迟缓等。

4. 结构异常　指胎儿形态结构异常，即畸形。致畸性是指化学物在胚胎发育期间引起永久的结构与功能异常的性质。致畸物是指出生前接触，诱发永久的结构与功能异常的物质。

（四）发育毒性的特点及靶器官

发育过程包括合子植入、胚胎形成与发育、分娩、发育至性成熟等阶段。发育过程的每个阶段所涉及的细胞或器官都可能成为外源化学物毒作用的靶。根据分娩前后划分，外源化学物对发育过程的损害主要有以下几个方面：

1. 亲胚体作用（胚体毒性）　某些化学物可作用于妊娠早期（即从受孕到胚体形成阶段），对胚体发育产生损害作用。某些化学物可以降低胚体对必需营养素的利用度，如EDTA降低胚体对微量元素的利用度，甲氨蝶呤降低胚体对叶酸的利用度。当给予母体这些化学物时，可导致与缺乏这些必需营养素相似的胚体毒性。胚体毒性、胎体毒性和胚胎毒性是指由出生前接触引起对孕体的任何有害影响，包括结构和功能异常，或这种影响在子代出生后表现。

2. 亲胎盘作用（胎盘毒性）　某些化学物可对胎盘造成损伤，改变胎盘血流量，降低胎盘对营养物质的转运，特异地干扰胎盘功能（如内分泌和代谢功能）。例如5-羟色胺使小鼠动、静脉狭窄，胎盘血流量减少，胎盘转运功能障碍，引起死胎和先天畸形；甲基汞改变人胎盘滋养层微绒毛对不能代谢的氨基酸的摄取，而致功能畸形，即先天水俣病；某些化学物还能经胎盘致癌即致癌物由母血经胎盘进入胚胎，造成胚胎期接触，引发后代肿瘤。经胎盘引起的胎儿中毒，患儿往往在出生后严重神经迟钝，共济失调，步行困难，语言、咀嚼、下咽困难和大发作性癫痫。

3. 分娩后毒性（后天毒性）　在分娩后，子代因外源化学物污染所出现的发育异常情况都是分娩后毒性的表现。在此，外源化学物对发育所表现的毒性多为后天性毒性，也有先天、后天结合的情况。例如，妊娠期接触过不足以引起肿瘤的低剂量二乙基亚硝胺，仔鼠成年后再次接触，则肿瘤发生率增加。

二、发育毒性的评价

（一）发育毒性评价的内容

发育毒性的研究是为了揭示外源化学物对哺乳动物发育的影响，因此考察的发育阶段为从受孕到着床（A）阶段、着床到硬腭闭合（B）阶段、硬腭闭合到妊娠结束（C）阶段、出生到断乳（D）阶段及断乳到性成熟（E）阶段。其中，A、B和C阶段对应人的分娩前发育阶段，D和E对应分娩后发育阶段。

1. A阶段（受孕到着床）　主要检查成年雌性生殖功能、胚胎着床前发育及着床情况。由于分娩前发育阶段主要是在母体内进行,因此雌性的生殖功能是考察重点。与生殖毒性中考察的区别是,此处不再考察外源化学物对卵细胞的影响。A 阶段的终点为合子的着床,因此着床率是考察的重要指标。

2. B阶段(着床到硬腭闭合) 检查成年雌性生殖功能、胎体发育及主要器官形成。同 A 阶段一样,要考察雌性母体的生殖功能状况。而合子着床后所进行的主要器官形成过程,是该阶段考察的重点。

3. C阶段(硬腭闭合到妊娠结束) 检查成年雌性生殖功能、胎体的发育与生长及器官的发育与生长。此处为妊娠前最后的阶段。硬腭闭合后胎体进一步发育,考察重点依然是胎体及主要器官的发育与生长。

4. D阶段(出生到断乳) 检查成年雌性生殖功能,新生仔对宫外生活的适应,断乳前的发育与生长。由于在断乳前,幼仔食物来源主要为母体乳汁,因此外源化学物污染对发育的营养来源主要依靠母体,因此对雌性生殖功能应继续考察。此时的考察重点主要是幼仔的发育状况,通过一系列方法发现外源化学物对幼仔的影响。

5. E阶段(断乳到性成熟) 检查断乳后的发育与生长,对独立生活的适应,达到完全的性功能。此时,幼仔发育对外源化学物的反应已完全脱离母体,因此主要考察在成年前的发育状况。由于在此阶段的发育与母体完全脱离关系,因此一般不做发育毒性单独考察。

(二)发育毒性评价的办法

结合外源化学物对生殖的影响,将生殖和发育的各个阶段组合可得到不同的考察办法。根据人用药品注册技术要求国际协调会议(international conference on harmonization,ICH)准则和我国新药评价、农药及健康相关产品安全性评价的办法,主要利用三段生殖毒性试验进行评价。

1. 发育毒性的直接评价 对于外源化学物对一代的发育毒性的考察见表 7-3 及图 7-5。

表 7-3 三段毒性试验简介

	一般生殖毒性试验	分娩前毒性试验	分娩后毒性试验
研究目的	评价在配子发育及着床前接触外源化学物对生育力及早期胚胎发育的影响	评价外源化学物在分娩前对动物妊娠、胚胎死亡、生长及结构异常的影响	评价母体自着床到断乳期间接触外源化学物对母体妊娠和对幼仔生长发育、形态结构及神经性为功能的影响
动物	大鼠(首选)、小鼠	大鼠、小鼠、家兔	大鼠、小鼠、家兔
染毒期	雄性:交配前 4 周 雌性:交配前 14 天	胚胎器官形成期	从着床到哺乳期终止(妊娠 15 天到分娩后 21 天,大鼠及小鼠)
处死时间	孕中期(13~15 天)、动物出生或断乳	分娩前一天	母体:子代断乳时 子代:断乳时
考察内容	雄性:交配行为、精子检查、生殖器官检查 雌性:受孕率、活胎率、胚胎状况	母体:生殖器官检查、受孕情况 胚胎:存活情况、外观、脏器及骨骼形态	母体:生殖器官检查、哺乳情况 子代:外观变化、出生及哺乳期存活率、断乳时脏器形态、生理发育、神经系统发育及行为等

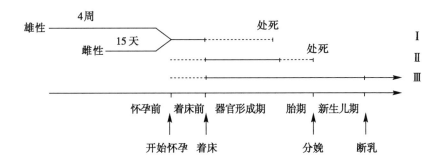

Ⅰ：生育力和早起胚胎发育毒性试验
Ⅱ：胚胎-胚胎毒性试验（致畸试验）
Ⅲ：出生前后发育毒性试验

图 7-5　三段毒性试验图解

其中,在动物染毒、处死时间及考察内容方面,不同试验中有交叉重复的现象。应根据研究目的确定考察重点。例如,在三段毒性试验中均涉及对雌性动物的生殖器官检查,在一般生殖毒性试验中主要考察外源化学物对卵细胞的影响,因此要把重点放在卵巢的考察;而在分娩前后,生殖器官的检查所提供的数据应说明外源化学物是如何通过母体的生殖系统对发育造成的影响,因此主要应考察胎盘、子宫等器官的变化。

2. 多代发育毒性的考察与评价　关于外源化学物对发育产生的危害,仅仅通过上述三段毒性试验可能不能完全说明某化学物对发育的影响。欲进一步考察其对发育产生的影响,应该涉及多代发育毒性试验。上述各段试验均可联合成一代或多代研究以代替分开进行的每段试验。一、二或三代研究的定义是按直接与受试物接触的成年动物的代数规定的。

一代发育毒性试验是指亲代（F_0代）动物直接接触外源化学物,子一代（F_1）将在母体子宫内及经哺乳接触外源化学物,考察外源化学物对 F1 代的影响。二代生殖毒性试验是指对两代动物成体进行染毒,即 F_0 代直接接触受试物,F_1 代既有直接接触,也有通过母体的间接接触,第三代动物（子二代,F_2）将在子宫和经哺乳接触外源化学物。三代及多代的研究也照此规定类推（图 7-6）。实验程序为:F_0 代雄性于交配前 4 周接触受试物,雌性于交配前两周接触受试物并延续至哺乳期,以便 F_1 代经胎盘转运和经乳汁接触受试物。F_1 代出生后,选择一部分在断乳时处死、尸体解剖并检查出现的异常与畸形,于剩下的 F_1 代中选择亲本在同一周龄接受同一剂量受试物,繁殖并开始下一个周期,产生 F_2 代。F_2 代断乳时选择一部分处死,检查。F_2 代再繁殖,产生 F_3 代。如此重复上述过程,完成多代发育毒性的评价。

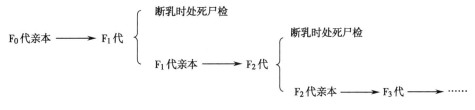

图 7-6　多代生殖毒性试验图解

　　评价时,应依据观察到的毒效应,尸检和镜检的结果对生殖毒性研究的发现进行评价。评价应包括受试物的剂量与包括生育力、体征、体重改变、死亡数和其他毒效应在内的异常是否有统计学上的显著性。生殖毒性试验进行适当,应提供未观察到有害作用水平的良好估计和对生殖、分娩、哺乳和出生后生长等的了解。常见的胎仔检查特征情况见表7-4,常见的胚胎发育毒性尸检结果见表7-5~表7-7。

表7-4　常见的胎仔检查特征

	颜色	器官外形	自然运动	对刺激的反应	胎盘
正常胎仔	肉红色	完整成型	有	有运动反应	红色,较大
晚期死胎	灰红色	完整成型	无	无运动反应	灰红,较小
早期死胎	乌紫色	不完整成型	无	—	暗紫
吸收胎	暗紫色	不可辨认	—	—	不可辨认

表7-5　发育毒性试验中常见的主要外观异常

头部及五官	躯干	四肢
无脑	脊柱裂	前肢或后肢形成不全
脑膨出、颅背柱裂	脊髓膨出	多指(趾)
小头	胸骨裂	少指(趾)
颜面裂、腭裂、唇裂	腹裂、脐疝	畸形指(趾)
开眼、眼异位	锁肛	并指(趾)
无耳、小耳、耳异位	卷尾、短尾、无尾	短指(趾)
无颌或小颌		
单鼻孔		

表7-6　发育毒性试验中常见的内脏异常

头部	胸部	腹部
嗅觉器官不全	左位心	肝分叶异常
无脑	右大动脉弓	无肾
脑室扩张	心房(室)中隔缺损	肾积水
脑室积液	食管闭锁	马蹄肾
无眼球	肺发育不全	输尿道积水
小眼球	肺叶融合	无膀胱
鼻中隔缺损	膈疝	无睾丸\卵巢,无子宫或子宫不全

表7-7　发育毒性试验中常见的主要骨骼异常

部位	异常情况及特征
颅顶骨	缺损,骨化迟缓(表现为囟门过大)
枕骨	缺损或缺失

部位	异常情况及特征
颈椎骨	缺损,椎弓不连续,骨化迟缓
胸骨	缺损或消失,骨化迟缓,点状或不到正常的一半
肋骨	多肋,少肋,短肋,分叉肋,波状肋,融合肋
腰椎	缺失,分裂变形
四肢骨	多骨,缺失
盆骨	缺失
尾椎骨	缺失,椎弓不连续,融合

（三）发育毒性试验中评价的指标

欧共体（EEC）和经济合作与发展组织（OECD）建议将致畸物或发育毒性进行分级。主要根据动物试验和人群调查资料,具体分级标准为:

1级:已确定人类母体接触后可引起子代先天性缺陷;

2A级:对动物肯定致畸,但对人类致畸作用尚未确定因果关系;

2B级:动物试验结果肯定致畸,但无人类致畸资料;

3级:尚无结论性肯定致畸证据或资料不足;

4级:动物试验阴性,人群中调查结果未发现致畸。

（四）发育毒性试验中选择的指标

根据发育毒性需要评价的内容,一般要考察胚胎发育、着床率、活胎率、胎仔或幼仔异常情况。因此选择以下指标:

1. 母体妊娠期体重变化的考察　以母体妊娠期体重变化推测胚胎发育情况。如果妊娠期母体增加异常,则初步判断外源化学物有胚胎毒性。

2. 平均着床数及着床后死亡率的考察　平均着床数和着床后死亡率对应外源化学物对合子着床的影响。着床后死亡率按式7-1来计算。

$$着床后死亡率(\%) = \frac{吸收胎数 + 死胎数}{着床数} \times 100\% \qquad 式(7\text{-}1)$$

3. 活胎仔平均体重、体长、尾长的考察　主要考察正常未接触外源化学物的活胎仔的体重、体长、尾长,为本项目试验做出重要参照。

4. 异常率的考察　主要涉及畸胎出现率、活仔畸胎率、母体畸胎率的考察,分别以式7-2～7-4来计算。

$$畸胎出现率(\%) = \frac{出现畸形胎仔总数}{受检胎仔总数} \times 100\% \qquad 式(7\text{-}2)$$

$$活仔畸胎出现率(\%) = \frac{出现畸形胎仔总数}{活胎仔总数} \times 100\% \qquad 式(7\text{-}3)$$

$$母体畸胎率(\%) = \frac{出现畸形胎的母体数}{妊娠母体总数} \times 100\% \qquad 式(7\text{-}4)$$

在计算畸胎总数时,每一活胎仔出现一种或一种以上畸形均作为一个畸胎。计算畸形总数时,同一胎仔出现一种畸形作为一个畸形计算,出现二种或二个畸形,则作为二个畸形计算,依此类推。

根据上述指标计算结果,最后作综合评定。将各项指标与对照组进行比较,经统计学处理后,实验组母体畸胎率高于对照组,且活胎仔出现的畸形率显著高于对照组,而且畸形的出现具有剂量-效应关系,方能判定受试化学物对受试动物具有致畸作用。为了比较不同致畸物的致畸效应强度,可采用致畸指数这一指标[致畸指数 = 母体 LD_{50} ÷ MLD(最小致死剂量)],该数值愈大,表明致畸性愈强。按致畸指标一般把化学物致畸强度分为三级:10 以下为不致畸物,10~100 为致畸物,100 以上为强致畸物。

(五) 发育毒性的替代试验

发育毒性的替代试验主要是哺乳动物或非哺乳动物的体内细胞、体外细胞、组织、器官培养。近年进行过较广泛的确认研究的主要有三个体外试验,即胚胎毒性试验、大鼠全胚胎培养试验,大鼠胚胎肢芽微团实验和小鼠胚胎干细胞试验。这些试验不论是作为相应的筛选试验还是用于解释发生机制的研究,均可与整体动物试验相结合,提供有价值的资料并间接减少所用动物的数量。然而,由于缺少与发育过程一致的复杂性和母代与发育个体之间互动的动力学机制,这些试验并不能肯定某种效应的存在,对危险/暴露评价的意义不大,不能替代整体动物生殖毒性检测试验,不属于产品登记必需的资料。

知识链接

动物福利与实验动物

动物福利是指动物如何适应其所处的环境,满足其基本的自然需求,其尤指动物的生存状况;实验动物是专门培育供实验用的动物,主要指作为以科研、医疗需要为目的而驯养、繁殖、育成的动物。两者之间存在矛盾,需要科研工作者既要满足现代人对和谐与文明的需求,又要满足科研的基本需要。因此,需要在保证科研工作不受影响的基本前提下尽量减少对实验动物的消耗,降低实验对其带来的痛苦。

---

1. **大鼠全胚胎培养**　大鼠全胚胎培养(whole embryo culture, WEC)是从孕期第 9~10 天大鼠子宫取出胚胎,剥去前庭膜(又称 Reichert 膜),放入培养液中加入受试物,在含 O_2、CO_2、N_2 环境中,旋转培养。观察胚胎发育情况,记录胚胎存活,检测胚芽、卵黄囊直径、体节和体长等。以胚胎的心跳和血液循环是否存在作为胚胎存活的指标;以卵黄囊直径、颅臀长和头长、体节数和胚胎重作为胚胎生长发育的指标;根据 Brown 评分对器官形态分化作出评价。可以筛试化学物的发育毒性、探讨其剂量-反应关系和作用机制。

2. **胚胎细胞微团培养**　胚胎细胞微团培养是从第 11 天的大鼠胚胎取得脑细胞微团、肢芽区或其他区的细胞微团,在培养瓶中分别加入不同浓度的受试物共同培养 5 天;用中性红染色判断细胞存活;用 ALcian 蓝染色判断肢芽软骨细胞分化数量;苏木精染色判断细胞分化数量。对结果进行处理,求出影响终点的中文名称LD_{50}。比较受试物组与对照组数据,评价化学毒物的细胞毒性和发育毒性。

3. 小鼠胚胎干细胞试验　小鼠胚胎干细胞试验(the mouse embryonic stem cell test,EST)是把小鼠胚泡内细胞团衍生的胚胎干细胞(embryonic stem cells,ES)作为生物测试系统,在特定条件下,定向分化为机体多种细胞,用于哺乳动物细胞分化、组织形成过程的发育毒性研究。

其中,采用体外长期培养的细胞系进行的试验中,目前较成熟的 ES 细胞是小鼠 ES 细胞株 D3,它可分化成各种类型的细胞,包括:心肌细胞、内皮细胞、胰岛细胞、神经细胞等。其优点是:①利用建立的细胞株作为研究对象,而不用杀怀孕动物;②胚胎干细胞具有定向分化为多种细胞的潜能,对模拟早期胚胎发育具有很强的代表性。其中一个实例是 ES 细胞分化成心肌细胞的 EST。该试验同时采用 D3 和小鼠已分化的成纤维细胞株 3T3。其中 D3 用于评价染毒后分化成为心肌细胞的能力;D3 和 3T3 用于比较分析细胞的存活能力。

4. 发育毒性的体内预筛试验(C.K. 试验)　1982 年由 Chernoff 和 Kavlock 改进的用于预筛发育毒性的体内试验得到了较体外试验更大的接受度。其原理是:大多数出生前受到的损害将在出生后表现为存活力(存活率)下降和(或)生长迟缓。因此对妊娠动物在主要的器官形成期以低剂量水平、低频率的方式对母体动物染毒,待自然分娩后,通过观察出生后 3 天内的新生仔外观畸形、胚胎致死、生长迟缓等发育毒性表现,对新生子代进行外部畸形、生长和生存能力的评估。而不进行传统常规试验中内脏和骨骼的检查,就可达到筛试的目的。它已被证明对很多的化学物是可靠的,美国EPA 在"可疑发育毒物危险度评价指南"(1985)中指出,在该试验中造成胎仔死亡的毒物应优先考虑进行深入的发育毒性试验,影响胎仔生长的毒物次之,该试验结果阴性而且试验设计合理者,原则上不作进一步的测试。

5. 非洲爪蟾变态发育试验　非洲爪蟾变态发育试验(Frog Embryo Teratogenesis Assay-Xenopus,FETAX)是一个 96 小时的静态生物学试验,它用来确定化学物质对生物的潜在发育毒性。FETAX最初是由 Dumont 等发展起来的,后经过美国试验和材料协会(American society of testing and materials,ASTM)标准化,作为一个可供选择的发育毒性筛选试验,用来确定一些化学物质的相关发育毒性影响。1994 年,美国国家环境卫生科学研究院(the national institute of environmental health sciences,NIEHS)为了制定一个关于审核已确认和接受的毒性实验方法的程序和标准的报告,成立了替代方法验证跨部门协调委员会(interagency coordinating committee on the validation of alternative methods,ICCVAM),在 1998 年之后,CCVAM 开始尝试使用 FETAX 进行发育毒性的评价。近十年来各国多个实验室的研究证实,FETAX 试验作为一个可供选择的发育毒性筛选试验非常具有前途,它比使用传统的哺乳动物作为发育毒性研究的受试生物更能节约动物数量、时间和资金。这一试验可用来研究化学物质在生物体中转化、解毒和作用机制;还可作为肢体发育的模型,评价化学物质对生物的激素影响以及评价微量必需营养元素的缺乏以及痕量元素的毒性等。

▶▶ 边学边练

外源化学物的发育毒性检测,请见实训六　非洲爪蟾变态发育试验。

点滴积累 ∨

1. 发育毒性的主要表现为发育生物体死亡、生长改变、功能缺陷和结构异常。外源化学物对发育过程的损害主要有亲胚体作用、亲胎盘作用和分娩后毒性。

2. 发育毒性评价考察的发育阶段为从受孕到着床阶段、着床到硬腭闭合阶段、硬腭闭合到妊娠结束阶段、出生到断乳阶段及断乳到性成熟阶段。

3. 发育毒性评价的办法主要利用三段生殖毒性试验进行评价，包括直接评价和多代评价。致畸指数可以用来说明外源化学物的毒性大小。

4. 发育毒性的替代试验主要有非洲爪蟾变态发育试验、大鼠全胚胎培养、胚胎细胞微团培养、小鼠胚胎干细胞试验和发育毒性的体内预筛试验（C.K. 试验）。

第三节　与生殖发育毒性有关的内分泌干扰物

一、环境内分泌干扰物概念

环境中天然存在或污染的可模拟天然激素生理、生化作用，干扰或抑制生物体内分泌、神经和免疫系统功能，产生可逆或不可逆性生物学效应的化学物为环境内分泌干扰物（environmental endocrine disruptors，EEDs）。

EEDs 对人体健康影响的特点有 4 点。第一，低剂量长期作用，有慢性毒性效应；第二，对人体生长、发育、生殖产生影响，特别是对后代影响巨大；第三，与人体各系统重大疾病有密切关系，危害巨大；第四，采用常规的方法不易筛选和检测。

知识链接

环境内分泌干扰物的研究历史

1992 年，丹麦 Carlsen 等人通过对 20 多个国家的 15000 人调查得出结论：从 1940 年到 1990 年这 50 年间，人类精子质量不断下降，精子密度下降 50%，精液量减少 25%。他们提出，人类生殖系统功能下降是环境污染造成的。1994 年 Guillette 的研究报告了美洲鳄鱼生殖异常的情况，包括小尺寸的生殖器及其水体被 DDT 污染。1995 年，明尼苏达州学生发现畸形青蛙，接着该州 87 个郡中 54 个郡出现同类报道，引起震惊。美国成立环境与自然资源委员会，将内分泌干扰物研究列为五个最优先项目之一。美国"野生生物基金会"的 Theo Colborn 博士出版其著名的《Our Stolen Future》。书中提出合成的环境内分泌干扰物对动物及人类健康的威胁。美国会通过立法敦促 EPA 开展环境内分泌干扰物甄别方法研究。研究指出，环境化学品与雌激素受体的结合能够在人体内产生协同作用。1998 年，英国环境部公布环境内分泌干扰物对野生动植物影响的调查报告，同时发布对环境内分泌干扰物相关行业的要求。我国于 1997 年派代表出席了在华盛顿召开的环境内分泌干扰物国际会议，并于 2000 年起，国家自然科学基金委员会对环境内分泌干扰物的研究作为重点项目予以资助。

二、常见内分泌干扰物的分类

根据人们对 EEDs 的评价的不同角度,可以有多种分类方法。例如,按照 EEDs 的干扰功能可分为性激素干扰物及其他激素干扰物(如甲状腺激素干扰物、糖皮质激素干扰物、胰岛素干扰物、肾上腺皮质激素干扰物等)。而按照其来源可分为天然 EEDs 和人工合成 EEDs。按照人们对 EEDs 的认识程度又可将其分为已确认的 EEDs、可能的 EEDs 及可疑的 EEDs。本章以 EEDs 的干扰功能进行分类介绍。

(一)性激素干扰物

1. **雌激素干扰物** 环境雌激素约有 70 余种,它们分别是天然及合成雌激素、多氯联苯类化合物、烷基酚类化合物、双酚类化合物、动植物体内的类固醇类物质和重金属类物质。其中,雌激素类和动植物体内的类固醇物质多干扰雌性体内雌激素分泌量,从而达到干扰排卵、延迟动物动情期等作用,常见的有己烯雌酚、二乙基己烯雌酚、黄酮或异黄酮等。而其他的,如多氯联苯类、重金属类等物质不仅干扰亲代样本内分泌,还会引起其他不可逆的毒性反应。

睾酮又称睾丸素、睾丸酮或睾甾酮等,主要由睾丸或卵巢分泌,肾上腺也可分泌少量睾酮,是重要的雄激素。睾酮的分泌影响身体诸多功能,尤其是对雄性的生殖功能影响。睾酮的分泌降低将导致雄性睾丸发育不全、下丘脑或垂体性腺功能降低等。

2. **雄激素干扰物** 其主要通过和雄激素受体结合从而产生雄激素干扰效应,继而导致雄性动物生殖和发育紊乱。除了部分与雄激素受体结合的 EEDs 以外,部分雌激素干扰物也能对雄性产生影响。发生作用的方式主要以雄激素受体激动剂、受体拮抗剂的形式出现。

(1)雄激素受体激动剂:目前已知的受体激动剂有 1,2-二溴-4-环己烷(TBECH)。该物质是一种阻燃剂,常作为家具的隔热材料。研究表明,TBECH 起干扰作用的浓度可达纳摩尔级。有研究表明,TBECH 可明显降低雄性鱼类的雄激素水平,对雌鱼的雌激素水平也可明显降低,进而影响雌雄鱼的正常繁殖力。而不仅如此,TBECH 还可通过母体传递给幼体。

(2)雄激素受体拮抗剂:目前已知的雄激素受体拮抗剂有氟他胺类、有机氯杀虫剂类、二苯甲烷类、双酚 A、邻苯二甲酸酯、烷基酚类等物质。

知识链接

常用雄激素受体拮抗剂

氟他胺类的代表性 EEDs 为农利灵,是一种杀真菌剂。有研究表明,农利灵可与雄激素竞争受体产生拮抗作用,从而影响雄性动物的生长发育,也可降低雄性精子质量和数量,从而影响其生殖能力。

有机氯杀虫剂中六六六目前已禁用,有研究表明其能够与大鼠前列腺雄激素受体结合,进而导致大鼠睾丸结构畸形。但其他有机氯如多氯联苯等物质结构与六六六相似,并且目前仍在使用,有可能产生与六六六相似的作用。

常见的二苯甲烷类代表为 DDT,目前已被列入持久性有机污染物名单。当男性幼儿暴露于含 DDT 环境中,可导致第二性征丧失及附睾疾病的发生。

双酚 A 是一种重要的有机化工原料，常用于聚碳酸酯塑料及环氧树胶。 传统意义上讲，双酚 A 为环境雌激素，可影响雌激素分泌。 现研究表明，高剂量的双酚 A 将导致雄性动物发育障碍。

邻苯二甲酸酯是在塑料中常用的添加剂，是 2011 年台湾"塑化剂事件"和 2012 年大陆"酒鬼酒事件"的罪魁祸首，其成为议论焦点的原因在于邻苯二甲酸酯对雄性动物生殖健康影响严重，导致雄性生殖器畸形和少精，并影响其乳头发育呈雌性特征。

烷基酚类是一种非离子表面活性剂，常用于洗涤剂、抗氧化剂、增塑剂及农业杀虫剂的配方中。 此化合物存在广泛，极难降解，环境中含量极高，是我国主要的有机污染物之一。 研究表明，壬基酚不仅表现为雌激素效应，干扰固醇的合成途径，也可影响雄性激素的合成。

（二）干扰其他激素的化学物

人体内调节内分泌的激素很多，与生长发育关系最密切的是甲状腺素调节。甲状腺素由动物甲状腺分泌，是促进生长发育的激素。甲状腺素分泌不足可造成幼仔生长发育停滞、性器官不能发育成熟，无正常生育功能等。对性成熟个体主要有维持神经兴奋的作用。分泌不足则导致精神萎靡不振，无交配欲望等。常见的干扰甲状腺素的化学物有金属铅、甲基汞、卤代芳烃、拟除虫菊酯、二硫代氨基甲酸酯类化合物等。

▶▶ 课堂活动

对 EEDs 的分类还可以根据什么因素？ 请谈一谈你这样分类的意义。

三、部分环境内分泌干扰物

1. 已确定的环境内分泌干扰物　目前已确认的 EEDs 有莠去津、六六六、氯丹、十氯酮、DDD、DDE、DDT、开蓬、1,2-二溴三氯丙烷、氯苯三氯己醇、狄氏剂、二己基己烯雌酚、二噁英、硫丹、呋喃、林丹、甲氧氯、壬基酚、三丁基锡、铅、二硫化碳、棉酚等。

2. 可能的环境内分泌干扰物　目前公认的可能对人造成生殖发育毒性的环境内分泌干扰物为草不绿、艾氏剂、氨基三唑、苯菌灵、双酚 A、灭蚁灵、对硫灵、代森锰、甲基汞等。

3. 可疑的环境内分泌干扰物　主要有滴灭威、丁苄 PAE、对叔丁基酚、叔丁基甲氧酚、二丁基PAE、除草醚、马拉硫磷、塞克金、灭多虫等。

四、环境内分泌干扰物的污染途径

常见的方式有农残食品直接污染、通过环境间接污染以及通过其他途径等方式。

1. 农残食品直接污染　激素饲料被畜、禽食用，再向人类提供含有环境激素的肉、蛋、奶。部分天然药物也可能污染食品。

2. 通过环境间接污染　主要包括含有环境激素的生物体死亡后腐败分解，再次进入土壤、水体，通过多种渠道进入人体。其二，环境激素类物质的生产厂排放出的废物造成的污染。另外，洗涤剂、消毒剂,焚烧垃圾和塑料制品,释放出二噁英等多种环境激素可造成暴露。

3. 其他途径　通过生物富集,环境激素不易降解,极易通过食物链在生态系统内进行生物富集。微量或痕量雌激素经过3~4个营养级的富集即可达到惊人的浓度,因此容易在人体内通过脂肪组织蓄积,母亲可以通过胎盘或乳汁把环境激素传给子女。塑料制品、双酚A、聚苯乙烯等,可通过食品包装材料或者交叉污染的途径给人造成损害。

点滴积累 ∨ ⋯⋯⋯⋯⋯⋯⋯⋯⋯⋯⋯⋯⋯⋯⋯⋯⋯⋯⋯⋯⋯⋯⋯⋯⋯⋯⋯⋯⋯⋯⋯⋯⋯⋯⋯

　　1. EEDs 根据干扰功能可分为性激素干扰物及其他激素干扰物。

　　2. EEDs 的污染途径有农残食品直接污染、通过环境间接污染以及通过食物链、包装材料等其他途径对人造成损害。

目标检测

一、选择题

(一) 单项选择题

1. 抗肿瘤药环磷酰胺,当每日总量达到(　　)时,会引起精子数量显著减少,甚至无精子。

　　A. 6~10g　　　　　　　　B. 0.6~1.0g　　　　　　　C. 60~100g

　　D. 12~20g　　　　　　　E. 20g 以上

2. 某些外源化学物通过影响(　　)的释放,使性腺激素浓度下降,从而导致生殖毒性,使性功能及生殖功能均下降。

　　A. 雄性促性腺激素　　　　　　　B. 促性腺释放激素

　　C. 前列腺素　　　　　　　　　　D. 肾上腺素

　　E. 甲状腺素

3. 睾丸支持细胞可以为生精细胞提供ATP,其主要方式为(　　)

　　A. 经磷酸戊糖途径,生成还原态辅酶 II,再经呼吸链产生 ATP

　　B. 经三羧酸循环途径,大量生成 GTP 和还原态辅酶 I,再经呼吸链产生 ATP

　　C. 经糖酵解途径,生成乳酸,同时产生 ATP

　　D. 经脂肪酸-β 氧化,生成酮体,酮体经支持细胞氧化生成 ATP

　　E. 经 α-磷酸甘油水平去磷酸化生成 ATP

4. 在食品毒理学研究中,生殖毒性的体内和体外试验的设计必须考虑到统计学意义,因此每组动物数一般不得少于(　　)只。

　　A. 5　　　　　　　　　　B. 10　　　　　　　　　　C. 15

　　D. 20　　　　　　　　　E. 25

5. 小鼠及大鼠的动情周期是(　　)天节律性地重复一次。

　　A. 4~5　　　　　　　　　B. 6~7　　　　　　　　　C. 10~14

　　D. 25~30　　　　　　　　E. 30~40

6. 一般认为胎儿的生长发育指标比正常对照的均值低(　　　)个标准差时,即可定为生长迟缓。

　　A. 1　　　　　　　　　　B. 2　　　　　　　　　　C. 3

　　D. 4　　　　　　　　　　E. 5

7. (　　　)使小鼠动、静脉狭窄,胎盘血流量减少,胎盘转运功能障碍,引起死胎和先天畸形。

　　A. 二硫化碳　　　　　　　　　　B. 甲基汞

　　C. 5-羟色胺　　　　　　　　　　D. 睾酮素

8. 妊娠期接触过(　　　)低剂量的化学物不足以引起肿瘤。

　　A. 甲基汞　　　　　　　B. 棉酚　　　　　　　C. EDTA

　　D. 二乙基亚硝胺　　　　E. 亚硝酸钠

9. 致畸指数 = 母体 LD_{50} ÷(　　　)

　　A. MLD　　　　　　　B. ED_{50}　　　　　　C. LD_{100}

　　D. 以上都正确　　　　E. 以上都不正确

10. 有机氯杀虫剂中六六六目前已禁用,有研究表明其能够与大鼠(　　　)结合,进而导致大鼠睾丸结构畸形。

　　A. 生精上皮细胞　　　　　　　　B. 前列腺雄激素受体

　　C. 睾丸支持细胞与间质细胞　　　D. 以上都正确

　　E. 以上都不正确

（二）多项选择题

1. 发育毒性的替代试验主要有(　　　)

　　A. 大鼠全胚胎培养　　　　　　　B. 胚胎细胞微团培养

　　C. 小鼠胚胎干细胞试验　　　　　D. 大鼠受精卵试验

　　E. 非洲爪蟾变态发育试验

2. 下列物质中,属于雄激素受体拮抗剂的有(　　　)类物质。

　　A. 氟他胺　　　　　　B. 黄酮　　　　　　　C. 有机磷

　　D. 烷基酚　　　　　　E. 有机酸

3. 发育毒性试验中选择的指标有(　　　)

　　A. 母体妊娠前后体重变化的考察　　B. 平均着床数及着床后死亡率的考察

　　C. 活胎仔平均体重、体长、尾长的考察　　D. 母体畸胎率的考察

　　E. 死胎率的考察

二、简答题

1. 考察外源化学物对雄性生殖毒性,主要考察哪些指标?

2. 发育毒性的替代试验中,发育毒性的体内预筛试验的要点是什么?

3. 三段生殖毒性试验的内容是什么?

4. 环境内分泌干扰物的污染途径有哪些?

三、论述题

遇到一些疑似有生殖或发育毒性的食品,如何评价它们在生殖和发育中的毒性?

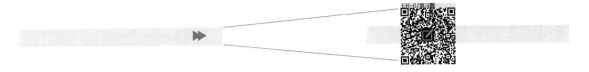

（刘绍鹏）

第八章

食品中外源化学物致突变作用及评价

学习目标

1. 掌握基因突变和染色体畸变的类型和概念；致突变作用的后果；主要致突变试验的检测终点和原理。

2. 熟悉各种致突变作用的机制；外源化学物致突变作用的最终评价原则。

3. 了解国际和国内化学物质遗传毒理学试验标准方法的更新。

导学情景

情景描述

李女士，30岁，怀孕17周，产检时医生建议行"唐氏筛查"，经询问得知唐氏筛查是检测胎儿可能患"唐氏综合征"的危险系数，也就是对先天愚型的筛查。李女士感到疑惑，自己和丈夫都是受过高等教育的，智力一定没有问题，怎么可能会生出智商欠缺的宝宝？

学前导语

唐氏综合征即21-三体综合征，又称先天愚型或Down综合征，是由染色体异常（多了一条21号染色体，正常人为一对）而导致的疾病。此病属于致突变类型中的染色体数目改变，与可能诱发突变的各种因素有关，如食品中由亚硝酸盐转化得到的亚硝胺类物质、烧烤类食品中的苯并芘等多环芳烃类物质、粮谷食品中的黄曲霉毒素 B_1 等。其与亲代的智商无关。

致突变作用（mutagenesis）是指外来因素，主要是化学物质使细胞遗传物质发生改变的能力和过程。突变（mutation）是可复制并随细胞分裂遗传给下代细胞和个体的基因变异，是致突变作用的后果。突变从发生原因上可分为自发突变和诱发突变。由于普遍存在的未知因素作用，在自然条件下发生的突变称为自发突变，其发生过程较长、发生频率很低，对物种进化有着非常重要的作用。人为地或受各种因素诱发产生的突变称为诱发突变，其发生过程短、发生频率高，可能对物种的生存产生危害。环境中存在的可诱发突变发生的因素包括物理因素（如紫外线、宇宙射线和电离辐射等）、化学因素（如烷化剂、自由基、多环芳烃、杂环胺、醛类、有机氯类和有毒金属等）和生物因素（如病毒、真菌毒素和激素等），其中化学因素最为广泛，人们接触的机会最多。凡能引起致突变作用的化学物称为化学致突变剂。从致突变的作用方式分类，有直接致突变剂和间接致突变剂，前者具有很高的化学活性,其原形或其化学水解产物就可以引起生物体突变;后者本身不能引起突变,必须在生物体内经过代谢活化,才具有致突变作用。

第一节　致突变类型

食品中外源化学物的致突变作用主要分为三类,即基因突变、染色体形态畸变和染色体数目改变(又名基因组突变)。基因突变和染色体畸变的本质是相同的,区别在于受损的程度不同:前者染色体损伤小于 0.2μm,用光学显微镜观察不到,需要依据细胞或个体遗传表型的改变,或直接检查基因序列的改变来观察或判断;后者染色体损伤大于或等于 0.2μm,可在光学显微镜下观察到。

一、基因突变

DNA 分子中发生了因碱基对的增添、缺失或改变而引起的基因序列的改变称为基因突变(gene mutation)。基因突变可以按不同的角度分类。

（一）按照碱基序列改变的数目分类

1. 单点突变　是指只有一个碱基对发生改变。

2. 多点突变　是指两个或两个以上的碱基对发生改变。

（二）按照基因结构改变的方式分类

1. 碱基置换　碱基置换是指 DNA 序列上的某个碱基被其他碱基所替代而造成的突变。碱基置换有两种情况,一是嘌呤和嘌呤、嘧啶和嘧啶之间的替代,是同一类碱基间的置换,称为转换,如 A→G 或 C→T。二是嘌呤和嘧啶之间的替代,是不同类碱基间的置换,称为颠换,如 A→T 或 C→G。转换和颠换都只涉及一对碱基,属于典型的单点突变,其发生的后果取决于在蛋白质合成过程中是否引起编码氨基酸的错误。

案例分析

案例

一非洲女性,15 岁,全身乏力 10 天,双侧大腿及臀部疼痛 3 天,口服布洛芬胶囊后无缓解,偶有尿道烧灼感。否认外伤史及剧烈运动史,自诉其母有贫血病史。体查: T 37.9℃,结膜及口腔黏膜苍白,肝脾肿大,双侧大腿外观正常,无压痛。辅助检查:血常规: WBC $17×10^9$/L, HGB 70g/L。红细胞镰变试验阳性。尿常规:WBC+++。考虑镰刀型细胞贫血症。

分析

镰刀型细胞贫血症是遗传物质 DNA 中血红蛋白基因序列中一个 CTT 变成 CAT,即发生基因颠换,血红蛋白 β 链中 N 端第六位氨基酸由谷氨酸变为缬氨酸,血红蛋白分子发生遗传缺陷,以致产生病变。

---

2. 移码突变　移码突变是指 DNA 序列中增加或减少一对或几对碱基对(不等于 3 或 3 的倍

数)所造成的突变。这种突变一旦发生,会使其之后的三联密码子都发生改变,在转录时翻译成不正常的氨基酸。在移码突变中,有时还会出现终止密码子(UAA、UAG或UGA),则肽链会缩短,形成一个无功能的肽链片段。移码突变往往会使蛋白质活性发生较大改变,引起明显的表型效应,较易成为致死性突变。碱基移码突变见图8-1。

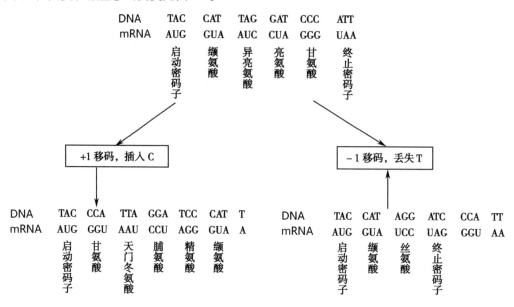

图8-1 碱基移码突变示意图

3. 密码子缺失或插入 密码子缺失或插入是指DNA序列中增加或减少的碱基对刚好是3对或3的倍数对(即一个或几个密码子)的突变。这种突变会使基因产物的肽链中增加或减少一个或几个氨基酸,而此部位后的氨基酸序列无变化,因此其产物往往有活性或有部分活性。

4. 片段损伤 片段损伤又称片段突变,是指DNA序列上可能波及两个甚至数个基因的核苷酸序列改变,包括大段的缺失、插入、重复和倒位等所致的突变。然而,相对于染色体畸变时更多基因的损伤或缺失,这类损伤也只能称为"小缺失"。

下面用字母演示片段突变的几种类型,一个字母代表一段核苷酸序列或一个基因。

正常　　ABCDEFG

缺失　　AB▲EFG

插入　　ABC<u>OPQ</u>DEFG

取代　　ABC<u>OPQ</u>G

重复　　ABCDEF<u>E</u>FG

放大　　<u>ABCDEFGABCDEFG</u>

倒位　　ABC<u>FED</u>G

(三)按照遗传信息改变的结果分类

1. 同义突变 同义突变是指碱基序列的改变没有影响氨基酸序列的突变,是一种中性突变。如UGU和UGC都为半胱氨酸编码,而编码亮氨酸的密码子有六种UUA、UUG、CUU、CUC、CUA或CUG。

2. 错义突变 错义突变是指碱基序列的改变产生了错义密码子从而造成翻译产物氨基酸序列改变的突变。根据蛋白质活性受影响的程度,错义突变又可分为致死突变(严重影响蛋白质的活性甚至使其完全失活)、渗漏突变(表型介于完全突变型和野生型之间)和沉默突变(不显著影响氨基酸序列或蛋白质活性)。

3. 无义突变 无义突变是指碱基的改变使编码氨基酸的密码子突变为终止密码子,从而提前终止了肽链的合成,形成一条不完整肽链的突变。无义突变使肽链合成过早终止,因此也称为链终止突变,其蛋白质产物一般没有活性。

▶▶ **课堂活动**

生活中哪些食品中外源化学物与基因突变有关?

二、染色体形态畸变

染色体是 DNA 最主要的载体,包含生物体几乎全部的遗传信息。在致突变因素的作用下染色体或染色单体发生断裂或缺失后,在其重接和修复过程中可能产生缺失、重复、倒位及易位等错误,从而导致染色体形态的畸变。染色体形态畸变常见类型见图 8-2。染色体结构异常是 DNA 链断裂的缘故,能引起染色体断裂的物质称为断裂剂(如紫外线、电离辐射、化学毒物等)。染色体畸变可分为染色单体型畸变和染色体型畸变,前者畸变发生在染色体两条染色单体中的一条上,后者两条染色单体都发生畸变。

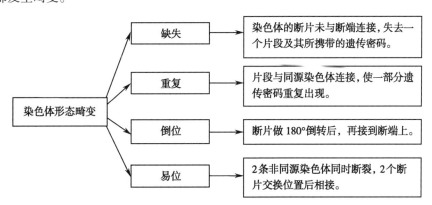

图 8-2 染色体形态畸变的常见类型

有些染色体畸变是稳定的,可通过细胞分裂传给子代,例如:缺失、重复、倒位和相互易位等。另一类是不稳定的畸变,如染色体断裂形成的无着丝点片段、双着丝点染色体、环状染色体及其他不平衡易位等。由于存在大范围遗传物质的损失或有丝分裂障碍,往往会造成细胞死亡。

三、染色体数目改变

染色体数目改变是指细胞染色体数目不同于正常的细胞染色体数目,也称为基因组突变。如人的体细胞中含有两套完整的染色体组(基因组),称为二倍体。生殖细胞发生减数分裂后,染色体数目减半,只具有一套完整的染色体组,称为单倍体。

在细胞分裂过程中,如果染色体复制或有丝分裂异常都会导致细胞染色体数目的异常。以二倍体细胞(染色体数目为 $2n$)为标准,染色体数目畸变可分为非整倍体畸变和整倍体畸变。

1. 非整倍体改变 染色体非整倍体改变指二倍体增加或减少一条或几条染色体。主要有以下几种类型:单体,缺失一条染色体,即 $2n-1$ 型,绝大多数单体生物不能存活。人类典例为特纳综合征,患者缺少一条 X 染色体。缺体,缺失一对同源染色体,即 $2n-2$ 型,此类畸变不能存活,但癌细胞可能存活。三体,增加一条染色体,即 $2n+1$ 型。人类典型的是 Down 综合征,由 21 号染色体三体所致。此外还会出现四体,增加一对同源染色体,即 $2n+2$ 型。多体,$2n+X$ 型。

2. 整倍体改变 染色体整倍体改变指染色体数目的改变是以染色体组为单位的增加或减少。例如,人体体细胞正常为二倍体($2n$,46 条染色体)。如果出现单倍体($1n$,23 条染色体),三倍体($3n$,69 条染色体),四倍体($4n$,92 条染色体)就属于整倍体畸变。在肿瘤细胞和自然流产的胎儿细胞中已发现有三倍体细胞的存在,多倍体细胞在人体内不能存活,发生在生殖细胞的整倍体改变几乎都是致死性的,即使成功怀孕最终也会流产。

点滴积累 ╲

1. 突变是可复制并随细胞分裂遗传给下代细胞和个体的基因变异,是致突变作用的后果。
2. 诱发突变的因素包括物理因素、化学因素和生物因素。
3. 致突变的类型包括基因突变、染色体形态畸变和染色体数目改变。

第二节　致突变作用机制及后果

基因突变、染色体畸变和染色体数目改变是遗传毒理学家主要关注的三类遗传学损伤,其在肿瘤和遗传性疾病中的作用明显揭示了它们对人类健康的重要意义。因此,深入了解外源化学物致突变作用的机制及后果是非常必要的。

一、引起突变的 DNA 损伤

DNA 损伤是直接作用于 DNA 链的致突变作用,包括水解、脱碱基、异构互变、碱基旋转及解离等机制引起的自发性损伤和环境因素引起的诱发损伤。人工环境因素和食品化学污染引发的基因突变是目前关注和研究的焦点。根据 DNA 结构变化位置的不同,可将致突变的类型分为以下几个方面:

（一）碱基损伤

1. 碱基错配

（1）碱基的烷基化作用:是最常见的碱基错配机制。烷化剂含有化学性质很活泼的烷化基团,可提供甲基或乙基等烷基与 DNA 共价结合,造成 DNA 甲基化或乙基化而诱发突变。

烷化剂所致 DNA 链上的碱基损伤可表现为错配。例如,乙基亚硝基脲上的乙基可与 DNA 共价结合。烷化的碱基表现出像正常碱基一样的配对特性,还是不同的配对特性,这主要取决于烷化的位置。通常在鸟嘌呤 7 位氮上的烷化有正常配对特性,而在鸟嘌呤 6 位氧上的烷化很容易与胸苷错配,由原来的 G-C 转换为 A-T,并常常诱发肿瘤。

错配不是烷化剂引起突变的唯一机制,有些烷化碱基可引起 DNA 二级结构改变。例如 7 位氮烷基化的鸟嘌呤就会造成碱基与脱氧核糖连接的键不稳定,导致一个碱基的脱离缺失。缺失碱基的 DNA 留下一个无嘌呤或无嘧啶的位点,通常称为 AP 位点。如果进行 DNA 修复时不正确的碱基插入 AP 位点,就引起突变,且大部分是颠换。

(2)碱基的脱氨基作用:某些化学诱变剂,如亚硝酸能使胞嘧啶(C)氧化脱氨变成尿嘧啶(U),使腺嘌呤(A)氧化脱氨变成次黄嘌呤(H),于是会出现 U 代替 C 与 A 配对,而不是原来的 C 与 G 配对;H 代替 A 与 U 配对,而不是原来的 A 与 T 配对。脱氨基作用在 DNA 复制时可增加碱基错配的概率,由此发生突变的风险也大大提升。

2. 平面大分子嵌入 DNA 链　有些化合物的致突变作用并非共价结合、脱氨基所致,如苯并(α)芘、原黄素、9-氨基吖啶等都是化学结构较为扁平的分子,在 DNA 复制时,易插入邻近的碱基对中,这种插入属于非共价结合。插入的结果使 DNA 链出现歪斜,造成排列参差不齐,往往导致同源基因的不等交换,一个碱基对增多,另一个碱基对减少,造成典型的移码突变。有些化合物既能插入 DNA 链,又能与 DNA 发生共价结合,如吖啶芥 ICR-191。这样的化学物质的潜在致突变性比单一插入剂更强。

3. 碱基类似物取代　有些化学物质的结构与 DNA 碱基非常相似,称为碱基类似物。它们在细胞周期的 DNA 合成期(S 期)中,能竞争性取代正常的碱基,常常造成错误配对。例如,5-溴脱氧尿嘧啶核苷取代胸腺嘧啶,2-氨基嘌呤取代鸟嘌呤。

4. 碱基化学结构改变　某些致突变物对碱基产生氧化作用,从而破坏碱基的化学结构,有时还引起 DNA 链断裂。例如,前文所述含有氨基的腺嘌呤和胞嘧啶都可在亚硝酸盐的作用下产生氧化脱氨反应;羟胺使胞嘧啶 6 位碳上的氨基变成羟氨基,上述改变可造成碱基置换。

(二) DNA 链受损

1. 二聚体的形成　当细胞或机体受到紫外线、电离辐射或自由基刺激时,会使 DNA 发生变化,主要是产生相邻碱基的二聚体。例如,紫外线照射下,产生环丁烷嘧啶二聚体和(4-6)光产物,这些较大的损伤可阻止 DNA 复制,导致细胞死亡。

辐射的致突变机制有:连接 A-T,G-C 之间的氢键断裂;DNA 分子中的糖-磷酸基断裂;DNA 同一条链上相邻的嘧啶形成二聚体;水的电离可以产生自由基,也可以引发突变。另外辐射可造成双链断裂或单链断裂,从而引起缺失、倒位、易位及碱基破坏等多种情况。

2. DNA 加合物形成　DNA 加合物指活性化学物质与细胞大分子之间通过共价键形成的稳定复合物,通常很难用一般的化学或生物学方法使其解离。例如,6 位脱氧甲基鸟苷(烷化的 DNA 加合物)可引起碱基置换,N-乙酰基-N-α-乙酰氨基芴的 8-C-鸟嘌呤加合物可引起移码突变。DNA 加合物形成可活化癌基因,影响调节基因和抑癌基因的表达。

3. DNA-蛋白质交联物形成 许多致突变剂如烷化剂、苯并(α)芘、砷化物、醛类化合物(如甲醛)、重金属(如镍、铂等)、亚硝酸、丝裂霉素 C 等都可引起 DNA-蛋白质交联物,这是一种稳定的共价结合物。由于与 DNA 交联的是核蛋白,核蛋白是维持 DNA 构象的重要成分,并参与 DNA 复制与转录的调控,故交联物的形成必将严重影响 DNA 的生理功能,造成突变。

二、引起突变的细胞分裂过程改变

非整倍体畸变和整倍体畸变是由于染色体分离异常而产生的,主要涉及细胞分裂过程中的功能异常,如纺锤体和微管蛋白的合成与聚合、微管结合蛋白的合成与功能发挥、细胞分裂纺锤纤维的功能发挥、与着丝点有关蛋白质的作用、极体的复制与分离、减数分裂时同源染色体的配对与分离等。

非整倍体和整倍体(多倍体)产生的机制是相似的,但程度不同。例如对纺锤丝形成的干扰,如完全阻止即形成多倍体,如部分阻止则形成非整倍体。对纺锤体结构或功能的干扰现介绍如下:

1. 与微管蛋白二聚体结合 微管蛋白二聚体是构成纺锤体的基本成分。如该蛋白某一特定位置被干扰物质占据,将妨碍微管的正确组装,导致细胞分裂被抑制。秋水仙碱可与微管特异性结合成复合物,使染色体不能分离。

2. 与微管上的巯基结合 微管蛋白带有巯基,易与某些化学物质发生特异性结合,影响微管作用。不同化学结构的物质,与微管蛋白不同部位的巯基结合。如苯基汞与着丝粒微管结合,甲基汞易与极间微管结合。这种结合通常是使细胞分裂部分抑制,即产生非整倍体。

3. 已组装好的微管受损 正常细胞中微管处于游离二聚体的聚合和解聚动态平衡中。微管结合蛋白使二聚体聚合,维持微管的结构与功能发挥。化学毒物有多种方式破坏微管:①秋水仙碱、灰黄霉素、长春碱都可与微管结合蛋白结合,虽然结合点和作用方式不尽相同,但都可使已组装好的微管解聚;②非特异性作用微管使蛋白质变性,如洋地黄皂苷;③使微管失去定向能力,如异丙基-N-氨基甲酸苯酯。

4. 中心粒移动受阻 秋水仙碱能妨碍有丝分裂早期两对中心粒的分离及向两级的移动,但其机制尚不完全明确。

5. 其他 N_2O 也能产生与秋水仙碱作用相同的后果,但观察不到微管组装受阻,组装好的微管被破坏,或中心粒位置不正常等现象,故 N_2O 的作用机制不明。

三、攻击 DNA 修复系统而引起的突变

在自发和诱发因素的作用下,DNA 具有很高的突变概率,但实际群体的突变和死亡率却很低,这是由于细胞 DNA 执行高保真复制,且机体有多种机制对 DNA 损伤进行纠正和修复。

对 DNA 合成和修复有关酶系统的干扰或破坏可间接损伤 DNA,诱发基因突变或染色体畸变。

1. 对 DNA 合成酶的干扰或破坏 DNA 的高保真复制需要多种酶的参与,其过程的任何一个环

节受损都将影响 DNA 复制的准确性,从而引起突变。如氨基酸类似物可使 DNA 合成酶受破坏而诱发突变;烷化剂、碱基类似物、羟化和脱氨等作用都能影响 DNA 复制的准确度;一些化合物可作用于染色体、染色质组蛋白或非组蛋白成分诱发突变。

2. 对 DNA 修复功能的干扰或破坏 DNA 修复过程是清除受损的 DNA 片段,并合成新的片段来替换的过程。外源化学物对 DNA 修复功能的干扰和破坏显得更为重要。DNA 的修复主要依赖多种 DNA 纠错和修复酶系统,例如 DNA 剪切酶和合成酶,能切除错误或受损的 DNA 链,并重新合成修复。值得注意的是,DNA 的保护和修复功能具有饱和性,大量或持续的诱变剂攻击、频繁的 DNA 损伤不能得到完全修复。

知识链接

DNA 修复机制简介

1. 直接修复 直接修复存在多数生物体内,主要依赖酶的作用,有光修复和"自杀修复"两种。光修复是一种依赖光的过程:主要是针对紫外线损伤产生的胸腺嘧啶二聚体的修复,通过光裂合酶作用切下 DNA 上的嘧啶二聚体,将毗连的嘧啶接回原结构上。"自杀修复"是一种依赖烷基转移酶作用的修复功能。已知鸟嘌呤 6 位氧被烷化,易造成碱基错配。将鸟嘌呤 6 位氧上的甲基转给蛋白质 6-O-甲基鸟嘌呤-DNA 甲基化转移酶,这样,鸟嘌呤可恢复正常的碱基配对特性,而转移酶自身则不可逆的变性,因此称为"自杀修复"。

2. 碱基切除修复 由 DNA 糖基化酶作用于受损的 DNA,该酶可识别异常的碱基,通过切断碱基与脱氧核糖连接的键,使受损的碱基脱落,产生一个无嘌呤或无嘧啶的位点即 AP 位点。AP 内切酶将 DNA 链切断,由聚合酶和连接酶作用完成修复过程。

3. 核苷酸切除修复 核苷酸切除修复是所有生物体内最常见的修复机制。它通过打开受损 DNA 的双链,除去含有受损核苷酸的寡核苷酸链,在真核生物中留下 27~29 个核苷酸长度的间隙,在细菌中则留下 12~13 个核苷酸长度的间隙。

4. 错配修复 DNA 复制时产生的错误,在下一轮 DNA 再复制过程中 DNA 聚合酶对错误碱基的发现和修复。

四、突变的后果

突变的后果因化学毒物作用的靶细胞的不同而存在差异。如果体细胞受外源致突变物的作用,其影响仅在直接接触该物质的个体上表现出来,损伤不会遗传给子代;如是生殖细胞,其影响则有可能遗传给下一代。对于显性突变,无论是纯合子还是杂合子子代均会出现表型异常;而隐性突变若为纯合子,则出现表型异常,若为杂合子,则表现为正常的携带者。图 8-3 显示两类细胞发生突变的可能后果。

(一)生殖细胞突变

生殖细胞的基因突变对于人类健康的损害与许多按孟德尔定律遗传的疾病有关。目前发现的

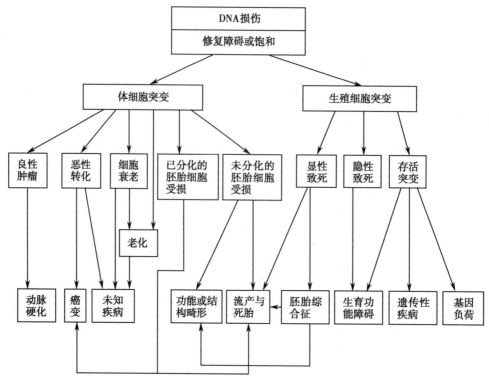

图8-3 突变后果示意图

新生儿遗传病中约有1.3%为常染色体显性遗传,0.25%为常染色体隐性遗传,0.05%与性染色体有关。在这些遗传病中,已证实有近一半的突变是碱基置换,另一半多数是小缺失。

基因突变除了引发按孟德尔定律遗传的疾病外,隐性突变还会增加下一代基因库的遗传负荷。基因库指某一物种在特定时期将遗传信息传至下一代生育年龄群体的基因总和。遗传负荷指某一物种群体中的每个个体所携带的可遗传给下一代的有害基因的平均水平。例如婴儿中有3%~6%受到先天性畸形的影响;而心脏病、高血压、糖尿病等晚年疾病受遗传因素影响的比例可高达60%。

染色体异常是遗传性疾病的一个主要原因,每1000名婴儿中约有4名患有与染色体畸形有关的综合征。染色体异常在受检的双亲中估计所占比例为5%,在死亡的婴儿中占6%,在自然流产和死亡胚胎中占30%。非整倍体在染色体异常中最常见,其次是多倍体。与基因突变不同,很多染色体异常是由亲代遗传下来的,故有85%染色体异常可在新生儿时检出。

突变除了可引起遗传病外,还可能造成生殖毒性,表现为胚胎死亡、胎儿畸形、胚胎功能不全和生长迟缓。生殖毒性可由亲代生殖细胞突变所致,或由胚胎细胞突变所致。

综上,生殖细胞突变可分为致死性突变和非致死性突变,又可分为显性和隐性。显性致死使精子不能受精,合子在着床前死亡或着床后早期胚胎死亡。隐性致死是纯合子才出现死亡,若是杂合子则不出现死亡。对于非致死性突变,显性遗传会增加下一代遗传病的发生率或出现新病种;隐性遗传则增加下一代基因库的遗传负荷。致死性突变导致死胎,影响后代的数量而非质量,非致死性突变则主要影响后代的质量,两者对人类健康的意义不同。

（二）体细胞突变

体细胞突变的后果有肿瘤、衰老、动脉粥样硬化及致畸等，以肿瘤最受关注。长期以来，突变与癌症的关系有一些间接证据。如化学毒物致突变性与致癌性一致；人类染色体不稳定性综合征和DNA修复缺陷与致癌风险升高有关。

研究发现机体细胞内存在癌基因和抑癌基因，许多肿瘤发生与癌基因的活化和抑癌基因的失活有关。

胎儿畸形大多与妊娠期间胚胎体细胞受诱变剂作用有关；妊娠早期缺乏叶酸和维生素 B_{12} 会引起神经管畸形，这与DNA的合成和复制对叶酸的敏感度有关。

点滴积累 ∨

1. 致突变作用的机制包括引起突变的 DNA 损伤、引起突变的细胞分裂过程改变、攻击 DNA 修复系统而引起的突变。
2. 碱基损伤包含碱基错配、平面大分子嵌入 DNA 链、碱基类似物取代和碱基化学结构改变四类。
3. 二聚体的形成、DNA 加合物形成和 DNA-蛋白质交联物形成均可导致 DNA 链受损。
4. 突变的后果表现为生殖细胞突变和体细胞突变。

第三节　致突变作用试验方法

致突变试验（也称遗传毒性试验）的主要目的是研究外源化学物质引起机体细胞突变并通过生殖细胞传递给子代的可能性；基于体细胞突变与肿瘤之间的关系，也可用于预测化学物潜在的致癌性。突变是癌变、畸变的基础，在化学物遗传毒性的快速初筛试验中，致突变检测显得尤为重要。目前已有 200 多种基因突变、染色体畸变及其他突变相关作用的检验试验，但没有一种方法能全面评价外源化学物质的遗传毒性，因此致突变评价应该用多个试验结果综合分析判断。

一、观察项目的选择

（一）效应终点类型

基因突变、染色体形态畸变和染色体数目改变的检测可直接反映化学毒物的致突变性，但在不同的试验中不一定都能观测到基因突变或染色体畸变，其反映的可能是致突变过程及突变相关的事件。因此，将致突变试验的观察终点称为遗传学终点。现遗传学终点有：①基因突变；②染色体形态畸变；③染色体数目畸变；④DNA 原始损伤。目前没有一种致突变试验能涵盖所有的遗传学终点，因此必须用一组试验配套来评价致突变作用。

（二）成套方法的组合

食品外源化学物质的致突变试验方法很多，要根据被检验化学物质的特性及评价的目的，合理组合一组致突变试验。

总之,设计遗传毒理学成套试验有以下原则:

1. 一组可靠的试验系统应包括每一类型的遗传学终点。

2. 常用的试验对象有病毒、细菌、真菌、培养的哺乳细胞、植物、昆虫及哺乳动物等。一般配套试验应包括多种进化程度不同的物种,如原核细胞、低等和高等真核细胞,这样的试验设计更具说服力。

3. 体内试验和体外试验配合,以取长补短,综合考虑。体内试验接近实际情况,但由于毒性动力学或其他原因,有时会漏检致突变物,且时间、经费、人力和物力均比体外试验花费大。而体外试验简便易行,但明显不足在于生物转化及解毒等方面与体内不同。

4. 既要有体细胞试验,又要有生殖细胞试验。

5. 考虑化学毒物致突变的强弱区别。某些化学物质在某一检测系统中是强致突变物,而在另一系统中可能是弱致突变物,故应防止弱致突变物在某些试验中的漏检,即出现假阴性。

6. 试验设计应科学、高效,遵循伦理原则和动物福利精神。每一个大项目中性质和功能完全相同的试验方法应择优录用组合。

二、常用的致突变试验

(一)细菌回复突变试验

细菌回复突变试验是最常用的微生物突变试验。该试验通过观察受试物能否回复突变体的测试菌株因突变所丢失或改变的功能或表型来判断其致突变性。常用的菌株有鼠伤寒沙门菌(*Salmonella typhimurium*)和大肠埃希菌(*E. Coli*)。

鼠伤寒沙门菌突变试验是应用最广泛的检测基因突变的方法。由 B. N. Ames 于 1979 年建立,故又称 Ames 试验。该试验采用鼠伤寒沙门菌组氨酸缺陷型突变株作为指示微生物,该突变株在组氨酸操纵子中有一个突变,导致突变后的菌株必须依赖外源性组氨酸才能生长,而在无组氨酸的选择性培养基上不能存活,致突变物可使其基因发生回复突变,使其在缺乏组氨酸的培养基上也能生长。如图 8-4 所示,计数诱发的回复菌落数即可判断化学毒物的致突变性。

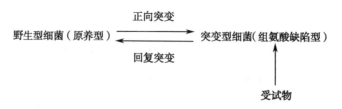

图 8-4 Ames 试验原理示意图

试验中可供选用的测试菌株有多种,所携带的突变是在不同的基因中,各有不同的特性,有的测定碱基置换,有的测定移码突变,有的两者都可测定。常见的 Ames 试验测试菌株见表 8-1。

表 8-1　Ames 试验常用测试菌株

菌株	突变	检出突变	切除修复	抗氨苄西林	脂多糖突变
TA1535	G46	置换	△uvrB	−	rfa
TA100	G46	置换+移码	△uvrB	+	rfa
TA1537	C3076	移码	△uvrB	−	rfa
TA97	D6610	移码	△uvrB	+	rfa
TA1538	D3052	移码	△uvrB	−	rfa
TA98	D3052	移码	△uvrB	+	rfa
TA102	G428	置换+移码	+	+	rfa
TA104	G428	置换+移码	△uvrB	+	rfa

由于 Ames 试验菌株有不同的突变菌株,其检出能力也不一,因此试验中菌株也要配套。中国普遍采用 1983 年由 Maron 和 Ames 推荐的组合菌株,即 TA100、TA98、TA97 和 TA102。Ames 试验的方法有平板掺入法、点试法和预培养法等。

▶▶ **边学边练**

外源化学物致突变性的检测,请见实训七　鼠伤寒沙门菌诱变性试验。

(二) 体外哺乳类细胞 TK 基因突变试验

该试验是体外培养细胞的基因正向突变试验。哺乳类动物胸苷激酶(thymidine kinase,TK)基因的产物为胸苷激酶,其突变属于常染色体基因突变。如果在细胞培养物中加入胸苷类似物——三氟胸苷(TFT),则 TFT 在胸苷激酶的催化下可生成三氟胸苷酸,进而掺入 DNA 链中,造成致死性突变,细胞不能存活。若 TK 基因发生突变,引起胸苷激酶缺陷,则 TFT 不能磷酸化,亦不能掺入 DNA 中。因此突变细胞在含有 TFT 的培养基中能够生长,表现出对 TFT 的抗性。根据突变集落形成数计算突变频率。

试验选用两种细胞系,$tk^{+/-}$ 基因型的 L5178Y-3. 7. 2C 小鼠淋巴癌细胞或 TK6 人类淋巴母细胞。该试验具有较高的灵敏性,可检出点突变、大的缺失、重组、异倍体和其他较大范围基因组改变等多种遗传改变。但体外试验不能完全模拟哺乳动物体内代谢过程,因此体外动物细胞的试验结果不能直接外推到哺乳动物机体,评价时应综合考虑生物学意义和统计学意义。

(三) 哺乳动物骨髓细胞染色体畸变试验

观察染色体形态结构和数目改变称为染色体畸变分析,又称细胞遗传学试验。本试验为国际和国内标准染色体畸变观察试验,通过检测受试物能否在体内引起动物骨髓细胞染色体畸变,来评价受试物致突变的可能性。如有证据说明受试物或其代谢产物不能到达骨髓,则不适用于本方法。试验常用动物有大鼠或小鼠,对试验动物给予受试物后,采用中期分裂相阻断剂(如秋水仙素或秋水仙胺)处理,抑制细胞分裂时纺锤体形式,以增加中期分裂相细胞的比例,随后取材、制片、染色、分析染色体畸变。

该试验的观察指标有:①染色体数目改变,如非整倍体、多倍体、核内复制;②染色体结构改变,如断裂、微小体、着丝点环、无着丝点环、单体互换、双微小体、裂隙、非特定性型变化。

(四) 微核试验

微核与染色体损伤有关,是染色体或染色单体的无着丝点断片或纺锤丝受损伤而丢失的整个染色体,在细胞分裂后期遗留在细胞质中,单独形成一个或几个规则的次核,包含在子细胞的胞质内,比主核小,故称微核。微核形成有两条途径:一是断片或无着丝粒染色体在细胞分裂后期不能定向移动而遗留在细胞质中;二是有丝分裂毒物的作用使个别染色体或带着丝粒的染色体环和断片在细胞分裂后期被留在细胞质中。微核试验是观察受试物能否产生微核的试验,主要可检出 DNA 断裂剂和非整倍体诱变剂。该试验观察技术简单、成本低,因此发展迅速。

传统的微核试验是体内试验,观察骨髓多染红细胞(PCE)中的微粒。PCE 变成成熟的红细胞前,进行最后一次有丝分裂,数小时后排出细胞核,分裂时在诱变剂作用下形成微核,则仍保留在细胞质中。骨髓细胞微核试验的不足之处是:有些化合物在骨髓难达到有效浓度;骨髓中 PCE 是动态平衡,PCE 不断成熟为红细胞,红细胞又衰老死亡;化学毒物主要在肝脏活化,其活化中间产物可能在到达骨髓之前消失。因此仅观察体细胞其结果外推其他组织应慎重。

目前,微核试验已有较大的改进:①体外微核试验,比体内试验易于操作和控制受试物浓度;②周围血微核试验,使其可能成为人群中观察化学毒物遗传毒性的一种手段;③双核细胞法,可提高微核的灵敏度;④免疫荧光染色法和荧光原位杂交法,不仅提高灵敏度,还可判断微核是来源于断片还是染色体。

(五) 啮齿类动物显性致死试验

本试验观察发育中的精子或卵子细胞发生的染色体诱变损伤,该损伤不影响受精,但可导致受精卵或发育中的胚胎死亡,即遗传学终点为显性致死突变。该试验也是生殖毒性试验方法。一般,显性致死主要是由于染色体结构或数目改变的结果。显性致死试验是一种体内试验,可提供基于诱发哺乳动物生殖细胞遗传损伤的数据。

试验以受试物处理雄性啮齿类动物,再与雌性动物交配,按照顺次的周期对不同发育阶段的生殖细胞进行检测,一定时间后,处死雌性动物,检查子宫内容物,确定着床数、活胚胎数和死亡胚胎数。若处理组死亡胚胎数增加或活胚胎数减少,与对照组比较有统计学意义,并呈剂量-反应关系或结果能重复者,则认为该受试物为哺乳动物生殖细胞的致突变物。

(六) 单细胞凝胶电泳试验(SCGE)

又称彗星试验,作为 DNA 损伤快速而灵敏的检测方法得到广泛应用。其原理是 DNA 损伤时,断裂的 DNA 片段比正常细胞 DNA 分子迁移得更快,形成彗星状拖尾的电泳斑,即可判断 DNA 损伤。该试验是一种在单细胞水平进行 DNA 链断裂损伤检测的方法,具有简便、灵敏、快捷、重复性好和样品用量小等优点。

▶▶ 边学边练

外源化学物对 DNA 的损伤作用评价，请见实训九　单细胞凝胶电泳试验。

知识链接

体内 Pig-a 基因突变试验

磷脂酰肌醇聚糖 A 类（Pig-a）基因突变试验是近年来新建立的一种基于体细胞基因突变的体内遗传毒性试验。 该法快速、高效、灵敏，是目前唯一的基于正常普通动物的体内基因突变试验，可以替代传统昂贵的转基因动物体内基因突变试验应用于食品毒理学评价中。 为优化和推广该方法，在美国国家卫生研究所和美国环境健康科学院的基金支持下，由 Litron 实验室和国际生命科学研究所-环境健康科学研究所的科学家联合制定统一的实验方案，并由 Litron 实验室提供统一的试剂，对其进行国际联合验证。 验证工作主要分四个阶段，现已进入最后阶段。

（七）实验方法的新进展

1. 评价方法更新　国际化经济合作与发展组织（OECD）推荐的 13 种遗传毒理学试验中有 10 种为 2013 年后更新的方法。我国 2015 年 5 月实施的食品安全性毒理学评价程序中，规定了 10 种遗传毒性检验方法，均为 2014 年更新或重新审定的方法。我国尽管在毒理学和分子生物学研究和应用技术领域相对落后，但也在逐步采用国际通用方法，这在刚实施的国家食品安全性毒理学评价程序中已有体现。

2. 传统试验方法的仪器化和自动化　些复杂的计数和统计，如细胞计数、微核观察计数，都逐步实现自动化和智能化，大大提高了实验室的客观性和效率。

3. 新技术的引入　基因/DNA 杂交技术、PCR 技术和基因芯片技术、现代分子免疫学检测技术，高端色谱、光谱、质谱及其不断创新的联用技术，激光共聚焦等先进成像分析技术，都给遗传毒理学研究注入了无限活力。

三、致突变试验中的注意事项

致突变试验方法的组合、受试物的纯度、制备方法、暴露剂量和途径的合理性以及试验操作的准确性都会影响试验结果的可靠性。总之，应严谨、细致、技术熟练、考虑全面，才能保证结果的可靠和准确。

（一）阴性和阳性对照组的设立

科学实验常是通过对比来说明问题，只有正确的对比才有正确的鉴别，而且通过对照可消除或减少试验误差。在遗传毒理学试验中均应设立阴性对照和阳性对照。

1. 阴性对照　是空白对照，即不加任何处理，或者是溶剂对照。阴性对照除了无处理因素外，与实验组完全相同，其目的是获得实验的基础数据。例如，Ames 试验阴性对照可了解所用细菌的自发回复突变率,证实除处理因素外无任何使回复突变率增加或减少的因素。

2. 阳性对照 用某种已知能产生阳性反应的物质作为对照,旨在通过对阳性物质的试验证明实验方法可靠;验证实验者在本实验条件下,完成技术和鉴定致突变物的能力;证实实验的重复性。例如,Ames 试验中阳性对照未出现阳性结果,应考虑突变菌株可能发生问题或代谢活化能力不足。所以,当阳性对照结果未呈阳性,实验组的实验数据可靠性也大大降低。

(二)体外试验中受试物的活化

前致突变物本身不具有致突变性,经哺乳动物代谢后才能转变成致突变物。由于微生物和培养的哺乳动物细胞缺乏整体动物体内的许多代谢能力,为避免出现假阴性结果,体外试验常需加入下列模拟代谢系统:

1. 哺乳动物细胞介导 使用完整的细胞,特别是大鼠肝原代细胞,与测试细菌或细胞一起培养。其优点是有完整的细胞结构、各种酶及内源性辅助因子,由此发生的代谢过程与体内更为相似。

2. S9 指经酶诱导剂处理后制备的肝匀浆,再经 $9000 \times g$ 离心分离所得上清液,加上适当的缓冲液和辅助因子。其主要含有混合功能氧化酶,是国内常规应用于体外致突变试验的代谢活化系统。

3. 纯化酶和基因工程 应用纯化细胞色素 P450、谷胱甘肽转移酶和过氧化物水解酶可严格控制代谢产物诱发突变的条件,但技术难度大。利用基因工程将人的细胞色素 P450 基因插入组合细胞内,用上述细胞进行致突变试验,使细胞具有代谢活化系统。

(三)致突变试验与致癌试验的关系

致突变作用是致癌机制之一,故致突变试验在鉴定潜在致癌物和揭示致癌作用机制上有重要意义:①多数致癌物有致突变作用,遗传学改变在原癌基因激活和抑癌基因失活上起主要作用,致癌物诱导关键靶基因遗传改变的直接作用等在哺乳动物实验中得到证实;②发现人类接触致癌物与DNA 加合物、肿瘤癌基因和抑癌基因的特异碱基对突变之间有相关性;③传统的长期致癌试验花费大,周期长,不能适应化学物质快速增长的需要。此外,致癌试验所用的动物数量有限,难以检出弱的致癌物。致突变试验作为筛检致癌物试验也存在一定缺陷,需发展多种体内和体外短期试验以筛检化学物质的致癌性。

化学物质按遗传毒性和致癌性分为遗传毒性致癌物、非遗传毒性致癌物、遗传毒性非致癌物和非遗传毒性非致癌物。致突变试验仅可检出遗传毒性致癌物,有可能出现假阳性(如遗传毒性非致癌物)和假阴性(如非遗传毒性致癌物)。致癌物检测方法有三类,即短期试验、哺乳动物诱癌试验和人类流行病学观察。致突变试验是短期致癌物检测试验中的一大类,它需与其他试验结合,互为补充,以获得可靠的结论。

(四)遗传毒性评价试验的结果和结论

各种致突变试验都有特定的遗传学终点,但实验结束后都面临一个共同的问题——所得数据表示阳性结果还是阴性结果。在评定阳性或阴性之前,应首先检查实验的质量控制情况。阳性结果应有剂量-反应关系,即剂量越大,致突变效果越明显,并在观察值与阴性对照之间存在显著差异。

阴性结果的判定条件是：①最高剂量应包括受试物溶解度许可或灌胃量许可的最大剂量。若该剂量毒性很大，则体内试验和细菌试验应为最大耐受量。使用哺乳动物细胞进行体外试验，常选 LD_{50} 或 LD_{80} 为最大剂量。溶解度大、毒性低的化合物，在细菌试验中可以 $5000\mu g/$ 皿作为最高剂量。②各剂量组的组间差距不应过大，以防漏检仅在非常狭窄的范围内才有突变能力的化学毒物。满足以上条件仍为阴性，才慎重下结论。

化学物质是否具有遗传毒性或致突变性，通常在检出任一遗传学终点的生物学试验中呈阳性反应的物质，即可确定有致突变性。如果某种物质经过几个测试系统证明有致突变性，除非有令人信服的证据证明对人是非致突变物，否则就应该考虑其对人也是致突变物。若要确定某化学物为非致突变物，则需在检测 4 种遗传学终点的一系列试验中，经充分试验均为阴性。

从目前国内外食品、药品、化妆品、农药及环境保护等管理部门颁布的化学物质遗传毒性评价程序来看，最常用的短期致突变试验有 Ames 试验、哺乳动物细胞体外基因突变试验、哺乳动物骨髓细胞染色体畸变试验和微核试验等。随着测试方法的不断创新和改进，致突变试验将在评价外源化学物致突变性及致癌性方面发挥更大的作用。

点滴积累 ⋁

1. 遗传学终点包括基因突变、染色体形态畸变、染色体数目畸变和 DNA 原始损伤四类。

2. 成套试验组合原则包含 4 个遗传学终点；涉及进化程度不同的物种；体内、体外试验结合；生殖细胞试验、体细胞试验结合；考虑致突变剂的强弱；试验设计科学、高效。

3. 阴性对照，即空白对照，获得实验的基础数据。

4. 阳性对照是指利用已知能产生阳性反应的物质为对照，证明实验方法的可靠性。

目标检测

一、选择题

（一）单项选择题

1. 下列属于自发突变特点的是（　　）

  A. 发生过程短   B. 发生频率高

  C. 发生频率低   D. 可能对物种的生存产生危害

  E. 人为因素引起的诱变

2. 下列不属于终止密码子的是（　　）

  A. UAA   B. UAG   C. UGA

  D. UGG   E. 以上都不是

3. 下列突变不影响蛋白质活性的是（　　）

  A. 错义突变   B. 无义突变   C. 致死突变

  D. 渗漏突变   E. 同义突变

4. 下列突变菌株中具有切除修复能力的是（　　）

A. TA104   B. TA102   C. TA100

D. TA98   E. TA97

5. 关于微核试验,下列说法不正确的是( )

   A. 微核试验是一种体外试验

   B. 断片或无着丝粒染色体在细胞分裂后期不能定向移动而遗留在细胞质中可形成微核

   C. 有丝分裂毒物的作用使个别染色体或带着丝粒的染色体环和断片在细胞分裂后期被留在细胞质中可形成微核

   D. 微核试验技术简单、成本低

   E. 传统的微核试验是观察骨髓多染红细胞中的微粒

6. 溶解度大、毒性低的化合物,在细菌试验中可以用( )作为最高剂量。

   A. 最大耐受量   B. LD_{50} C. 5mg/皿

   D. 溶解度许可的最大剂量   E. 灌胃许可的最大剂量

(二) 多项选择题

1. 食品中外源化学物的致突变作用有( )

   A. 基因突变   B. 染色体形态畸变   C. 染色体数目畸变

   D. 自发突变   E. 诱发突变

2. 下列属于碱基损伤的是( )

   A. 烷基化作用   B. 脱氨基作用   C. 平面大分子嵌入 DNA 链

   D. 碱基类似物取代   E. 碱基化学结构改变

3. 辐射的致突变机制有( )

   A. 连接 A-T、G-C 之间的氢键断裂   B. DNA 分子中的糖-磷酸基断裂

   C. 形成嘧啶二聚体   D. 水产生自由基

   E. 双链或单链断裂

4. 遗传学终点包括( )

   A. 基因突变   B. 染色体形态畸变   C. 基因组突变

   D. DNA 原始损伤   E. 细胞突变

5. 使用哺乳动物细胞进行体外试验,最大剂量常选( )

   A. LD_{20} B. LD_{40} C. LD_{50}

   D. LD_{60} E. LD_{80}

二、简答题

1. 何为突变? 突变对人类与自然都会产生有害的影响吗?

2. 遗传毒理学评价试验组合需遵循哪些原则?

3. 简述 Ames 试验的原理。

三、论述题

突变可引起哪些后果？

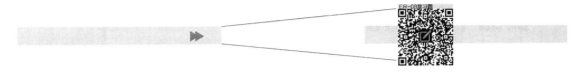

ER-08章习题

（刘 艳）

第九章

食品中外源化学物致癌作用及评价

ER-09-PPT

学习目标 ∨

1. 掌握化学致癌物的作用及机制，化学致癌物的分类和化学致癌作用的概念。

2. 熟悉化学致癌物的评价方法。

3. 了解非遗传毒性致癌机制。

导学情景 ∨

情景描述

　　恶性肿瘤已成为人类死亡的第一位或第二位原因，每年全世界约有700万人死于癌症。在我国，恶性肿瘤在城市人口的各种死因中已名列首位。食物与癌症的关系是复杂的，但也是非常重要的。说它重要是因为大约有30%以上的癌症死亡都与饮食因素有关；说它复杂则表现在两个方面：一方面是食物中的有害成分有致癌作用和促癌作用，另一方面是其营养物质却具有对抗癌症和预防癌症的作用。医学研究发现，有10多种化学物质有致癌作用，其中亚硝胺类、苯并（α）芘和黄曲霉素是公认的三大致癌物质，它们都与饮食有密切关系。

学语导语

　　食品中外源化学物进入体内后，通过一系列酶的作用，最终导致体内某些细胞的癌变，或者在外界某些因素的作用下，激活体内的原癌基因，最终导致癌变。本章我们将带领同学们学习认识化学致癌物、致癌过程、致癌机制及致癌性评价方法。

　　肿瘤（tumour）是机体在各种致癌因素的作用下，局部组织的细胞在基因水平上失去对其生长的正常调控，导致克隆性异常增生而形成的新生物。新生物一旦形成后，不因病因消除而停止增生。它不受生理调节，而是破坏正常组织和器官，可分为良性与恶性。良性肿瘤，一般称为"瘤"。恶性肿瘤来自上皮组织称为"癌"；来源于间叶组织者称为"肉瘤"；胚胎性肿瘤常称母细胞瘤。

　　在毒理学中，"癌"的含义应包括上皮的恶性变（癌）、间质的恶性变（肉瘤）及良性肿瘤。致癌性是毒理学研究中最基础的工作，是了解外源化学物对机体产生的毒性的根本依据。

第一节　化学致癌物

一、人类化学致癌物及主要特性

化学致癌物(chemical carcinogen)是指凡能引起动物和人类肿瘤、增加其发病率或死亡率的化学物,比如黄曲霉毒素、苯等。化学致癌作用(chemical carcinogenesis)是指化学致癌物在体内引起肿瘤的过程。化学致癌物具有以下特性:

1. 致癌作用依赖于化学致癌物的剂量　单一致癌物作用时剂量越大肿瘤发生率越高,潜伏期也越短。但多个致癌物同时作用于靶器官时,其相互的联合作用会影响致癌活性。

2. 化学致癌物的致癌潜伏期很长　无论致癌物的剂量和强度如何,在肿瘤发生前,总会经过一个较长时间的发展阶段。

3. 致癌作用所引起的细胞变化可遗传到下一代细胞　大多数化学致癌物是诱变剂,能与 DNA 等大分子共价结合。

4. 致癌作用可被非致癌因子调控　一些物质可通过改变化学致癌物的生物转运和代谢转化,或通过提高靶组织的敏感性,增强致癌作用,如促癌剂。

5. 再生能力强的组织细胞易发生癌变　细胞的异常增生是肿瘤的基本特征,而且增生的组织细胞对致癌因子比较敏感。

6. 化学致癌物的致癌活性具有多元性的特点　同一化学致癌物可诱发具有不同的生物学特性、不同抗原性的肿瘤。

案例分析

案例

2006 年 11 月 12 日,由河北某禽蛋加工厂生产的一些"红心咸鸭蛋"在北京被检测出含有致癌物质苏丹红。 最终的调查结果是,部分河北农户用添加了工业染料苏丹红的饲料喂养鸭子,导致蛋黄内含有苏丹红,以致全北京市范围内停售河北产"红心"咸鸭蛋。

分析

"苏丹红"是一种化学染色剂,并非食品添加剂。 它的化学成分中含有一种叫萘的化合物,该物质具有偶氮结构,由于这种化学结构的性质决定了它具有致癌性,对人体的肝肾器官具有明显的毒性作用。

二、化学致癌物作用的靶

化学致癌物作用的靶可分为两大类,即 DNA 靶与非 DNA 靶。

1. DNA 靶　大量体内和体外试验均已证明,各种类型的致癌物都可与 DNA 作用,产生碱基损伤、链断裂、链交联等不同形式的损伤，而且这些损伤与肿瘤的发生直接相关。

人体内细胞有 10^{14} 个，每个细胞内的 DNA 每日可能出现的损伤可达 4000 多个，严重损伤可致细胞死亡，未致死亡的损伤可经历修复过程，少部分可能出现突变，突变的结局是多方面的，其中部分可发展成恶性转化。因此，权衡 DNA 损伤与致癌关系时，这些因素需加以考虑。一般认为致癌物生成 DNA 加合物的数量与致癌性有密切关系。原癌基因很可能是化学致癌物的靶子。抑癌基因同样也可能是致癌物的主要靶子。

2. 非 DNA 靶 非 DNA 靶主要有两类，一是作用于纺锤丝系统，另一类是作用于与 DNA 修复或基因表达调控有关的酶系统。

三、化学致癌物的分类

化学致癌物的分类有很多种方法，如根据化学致癌物的结构和来源、致癌作用机制、致癌作用证据可靠性程度等。

（一）按致癌作用机制分类

1. 遗传毒性致癌物 遗传毒性致癌物（genotoxic carcinogens）进入细胞后作用于遗传物质（主要是 DNA），通过引起细胞基因的改变而发挥致癌作用。

（1）直接致癌物：这类化学物质进入机体后，不需体内代谢活化，其原形就可与遗传物质（主要是 DNA）作用而诱导细胞癌变。这类化学致癌物为亲电子剂，可与细胞大分子的亲核中心发生共价结合。

（2）间接致癌物：大多数有机致癌物本身不具有与细胞大分子的亲核中心发生共价结合的能力，进入机体后需经过代谢活化生成亲电子的活性代谢物，而作用于细胞大分子发挥致癌作用。此类致癌物称为间接致癌物。

（3）无机致癌物：有些无机元素由于其放射性而致癌，如氡、铀、钍、镭等。有些可能是亲电子剂，但有些是通过选择性改变 DNA 复制保真性，导致 DNA 的改变，如金属镍、铬。

2. 非遗传毒性致癌物 这类物质不直接作用于遗传物质。

（1）促长剂：促长剂本身不能诱发肿瘤，只有作用于引发细胞才表现其致癌活性；通常是非致突变物，不与 DNA 直接发生反应；促长剂通常具有阈剂量。引发细胞在引发剂的作用下发生了不可逆的遗传性改变，但其表型可能正常，不具有自主生长性，因此不是肿瘤细胞。

（2）内分泌调控剂：主要改变内分泌系统平衡及细胞正常分化，常起促长剂作用。如雌激素（己烯雌酚和雌二醇）、雄激素（睾酮）、硫脲、某些磺胺类药物。

（3）细胞毒剂：具有细胞毒性的化学物，可通过引起细胞死亡，导致细胞代偿性增生而引发肿瘤。一些氯代烃类促癌剂的作用机制可能与细胞毒性作用有关。

（4）过氧化物酶体增殖剂：有一类化合物可引起肝脏过氧化物酶体增殖，称之为过氧化物酶体增殖剂。已发现的过氧化物酶体增殖剂有降血脂药物氯贝丁酯、增塑剂邻苯二甲酸二（2-乙基己基）酯和有机溶剂 1,1,2-三氯乙烯。

（5）免疫抑制剂：主要对病毒诱导的恶性转化起增强作用。硫唑嘌呤、6-巯基嘌呤等免疫抑制剂或免疫血清均能使动物和人发生白血病或淋巴瘤,但很少发生实体肿瘤。

(6)固态物质:一些惰性物质及金属薄片可在啮齿类动物体内的种植部位引发肉瘤,物理特性及表面积很大程度上决定了植入物的致癌能力。如塑料、石棉等。暴露于石棉纤维会引起恶性间皮瘤或呼吸系统肿瘤,而其主要取决于石棉的晶体结构而非其组分。

(7)助癌物:指其单独接触无致癌性,但在接触致癌物之前或同时接触可增加肿瘤发生的一类化合物。芘在苯并(α)芘致皮肤肿瘤中起助癌作用,香烟烟雾中的儿茶酚和其他酚类化合物可能兼具促长剂和助癌物的作用。助癌作用的机制可涉及增强致癌物的吸收,增强间接致癌物的代谢活化或抑制致癌物的代谢解毒,耗竭内源性结合反应底物(如谷胱甘肽等),抑制 DNA 修复,促进细胞增殖等。

3. 暂定不明机制致癌物 致癌机制尚未清楚如四氯化碳、氯仿、烯烃、硫脲等。

知识链接

与饮食有关的致癌物

咸鱼产生二甲基亚硝酸盐,在体内可转化为致癌物质二甲基亚硝胺。如果经常食用咸鱼,那么将来患鼻咽癌的可能性增大。虾酱、咸蛋、咸菜、腊肠、火腿、熏猪肉同样含有较多的亚硝胺类致癌物质,应尽量少吃。

食物煎炸过焦后产生致癌物质多环芳烃。咖啡豆烧焦后,苯并(α)芘含量增加 20 倍。油煎饼、臭豆腐、煎炸芋角、油条等,多数是使用重复多次的油,高温下会产生一种致癌分解物。食用油在反复或长时间高温条件下,不饱和脂肪酸会发生聚合作用,形成难以消化或具有毒性的聚合物,如二聚体、三聚体或多聚体等,它们在体内蓄积危害人体健康。当食用油温度超过 200℃、煎炸时间超过 2 分钟时,就会形成大量的有害物质杂环胺,若人体食用后可造成肝脏功能的障碍损伤肝脏,延缓或生长发育停滞,生育功能减退等。

(二)按致癌作用证据分类(IARC 分类)

世界卫生组织下属机构国际癌症研究所(international agency for research on cancer,IARC)根据对人类和对实验动物致癌性资料,以及其他有关的资料进行综合评价将环境致癌因素分为四组,其证据分类见表 9-1:

Ⅰ组:对人类是致癌物,是指在人类流行病学及动物致癌性试验中具有充分证据的致癌物,有108 种。

Ⅱ组:对人类是很可能或可能致癌物,又分为两组,即组 2A 和组 2B。

Ⅱ组 A,对人类很可能(probably)是致癌物,指对人类致癌性证据有限,对试验动物致癌性证据充分,有 64 种。

Ⅱ组 B,对人类是可能(possible)致癌物,指对人类致癌性证据有限,对试验动物致癌性证据并不充分;或指对人类致癌性证据不足,对试验动物致癌性证据充分,有 272 种。

Ⅲ组,可疑致癌物,现有的证据不能对人类致癌性进行分类,有 508 种。

Ⅳ组,非致癌物,对人类可能是非致癌物,有 1 种。

表 9-1　按致癌作用证据分类（IARC 分类）

IARC 分类	人类致癌证据
Ⅰ组（对人类是致癌物）	充分
Ⅱ组 A（对人类很可能是致癌物）	有限充分
Ⅱ组 B（对人类是可能致癌物）	有限不充分
Ⅲ组（现有的证据不能对人类致癌性进行分类）	不足有限
Ⅳ组（对人类可能是非致癌物）	没有

案例分析

案例

油炸食品致癌、烘烤致癌、方便面致癌……每隔一阵子，类似的传言就跳出来拨动人们本就紧绷的神经。这些我们常吃的食物被冠以"致癌"之名，有些人更是"宁可信其有不愿信其无"。这些说法确是夸大其词还是有一定的科学依据？

分析

研究表明，丙烯酰胺主要在高碳水化合物、低蛋白质的植物性食物加热（120℃以上，140～180℃为其生成的最佳温度）烹调过程中形成；而当加工温度较低或水煮时，食品中丙烯酰胺水平相当低（<5.0μg/kg）。烘烤、油炸食品在最后阶段水分减少、表面温度升高后，其丙烯酰胺形成量更高。此外，食品中形成的丙烯酰胺比较稳定，但咖啡除外。1994 年，国际癌症研究机构（IARC）对丙烯酰胺致癌性进行了评价，将其列为Ⅱ类致癌物（2A）即人类可能致癌物。

（三）按照化学致癌物的化学结构分类

1. 烷化剂　如芥子气、环磷酰胺等，可引起白血病、肺癌、乳腺癌等。

2. 多环芳烃类化合物　这类致癌物以苯并芘为代表，将它涂抹在动物皮肤上，可引起皮肤癌，皮下注射则可诱发肉瘤。这类物质广泛存在于沥青、汽车废气、煤烟、香烟及熏制食品中。

3. 芳香胺类化合物　广泛应用于橡胶、制药、印染、塑料等行业，可诱发泌尿系统的癌症。

4. 亚硝酸类化合物　这是一类致癌性较强，能引起动物多种癌症的化学致癌物质。在变质的蔬菜及食品中含量较高，能引起消化系统、肾脏等多种器官的肿瘤。

5. 黄曲霉毒素　是一类化学结构类似的化合物，均为二氢呋喃香豆素的衍生物。黄曲霉毒素是主要由黄曲霉、寄生曲霉产生的次生代谢产物，在湿热地区食品和饲料中出现黄曲霉毒素的概率最高。它们存在于土壤、动植物、各种坚果中，特别是容易污染花生、玉米、稻米、大豆、小麦等粮油产品，是真菌毒素中毒性最大、对人类健康危害极为突出的一类真菌毒素。

6. 植物毒素　包括非蛋白质氨基酸、肽类、蛋白质、生物碱及苷类等；具有很大生物活性。某些植物毒素，如蓖麻毒素、相思子毒素和蒴莲根毒素，具有剧毒，如乌头碱对人的致死量为 3～5mg，鱼藤酮为 3.6～20g。如铬、镍、砷等也可致癌，引起的肿瘤有甲状腺肿瘤、肺癌、骨肿瘤、皮肤癌、多发性骨髓瘤、淋巴瘤等。

点滴积累　∨

1. 化学致癌物按致癌作用机制分类分为遗传毒性致癌物、非遗传毒性致癌物和暂定不明机制致癌物。
2. 化学致癌物按致癌作用证据分类（IARC 分类）包括Ⅰ组、Ⅱ组、Ⅲ组、Ⅳ组。
3. 化学致癌物具有的特性包括化学致癌物的剂量、潜伏期长、可遗传性、被非致癌因子调控、多元性。

第二节　致癌过程及机制

肿瘤的发生是复杂的生物学过程,是细胞遗传物质异常的结果,也涉及机体内环境的各种因素包括机体的免疫能力、各种生长因子和生物活性物质。至今化学致癌机制还未完全阐明。但是公认的是化学致癌是一个多因素、多基因参与的多阶段的过程。目前主流的化学致癌机制学说可分为两类:一类是造成 DNA 损伤而引发肿瘤的遗传毒性机制,另一类是对 DNA 以外的靶分子作用的非遗传毒性机制。

一、致癌过程

▶▶ **课堂活动**

化学致癌物进入人体后为什么能够引起基因调控的失调而产生肿瘤?　其引起致癌的过程是什么?

肿瘤的发生是一个长期、多阶段、多基因改变累积的过程,具有多基因控制和多因素调节的复杂性。目前较公认的学说是化学致癌作用至少包括引发阶段(initiation)、促进阶段(promotion)和讲展阶段(progression)3 个阶段。该学说已在动物实验模型中得到证实。

(一) 引发阶段

指化学物或其活性代谢物与 DNA 作用,导致体细胞突变成引发细胞的阶段。引发剂是指具有引发作用的化学物。引发剂大多数是致突变物,没有可检测的阈剂量。引发细胞在引发剂的作用下发生了不可逆的遗传性改变,但其表型可能正常,不具有自主生长性,因此不是肿瘤细胞。引发剂作用的靶基因主要是原癌基因和肿瘤抑制基因。癌基因是一类能引起细胞恶性转化及癌变的基因。癌基因通常是以原癌基因的形式普遍存在于正常动物细胞的基因组内,原癌基因在进化过程中高度保守,具有正常的生物学功能,对细胞增殖、分化和信息传递的调控起重要作用。只有当其受到物理、化学或生物等致癌因素作用而激活变为活化的癌基因后才显示其致癌活性。原癌基因是一种显性基因,当其两个等位基因之一发生突变,即可被激活。肿瘤抑制基因也称抑癌基因或抗癌基因,其作用方式与癌基因相反,它们在正常细胞中起着抑制细胞增殖和促进分化的作用,在环境致癌因素作用下,肿瘤抑制基因失活而引起细胞的恶性转化。抑癌基因属隐性基因,必须一对等位基因丢失或突变后失活,才能对细胞的恶性转化起作用。在化学致癌过程中癌基因和肿瘤抑制基因往往起协同作用。

（二）促长阶段

促长阶段指引发细胞增殖成为癌前病变或良性肿瘤的过程。促长剂是指具有促长作用的化学物。促长剂本身不能诱发肿瘤，只有作用于引发细胞才表现其致癌活性；通常是非致癌突变物，不与DNA发生反应；促长剂通常具有阈剂量。恶性肿瘤的发生是一个逐渐演变的过程，人体上某些器官的一些良性病容易出现细胞异常增生，具有恶性变化倾向，这些具有癌变倾向的异常增生称为癌前病变。促长阶段历时较长，早期有可逆性，晚期为不可逆的，因此在促长阶段（特别是在早期）持续给以促长剂是必需的。促长阶段的另一个特点是对生理因素调节的敏感性，衰老、饮食和激素可影响促长作用，许多影响因素本身就是促长剂。

（三）进展阶段

指从癌前病变或良性肿瘤转变成恶性肿瘤的过程。如生长加快、侵袭、转移、抗药性等。进展剂是指使细胞由促长阶段进入进展阶段的化学物。进展剂具有引起染色体畸变的特性。完全致癌物是指同时具有引发、促长及进展作用的化学物。

二、致癌机制

肿瘤的发生是一复杂的生物学过程，是细胞遗传物质异常的结果，也涉及机体内环境的各种因素，包括机体的免疫能力、各种生长因子和生物活性物质。至今化学致癌机制还未完全阐明。

体细胞突变致癌学说即造成DNA损伤而引发肿瘤的遗传毒性机制，专指DNA碱基序列的改变，可通过细胞分裂传递给子代。非突变致癌学说即对DNA以外靶分子作用的非遗传毒性机制。目前认为化学致癌物诱导肿瘤发生可能是两种机制共同作用，即相互作用，共同控制细胞癌变的过程。

（一）化学致癌的遗传毒性机制

大多数环境因素的致癌作用都是通过影响遗传基因起作用的，肿瘤是细胞中多种基因突变累积的结果。大多数致癌物同时也是致突变物，对某些致癌物的易感性取决于细胞代谢活化酶转化致癌物成为致突变物的活力。DNA修复能力的缺失增加癌发生的可能性。在多种癌症组织中观察到染色体和基因组的不稳定性；某些癌有突变的癌基因；某些癌有肿瘤抑制基因的丢失或突变。许多致癌物的致突变和致癌性质取决于它们是否能转变为亲电子的代谢产物。DNA加合物的水平通常与致癌性和致突变性成正相关。

1. **DNA加合物** 活化的致癌物与生物大分子物质进行共价或非共价结合并导致损伤效应，共价结合形成的DNA加合物可导致碱基突变、缺失、插入、交联。DNA加合物提供致癌物暴露和DNA原始损伤的证据，反映致癌物吸收、代谢和修复等互相作用的综合效应，代表致癌物的生物有效剂量。DNA加合物的数量与致癌性有密切关系。DNA加合物可作为人类肿瘤的接触（效应）生物学标志。

2. **DNA修复与致癌过程** 化学致癌物对于人体内DNA损伤的方式是多种多样的，机体对DNA损伤相应有多种形式的修复机制。DNA修复有两种后果：一是正确修复，使机体内受损的DNA完全恢复原有的结构和功能；一是错误修复，指经修复的DNA部分仍可能在结构和功能上有缺陷。

通常,经错误修复的细胞,尽管能够生存并保持了部分功能,但其代价是出现突变。突变的出现呈现为损伤-修复-突变模式,即DNA损伤能够正确修复,突变就不会发生;如果修复错误或未经修复,进行DNA复制后,可出现突变。损伤-修复-突变-肿瘤,所以,DNA修复与化学致癌作用在一定程度上相关。

3. 癌基因、原癌基因和抑癌基因　癌基因与抑癌基因的发现对于阐明致癌的发生机制、肿瘤的基因治疗以及抗肿瘤药物的发展提供了科学依据。

(1)癌基因和原癌基因:原癌基因即癌基因的原型,普遍存在于正常动物细胞的基因组内,在进化过程中高度保守,具有正常的生物学功能,对细胞增殖、分化和信息传递的调控起重要作用。原癌基因受到致癌因素(膳食和营养因素、化学致癌、某些病毒、放射线等)作用激活即活化为癌基因,显示致癌活性。癌基因是显性基因。在自然或实验条件下具有诱发恶性转化的潜在能力,是致癌物的主要靶分子。癌基因指导合成的蛋白质能够促进细胞恶性表型的形成。主要原癌基因和相关肿瘤见表9-2。

表 9-2　主要原癌基因和相关肿瘤

原癌基因	功能因子	相关肿瘤
sis	生长因子	Erwing 网瘤
erb-B	受体酪氨酸激酶,EGF 受体	星形细胞瘤、卵巢癌、胃癌、唾腺癌
ras	G-蛋白	肺癌、结肠癌、膀胱癌等
src	非受体酪氨酸激酶	罗氏肉瘤
Abl-1	非受体酪氨酸激酶	慢性髓性白血病
raf	MAPKKK,丝氨酸/苏氨酸激酶	腮腺肿瘤

(2)抑癌基因:抑癌基因又称肿瘤抑制基因或抗癌基因,是正常细胞生长、增殖和分化的负性调节因子,其编码的蛋白质能够降低或抑制细胞分裂活性。可抑制肿瘤细胞的肿瘤性状的表达。抑癌基因为隐性基因,只有处于纯合失活状态时,细胞才会因正常抑制的解除而恶性转化。抑癌基因的产物能阻断肿瘤的细胞生长,抑癌基因突变后丧失其功能。抑癌基因失活—肿瘤细胞增殖失控。主要抑癌基因和相关肿瘤关系见表9-3。

遗传毒性致癌物主要通过原癌基因突变激活为癌基因和(或)抑癌基因突变失活引起致癌作用。正常细胞转化为肿瘤细胞涉及两类基因的遗传学改变,即癌基因和抑癌基因的改变。

表 9-3　主要抑癌基因和相关肿瘤

抑癌基因	功能因子	相关肿瘤
Rb	转录调节因子	RB、成骨肉瘤、胃癌、SCLC、乳癌、结肠癌
p53	转录调节因子	星状细胞瘤、胶质母细胞瘤、结肠癌、乳癌、成骨肉瘤、SCLC
WT	负调控转录因子	WT、横纹肌肉瘤、肺癌、膀胱癌、乳腺癌、肝母细胞瘤
DCC	细胞黏附分子	直肠癌
p21	CDK 抑制因子	前列腺癌

（二）化学致癌物的非遗传毒性机制

致癌过程中对DNA外的靶子的作用被称为非遗传毒性（突变）机制，或基因外学说。有的化学致癌物对细胞DNA并无致突变作用，用常用致突变试验方法不能检出其致突变性。当基因以外的物质或因素如蛋白质、RNA、生物膜发生了改变，而使与细胞生长、分化有关的基因异常地关闭或启动表达，这样的细胞就可能转化为癌细胞。在基因组中除了DNA和RNA序列以外，还有许多调控基因的信息，它们虽然本身不改变基因的序列，但是可以通过基因修饰，蛋白质与蛋白质、DNA和其他分子的相互作用，而影响和调节遗传基因的功能和特性，并且通过细胞分裂和增殖周期影响遗传。

1. 表观遗传调控失常导致肿瘤发生　表观遗传被定义为DNA序列不发生变化但基因表达却发生了可遗传的改变，也就是说基因型未变化而表型却发生了改变，这种变化是细胞内除了遗传信息以外的其他可遗传物质的改变，并且这种改变在发育和细胞增殖过程中能稳定地传递下去。该表现型变化因没有直接涉及基因的序列信息，因而是"表观"的，称为表观遗传修饰，又叫表观遗传变异。DNA甲基化是目前研究的最清楚，也是最重要的表观遗传修饰形式。在肿瘤形成过程中，DNA甲基化的模式发生了巨大变化，包括整个基因组的去甲基化和部分区域高度甲基化2种现象。基因组整体甲基化水平降低，可导致原癌基因活化、转座子的异常表达、基因组不稳定等，这些因素促进了肿瘤的发生。动物试验和人体肿瘤细胞中都发现表观遗传变异的一些共同特征，如整个基因组的低甲基化、某些抑癌基因和DNA修复基因的高甲基化以及印记丢失等。

2. 细胞异常增生　增生分为良性增生和恶性增生，慢性炎症的刺激可以诱导局部组织的增生。反复刺激可诱发与致癌过程相关的细胞增殖机制，细胞增生促进癌前细胞灶优先生长，这种刺激作用在肿瘤发展阶段起重要作用，使良性增生发展为异常增生，最终导致肿瘤的发生。

3. 免疫抑制　肿瘤的发生与免疫状态密切相关。多数外来化合物可对机体的免疫功能产生抑制作用，包括体液免疫功能和细胞免疫功能，抑制程度取决于接触的剂量如苯并（α）芘、多氯联苯（PCB）、多溴联苯等。机体免疫活化性细胞（T细胞、NK细胞、K细胞和巨噬细胞等）有识别肿瘤细胞的作用，在早期杀灭异常细胞。当机体免疫功能低下或受抑制时，肿瘤的发生率高。机体在接触外源化合物后，可以改变其对细菌、病毒、寄生虫以及可移植肿瘤和自发肿瘤的抵抗力，通常由于细胞介导免疫或体液免疫严重抑制而造成宿主对一些感染因子敏感性增加，抵抗力下降。如动物接触臭氧、二氧化硫、二氧化氮、光化学烟雾、汽车废气、铅尘、氧化镍等外源化合物会造成肺部防御能力受损，表现在死亡率和杀死细菌率、细菌的繁殖及侵入血液循环等方面的变化。

4. 内分泌激素失衡　长期使用激素可导致肿瘤发生，一些药物可导致内分泌系统的失衡继而诱发肿瘤。

5. 过氧化酶体增殖物激活受体　清除分子氧、降解过氧化氢，部分化学物有刺激肝脏过氧化物酶体增生的作用，称为过氧化酶体增殖物。通过受体介导的模式刺激过氧化酶体的增殖，在细胞内通过与雌激素样核受体-过氧化物酶体增殖物激活受体Y结合并激活此受体。

知识链接

过氧化物酶体增殖物致癌机制

有关过氧化物酶体增殖物致癌机制尚未完全阐明，目前理论有：①引起氧化物酶体增多，导致细胞内氧自由基过量生成，造成 DNA 氧化损伤而启动致癌过程；②通过短期"暴发"的 DNA 修复合成增强，导致细胞增殖；③通过激活受体介导的促有丝分裂作用。

点滴积累 ∨

1. 外源化学物致癌过程包括引发阶段、促进阶段和进展阶段。
2. 外源化学物致癌机制包括遗传毒性机制和非遗传毒性机制。
3. 遗传毒性机制主要与 DNA 加合物、癌基因、原癌基因、抑癌基因有关。
4. 非遗传毒性机制主要有表观遗传调控失常、细胞异常增生、免疫抑制、内分泌激素失衡、过氧化酶体增殖物激活受体。

第三节　致癌性评价方法

目前观察致癌作用的基本方法大致可以分为三大类：短期试验、哺乳动物长期致癌试验、人群癌症流行病学调查。人群流行病学调查必须具备两项以上由不同研究者在不同地点、不同对象中以不同调查方法获得的结论相符的证据，是确定人类致癌物的唯一方法，利用肿瘤生物标记进行调查，观察指标多为化学致癌作用的结果，对"三早"即早发现、早诊断、早预防是不利的。动物实验证据至少有两项按现行常规设计进行，符合 GLP，在不同物种动物所得结果一致的动物致癌物鉴定资料。

▶ **课堂活动**

生活中遇到可疑致癌物，你知道它们的评价方法吗？ 知道具体操作的过程吗？

一、短期试验

主要用于致癌物的筛选。常用的方法有：①致突变试验；②哺乳动物细胞恶性转化试验；③哺乳动物短期致癌试验；④转基因动物致癌检测模型。

（一）致突变试验

用于致癌物筛选的致突变试验如下：

1. 基因突变试验　鼠伤寒沙门菌回复突变试验（Ames 试验）、培养哺乳动物细胞胸苷激酶位点（tk）或次黄嘌呤鸟嘌呤转磷酸核糖基酶位点（hgprt）正向突变试验。

2. 染色体畸变试验　体外细胞系细胞遗传学试验、小鼠骨髓微核试验、大鼠骨髓染色体畸变试验。

3. 原发性 DNA 损伤 DNA 加合物、链断裂、彗星试验、DNA 修复诱导（细菌 SOS 反应，大鼠肝 UDS 诱导）、姐妹染色单体交换试验是预测致癌性的理想的致突变试验，应能灵敏地预测出受试物的致癌性，也能特异地预测出受试物的非致癌性，即要有高的灵敏性、特异性。

（二）哺乳动物细胞恶性转化试验

本试验以细胞恶性转化为观察终点，在细胞生物学水平上研究肿瘤的发生与发展。细胞转化指培养细胞在有害因素作用下发生一系列与肿瘤形成有关的细胞形态学及生物学特性的改变。细胞恶性转化的判定如下：

1. 形态学变化 正常细胞呈单层生长，排列有序。而转化细胞呈多层生长，极性消失，其中，恶性转化的上皮细胞群中会出现纺锤形的成纤维样细胞；而成纤维细胞则呈纺锤形或上皮细胞样改变，并形成转化灶。

2. 凋亡敏感性降低 凋亡敏感性降低在人细胞转化中起重要作用。常用细胞凋亡的检测方法：常规的琼脂糖凝胶电泳、流式细胞仪检测细胞凋亡（Annexin V/PI 双染法）、脱氧核糖核苷酸末端转移酶介导的缺口末端标记法（TUNEL 法）。

3. 锚着独立性生长转化 细胞对血清及细胞间通讯的依赖性降低，具有在低密度条件下在半固体琼脂中形成集落的能力，即锚着独立性生长，它是癌前转化的特征，是体外检测细胞恶性转化的重要指标。但并不能反映其裸鼠成瘤性。

4. 血清抗性试验 血清作为上皮细胞的一种终末分化诱导剂，高浓度时可抑制人类上皮细胞生长及诱导肿瘤细胞分化，恶性转化细胞对血清的生长抑制作用具有抗性。

5. 刀豆蛋白 A（ConA）凝集试验 ConA 凝集试验：恶性细胞膜表面的 ConA 受体增加，在 ConA 溶液中将出现凝集时间提前和凝集度加强现象。

6. 动物体内成瘤性判定 细胞发生恶性转化的最终最可靠指标是动物体内成瘤性。一般均采用皮下注射的方法，肿瘤体积需达 $1mm^3$ 以上方能判定为阳性。并要结合病理检测。但由于存在种属差异，裸鼠皮下的成瘤性作为人类细胞恶性转化的最后标准是否可行，尚有异议。

通过利用哺乳动物细胞接触化学物后，观察细胞生长过程的变化，了解化学物质能否使体外培养的细胞生长自控能力丧失。

▶▶ **边学边练**

对食品中可疑致癌物进行检测，请见实训八 BALB/C-3T3 小鼠细胞体外恶性转化试验。

（三）哺乳动物短期致癌试验

在哺乳动物致癌试验中，会发现受试化合物对某些特定组织的致癌作用比对其他组织更为明显，据此建立了比常规动物致癌试验时间更短，更敏感的哺乳动物短期致癌试验，又称为有限体内试验。在这些试验中仅观察特定靶器官的肿瘤发生情况，试验期限一般在数周到数月。常用的短期致癌试验有以下 4 种：

1. 小鼠皮肤肿瘤诱发试验 试验一般采用较敏感的 SENCAR 小鼠，于小鼠皮肤局部连续涂抹受试物，以观察皮肤乳头瘤和癌的发生，试验周期为 20 周。此试验也可设计为检测受试物的引发活性或促长活性。如果给予受试物后必须试验促癌剂才能出现肿瘤,说明受试物只有启动作用而无促癌作用,是不完全致癌物。反之,在亚致癌剂量的致癌物涂抹之后,持续给予单独不应致癌的受试物时,出现阳性结果,则受试物为促癌物。

2. **小鼠肺肿瘤诱发试验** 试验采用对肺肿瘤诱发敏感的 SWR 或 A 系小鼠。染毒途径常用腹腔注射,也可灌胃或吸入,一般 30 周可结束试验,观察肺肿瘤的发生。此试验也可检测受试物的引发活性和促长活性。

3. **大鼠肝转化灶诱发试验** 对大鼠进行肝大部切除术后,给予受试物,一般可在 8~14 周结束试验,观察肝转化灶生成。肝转化灶是癌前病变,有 γ-谷酰胺转肽酶活性升高,葡萄糖-6-磷酸酶和三磷酸腺苷活性降低,以及铁摄取能力降低等异常改变的特性。转化灶可用组织化学或免疫化学方法鉴定。此试验也可设计为检测受试物的引发活性或促长活性。

4. **雌性大鼠乳腺癌诱发试验** 一般可用 SD 大鼠或 Wistar 大鼠,试验周期为 6 个月。该试验的最大优点是肿瘤位于体表部位,能较准确的判断其结果。影响对照物一般为多环芳烃。

此 4 个试验不是成组试验,应根据受试物的特点选择使用。哺乳动物短期致癌试验得到阳性结果时,其意义与长期动物致癌试验相似。但由于其仅观察特定器官,试验期较短,若得到阴性结果,并不能排除受试物的致癌性。

(四)转基因动物致癌检测模型

随着致癌作用靶基因的明确和转基因动物技术的发展,用特定基因改造动物模型进行试验,使对外源化合物的致癌性检测更为快速和敏感。目前已建立的检测模型或研究模型有:

1. **过量表达癌基因的转基因动物模型** 如 TG,AC 小鼠,HK-fos 转基因小鼠,Ras-H2 转基因小鼠,携带激活的 H-Ras 原癌基因小鼠等。这些转基因动物对化学致癌剂的敏感性提高了许多倍。如带有激活 Pim-1 肿瘤基因的转基因动物,对乙基硝基脲的致癌作用较相应的非转基因动物,其敏感性提高了 25 倍。

2. **基因删除动物致癌检测模型** 用同源重组的方法,将一段 DNA 整合到抗肿瘤基因,使该抗肿瘤基因不能表达具有正常功能的蛋白质,用这种方法培养的动物称基因删除动物。

二、动物致癌试验

需要进行哺乳动物致癌试验的一般原则是:①人体可能长期暴露于该化学物;②该化学物或其代谢物的化学结构与已知致癌物相似;③反复染毒毒性试验提示该化学物可能产生癌前病变等。

(一)试验动物

1. **物种** 一般主张用两种物种进行试验。常用的是大鼠和小鼠,也可用仓鼠。啮齿类动物对多数致癌物易感性较高,寿命相对较短,费用也较低,生理和病理学资料较完备,在致癌试验中使用最广泛。

2. **品系** 在选择品系时应选择较敏感、自发肿瘤率低、生命力强及寿命较长的品系如 Fischer344 大鼠和 B6C3F1 小鼠。

3. **性别** 为接近人类情况,应使用同等数量的雌雄两种性别的动物。

4. 年龄 一般选用刚离乳的动物,以保证有足够长的染毒和发生癌症时间,而且幼年动物解毒酶及免疫系统尚未完善,对致癌作用比较敏感。

5. 数量 动物数应满足统计学分析的要求。各组动物需求数与实验动物肿瘤自发率及受试物诱发动物肿瘤发生率有关。一般每组至少有雌雄各50只动物,希望在出现第一个肿瘤时,每组存活动物数不少于25只。

(二)剂量设置

除对照组外,一般试验组可分为3~5组。为在有限数量的动物中能检出致癌物,高剂量组应尽可能大,原则上,可引起轻微的毒性反应,但不影响其正常生长、发育和寿命。中低剂量组则按等比级数下推,如分别为上一个剂量水平的1/2或1/3。低剂量组应不影响动物的正常生长、发育和寿命,即不产生任何毒性效应。但低剂量组应高于人的接触剂量,一般不低于高剂量的10%。中剂量组介于高、低剂量组之间,如有可能按受试物的毒物动力学性质来确定。对照组除不给受试物外,其他条件均与试验组相同。同时应设阴性对照组。必要时可设阳性对照组,阳性致癌物最好与受试物的化学结构相近。

(三)染毒方式

应尽可能模拟人体可能的暴露途径,主要途径有经口、经皮和吸入3种,应根据受试物的理化性质和接触方式选择确定。

经口染毒时,一般把受试物掺入饲料或饮水中连续给予动物。掺入的浓度一般不超过5%。经皮染毒时,涂敷受试物的面积一般不少于动物体表总面积的10%。每天涂抹一次,每周3~7次。如采用吸入染毒,则每天染毒4小时,每周5~7天。染毒柜内受试物浓度应定期或连续监测,其分布应均匀、恒定。

(四)试验期限

原则上试验期限要求长期或终生,应包括动物正常寿命的大部分时间。

一般小鼠和仓鼠至少18个月,大鼠至少24个月。对于某些生命期较长或自发肿瘤率低的动物品系,小鼠和仓鼠可持续24个月,大鼠可持续30个月。当最低剂量组或对照组存活的动物只有开始时的25%时,可结束试验。但在某种情况下因明显的毒性作用,只造成高剂量组动物过早死亡,则不应继续进行试验。

在试验过程中,阴性对照组试验应符合下列标准:①因自溶、同类自食,或因管理问题所造成的动物损失在任何一组都不能高于10%;②小鼠和仓鼠在18个月,大鼠在24个月时各组存活的动物不能少于50%。

(五)观察指标

1. 一般观察 每天观察实验动物的一般状况(外表、活动、摄食情况等)和毒性反应,对死亡动物要及时剖检。试验最初3个月每周称体重一次,以后每4周称体重一次。掺入饲料或饮水中染毒时,应记录食物消耗量或饮水量。

2. 肿瘤发生情况 对每一肉眼可见及可触及的肿瘤,均应记录其出现时间、部位、大小、外形、发展状况和动物死亡时间。

3. 病理检查　试验过程中死亡或濒死而提前处死动物及试验结束后的全部处死动物均应进行系统尸检和组织病理学检查,确定肿瘤的性质和靶器官。对已出现肿瘤或可疑肿瘤的器官和肉眼检查有明显病变的器官,应注意观察癌前病变。

（六）结果分析

1. 肿瘤发生率　是指整个试验结束后,患瘤动物总数在有效动物总数中所占的百分率。即:肿瘤发生率(%)=(实验结束时患肿瘤动物总数/有效动物总数)×100%,有效动物总数指最早发现肿瘤时存活动物总数。肿瘤发生率是最重要的指标,需要计算肿瘤(良性和恶性)总发生率、恶性肿瘤总发生率、各器官或组织肿瘤发生率和恶性肿瘤发生率,以及各种病理类型肿瘤发生率。

2. 肿瘤潜伏期　即从摄入受试物起到发现肿瘤的时间,可将各组第一个动物出现肿瘤的时间作为该组的潜伏期。但内脏肿瘤不易觉察,通常将肿瘤引起动物死亡的时间定为发生肿瘤的时间。

3. 肿瘤多发性　是指一个动物出现多个器官的肿瘤或一个器官出现多个肿瘤,是化学致癌的显著特征。一般计算每一组的平均肿瘤数和每一组中出现2个、3个或多个肿瘤的动物数或比例。

WHO(1969年)提出下列4条判断标准,阳性结果的判断需满足下列反应的一种或数种:①阴性对照组动物出现的一种或数种肿瘤,试验组动物均有发生,且肿瘤发生率高于对照组;②试验组动物发生阴性对照组没有的肿瘤类型;③试验组动物肿瘤发生早于阴性对照组;④试验组每个动物的平均肿瘤数超过阴性对照组。

▶▶ **边学边练**

外源化学物的致癌作用评价,请见实训八　BALB/C-3T3小鼠细胞体外恶性转化试验。

三、人类流行病学调查

对于化学物对人类的致癌性最可靠的证据是设计严密的流行病学资料。为更好地阐明环境因素与肿瘤发生间的关系,应加强肿瘤流行病学的研究。

但流行病学资料也有局限性,资料往往是回顾性的,接触剂量估计不准,人类往往同时接触多种化学物质,还有生活习惯如吸烟、饮酒的影响,彼此干扰、混淆。在人类肿瘤的病因学研究中,流行病学调查得到"阴性"结果有时并不能确定某种物质是否具有弱的致癌作用。人类流行病学调查必须具备两项以上由不同研究者在不同地点、不同对象中以不同调查方法获得的结论相符的证据;是确定人类致癌物的唯一方法,对"三早"即早发现,早诊断,早治疗是不利的。常见的流行病调查方法有:

1. 观察性研究　观察性研究是指研究者不对被观察者的暴露情况加以限制,通过现场调查分析的方法,进行流行病学研究。在概念上与实验性研究相对立。观察性研究主要包括横断面研究、病例对照研究和定群研究3种方法。

2. 实验性研究　实验性研究是指在研究者控制下,对研究对象施加或消除某种因素或措施,以观察此因素或措施对研究对象的影响。实验性研究可划分为临床试验、现场试验和社区干预试验3种试验方式。

3. 数学模型研究 又称理论流行病学研究,即通过数学模型的方法来模拟疾病流行的过程,以探讨疾病流行的动力学,从而为疾病的预防和控制、卫生策略的制定服务。例如人们通过模拟 AIDS/HIV 在不同人群中和社会经济状况下的流行规律来预测 AIDS/HIV 对人类的威胁并比较不同干预策略预防和控制 AIDS/HIV 的效果。

点滴积累 ∨

1. 外源化学物致癌性评价方法包括短期试验、哺乳动物长期致癌试验、人群癌症流行病学调查。

2. 外源化学物致癌性短期试验可采用致突变试验、哺乳动物细胞恶性转化试验以及哺乳动物短期致癌试验。

3. 外源化学物致癌性动物致癌试验应包括试验动物、剂量设置、染毒方式、试验期限、观察指标结果分析。

目标检测

一、选择题

(一)单项选择题

1. 确证的人类致癌物必须有( )

  A. 人类流行病学及动物致癌实验方面充分的证据

  B. 经动物实验及流行病学调查研究,并有一定的线索

  C. 充分流行病学调查研究的结果

  D. 已建立了动物模型

  E. 体外细胞研究

2. 60 年代初期,震惊世界的"反应停"(thalidomide)事件,首次让人们认识到( )

  A. 化学物的致畸性　　　B. 化学物的致癌性　　　C. 化学物的致突变性

  D. 药物的致癌性　　　　E. 化学物的毒性

3. 化学致癌的阶段学说,认为化学致癌是多阶段过程,至少分为 3 个阶段,这 3 个阶段的先后次序为( )

  A. 启动、进展、促癌　　B. 启动、促癌、进展　　C. 促癌、进展、启动

  D. 促癌、启动、进展　　E. 进展、促癌、启动

4. 关于癌症病因的下列叙述中,正确的是( )

  A. 癌症是由单种病因诱发的

  B. 癌症是由生物因素诱发的

  C. 癌症是由物理因素、化学因素和环境因素诱发的

  D. 人类癌症 90% 与环境因素有关,其中主要是化学因素

  E. 癌症发生的主要因素与环境无关

5. 关于前(间接)致癌物的叙述,正确的是(   )

   A. 必须经代谢活化才具有致癌活性的化学物质称为前致癌物

   B. 细胞色素 P-450 依赖性加氧酶是最重要的代谢解毒酶

   C. 催化二相结合反应的代谢酶没有代谢活化作用

   D. 前致癌物是亲电子剂,与 DNA 能直接反应

   E. 前致癌物直接具有致癌性

(二)多项选择题

1. 判别化学物质致癌性所使用的系统包括(   )

   A. 一般毒性试验   B. 短期试验   C. 动物诱癌试验

   D. 人类流行病学研究   E. 特殊毒性实验

2. 恶性转化细胞的特征包括(   )

   A. 细胞形态改变   B. 细胞生长能力改变   C. 细胞生化表型改变

   D. 细胞坏死   E. 细胞凋亡

二、简答题

简述化学致癌物分类。

三、论述题

试述化学致癌的 3 个阶段及其特征。

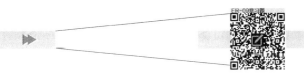

（李 红）

第十章

食品免疫毒性作用及评价

ER-10课件PPT

学习目标 ∨

1. 掌握抗原抗体反应、免疫毒性的基本概念和主要类型，以及过敏的反应机制、毒理学特征及主要食物过敏原。

2. 熟悉人体免疫系统、免疫应答及其三个阶段。

3. 了解食物中过敏原致敏性评价方法。

导学情景 ∨

情景描述

2013 年 3 月，日本的一名小学女生在食用了学校提供的食物后，突发食物过敏最终不治而亡，引发了日本全国小学、初中学校对食物的特别关注。 另有一个 12 岁的小男孩对牛奶过敏，当地学校不知情，给孩子吃了含有牛奶的比萨饼，结果小男孩吃过比萨饼不久就休克而亡，此事件在当地引起震惊，引起了人们对于食物过敏的普遍关注。

学前导语

早在几个世纪以前，古罗马的 Lucretius 就曾说："一个人的食物对另外一个人可能是烈性毒物"。 作为一种由食物引发的免疫系统异常反应，食物过敏对不少人来说是一种"梦魇"，因为这些人一旦误食了致敏性食物，轻则会引起恶心、呕吐、腹泻等消化道反应或皮疹等，重则会诱发急性哮喘和休克等危及生命的症状。 本章中我们将带领同学们学习食物对人体免疫系统产生的免疫毒性及其评价方法。

第一节 免疫毒性概述

一、人体免疫系统

免疫（immunity）的原意指免除赋税或徭役，在抗感染中引申为"免除瘟疫"或"免除疫患"之意，即机体抵抗传染病的能力。现代概念中，"免疫"是指机体识别"自己"和排除"非己"，以维持自身稳定和平衡过程中产生的所有生物学效应的总和，通常对机体有利，某些条件下也可能对机体造成损害。

（一）人体免疫系统的组成

人体免疫系统一般包括免疫器官（中枢免疫器官、外周免疫器官）、免疫细胞（淋巴细胞、单核吞噬细胞、粒细胞等)和免疫分子(抗体、补体和各种细胞因子)3 个层次。免疫器官在人体内的分布见图 10-1,免疫细胞的种类见图 10-2。免疫系统的构成及各部分的功能简介见表 10-1。

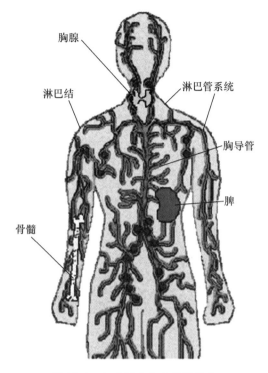

图 10-1 免疫器官在人体的分布

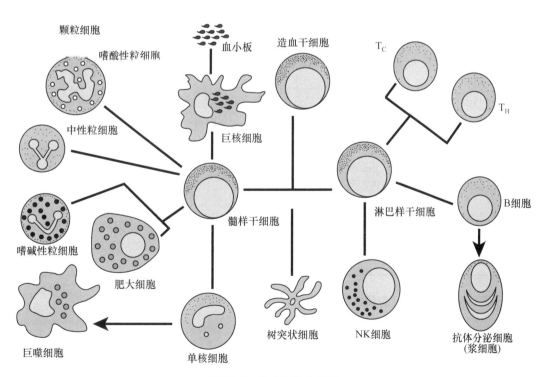

图 10-2 免疫细胞的种类

表 10-1 免疫系统的组成及其功能

类别		名称	功能
免疫器官	中枢免疫器官	骨髓	造血器官,是各种免疫细胞的发源地,也是人类和哺乳动物 B 细胞发育成熟的场所。
		胸腺	是 T 细胞分化、发育和成熟的场所。
	外周免疫器官	脾脏	是产生抗体的主要器官;可吞噬和清除血液中的细菌等异物和自身衰残血细胞,起到滤血的作用;可产生免疫应答;是血小板、红细胞和粒细胞等血细胞的储存库。
		淋巴结	是 T 细胞和 B 细胞定居、增殖的场所;可过滤和清除淋巴液中的异物;产生免疫应答。
		黏膜免疫系统	扁桃体可以产生淋巴细胞和抗体,有抵抗细菌和病毒的防御功能;盲肠能够帮助 B 细胞成熟、发展并产生抗体。
		皮肤免疫系统	包含淋巴细胞和抗原提呈细胞,担负着机体始动免疫应答的作用。
免疫细胞	淋巴细胞	T 淋巴细胞	在特异性免疫应答中起关键作用,主要负责细胞免疫,还对 B 淋巴细胞参与的体液免疫起辅助和调节作用。
		B 淋巴细胞	主要负责抗体介导的体液免疫功能。还能作为抗原呈递细胞将识别、处理的抗原递呈给 T 细胞,并提供协同刺激因子使 T 细胞充分活化。
		自然杀伤(NK)细胞	能自发溶解多种肿瘤细胞和被病毒感染的细胞,是非特异性杀伤靶细胞的重要成分。
	单核吞噬细胞系统(MPS)		包括单核细胞和巨噬细胞;能够吞噬进入体内的较大病原微生物和衰老损伤的组织细胞,将其杀伤或消化降解;可将处理的抗原递呈给特异性 T 细胞;能够合成和分泌多种细胞因子,参与免疫应答和免疫调节。
	树突状细胞(D 细胞)		能够捕获、处理和递呈抗原等分子。
	其他细胞		如粒细胞、肥大细胞、红细胞等。
免疫分子	补体系统		是一个级联放大系统。有助于吞噬细胞对微生物的捕获;吸引吞噬细胞进入感染部位;增强局部毛细血管的通透性;损伤靶细胞,导致细胞破裂;释放炎性介质。
	抗体		机体收到抗原刺激后产生的能够特异性识别、结合和清除抗原的免疫活性物质。
	细胞因子		主要通过自分泌或旁分泌方式发挥其生物学作用,包括干扰素(IFN)、白细胞介素(IL)、肿瘤坏死因子(TNF)、集落刺激因子(CSF)和转化生长因子(TGF)等,主要作用于白细胞

(二)天然免疫和获得性免疫

人体免疫功能可以分为天然免疫和获得性免疫。

1. 天然免疫(innate immunity) 又称为先天性免疫,是生物体在长期的种系发育及进化过程中逐渐形成的一系列防御功能,是生物体生来就具备的。天然免疫主要由组织屏障(皮肤、黏膜、胎盘和血脑等)、某些免疫细胞(中性粒细胞、单核吞噬细胞和自然杀伤细胞等)和正常免疫因子(补体和溶菌酶等)组成。具有以下 4 个特点:①天然免疫的作用范围比较广泛,不针对某一种特定的抗原,因此也称为非特异性免疫;②在同种系的不同个体中都有,且代代遗传,较为稳定,也称为天然或先天性免疫;③个体在出生时就具备此功能,对外来抗原应答迅速,担负着"第一道防线"的作用;④再次接触相同抗原时,其作用不会增减变化。

2. 获得性免疫(acquired immunity) 是机体有外来抗原性异物接触之后获得的一系列防卫功能。获得性免疫主要由多种免疫细胞(T 细胞、B 细胞和抗原递呈细胞等)及其相互作用产生的特异性免疫效应物质和细胞(如抗体、杀伤性 T 细胞和淋巴因子等)组成。具有以下 3 个特点:①获得性免疫针对性强,只对引发免疫反应的同一抗原有作用,故也称特异性免疫;②不能遗传给后代,需要个体自身接触抗原后才能形成,消除抗原物质的速度较慢,一般需要 10~14 天;③再次接触相同抗原时,机体免疫强度增加。

生物体的天然免疫和获得性免疫两者是相辅相成的。若进入生物体的抗原物质较少,仅天然免疫功能就可以及时将之消灭。反之,当入侵抗原物质众多时,获得性免疫形成的效应产物可以扩大和增强天然免疫的功能,两者相互配合,协同去除抗原物质。所以,天然免疫是获得性免疫的基础。

(三)免疫应答

机体免疫系统对抗原刺激产生的以排除抗原为目的的生理过程称为免疫应答,这是免疫系统各部分生理功能的综合体现,包括抗原递呈、淋巴细胞活化、免疫分子形成及免疫效应发生等一系列生理反应。有效的免疫应答才能维护机体内环境的稳定。免疫应答的发生、发展和最终效应可以被人为的分成三个阶段。

1. 抗原识别阶段 抗原通过某一途径进入机体,并被免疫细胞识别、递呈和诱导细胞活化的开始时期,又称感应阶段。

2. 淋巴细胞活化阶段 是接受抗原刺激的淋巴细胞活化和增殖的时期,又称为活化阶段。此时,机体进入免疫应激状态,也称为致敏状态。

3. 抗原清除阶段 是免疫效应细胞和抗体发挥作用将抗原灭活并从体内清除的时期,也称效应阶段。如果诱导机体产生免疫应答的抗原此时还没有被清除干净,或者再次进入机体,效应细胞和抗体就会与抗原发生一系列反应。

二、抗原与抗体

抗原与抗体的特异性结合反应是免疫学最基本的反应。抗原是指能够诱导机体产生抗体和细胞免疫应答,并能与所产生的抗体和免疫细胞在体内外发生特异性反应的物质。传统意义上的抗原主要是指各种病原微生物,广义的抗原包括微生物及其代谢产物,如微生物细胞、蛋白质、核酸、天然植物资源中的活性成分等都可以成为抗原。

机体对抗原的识别、记忆及特异性反应是免疫学的核心问题。抗体是机体受抗原刺激后,产生的能特异性识别、结合和清除抗原的免疫球蛋白。抗体主要由浆细胞产生,浆细胞由 B 淋巴细胞转化而来,在外周免疫器官中,成熟的 B 淋巴细胞被抗原决定簇特异性的选择激活,分化形成能分泌特异性抗体的浆细胞。根据抗体理化性质和生物学功能的差异,可将其分为五个类型:IgM、IgG、IgA、IgE 和 IgD,它们的基本特性和主要功能见表 10-2。

表 10-2　机体中各种抗体的特性及功能

抗体类型	特性	功能
IgM	①是个体发育中最早合成和分泌的抗体,半衰期较短(约 5 天);②分子质量最大,又称为巨球蛋白,不能透过血管壁,主要分布在血液中;③血清中为五聚体,膜型 IgM 为单体形式;④最佳的补体固定者	是体液免疫应答中最早产生的抗体,在机体早期免疫防御中发挥重要作用;能更有效的结合抗原、激活补体,发挥免疫调理作用。另外,IgM 也能有效的中和病毒并防止感染病毒入侵
IgG	①血清中含量最高,占成人血清中免疫球蛋白总量的 70%~85%;②唯一能够穿过胎盘屏障的抗体;③出生 3 个月后开始合成,半衰期长(16~24 天)	IgG 是机体免疫应答的主要抗体;可通过胎盘为胎儿和新生儿提供被动免疫;初乳中的 IgG 是婴儿的主要抗感染抗体;可通过激活补体直接消灭靶细胞
IgA	①出生 4~6 个月开始合成;②由黏膜固有层浆细胞合成的分泌性 IgA(sIgA)可保护黏膜表面;③可分泌到乳汁中	黏膜表面的 IgA 可中和病毒和毒素;sIgA 与入侵的病原菌结合,发挥免疫屏障作用;sIgA 不能通过胎盘,但产妇可通过出入将其传递给婴儿,这也是一种自然被动免疫。IgA 能通过血液穿过肠壁转运到肠腔,将病原体聚集以黏液的形式排出体外
IgE	①IgE 在个体发育过程中合成较晚,主要由鼻咽部、扁桃体、支气管、胃肠道等黏膜固有层浆细胞产生;②血清 IgE 含量在人群中波动较大,在过敏症和寄生虫感染患者血清中浓度相对较高	能与肥大细胞结合,有效防御寄生虫感染,肥大细胞的作用原理主要是通过脱颗粒杀死有害物质,但释放的颗粒和组胺过多时会导致过敏反应,如呼吸困难和过敏性休克等
IgD	①IgD 分泌很少,血清含量极低,且极易被蛋白酶水解,极不稳定;②表达于成熟的 B 细胞表面	其功能尚不完全明确,可能在 B 细胞对于抗原处理或 B 细胞活化的调节过程中具有特殊作用

三、免疫毒性的类型

外源化学物质对机体免疫系统的影响主要表现为 3 种类型,即免疫抑制、自身免疫和超敏反应。

(一)免疫抑制

免疫抑制作用是指外源化学物对机体免疫器官、免疫细胞或免疫分子的形态或功能产生损伤,影响免疫分子的合成、释放和生物活性,或通过影响神经内分泌系统的调节功能进而间接地对其他靶器官产生毒性,使免疫系统对抗原产生不适当的应答,降低机体的免疫功能。应答过低可引起免疫抑制,增加机体对病原体或肿瘤的易感性,导致反复或持续的感染以及癌症的发展,严重时会表现出免疫缺陷。

外源化合物对免疫系统的抑制可分为直接作用和间接作用两大类。外源化合物可直接作用于不同的免疫器官、细胞和分子,影响正常的免疫应答,也可通过影响神经内分泌系统的调节功能,造成免疫功能紊乱,而引起免疫损伤。近年来,发现免疫系统不是单独发挥作用,而是与神经系统和内分泌系统相互联系、相互作用、相互调节,构成维持自身稳态的复杂网络,这对于发挥免疫系统的正常功能具有十分重要的意义。

具有免疫抑制作用的外源化学物种类繁多,食品中常见的污染物见表10-3。

表10-3 食品中引起免疫抑制的常见污染物

污染物种类	名称
多卤代芳烃类	多氯联苯(PCB)、多溴联苯(PBB)、六氯苯(HCB)、四氯二苯呋喃(TCDF)、四氯二苯对二噁英(TCDD)等。
多环芳烃类	苯并(α)蒽(BA)、7,12-二甲基苯并(α)蒽(DMBA)、三甲基胆蒽(3-MCA)和苯并(α)芘〔B(α)P〕等。
农药类	DDT、敌百虫、甲基对硫磷等。
金属	铅、镉、砷、汞、铬、镍、锌、铜、甲基汞和有机锡等

(二)自身免疫

一般情况下,机体内的免疫细胞不会把自身的组织成分识别为危险信号,但在个体遗传乙肝因素、感染因子(病毒、支原体和细菌等)以及外源化学物等因素的作用下,免疫系统可能会出现错误反应,将一些特定的自身组织成分识别为"非己"成分,导致自身免疫效应细胞和自身抗体的产生,破坏自身正常组织结构并引起相应的临床表现,这就是自身免疫。

自身免疫性疾病分为器官特异性自身免疫性疾病和全身自身免疫性疾病。器官特异性自身免疫性疾病患者的病变只是局限于某一特定器官,由针对器官特异性抗原的免疫应答引起,典型疾病有桥本甲状腺炎、胰岛素依赖型糖尿病和重症肌无力等。全身性自身免疫性疾病又称为系统性自身免疫性疾病,病变可见于多种器官和组织,典型疾病有类风湿性关节炎和系统性红斑狼疮等。类风湿性关节炎是由于受到感染因子的诱发,患者体内形成新的抗体(类风湿因子),并在关节内形成免疫复合沉积物,激活免疫系统,攻击自身滑膜和软骨蛋白,引起全身小血管炎和关节局部滑膜炎,并反复发作,进而引发慢性炎症。

(三)超敏反应

超敏反应又称为变态反应或过敏反应,指机体对某些抗原初次应答后,再次接受相同的抗原时,所发生的一种以机体生理功能紊乱或组织细胞损伤为主的特异性免疫应答。超敏反应的发生主要由抗原物质的刺激和机体的反应性这两方面因素决定。抗原物质的刺激是诱导机体产生超敏反应的先决条件,而接触抗原物质后能否发生超敏反应还与机体的反应性有关,接触同一种抗原后发生超敏反应的人只占少数,通常称这些人为过敏体质者,具有遗传倾向。根据超敏反应发生的机制和临床特点等,可将其分为四类,见表10-4。

表10-4 超敏反应的分类及介绍

类型	发生反应的时间	参与分子和细胞	免疫机制	临床表现
I型(速发型过敏反应)	2~30分钟	IgE、肥大细胞、嗜碱性粒细胞和嗜酸性粒细胞	由IgE抗体介导。IgE黏附于肥大细胞或嗜碱性粒细胞表面,抗原与细胞表面的IgE结合,细胞脱颗粒释放生物活性介质,作用于效应器官或细胞	过敏性休克、支气管哮喘、变应性鼻炎、荨麻疹或食物过敏等

续表

类型	发生反应的时间	参与分子和细胞	免疫机制	临床表现
Ⅱ型（细胞毒型）	5~8 小时	IgG、IgM、IgA、补体、巨噬细胞和 NK 细胞等	抗体和补体引起细胞损伤。抗体与细胞表面的抗原或半抗原结合，在补体、巨噬细胞和 NK 细胞等的协同作用下溶解靶细胞。抗体使细胞功能活化，表现为分泌增加或细胞增殖	新生儿溶血症、免疫性血细胞减少症、移植物超急排斥反应和 ABO 血型不合的输血反应等
Ⅲ型（免疫复合物型）	2~8 小时	IgG、IgM、补体和中性粒细胞等	抗体/抗体复合物沉积引起血管炎；免疫复合物沉积于血管壁基底膜或其他细胞间隙，激活补体，吸引中性粒细胞，释放溶菌酶，引发炎症反应	血清病、免疫复合物型肾小球肾炎、系统性红斑狼疮和类风湿性关节炎等
Ⅳ型（迟发型）	24~7 小时	T 细胞	由 T 细胞介导。抗原使 T 细胞致敏，致敏 T 细胞再次与抗原相遇时，直接杀伤靶细胞或产生各种淋巴因子，引起炎症反应	传染性变态反应和接触性皮炎

目前，人们对外源化合物引起超敏反应的认识远不如免疫抑制。具有抗原性的外源化合物可通过四种不同的反应机制引起上述四种超敏反应。致敏外源化合物可能因为其结构上的特性使它们更容易与蛋白质结合，另外，它们还可能通过调节机体识别、处理抗原的能力或免疫应答的强度，使机体处于高度敏感状态，对更多的物质过敏或增加超敏反应的强度。

知识链接

外源化合物与超敏反应

目前，人们对外源化合物引起超敏反应的认识远不如免疫抑制。具有抗原性的外源化合物可通过四种不同的反应机制引起上述四种超敏反应。致敏外源化合物可能因为其结构上的特性使它们更容易与蛋白质结合，另外，它们还可能通过调节机体识别、处理抗原的能力或免疫应答的强度，使机体处于高度敏感状态，对更多的物质过敏或增加超敏反应的强度。

能够引起超敏反应的外源化合物或混合物至少有上百种，大部分来自食物、药物或从职业或生活环境中接触（表 10-5）。

表 10-5 引起超敏反应的外源化合物

来源	种类
药物	青霉素类、磺胺类、新霉素、哌嗪、螺旋霉素、盐酸安普罗铵、抗生素粉尘、抗组胺药、奎尼丁、麻醉药、血浆替代品
食品	蓖麻子、生咖啡豆、木瓜蛋白酶、胰腺提取物、谷物和面粉、食品添加剂、霉菌
化妆品	美容护肤品、香水、染发剂、脱毛剂、指甲油、除臭剂
工业化学物	乙二胺、邻苯二甲酸酐、偏苯三酸酐、二异氰酸酯类（TMI、HDI、MDI、TDI）、金属盐类、有机磷、燃料（次苯基二胺等）、重金属（镍、汞、铬酸盐等）、抗氧化剂、增塑剂、鞣革制剂（甲醛等）

来源	种类
植物	毒常青藤、橡树、漆树、豚草、樱草、花粉等
混合物有机体	棉尘、木尘、动物产品

点滴积累　∨

1. 人体免疫系统的免疫应答分为抗原识别、淋巴细胞活化和抗原清除 3 个阶段。抗原与抗体的特异性结合反应是免疫学最基本的反应。

2. 人体免疫系统一般包括免疫器官（中枢免疫器官、外周免疫器官）、免疫细胞（淋巴细胞、单核吞噬细胞、粒细胞等）和免疫分子（抗体、补体和各种细胞因子）3 个层次，它们分别有不同的功能，担负着不同的免疫任务。

3. 外源化学物质对机体免疫系统的影响主要表现为 3 种类型，即免疫抑制、自身免疫和超敏反应。

第二节　食物过敏的机制及主要过敏原

目前，科学界对于食物过敏的定义和范围尚未达成共识，广义的食物过敏又称为食物不良反应，包括特异体质反应和胃肠道疾病等，如食物不耐受症、乳糜泻和溃疡性结肠炎等。本书中介绍的食物过敏又称为食物变态反应，是指人体对食物抗原产生的超敏反应，是食物中的天然成分（多数为重要的蛋白质营养素）所引起的机体免疫系统的异常反应。这对机体的危害很大，可影响呼吸系统、胃肠系统、中枢神经系统、皮肤、肌肉和骨骼等，甚至可能引起过敏性休克危及生命。

近年来的流行病调查结果显示，无论在发达国家还是在发展中国家，食物过敏的发病率都呈现逐年上升的趋势，尤其是在婴幼儿人群中。发达国家每年有 3%～4% 的成年人及 5% 的婴幼儿和儿童发生食物过敏。从 1997 年到 2011 年，美国青少年食物过敏的发生率从 3.4% 上升到了 5.1%。我国食物过敏的发病率近几年来也出现了明显的升高趋势，2002 年前后儿童食物过敏的发生率大概为 3.2%，而 2012 年前后儿童食物过敏发生率达到 5.5%～7.3%。这些数据意味着食物过敏已经成为一个全球性的公共健康问题。因此，了解食物过敏的发生机制和防治对策对于提高食品安全、保障人类健康有重要意义。

一、食物过敏的反应机制

食物过敏（food allergy）又称食物变态反应（food allergic reaction），是一种由机体免疫系统直接接触食物和（或）其他摄入的物质时产生的一种过度的体液和（或）细胞反应，主要分为由免疫球蛋白 E（IgE）介导的和非 IgE 介导的两种食物过敏。绝大多数的食物过敏是由 IgE 介导的 I 型超敏反应（又叫速发型过敏反应）。

一般来说，I 型超敏反应主要包括食物过敏原致敏阶段和激发阶段/效应阶段。进入过敏体质者体内的食物致敏原会诱导 B 细胞产生大量的特异性 IgE 抗体,IgE 在血液中短暂停留后与免疫细胞(如肥大细胞、嗜碱性粒细胞、巨噬细胞、单核细胞、淋巴细胞和嗜酸性粒细胞等)表面的高亲和力受体结合,使其成为致敏细胞,使机体处于致敏状态。当有相同的致敏原再次进入机体时,与致敏细胞表面两个相邻的 IgE 分子结合,激活一系列酶反应,引起肥大细胞脱颗粒,释放各种介质及细胞因子,如组胺、肝素和血小板凝集因子等。这些物质促进血管扩张、支气管收缩和产生炎症反应,临床上表现为皮肤荨麻疹、鼻炎和哮喘,直至过敏性休克等。其详细的机制,如图 10-3 所示。

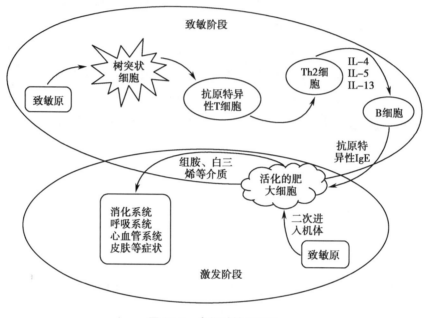

图 10-3 食物过敏机制图

知识链接

"免疫偏向"学说

  本质上来说,食物过敏是机体针对无害抗原产生的错误的应对机制,但具体是什么因素导致了这一错误机制,目前尚无定论。被免疫学家广泛接受的一种学说是"免疫偏向"学说,该学说认为,除遗传因素外,幼年时期的病毒或细菌等微生物感染有助于建立针对无害抗原的正常免疫应答,这一学说可以很好地解释发达国家食物过敏发生率上升而微生物感染下降的现象。

二、食物过敏反应的毒理学特征

  1. 食物过敏引起的症状表现与食物本身的性质无关,主要取决于病人机体的敏感程度,儿童是易感人群。另外,不同的食物可能会引起同样的过敏症状,而同一种食物在不同的人体中可以引起不同的症状。

  2. 食物过敏反应不存在剂量-反应关系,很小剂量的致敏原进入人体内就可以引起致敏,再次接触小剂量的相同致敏原时即可出现过敏症状。

3. 食物中外源化学物引起的食物过敏反应与该物质引起的一般毒性反应不同,引起的食物过敏反应属于反应性炎症,而与该物质中毒引起的组织病变不同。

4. 食物过敏反应的症状表现在多个器官或系统,其严重程度从轻微不适到可危及生命的休克都有可能发生。主要器官或系统的症状表现见表10-6。

表 10-6　食物过敏引起的临床症状

系统/器官	临床症状表现
消化系统	恶心、呕吐、腹痛、腹胀、腹泻、上腹不适、消化性溃疡、过敏性肠胃炎、较少见的有便血及唇口腔黏膜和咽部水肿、溃疡等胃肠道为主的症状
皮肤	较轻微,以瘙痒、荨麻疹、湿疹、血管神经性水肿、过敏性紫癜、皮炎和红斑等皮肤症状为主
呼吸系统	鼻炎、哮喘、咳嗽、喉头水肿、渗出性中耳炎和呼吸困难等
心血管系统	心律不齐、高血压、低血压甚至休克等
神经系统	头疼、偏头痛、眩晕、癫痫、遗尿、晕厥、性格改变等
全身性表现	皮肤苍白、贫血、疲劳、乏力、营养不良、生长发育迟缓、肥胖或消瘦等

一般,根据临床表现的器官不同,食物过敏反应分为消化系过敏反应、非消化系过敏反应和消化及非消化系混合过敏反应 3 种。消化系食物过敏反应约占全部食物过敏的 30%,其反应可遍及全部消化系统。非消化系食物过敏反应约占全部食物过敏的 50%,主要表现在皮肤过敏方面,约占此类过敏的 80%。消化系及非消化系混合食物过敏反应约占 20%。

案例分析

案例

2015 年 4 月 25 日中午,27 岁的小陈参加聚餐时吃了两只虾,稍后在另一个饭局上,小陈又喝了冰啤酒,此后肚子疼、头晕,倒地后口吐白沫,被送到市医院急救。 入院时,小陈已休克,四肢发冷、大小便失禁,血压几乎测不出来,被诊断为急性心肌梗死。 经急诊介入手术,当晚 8 点 50 分,小陈才转危为安。 事后小陈说,可能是自己过敏体质,才导致吃虾喝啤酒后食物过敏。

分析

海鲜类食物食用后容易引起过敏,再加上喝了冰啤酒,更容易过敏,从而引起低血压休克,最终引发心梗。 像小陈这样严重的食物过敏案例实在不多见,另外,熬夜、抽烟、酗酒,乱吃东西等不良生活习惯,都可能导致冠状动脉痉挛,增加急性心梗的发生,为了保持健康,一定要注意饮食的安全,预防食物过敏的发生。

三、食物过敏原的来源与性质

(一) 过敏性食物的种类

有些食物能引起过敏反应,是因为这些食物中含有导致人过敏的物质成分,任何食物都可能是潜在的过敏原,但某些食物比其他食物更易引起食物过敏。目前,已经确定的致敏性食物有170多种,根据联合国粮农组织统计,世界90%以上的食物过敏由蛋、鱼、贝类、奶、花生、大豆、坚果和小麦8类高致敏性食物引起。常见的过敏性食物见表10-7。

表10-7 过敏食物的种类及食物举例

种类	常见食物举例
蛋类和奶类	牛奶和蛋类(鸡蛋、鹌鹑蛋、鸭蛋、鹅蛋和鸵鸟蛋等)
海产品和水产品	鱼类、鱿鱼、贝类、蚌类、蟹类和虾类等
坚果类	花生、核桃、开心果、腰果、大杏仁、榛子、松子、扁桃仁和栗子等
谷物类	芝麻、玉米、荞麦、小麦、稻米、燕麦、黑麦和大麦等
豆类	花生、黄豆和扁豆等
水果类	桃子、苹果、香蕉、芒果、菠萝、草莓、樱桃、木瓜、葡萄、柑橘、柿子和枣等
蔬菜类	香菜、灰菜、芫荽、茼蒿、菜豆、土豆、胡萝卜、芹菜和番茄等
调味料	味精、葱、姜、蒜、芥末油、咖喱粉、孜然粉和胡椒等
其他加工食物	蜂蜜、花粉制成的保健品、咖啡、巧克力、酒类、某些转基因食品等
食物添加剂	亚硫酸盐、苯甲酸盐等

1. **蛋类和奶类** 作为最常见的食物过敏原,鸡蛋过敏的发生率占婴幼儿和儿童食物过敏的35%,占成年人食物过敏的12%,其过敏原主要包含在蛋清中,包括卵类黏蛋白、卵黏蛋白、卵结合蛋白、卵清蛋白、卵运铁蛋白及溶菌酶。卵黄中的α-卵黄蛋白和卵黄高磷蛋白也是重要的过敏原。卵黄蛋白主要通过呼吸道吸入导致过敏。卵类黏蛋白分子质量为28kDa,等电点4.1,由3个结构域组成,每个结构域中约60个氨基酸,其中2个结构域各含2个糖基化位点,另一个只有1个。卵清蛋白占整个蛋清的50%,分子质量为42.8kDa,等电点在酸性范围,有3个异构体。卵运铁蛋白分子质量为77kDa,等电点在5.6~6.2,具有抗菌与铁结合的能力。溶菌酶是14.3kDa的糖蛋白,等电点为11。卵黄蛋白的分子质量为70kDa。

牛乳过敏在儿童中的发病率为0.1%~7.5%,且主要发生在较小的婴幼儿中,一般是暂时性的,随着年龄的增长会自动消失。酪蛋白、β-乳球蛋白、α-乳白蛋白被认为是主要过敏原,牛血清蛋白、免疫球蛋白、乳铁蛋白等微量蛋白也起着非常重要的作用。30%~50%的牛乳过敏患者对上述微量蛋白过敏。牛乳、驴乳、水牛乳以及山羊乳等哺乳动物均存在免疫交叉反应,因此对牛乳过敏的患者也可能对其他乳品过敏。

2. **海产品和水产品** 一般情况下,人体对鱼类的过敏不会随着年龄的增长而消失,饮食和呼吸道都可能造成过敏。婴幼儿的发病率为0.1%,成年人为2%。鱼类中最重要的过敏原蛋白为Gadc1,最初是从鳕鱼中发现的,称为过敏原M,分子质量为12kDa,属于肌肉蛋白组中与钙结合的小白蛋白,可以控制钙离子进出细胞。其三级结构显示了3个结构域,至少有5个IgE结合位点,超过95%的过敏患者血清IgE与它结合。另外,在鳕鱼中还分离出了其他15个过敏原蛋白,分子质量在

$15\sim200$kDa。

甲壳类水产动物过敏发生率在婴幼儿中为0.2%,成年人中为2%。原肌球蛋白是主要过敏原成分,分子质量为36kDa,因其蛋白质同源性非常高,故与河虾、蟹、鱿鱼、鲍鱼等存在免疫交叉反应。

3. 坚果类 花生过敏是食物过敏导致死亡的首要原因,而且患者往往是终生的,只有10%的过敏儿童会随着年龄的增长产生耐受性。花生过敏原包括多种高度糖基化的蛋白质组分,分子质量介于$0.7\sim100$kDa之间。目前,发现有9中蛋白成分能够与花生过敏患者血清IgE结合,分别是Ara h1、Ara h2、Ara h3、Ara h4、Ara h5、Ara h6、Ara h7、Ara h8和一种脂蛋白。前三种是最主要的过敏成分,其分子质量分别是63.5kDa、17kDa和$14\sim45$kDa。食物过敏人群中有10%~47%的人对花生过敏,其发病率高低与饮食习惯关系密切,如美国人喜欢食用焙烤的花生及其制品,因此发病率较高(1.1%)。

4. 谷物类 大麦、小麦和燕麦均可通过饮食和吸入途径导致食物过敏。尤其是与乳糜泻有关。欧洲人发病率为0.5%,美国人为0.4%。谷物中过敏原包括26kDa的小麦蛋白、4kDa的黑麦蛋白、26kDa和46kDa的大麦蛋白及60kDa的燕麦蛋白,目前发现有16种与患者血清IgE结合的蛋白。

5. 豆类 大豆中主要的过敏原包括种子贮存蛋白P34、大豆球蛋白、β-伴大豆球蛋白和抑制蛋白等,其分子质量分别为30kDa、$320\sim360$kDa、$140\sim180$kDa和14kDa,其中大豆球蛋白由6个亚基组成,β-伴大豆球蛋白由3个亚基组成。另外,有2个吸入过敏原蛋白,分别为Glym1和Glym2。

6. 水果类 蔷薇科的苹果、水蜜桃、草莓、李子和杏都含有食物过敏原,包括:①与花粉过敏原Bet V1具同源性的过敏原成分,分子质量约18kDa;②分子质量为$30\sim79$kDa的糖蛋白;③肌动蛋白调节的抑制蛋白,分子质量约为14kDa;④磷脂转移蛋白,分子质量为$9\sim10$kDa。另外,胶乳-水果过敏综合征常发生在一些水果中,如鳄梨、香蕉、木瓜和菠萝等,在这些水果中都有一个分子量为4.7kDa的保守香蕉蛋白域。

7. 蔬菜类 现在,越来越多的人在使用芥末后出现过敏反应,芥末的过敏原属于2S球蛋白。芹菜是口腔过敏综合征的主要过敏食物,其主要过敏原是一个16kDa的蛋白质。另外,在$30\sim70$kDa范围内有数个过敏原成分,包括2个耐热肌动蛋白。

目前,食物过敏并无有效的治疗手段,最有效且简单可行的办法就是采取一定的措施使易感患者避开含有致敏成分的食物。食品包装标签上的成分说明向患有食物过敏的消费者提供了关键信息。许多国家和地区通过严密的科学调查和立法论证,相继修改和出台了规范食品中过敏物质标示的法律法案,对食品标签上过敏成分的标注做出了严格规定。2006年,食品法典委员会通过了已知引起超敏反应和应始终在标签上声明的食物和成分清单。主要为以下几类:含有谷蛋白的谷物,即小麦、黑麦、大麦和燕麦等;甲壳类及其制品;蛋和蛋制品;花生、大豆及其制品;奶类和乳制品(包括乳糖);坚果和坚果制品等。某些国家和地区对食品过敏原的标识在一定程度上也反映了该国家或地区人群的主要食物过敏原。

知识链接

食 品 标 签

　　食品标签是指预包装食品容器上的文字、图形、符号,以及一切说明物。 预包装食品标签标示应包括:①食品名称;②配料表;③净含量和规格;④生产者和(或)经销者的名称、地址和联系方式;⑤生产日期和保质期;⑥贮存条件;⑦食品生产许可证编号;⑧产品标准代号;⑨营养成分表;⑩法律、法规或者食品安全标准规定必须标明的其他事项。 专供婴幼儿和其他特定人群的主辅食品,其标签还应当标明主要营养成分及其含量。 食品标签的所有内容,不得以错误的、引起误解的或欺骗性的方式描述或介绍食品,也不得以直接或间接暗示性的语言、图形、符号导致消费者将食品或食品的某一性质与另一产品混淆。

　　不同国家和地区的饮食习惯不同,使人群对食物的适应性也产生了相应差异,因而造成了不同地区致敏性食物种类的不同。比如,在西方国家羊肉极少引起过敏,而在我国羊肉比猪肉的致敏率高;西方国家对巧克力、草莓、无花果和花生等食物的过敏较多,而我国对牛奶和海鲜过敏的人较多。

　　(二)食物过敏原的分类及分子特征

　　目前,已知结构的食物致敏原都是蛋白质或糖蛋白,生物界存在着大量各种各样的蛋白,而食物致敏原蛋白质仅占很小一部分。说明蛋白质保守的结构和生物活性决定了蛋白质过敏的特点。通过对已知过敏原进行分析和比较,植物源性食物过敏原属于 27 个蛋白质家族,65% 分布于醇溶蛋白超家族、Cupin 超家族、Bet v 1 家族和 Profilins 家族中。动物源性食物过敏原主要集中于原肌球蛋白家族、钙离子结合蛋白家族和酪蛋白家族这 3 个蛋白质家族中。

　　食物过敏原的结构中决定其引起的过敏反应的物质基础是抗原决定簇,又叫过敏原表位,包括线性表位和构象性表位,线性表位一般是由 5~7 个连续氨基酸组成的与抗体结合的一段序列,而构象性表位则是由 15~22 个氨基酸构成,这些氨基酸分布于同一条肽链的不同部位或不同的肽链上。研究显示,在天然状态下,过敏原蛋白有 90% 以上的表位是构象性表位,而且有些线性表位是构象性表位的组成部分,说明构象性表位在过敏原表位中占绝对优势。

　　(三)机体敏感程度

　　机体的敏感程度是决定食物过敏的重要因素,食物过敏反应的轻重决定于机体被致敏的程度,轻的只有大量食用时才会发生症状,重的即使接触极小的量也能发生剧烈反应,甚至发生过敏性休克。容易发生食物过敏的患者主要有以下特点:

　　1. 抗体生成反应过度　受到抗原刺激后,血清 IgE 浓度大幅增高,超出正常人数倍甚至数十倍;

　　2. 免疫缺陷　食物过敏常常出现于选择性免疫球蛋白缺陷之后,尤其是选择性 IgA 的缺陷;

　　3. 生理效应系统功能的改变　机体的副交感神经兴奋性增高时,胆碱酯酶或组胺酶缺乏,使机体对抗原接触抗体后释放的生物活性物质反应增强,易于发生过敏反应。

　　机体的健康水平、精神状态、睡眠情况等都可以影响过敏反应的轻重、缓急。如机体情况良好时,轻度的反应可能不会表现出来,反之,当机体处于高度应激状态时,反应就比较明显。

在以下几种情况下,机体阻止抗原入侵的能力较低下:

(1)婴幼儿的机体不成熟,其免疫和非免疫防御功能尚未发育完全,如胃液酸度较低。

(2)局部免疫缺陷,肠壁的浆细胞合成抗体分泌性 IgA 缺乏时,抗原就可能大量侵入抗体。

(3)黏膜通透性改变,炎症、溃疡等都可能导致黏膜损伤,增加其通透性。严重的营养不良,可导致上皮细胞成熟缓慢,促进大分子通过胞饮作用进入细胞。过量饮酒可增高肠内渗透压,促进大分子透过肠黏膜被吸收,这些都增加了抗原侵入机体的机会。

另外,遗传因素在过敏性疾病中也起主要作用。父母中一方有过敏性疾病史,其子女食物过敏患病率可达到30% ~ 40%;若父母双方均患有过敏性疾病,其子女患病率则高达60% ~ 80%。虽然患有食物过敏的父母容易将其遗传给下一代,但过敏原不一定随之遗传。有些机体只对一种食物过敏,而另一些机体可能对一种或几种类型的食物都过敏。如父母对牛奶或小麦类食物过敏,孩子却未必对这些食物过敏。

(四)食物过敏原的交叉反应

食物中不同的蛋白质可能存在共同的抗原表位,这使得对某种食物过敏的人对另外相似的其他食物也过敏,这就是过敏原的交叉反应。例如,至少50%的牛奶过敏患者,对山羊奶也过敏,对鸡蛋过敏患者对其他鸟类的蛋也过敏。植物之间的交叉反应比动物明显,对大豆过敏者也可能对扁豆、花生和苜蓿等同科植物过敏,多数对桦树过敏者对苹果、榛子、桃子、杏子及樱桃等都有反应。

▶▶ **课堂活动**

食物过敏主要是由致敏性食物引起的,为了避免食物过敏的发生,必须要避免食用某种食物及其制品,你认为这种说法正确吗?

(五)食品加工对食物过敏原的影响

过敏原中的构象性表位比线性表位更容易受到食品加工的影响。有研究表明,通过各种加工技术可以改变食物致敏原的致敏性。

1. **加热** 食物中的致敏原一般都比较耐热,但也有一些食物经过不同程度的加热后致敏性会发生改变。例如,牛奶中的酪蛋白非常耐热,其致敏性在120℃加热30分钟后而不减弱,而某些球蛋白和血清白蛋白等的致敏性在加热后则大大降低。牛奶和鸡蛋在加热之后其致敏性会降低。另外,较高的温度可以增加花生的糖化产物从而提高了过敏原的稳定性和致敏性,在我国主要以煮或油炸花生米较为常见,而在美国则以烘烤花生米最为常见,这可以解释不同国家和地区花生过敏发生率的差异。

2. **发酵和酶解** 发酵和酶解可使蛋白质肽链发生断链,生成分子量更小的多肽或氨基酸,而达到降低致敏性的效果。例如,将牛奶中的蛋白质进行酶解,可以降低或除去致敏蛋白,生产低致敏性奶粉,以提供给那些对牛奶过敏而又无法享受母乳的婴儿。

3. **美拉德反应** 美拉德反应是加工食品中常见的一种反应,通过此反应,碳水化合物能够掩饰或破坏致敏蛋白上的抗原表位,从而改变其致敏性。例如,麦芽糖和葡萄糖与虾过敏原发生美拉德反应后,虾过敏原分子质量增大,麦芽糖和葡萄糖使虾过敏原的免疫活性分别降低了60%和10%。

4. 其他加工方法 研究发现超声波、超高压、辐射和微波等加工方式均能影响生物大分子的结构、改变分子间和分子内的非共价作用力。因此,这些方法也可通过改变过敏原物质的结构降低其致敏性。例如,大豆产品在300MPa高压下处理后得到了更具营养的低过敏性产品。另外,用超高压、微波等方法处理的过敏原蛋白,能使其免疫位点暴露或改变蛋白质构象,再进行酶解时,过敏原蛋白的降解效果会更好。

点滴积累 V

1. 绝大多数的食物过敏是由IgE介导的I型超敏反应(又叫速发型过敏反应)。 主要包括食物过敏原致敏阶段和激发阶段/效应阶段。
2. 食物过敏不存在剂量-反应关系,其引起的过敏反应与一般的毒性反应不同,过敏反应症状常涉及多个器官或系统。
3. 根据联合国粮农组织统计,世界90%以上的食物过敏由蛋、鱼、贝类、奶、花生、大豆、坚果和小麦8类高致敏性食物引起。
4. 食物过敏原的结构中决定其引起过敏反应的物质基础是抗原决定簇,又叫过敏原表位,包括线性表位和构象性表位。

第三节 食物过敏原致敏性的评价和分析方法

理论上,任何一种蛋白质都有可能引起特异体质人群产生过敏反应。目前,食物过敏原致敏性的评价方法主要分为体内法、体外法和生物信息学比对法三大类。

一、体内法

体内法主要是用少量的过敏原刺激机体,看机体有无过敏反应或测量机体产生IgE的多少来评价食物过敏原的致敏性。体内法主要包括皮肤实验、双盲安慰剂对照的食物激发试验(double-blind, placebo-controlled food challenge,DBPCFC)和动物模型。

(一)皮肤实验

皮肤实验是借助抗体或抗原在人体皮肤上或皮肤内的反应进行的免疫学检测。常见的皮肤实验是皮肤点刺试验(SPT)和斑贴试验。SPT具有较高的安全性、可靠性和灵敏度,这使其在欧美国家受到高度推崇。但为了确保实验的最终严谨性,SPT实验常常要结合血清学实验分析才更为准确,此外,使用新鲜的食物进行SPT的可靠性更强。斑贴试验在皮肤过敏性疾病中的应用已经得到了充分验证。将过敏原物质贴于皮肤上,观察其诱发过敏性炎症的严重程度,用以判断该物质对患者致敏性的强弱。

(二)双盲安慰剂对照的食物激发试验

双盲安慰剂对照的食物激发试验(DBPCFC)是用可疑过敏性食物刺激患者,观察患者的反应症状来确定该食物是否具有致敏性,并判断其致敏性的强弱。DBPCFC 是在患者未过敏的情况下,食用疑似过敏性食物刺激患者,如果较小剂量即可产生剧烈的过敏反应,说明该过敏原致敏性强,反之则弱。试验中应严格控制双盲、试验剂量和安慰剂等因素。试验过程需要在医护人员的陪同下进行,以免发生意外。虽然 DBPCFC 可以很直观的观察到受试者对试验物的反应程度,但比较容易受周围环境的影响,所以需要进一步进行标准化。

(三)动物模型

由于动物实验可以全面而客观的模拟食物过敏反应的发生,具有广大的应用前景,所以食物致敏动物实验模型一直是国内外学者研究的重点,他们对用于致敏实验的动物品系、性别、年龄和暴露途径等都进行了研究分析。犬、幼猪、豚鼠、BN 大鼠、Wistar 大鼠、Balb/C 小鼠和 C3H/HeJ 小鼠等多种动物都被用于实验研究。虽然作为非啮齿类动物的犬和猪与人类有相似的解剖学、生理学和营养学特点,但是它们具有体积大、周期长、抗原消耗量大、成本高且操作不便等缺点,这限制了它们在动物致敏实验中的使用。作为啮齿类动物的大鼠和小鼠,其体积小、繁殖周期短、与人体的免疫机制相似,但它们过敏反应较为复杂,很难找到可靠的标记物来反映潜在致敏原。所以,目前尚未找到较为理想的动物模型。对理想化动物模型的要求是操作方便、易于饲养、产生的免疫反应与人体相似、有明显的临床症状表现并对多数食物蛋白耐受等。

SPT、斑贴试验和 DBPCFC 等方法虽然能较为准确的说明该食物是否为致敏原,但会给受试者带来一定的痛苦,且其实验结果仅针对个人。其他结果要做大批量的实验才能得以总结。动物模型的应用对动物的要求较高,需要对过敏食物有较高的灵敏度和特异性。而且目前尚未找到完全理想的动物模型,因此需要继续探究与人体过敏反应相似的又符合理想要求的动物模型。

二、体外法

体外法主要是使用血清学、细胞学和体外模拟胃液消化等方法评价食物的潜在致敏性。

(一)血清学分析

血清学分析是从人体内取出血清(血清中含有可以跟过敏原结合的 IgE 抗体),再与要检测的食物蛋白进行检验,观察两者的结合能力,从而评价食物的潜在致敏性。血清学分析是直接研究食物中致敏原与人体致敏血清中特异性 IgE 抗体的结合情况,因此对最终评价食品的潜在致敏性具有重要意义。血清学分析的主要检测方法有酶联免疫吸附试验(ELISA)、过敏原吸附抑制试验(RAST 抑制试验)和免疫印迹法。

ELISA 是 20 世纪 90 年代新发展的一门技术,该方法特异性强,灵敏度高且操作方便,是目前过敏原检测中应用最广泛的分析技术。RAST 抑制试验灵敏度和准确度都很高,但对血清的依赖性强,而由于人体的复杂性和多样性,难以保证血清的一致性,且在操作过程中放射性危害大,这些特点使 RAST 抑制试验的推广受到较大限制。RAST 抑制试验可以与 ELISA 法同时检测人体内的特异性 IgE 水平,结果较为准确。而免疫印迹法分析容量大,敏感度和特异性都较强,但操作过程过于烦琐且不能单独使用该方法得出的数据评价食物潜在致敏性。

（二）体外介质释放细胞实验

与单纯分析致敏蛋白结构和测定致敏血清中 IgE 的水平相比，体外介质释放细胞试验更能全面地反映致敏机体的过敏状态。细胞学分析是使用蛋白刺激免疫细胞，使其产生过敏炎症介质，根据产生介质的情况判断该蛋白致敏性的大小，从而做出评价。与测定致敏血清中 IgE 的水平相比，体外介质释放细胞试验更能全面的反应致敏机体的过敏状态。近年来，很多研究者对体外介质释放的机制进行了研究，结果显示，由 IgE 介导的细胞脱颗粒是通过在肥大细胞膜上引发的一系列级联反应实现的。当抗原进入机体后，其激活的 T 细胞可选择性诱导特异性 B 细胞产生 IgE 抗体。每个肥大细胞膜表面约有 $3×10^5$ 个高亲和力受体。特异性 B 细胞产生的 IgE 抗体通过其 Fc 段与肥大细胞表面相应的受体结合，使机体处于对抗原的敏感状态，当相应抗原再次进入机体时通过与已处于致敏状态的肥大细胞表面两个或两个以上相邻 IgE 抗体结合，使膜表面的受体交联活化，形成肥大细胞脱颗粒的起始信号，进而引发肥大细胞脱颗粒，释放细胞因子等相关炎症介质，若细胞因子释放量大，说明被检测食物具有较强致敏性。反之，则弱。目前可用于评价食品潜在过敏性的体外细胞模型有 3 种：人类嗜碱性粒细胞体外介质释放模型、大鼠嗜碱性粒细胞（RBL 细胞）体外介质释放模型和人类 IgE 高亲和力受体 FcεR1 转染的大鼠嗜碱性粒细胞体外介质释放模型。目前的研究显示，体外介质释放实验涵盖着三大模块，即细胞、过敏血清和过敏原。由于过敏血清和过敏原的复杂多样性，使得体外细胞学分析得到的实验结果不能单独用来评价食物的致敏性。

（三）体外模拟胃液消化

模拟胃液消化是检测蛋白质在模拟人体胃液中的稳定性，并以此判断食物过敏原的致敏性。它可以有效评价蛋白质在处理前后的消化性，非过敏性蛋白比过敏性蛋白更具有消化性。

早在 2002 年，就有研究者通过模拟胃液消化实验研究并比较了致敏蛋白与非致敏蛋白的模拟胃液稳定性。后来有研究指出，经口暴露过敏原是否会诱发 BALB/c 小鼠产生过敏反应与食品过敏原的抗消化性有关，认为致敏性强的食品过敏原一般具有抗消化性。

三、生物信息学比对法

生物信息学比对法主要用于评价转基因食物中过敏原的致敏性。一般，是将外源基因表达蛋白的氨基酸序列在国际公认的权威数据库中进行生物信息学比对，来确定其与已知致敏原的氨基酸序列相似性，若序列相似性较大，则其具有致敏性的可能性也较大。较常用的检测方法为 FASTA（基于文本的序列比对工具）和 BLAST（基于局部比对算法的搜索工具）。

生物信息学比对虽然不能判断检测的蛋白是否为致敏原，但可以判断出该蛋白是否可以与已知致敏蛋白发生交叉反应。若蛋白质氨基酸与已知致敏原的氨基酸序列相似性较高（例如，70% 以上的蛋白质长度），说明其潜在的交叉反应性较高，其致敏风险很可能会接近与相似的已知致敏原引起过敏的风险。一般认为，外源蛋白全长序列中有 50%~70% 的序列与已知致敏原相似时，会引起中度危险的交叉反应，应该对其 IgE 结合力进行测试，若序列同一性<50%，预测其引起交叉反应的风险较低。还有一些科学家认为，如果待测蛋白的连续 80 个氨基酸序列与已知过敏原存在 35% 以上的同源性，或待测蛋白与已知过敏原序列存在至少 8 个连续相同的氨基酸，就可以判断该蛋白具

有潜在过敏性的可能性较高。

生物信息学比对法对网络数据库的依赖性很大,若要检测的序列在检测数据库中无相关数据时,该方法就会受到限制。目前,国际上有多种不同的致敏原数据库,包括关于致敏原氨基酸序列,二级、三级结构及三维折叠结构等不同的信息。国际公认的权威数据库有 Allergenonline、SDAP、ADFS 等,这些数据库的名称和网址见表 10-8,它们各有特点,可以相互补充比对以得到被检测蛋白较为全面的致敏信息。在食物蛋白的致敏性评价中,除使用上述国际公认的数据库外,研究者们还经常使用 DNAStar 软件中的 Protein 模块和 NetMHC 等网络在线服务器直接预测蛋白的抗原指数和潜在 T 细胞抗原决定簇等免疫原特性,以此结果来判断或证明食物蛋白的潜在致敏性。

表 10-8 生物信息学分析常用数据库和分析工具

数据库名称	网址
International Union of Immunological Societies(IUIS)国家免疫学会联合会	http://www.allergen.org/
Structure Database of Allergenic Proteins(SDAP)致敏蛋白结构数据库	http://fermi.utmb.edu/SDAP/sdap_who.html
AllerMatch 荷兰致敏原数据库及分析工具	http://www.allermatch.org/
Allergen Database for Food Safety(ADFS)食品安全致敏原数据库	http://allergen.nihs.go.jp/ADFS/
The Allergen Database at the Central Science Laboratory(CSL)中心变应原数据库	http://allergen.fera.defra.gov.uk/
AllergenOnline(FARRP)致敏原在线数据库	http://www.allergenonline.org/
Allergome 变应原相关数据库	http://www.allergome.org/
Allergen ATLAS 致敏原全面分析数据库	http://biodb100.apbionet.org/
Informall 欧盟关于食品变应原的数据库	http://www.foodallergens.info/

除需要全面的网络数据库之外,生物信息学比对还需要严格的血清学方法或其他方法的进一步验证。尽管如此,生物信息学比对方法具有的快速和高效等优点仍使其在研究中得到广泛应用。

综上所述,目前尚未找到评价食物致敏性强弱的标准,还需要研究者们进行更多的研究和发展。

点滴积累 ∨

1. 食物过敏原致敏性的评价方法主要分为体内法、体外法和生物信息学比对法三大类。

2. 体内法主要包括皮肤实验、双盲安慰剂对照的食物激发实验(DBPCFC)和动物模型,其中没有一种能够完全准确的评价食物致敏性。

3. 体外法主要是使用血清学、细胞学和体外模拟胃液消化等方法评价食物的潜在致敏性。

目标检测

一、选择题

（一）单项选择题

1. 在人体对外来抗原进行应答,担负着"第一道防线"作用的是人体的（　　）功能。

    A. 天然免疫   B. 获得性免疫   C. 特异性免疫

    D. 超敏反应   E. 抗感染

2. 免疫应答过程包括（　　）

    A. 抗原识别、抗原递呈和诱导细胞活化阶段

    B. 抗原识别、淋巴细胞活化和增殖阶段

    C. 抗原识别、淋巴细胞活化和抗原清除阶段

    D. 淋巴细胞增殖、活化和清除抗原阶段

    E. 淋巴细胞感应和效应阶段

3. T 细胞分化、发育和成熟的场所是（　　）

    A. 骨髓   B. 胸腺   C. 脾脏

    D. 扁桃体   E. 淋巴结

4. 人体免疫细胞中,在特异性免疫应答中起关键作用,主要负责细胞免疫的是（　　）

    A. 单核细胞   B. 中性粒细胞   C. B 淋巴细胞

    D. T 淋巴细胞   E. 树突状细胞

5. 人体免疫细胞中,能够识别、处理和递呈抗原等分子的是（　　）

    A. 单核细胞   B. 中性粒细胞   C. B 淋巴细胞

    D. T 淋巴细胞   E. 树突状细胞

6. 在速发型超敏反应中起主要作用的抗体是（　　）

    A. IgM   B. IgG   C. IgA

    D. IgE   E. IgD

7. 下列关于食物过敏的说法不正确的是（　　）

    A. 不同的食物可能会引起相同的过敏症状

    B. 食物过敏不存在剂量-反应关系

    C. 同一种食物在不同人体中会引起相同的过敏症状

    D. 食物中外源化学物引起的食物过敏反应与该物质中毒引起的组织病变不同

    E. 食物过敏反应症状常表现在多个器官或系统

8. 下列会引起机体反复感染或发生癌症的是（　　）

    A. DDT   B. 乙肝病毒   C. 支原体感染

    D. 寄生虫感染   E. 食物过敏

9. 能够穿过胎盘屏障的抗体是（　　）

A. IgM　　　　　　　　B. IgG　　　　　　　　C. IgA

D. IgE　　　　　　　　E. IgD

10. 可以通过母乳喂养传递给婴儿维持其免疫功能的抗体是(　　)

A. IgM　　　　　　　　B. IgG　　　　　　　　C. IgA

D. IgE　　　　　　　　E. IgD

（二）多项选择题

1. 人体天然免疫的主要组成部分有(　　)

A. 皮肤和黏膜等组织屏障　　　　　　B. 中性粒细胞和 NK 等免疫细胞

C. T 细胞和 B 细胞等免疫细胞　　　　D. 补体和溶菌酶等免疫因子

E. 抗体和杀伤性 T 细胞等免疫因子

2. 人体免疫系统包括(　　)

A. 免疫器官　　　　　　B. 免疫组织　　　　　　C. 免疫细胞

D. 免疫分子　　　　　　E. 免疫因子

3. 外周免疫器官包括(　　)

A. 脾脏　　　　　　　　B. 淋巴结　　　　　　　C. 扁桃体

D. 黏膜免疫系统　　　　E. 皮肤免疫系统

二、简答题

1. 食物过敏的毒理学特征是什么？

2. 超敏反应的分类及临床表现是什么？

3. 免疫应答的 3 个阶段及特点是什么？

4. 简述外源化学物对机体的影响类型及介绍。

三、论述题

食物过敏原的种类、特点及影响食物过敏的因素有哪些？

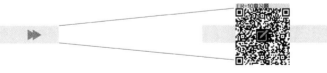

ER-10 复习题

（周　催）

第十一章

食品安全性毒理学评价程序与方法

学习目标 〉

1. 掌握食品安全性毒理学评价程序与方法体系的特点；不同受试物选择毒性试验的原则；食品安全性毒理学评价程序对受试物的要求；食品安全性毒理学评价试验的目的、内容和结果判定。

2. 熟悉食品安全性毒理学评价程序与方法体系的构成；食品安全性毒理学评价时需要考虑的因素。

3. 了解食品安全性毒理学评价的意义；食品安全性毒理学评价程序与方法的制定与修订。

导学情景 〉

情景描述

　　某食品公司计划在其食品中使用一种目前我国没有，但在世界上多个国家都使用的食品添加剂，需要对该食品添加剂进行检测。这种情况下需要由国家指定的检测机构依据食品安全国家标准《食品安全性毒理学评价程序》（GB15193. 1-2014）进行检测，并且由公司办理相关申请审批手续。

学前导语

　　《食品安全性毒理学评价程序》规定了一系列动物毒理学试验，用于检测食品原料、添加剂、污染物、辐照食品、食品相关产品的毒性、潜在危害和毒作用特点，依据接触的人群范围、食品中的使用量和人的可能摄入量、使用范围及功能等因素来确定其安全系数，结合社会实际，权衡利弊，决定其能否进入食品市场，以达到保护居民健康的目的。

　　食品是人类赖以生存的物质基础,通过获取食品中的能量、营养素以及活性成分,以满足机体生长发育、维持生命及进行各种活动的要求。从食品到健康包含两层含义,即摄取的食物是营养的,同时也应该是安全的。当食物既营养又安全时,人体的健康才有基本的保障。然而,要求食品绝对安全实际上是不可能的,即食品安全是相对的,在可接受的危险度下一般不会对健康造成损害。

　　安全性(safety)是指化学物质在特定条件下不引起人类机体出现健康损害效应的概率。风险(risk)又称危险或危险性,即食品中危害产生某种不良健康影响的可能性和该影响的严重性。一种食物引起中毒风险的大小不仅取决于它本身的化学结构和理化性质,还取决于人们与它接触的可能性、接触剂量、吸收量、吸收速率与频率等多方面因素。因此,分析和评价食品的安全性是预防和控制食品安全,保障居民健康的重要手段,本章学习食品安全性毒理学评价。

第一节　食品安全性毒理学评价概述

食品安全性毒理学评价属于管理毒理学范畴,管理毒理学(regulatory toxicology)将毒理学的原理、技术和研究结果应用于化学物质的监督管理,为政府部门制定法律法规、卫生标准等提供科学依据。

一、食品安全性毒理学评价的意义

食品安全是关系到居民健康和国计民生的重大问题,需要全社会共同努力,采取综合、系统的措施加强监督和管理。其中,食品安全性毒理学评价是一项关键的程序和方法。我国政府历来重视食品安全性毒理学评价的工作,制定并修订了不同食品安全性毒理学评价的标准和技术规范,以及新资源食品、保健食品、食品添加剂、转基因食品等的相关管理法规,发展了食品安全性毒理学评价的新方法和新技术,在检验设备、人员素质,以及检验的技术水平等方面均有显著的提高。

食品安全性毒理学评价在确保食品食用安全性方面发挥了重要作用。由于我国食品毒理学检验机构分散,检测和评价水平参差不齐,因此,制定食品安全性毒理学评价程序和检验方法不仅规范我国食品的毒理学检验,而且可显著提高我国毒理学检验水平。通过对食品急性毒性、遗传毒性、亚慢性毒性、慢性毒性、致畸性和致癌性的评估,为食品安全食用、政府审批和上市,以及制定食品中污染物限量标准,并且开展食品安全的监督和管理提供科学依据。因此,食品毒理学安全性评价是保障食品安全和国民健康的重要手段。

我国的食品安全性毒理学评价逐渐与国际接轨。目前,国际上对食品的安全性评价均采用风险评估。世界贸易组织(WTO)和国际食品法典委员会(CAC)强调食品安全风险评估原则是制定食品安全控制措施的必要技术手段,是各国政府制定食品安全法规、标准和政策的主要基础,也是实施风险管理措施的主要依据。风险评估包括危害识别、危害特征描述、摄入量评估和风险特征描述。食品安全性毒理学评价对食品中有害因素进行危害认定及特征描述,并且,确定剂量-效应关系,因此,食品安全性毒理学评价是食品安全风险评估和安全性评估的基础。

二、食品安全国家标准中食品安全性毒理学评价程序与方法体系的特点

经过 2013 年的修订,在食品安全国家标准框架内的新标准共有 26 项,分别于 2014 年和 2015 年进行了发布。内容包括 1 项食品安全性毒理学评价程序、1 项食品毒理学实验室操作规范、1 项健康指导值、2 项受试物处理方法(致突变物、致畸物和致癌物的处理方法,以及受试物试验前处理方法)、1 项食品安全性毒理学评价中病理学检查技术要求和 20 项具体的食品毒理学试验方法标准。

《食品安全性毒理学评价程序和方法》(GB15193.21-2003)修订的内容包括:转化标准 1 项、技

术修订标准 19 项、废止标准 1 项,新增标准 6 项。《果蝇伴性隐性致死试验》(GB 15193. 11-2003)仅需在文本格式和文字表述方面进行了修改。对《食品安全性毒理学评价程序》(GB 15193. 1-2003)、《食品毒理学实验室操作规范》(GB 15193. 2-2003)、《急性毒性试验》(GB15193. 3-2003)等 19 项标准的技术内容进行了更新。由于《小鼠精子畸形试验》(GB 15193. 7-2003)的检测终点影响因素多,特异性低,并且它不是国际公认方法,不利于国际合作和交流,建议废止。

新修订的食品安全国家标准《食品安全性毒理学评价程序和方法》以保护公众身体健康为宗旨,在反映当前食品毒理学的发展和需求方面,与国际方法体系接轨方面,实验室质量保证体系方面,程序与方法的规范性和可操作性方面,都具有鲜明的特点。

我国食品安全性毒理学评价程序与方法的制定与修订

(一)检验对象适用评价程序更加明确

由于食品安全国家标准《食品安全性毒理学评价程序》(GB 15193. 1-2014)的检验对象广泛,不同的检验对象应采用不同的评价程序,因此,新标准为不同的检验对象规定了特定的评价程序,如新食品原料按照《新食品原料申报与受理规定》(国卫食品发〔2013〕23 号)进行评价;食品相关产品按照《食品相关产品新品种申报与受理规定》(卫监督发〔2011〕49 号)进行评价;农药残留按照《农药登记毒理学试验方法》(GB15670)进行评价;兽药残留按照《兽药临床前毒理学评价试验指导原则》(《中华人民共和国农业部公告》第 1247 号)进行评价;对于食品及其原料、食品添加剂、辐照食品以及食品污染物等检验对象,应按照《食品安全性毒理学评价程序》进行评价。

(二)检验方法体系更加科学

为了促进毒理学评价领域的发展,加强国际学术交流,新标准在各项具体检验方法方面充分借鉴了国外先进经验和方法,主要参考了经济合作与发展组织(OECD)、美国和欧洲的相关方法和指南,如经济合作与发展组织的《化学品测试方法》、美国的《健康效应测试指南》《红皮书 2000-食物成分安全性毒性评价原则》《行业指南关于食品接触物质的食品接触通告的准备:毒理学建议最终指南》,以及欧洲食品安全局(European Food Safety Authority,EFSA)的《食品接触材料指南》等。同时,考虑到我国目前各地食品检验机构检测条件和能力差距很大,立足我国的实际,新标准保留一些目前很多食品检验机构仍在开展的科学性和操作性较好的试验方法,例如《小鼠睾丸染色体畸变试验》(GB 15193. 8-2003)经过技术内容修订,以食品安全国家标准《小鼠精原细胞或精母细胞染色体畸变试验》(GB 15193. 8-2014)保留下来。

在食品安全性毒理学评价程序新标准中,遗传毒性试验数量最多、改变最大,调整后更加科学。《小鼠精子畸形试验》(GB 15193. 7-2003)被废止后,增补了食品安全国家标准《体外哺乳细胞染色体畸变试验》(GB 15193. 23-2014)。遵循原核细胞与真核细胞、体内试验与体外试验相结合的一般原则,明确推荐了两个新的组合,两个组合都选细菌回复突变试验作为第 1 个试验,并且都从哺乳动物红细胞微核试验或哺乳动物骨髓细胞染色体畸变试验中选出 1 个作为第 2 个试验,不同的是"组合一"从小鼠精原细胞或精母细胞染色体畸变试验或啮齿类动物显性致死试验中选出一个作为第 3 个试验,而"组合二"从体外哺乳类细胞染色体畸变试验或体外哺乳类细胞 TK 基因突变试验中选出

1个作为第3个试验。并列出3个其他备选试验(果蝇伴性隐性致死试验、体外哺乳类细胞DNA损伤修复(非程序性DNA合成)试验、体外哺乳类细胞HGPRT基因突变试验)。

知识链接

遗传毒性试验组合

一般应遵循原核细胞与真核细胞、体内试验与体外试验相结合的原则。根据受试物特点和试验目的,推荐组合一、组合二及其他备选遗传毒性试验组合。

组合一:细菌回复突变试验;哺乳动物红细胞微核试验或哺乳动物骨髓细胞染色体畸变试验;小鼠精原细胞或精母细胞染色体畸变试验或啮齿类动物显性致死试验。

组合二:细菌回复突变试验;哺乳动物红细胞微核试验或哺乳动物骨髓细胞染色体畸变试验;体外哺乳类细胞染色体畸变试验或体外哺乳类细胞TK基因突变试验。

其他备选试验:果蝇伴性隐性致死试验、体外哺乳类细胞DNA损伤修复(非程序性DNA合成)试验、体外哺乳类细胞HGPRT基因突变试验。

(三)检验报告更加规范

针对目前我国各食品安全性检验机构检验报告的内容、质量和格式参差不齐的现况,为了对全国检验报告的质量进行统一管理,方便检验结果的对比和交流,新标准给出体内试验和体外试验两套检验报告的模板,提出了统一的报告格式和内容要求,并规定在试验的解释部分应分析每个试验方法的影响因素,并阐述动物实验结果外推到人类的局限性。

(四)实验室要求更加严格

为了保证检验质量,提升检验结果准确性,有利于国内、外不同实验室数据结果的比较,新标准对开展食品毒理学试验的实验室提出了统一的要求,相关具体内容在食品安全国家标准《食品毒理学实验室操作规范》(GB15193.2-2014)中进行了规定。内容涵盖了试验的全过程,提出了人员的管理和仪器设备等硬件的要求,具体内容包括:①实验室术语和定义;②组织和人员;③试验过程的质量保证;④试验准备(样品的接收、保存和转运、检验方法和标准操作规程、实验设备、试剂、实验动物和耗材、设施与环境);⑤试验实施(试验计划、试验系统准备和分组、受试物前处理和试剂配制、试验操作、实验记录、数据统计分析及结果评价、废弃物和样品的处理);⑥报告与解释;⑦资料和标本的保存。

知识链接

食品毒理学实验室操作要求中的术语和定义

1. 实验室负责人　全面负责实验室各项工作,确保试验按照实验室操作规范要求运作的人。

2. 项目负责人　全面负责开展某种受试物毒理学试验工作的人。

---

3. 质量保证人员　熟悉检验工作的特定人员，他们不参与所监督的试验，通过监督试验过程，从而保证实验室工作符合相关规范的要求。

4. 试验计划　明确规定实验目的和实验设计等相关信息的书面材料。

5. 样品　由委托方送检或由第三方抽取的有代表性的样本。

6. 对照物　在研究中用作与受试物对比的物质。

7. 原始资料　试验研究过程中各项实验活动的观察记录，包括所有试验记录及数据，自动分析测试仪器上的记录资料、照片和声像记录、原件或复印件、计算机可读介质等。

（五）名词、术语和定义更加准确

食品安全国家标准中食品安全性毒理学评价程序与方法是我国食品安全法律法规体系的一个重要组成部分。随着《食品安全法》的发布实施，我国陆续制定和修订了多部相关的法规和规章，如 2013 年 10 月 1 日起施行《新食品原料安全性审查管理办法》（国家卫生和计划生育委员会令第 1 号）。这些法律、法规和规章进一步明确了食品领域词汇的定义和内涵。因此，新标准中检验对象部分所用的食品领域词汇应与相应法律法规提法一致、内容协调。与原标准的检验对象相比，目前新标准中修改的新词汇包括"食品及其原料""新食品原料""食品相关产品"等。

随着毒理学的进展，毒理学安全性评价和检测方法中的术语和定义也在不断的变化和修改。为了能够更好的解释毒理学试验有阈值的毒作用结果，方便将动物试验的结果外推到人类，提升食品安全性评价的可靠性，保护人类健康，在《食品安全国家标准健康指导值》（GB15193. 18-2015）中调整和增加了部分术语、定义和健康指导值，例如起始点（point of departure，POD）、基准剂量（benchmark dose，BMD）、急性参考剂量（acute reference dose，ARf D）、健康指导值（health-based guidance values，HBGV）、类别 ADI（group acceptable daily intake，group ADIs）、耐受摄入量（tolerable intake，TI）等。此外，还规定了健康指导值的制定方法。

点滴积累 \\/
....

食品安全性毒理学评价通过动物实验阐明食品中受试物（食品原料、添加剂、污染物、辐照食品、食品相关产品）的毒性及潜在危害，并根据受试物的原料来源、理化性质、毒性大小、代谢特点、蓄积性、接触的人群范围、食品中的使用量和人的可能摄入量、使用范围及功能等因素来确定其安全系数，结合社会实际，权衡利弊，决定其能否进入市场，以达到最大限度减小其危害，保护居民健康的目的。

第二节　食品安全国家标准中食品安全性毒理学评价的程序

食品安全性毒理学评价需按一定的程序进行，食品安全国家标准《食品安全性毒理学评价

程序》(GB 15193.1-2014)规定了食品安全性毒理学评价的程序。该程序适用于评价食品生产、加工、保藏、运输和销售过程中所涉及的可能对健康造成危害的化学、生物和物理因素的安全性,检验对象包括食品及其原料、食品添加剂、新食品原料、辐照食品、食品相关产品(用于食品的包装材料、容器、洗涤剂、消毒剂和用于食品生产经营的工具、设备)以及食品污染物。

一、受试物的要求

1. 应提供受试物的名称、批号、含量、保存条件、原料来源、生产工艺、质量规格标准、性状、人体推荐(可能)摄入量等有关资料。

2. 对于单一成分物质,应提供受试物(必要时包括其杂质)的物理、化学性质(包括化学结构、纯度、稳定性等)。对于混合物(包括配方产品),应提供受试物的组成,必要时应提供受试物各组成成分的物理、化学性质(包括化学名称、化学结构、纯度、稳定性、溶解度等)有关资料。

3. 若受试物是配方产品,应是规格化产品,其组成成分、比例及纯度应与实际应用的相同。若受试物是酶制剂,应该使用在加入其他复配成分以前的产品作为受试物。

二、食品安全性毒理学评价试验内容

进行食品安全性毒理学评价试验的内容如下:

(1)急性经口毒性试验

(2)遗传毒性试验:细菌回复突变试验、哺乳动物红细胞微核试验、哺乳动物骨髓细胞染色体畸变试验、小鼠精原细胞或精母细胞染色体畸变试验、体外哺乳类细胞次黄嘌呤-鸟嘌呤转磷酸核糖基酶(hypoxanthine-guanine phosphoribosyl transferase,HGPRT)基因突变试验、体外哺乳类细胞 TK 基因突变试验、体外哺乳类细胞染色体畸变试验、啮齿类动物显性致死试验、体外哺乳类细胞 DNA 损伤修复(非程序性 DNA 合成)试验、果蝇伴性隐性致死试验。

(3)28 天经口毒性试验

(4)90 天经口毒性试验

(5)致畸试验

(6)生殖毒性试验

(7)毒物动力学试验

(8)慢性毒性试验

(9)致癌试验

(10)慢性毒性和致癌合并试验

三、不同受试物选择毒性试验的原则

案例分析

案例

焦糖香精广泛用于各种糖果、糕点及饮料中，加入焦糖香精的食品深受人们的喜爱，为了保障摄入含有焦糖香精食品人们的健康，需要对焦糖香精进行安全性毒理学评价。按照《食品安全性毒理学评价程序》（GB15193-1994），进行了急性毒性实验、蓄积毒性试验、骨髓微核、Ames 试验、精子畸形试验、骨髓染色体畸变试验、睾丸染色体畸变试验、30 天 喂养试验。实验发现焦糖香精 LD_{50} = 6 810mg/Kg. bw，属实际无毒级，各项试验均未见明显毒性作用。

分析

这是按照《食品安全性毒理学评价程序》（GB15193-1994）对香精进行毒理学评价的例子。经过 2003 年和 2014 年对食品安全性毒理学评价程序的修订，如果按照食品安全国家标准《食品安全性毒理学评价程序》（GB 15193.1-2014）对焦糖香精进行评价的话，要依据不同受试物选择毒性试验的原则进行试验。

对不同的受试物进行毒理学评价时，可根据具体情况选择试验。以下是针对不同受试物选择毒性试验的原则：

1. 凡属我国首创的物质，特别是化学结构提示有慢性毒性、遗传毒性或致癌性或该受试物产量大、使用范围广、人体摄入量大，应进行系统的毒性试验，包括急性经口毒性试验、遗传毒性试验、90 天经口毒性试验、致畸试验、生殖发育性试验、毒物动力学试验、慢性毒性试验和致癌试验（或慢性毒性和致癌合并试验）。

2. 凡属与已知物质（指经过安全性评价并允许使用者）的化学结构基本相同的衍生物或类似物，或在部分国家和地区有安全食用历史的物质，则可先进行急性经口毒性试验、遗传毒性试验、90 天经口毒性试验和致畸试验，根据试验结果判断是否需进行毒物动力学试验、生殖毒性试验、慢性毒性试验和致癌试验等。

3. 凡属已知的或在多个国家有食用历史的物质，同时申请单位又有资料证明申报受试物的质量规格与国外产品一致，则可先进行急性经口毒性试验、遗传毒性试验和 28 天经口毒性试验，根据试验结果判断是否进行进一步的毒性试验。

4. 食品添加剂、新食品原料、食品相关产品、农药残留及兽药残留的安全性毒理学评价试验的选择如下：

（1）食品添加剂

1）香料：①凡属 WHO 已建议批准使用或已制定日容许摄入量（acceptable daily intake, ADI）者，食品添加剂联合专家委员会（Joint FAO/WHO Expert Committee on Food Additives, JECFA）以及香料生产者协会（Flavour Extract Manufacturers Association, FEMA）、欧洲理事会（The Council of Europe,

COE)和国际香料工业组织(International Organization of the Flavor Industry,IOFI)四个国际组织中的两个或两个以上允许使用的,一般不需要进行试验;②凡属资料不全或只有一个国际组织批准的,先进行急性毒性试验和遗传毒性试验组合中的一项,经初步评价后,再决定是否需进行进一步试验;③凡属尚无资料可查、国际组织未允许使用的,先进行急性毒性试验、遗传毒性试验和28天经口毒性试验,根据试验,经初步评价后,决定是否需进行进一步试验;④凡属用动、植物可食部分提取的单一高纯度天然香料,如其化学结构及有关资料并未提示具有不安全性的,一般不要求进行毒性试验。

2)酶制剂:①由具有长期安全食用历史的传统动物和植物可食部分生产的酶制剂,WHO已公布ADI或不需规定ADI者或多个国家批准食用的,在提供相关证明材料的基础上,一般不要求进行毒理学试验;②对于其他来源的酶制剂,凡属毒理学资料比较完整,WHO已公布ADI或不需规定ADI中多个国家批准使用,如果质量规格与国际质量规格标准一致,则要求进行急性经口毒性试验和遗传毒性试验。如果质量规格标准不一致,则需增加28天经口毒性试验,根据试验结果考虑是否进行其他相关毒理学试验;③对其他来源的酶制剂,凡属新品种的,需要先进行急性经口毒性试验、遗传毒性试验、90天经口毒性试验和致畸试验,经初步评价后,决定是否需要进行进一步试验。凡属一个国家批准使用,WHO未公布ADI或资料不完整的,进行急性经口毒性试验、遗传毒性试验和28天经口毒性试验,根据试验结果判定是否需要进一步的试验;④通过转基因方法生产的酶制剂按照国家对转基因管理的有关规定执行。

3)其他食品添加剂:①凡属毒理学资料比较完整,WHO已公布ADI或不需规定ADI者或多个国家批准使用,如果质量与国际质量规格标准一致,则要求进行急性毒性试验和遗传毒性试验。如果质量规格标准不一致,则需增加28天经口毒性试验,根据试验结果考虑是否进行其他相关试验;②凡属一个国家批准使用,WHO未公布ADI或资料不完整的,则可先进行急性经口毒性试验、遗传毒性试验、28天经口毒性试验和致畸试验,根据试验结果判断是否需要进一步的试验;③对于由动、植物或微生物制取的单一组分,高纯度的食品添加剂,凡属新品种的,需先进行急性经口试验、遗传毒性试验、90天经口毒性试验和致畸试验,经初步评价后,决定是否需进行进一步试验。凡属国外有一个国际组织或国家已批准使用的,则进行急性经口毒性试验、遗传毒性试验和28天经口毒性试验,经初步评价后,决定是否需进行进一步试验。

▶▶ 边学边练

食品添加剂中甜味剂糖精的安全性毒理学评价试验研究,请见实训十一 糖精钠的安全性毒理学研究和评价。

(2)新食品原料:按照《新食品原料申报与受理规定》(国卫食品发〔2013〕23号)进行评价。

(3)食品相关产品:按照《食品相关产品新品种申报与受理规定》(卫监督发〔2011〕49号进行评价。

(4)农药残留:按照《农药登记毒理学试验方法》(GB/T 15670-2017)进行评价。

(5)兽药残留:按照《兽药临床前毒理学评价试验指导原则》(中华人民共和国农业部公告第

1247 号）进行评价。

四、食品安全性毒理学评价试验的目的和结果判定

（一）毒理学试验的目的

1. **急性毒性试验** 了解受试物的毒性强度、性质和可能的靶器官,测定 LD_{50},为进一步进行毒性试验的剂量和毒性观察指标的选择提供依据,并根据 LD_{50} 进行毒性分级。

2. **遗传毒性试验** 了解受试物的遗传毒性以及筛查受试物的潜在致癌作用和细胞致突变性。

3. **28 天经口毒性试验** 在急性毒性试验的基础上,进一步了解受试物毒作用性质、剂量-反应关系和可能的靶器官,得到 28 天经口未观察到有害作用剂量,初步评价受试物的安全性,并为下一步较长期毒性和慢性毒性试验剂量、观察指标、毒性终点的选择提供依据。

4. **90 天经口毒性试验** 观察受试物以不同剂量水平经较长期喂养后对实验动物的毒性作用性质、剂量-反应关系和靶器官,得到 90 天经口未观察到有害作用剂量,为慢性毒性试验剂量选择和初步制定人群安全接触限量标准提供科学依据。

5. **致畸试验** 了解受试物是否具有致畸作用和发育毒性,并可得到致畸作用和发育毒性的未观察到有害作用剂量。

6. **生殖毒性试验和生殖发育试验** 了解受试物对实验动物繁殖及对子代的发育毒性,如性腺功能、发情周期、交配行为、妊娠、分娩、哺乳和断乳以及子代的生长发育等。得到受试物的未观察到有害作用剂量水平,为初步制定人群安全接触限量标准提供科学依据。

7. **毒物动力学试验** 了解受试物在体内的吸收、分布和排泄速度等相关信息;为选择慢性毒性试验的合适实验动物种（species）、系（strain）提供依据;了解代谢产物的形成情况。

8. **慢性毒性试验和致癌试验** 了解经长期接触受试物后出现的毒性作用以及致癌作用;确定未观察到有害作用剂量,为受试物能否应用于食品的最终评价和制定健康指导值提供依据。

（二）各项毒理学试验结果的判定

1. **急性毒性试验** 如 LD_{50} 小于人的推荐（可能）摄入量的 100 倍,则一般应放弃该受试物用于食品,不再继续进行其他毒理学试验。

2. **遗传毒性试验** ①如遗传毒性试验组合中两项或以上试验阳性,则表示该受试物很可能具有遗传毒性和致癌作用,一般应放弃该受试物应用于食品。②如遗传毒性试验组合中一项试验为阳性,则再选两项备选试验（至少一项为体内试验）。如再选的试验均为阴性,则可继续进行下一步的毒性试验;如其中有一项试验阳性,则应该放弃该受试物应用于食品。③如三项试验均为阴性,则可继续进行下一步的毒性试验。

3. **28 天经口毒性试验** 对只需要进行急性毒性、遗传毒性和 28 天经口毒性试验的受试物,若试验未发现有明显毒性作用,综合其他各项试验结果可做出初步评价;若试验中发现有明显毒性作用,尤其是有剂量-反应关系时,则考虑进行进一步的毒性试验。

4. **90 天喂养毒性试验** 根据试验所得的未观察到有害作用剂量进行评价,原则是:①未观察

到有害作用剂量小于或等于人的推荐(可能)摄入量的100倍表示毒性较强,应放弃该受试物用于食品;②未观察到有害作用剂量大于100倍而小于300倍者,应进行慢性毒性试验;③未观察到有害作用剂量大于或等于300倍者则不必进行慢性毒性试验,可进行安全性评价。

5. 致畸试验　根据试验结果评价受试物是不是实验动物致畸物。若致畸试验结果阳性则不再继续进行生殖毒性试验和生殖发育毒性试验。在致畸试验中观察到其他发育毒性,应结合28天和(或)90天经口毒性试验结果进行评价。

6. 生殖毒性试验和生殖发育毒性试验　根据试验所得到的未观察到有害作用剂量进行评价,原则是:①未观察到有害作用剂量小于或等于人的推荐(可能)摄入量的100倍表示毒性较强,应放弃该受试物用于食品;②未观察到有害作用剂量大于100倍而小于300倍者,应进行慢性毒性试验;③未观察到有害作用剂量大于或等于300倍者则不必进行慢性毒性试验,可进行安全性评价。

7. 慢性毒性和致癌试验

(1)根据慢性毒性试验所得的未观察到有害作用剂量进行评价的原则是:①未观察到有害作用剂量小于或等于人的推荐(可能)摄入量的50倍者,表示毒性较强,应放弃受试物用于食品;②未观察到有害作用剂量大于50倍而小于100倍者,经安全性评价后,决定该受试物可否用于食品;③未观察到有害作用剂量大于或等于100倍者,则可考虑允许用于食品。

(2)根据致癌试验所得的肿瘤发生率、潜伏期和多发性等进行致癌试验结果判定的原则是(凡符合下列情况之一,可认为致癌试验结果阳性。若存在剂量-反应关系,则判断阳性更可靠。):①肿瘤只发生在试验组动物,对照组中无肿瘤发生;②试验组与对照组动物均发生肿瘤,但试验组发生率高;③试验组动物中多发性肿瘤明显,对照组中无多发性肿瘤,或只是少数动物有多发性肿瘤;④试验组与对照组动物肿瘤发生率虽无明显差异,但试验组中发生时间较早。

8. 其他　若受试物掺入饲料的最大加入量(原则上最高不超过饲料的10%)或液体受试物经浓缩后仍达不到未观察到有害作用剂量为人推荐(可能)摄入量的规定倍数时,综合其他的毒性试验结果和实际食用或饮用量进行安全性评价。

五、食品安全性毒理学评价时需要考虑的因素

1. 试验指标的统计学意义、生物学意义和毒理学意义　对实验中某些指标的异常改变,应根据试验组与对照组指标是否有统计学差异、其有无剂量-反应关系、同类指标横向比较、两种性别的一致性及与本实验室的历史性对照值范围等,综合考虑指标差异有无生物学意义,并进一步判断是否具有毒理学意义。此外,如在受试物组发现某种在对照组没有发生的肿瘤,即使与对照组比较无统计学意义,仍要给予关注。

2. 人的推荐(可能)摄入量较大的受试物　应考虑给予受试物量过大时,可能影响营养素摄入量及其生物利用率,从而导致某些毒理学表现,而非受试物的毒性作用所致。

3. 时间-毒性效应关系　对由受试物引起实验动物的毒性效应进行分析评价时,要考虑在同一剂量水平下毒性效应随时间的变化情况。

4. 特殊人群和易感人群　对孕妇、乳母或儿童食用的食品,应特别注意其胚胎毒性或生殖发育毒性、神经毒性和免疫毒性等。

5. 人群资料　由于存在着动物与人之间的物种差异,在评价食品安全性时,应尽可能收集人群接触受试物后的反应资料,如职业性接触和意外事故接触等。在确保安全的条件下,可以考虑遵照有关规定进行人体试食试验,并且志愿受试者的毒物动力学或代谢资料对于将动物试验结果推论到人具有很重要的意义。

6. 动物毒性试验和体外试验资料　食品安全国家标准《食品安全性毒理学评价程序》(GB 15193.1-2014)所列的各项动物毒性试验和体外试验系统是目前管理(法规)毒理学评价水平下所得到的最重要的资料,也是进行安全性评价的主要依据,在试验得到阳性结果,而且结果的判定涉及受试物能否应用于食品时,需要考虑结果的重复性和剂量-反应关系。

7. 不确定系数　即安全系数。将动物毒性试验结果外推到人时,鉴于动物与人的物种和个体之间的生物学差异,不确定系数通常为100倍,但可根据受试物的原料来源、理化性质、毒性大小、代谢特点、蓄积性、接触的人群范围、食品中的使用量和人的可能摄入量、使用范围及功能等因素来综合考虑其安全系数的大小。

8. 毒物动力学试验的资料　毒物动力学试验是对化学物质进行毒理学评价的一个重要方面,因为不同化学物质、剂量大小,在毒物动力学或代谢方面的差别往往对毒性作用影响很大。在毒性试验中,原则上应尽量使用与人具有相同毒物动力学或代谢模式的动物种系来进行试验。研究受试物在实验动物和人体内吸收、分布、排泄和生物转化方面的差别,对于将动物试验结果外推到人和降低不确定性具有重要意义。

9. 综合评价　在进行综合评价时,应全面考虑受试物的理化性质、结构、毒性大小、代谢特点、蓄积性、接触的人群范围、食品中的使用量与使用范围、人的推荐(可能)摄入量等因素,对于已在食品中应用了相当长时间的物质,对接触人群进行流行病学调查具有重大意义,但往往难以获得剂量-反应关系方面的可靠资料;对于新的受试物质,则只能依靠动物试验和其他试验研究资料。然而,即使有了完整和详尽的动物试验资料和一部分人类接触的流行病学研究资料,由于人类的种族和个体差异,也很难做出能保证每个人都安全的评价。所谓绝对的食品安全实际上是不存在的。在受试物可能对人体健康造成的危害以及其可能的有益作用之间进行权衡。以食用安全为前提,安全性评价的依据不仅仅是安全性毒理学试验的结果,而且与当时的科学水平、技术条件以及社会经济、文化因素有关。因此,随着时间的推移,社会经济的发展、科学技术的进步,有必要对已通过评价的受试物进行重新评价。

点滴积累 ∨

1. 食品安全性毒理学评价试验内容:①急性经口毒性试验;②遗传毒性试验;③28天和90天经口毒性试验;④致畸试验;⑤生殖毒性试验;⑥毒物动力学试验;⑦慢性毒性试验;⑧致癌试验;⑨慢性毒性和致癌合并试验。

2. LD_{50}小于人的推荐(可能)摄入量的100倍,则一般应放弃该受试物用于食品。

3. 将动物毒性试验结果外推到人时，鉴于动物与人的物种和个体之间的生物学差异，不确定系数通常为 100 倍。

4. 所谓绝对的食品安全实际上是不存在的，要在可能对人体健康造成危害和可能的有益作用之间进行权衡。

目标检测

一、选择题

（一）单项选择题

1. 对《食品安全性毒理学评价程序和方法》(GB15193.21-2003)修订时,转化的 1 项标准是（　　）

A.《急性经口毒性试验》
B.《哺乳动物红细胞微核试验》
C.《果蝇伴性隐性致死试验》
D.《啮齿类动物显性致死试验》
E.《体外哺乳类细胞 TK 基因突变试验》

2. 对《食品安全性毒理学评价程序和方法》(GB15193.21-2003)修订时,废止 1 项标准是（　　）

A.《细菌回复突变试验》
B.《哺乳动物红细胞微核试验》
C.《果蝇伴性隐性致死试验》
D.《小鼠精子畸形试验》
E.《体外哺乳类细胞 HGPRT 基因突变试验》

3. 凡属我国首创(特别是化学结构提示有慢性毒性、遗传毒性或致癌性或该受试物产量大、使用范围广、人体摄入量大)的物质,应进行（　　）

A. 生殖毒性试验
B. 毒物动力学试验
C. 一二阶段毒理试验
D. 一二三阶段毒理试验
E. 一二三四阶段毒理试验

4. 试验目的是了解受试物的毒性强度、性质和可能的靶器官,测定 LD_{50} 的试验是（　　）

A. 慢性毒性试验
B. 生殖毒性试验
C. 90 天经口毒性试验
D. 28 天经口毒性试验
E. 急性毒性试验

5. 试验目的是筛查受试物的潜在致癌作用和细胞致突变性的试验是（　　）

A. 致畸试验
B. 遗传毒性试验
C. 生殖毒性试验
D. 致癌试验
E. 慢性毒性试验

6. 能够得到经口未观察到有害作用剂量的试验是（　　）

A. 28 天经口毒性试验
B. 急性经口毒性试验
C. 果蝇伴性隐性致死试验
D. 体外哺乳类细胞 HGPRT 基因突变试验
E. 啮齿类动物显性致死试验

7. 凡属毒理学资料比较完整,WHO 已公布 ADI 或不需规定 ADI 者或多个国家批准使用食品添加剂,如果质量与国际质量规格标准一致,则要求进行（　　）试验。根据试验结果考虑是否进行其他相关试验。

A. 生殖毒性试验和致畸试验　　　　　　B. 28 天经口毒性试验和 90 天经口毒性试验

C. 急性毒性试验和遗传毒性试验　　　　D. 慢性毒性试验和致癌试验

E. 毒物动力学试验和生殖发育毒性试验

（二）多项选择题

1. 按照遗传毒性试验相结合的原则,属于推荐"组合一"和推荐"组合二"共有试验的是(　　　)

A. 细菌回复突变试验　　　　　　　　　B. 体外哺乳细胞染色体畸变试验

C. 哺乳动物红细胞微核试验　　　　　　D. 啮齿类动物显性致死试验

E. 哺乳动物骨髓细胞染色体畸变试验

2. 按照遗传毒性试验相结合的原则,属于备选遗传毒性试验,不属于推荐组合试验的是(　　　)

A. 体外哺乳类细胞 TK 基因突变试验

B. 果蝇伴性隐性致死试验

C. 啮齿类动物显性致死试验

D. 体外哺乳类细胞 DNA 损伤修复(非程序性 DNA 合成)试验

E. 体外哺乳类细胞 HGPRT 基因突变试验

3. 凡属已知的或在多个国家有食用历史的物质,同时申请单位又有资料证明申报受试物的质量规格与国外产品一致,则可先进行(　　　)试验,根据试验结果判断是否进行进一步的毒性试验。

A. 急性经口毒性试验　　　　　　　　　B. 遗传毒性试验

C. 致畸试验　　　　　　　　　　　　　D. 28 天经口毒性试验

E. 90 天经口毒性试验

4. 下列一般不要求进行毒性试验的香料为(　　　)

A. 四个国际组织(JECFA、FEMA、COE、IOFI)中的三个允许使用,且有 ADI 的香料

B. 四个国际组织(JECFA、FEMA、COE、IOFI)中的两个允许使用,且有 ADI 的香料

C. 四个国际组织(JECFA、FEMA、COE、IOFI)中的一个允许使用,且有 ADI 的香料

D. 四个国际组织(JECFA、FEMA、COE、IOFI)中的零个允许使用,且有 ADI 的香料

E. 用动、植物可食部分提取的单一高纯度天然香料,其化学结构及有关资料并未提示不安全性的香料

二、简答题

1. 遗传毒性试验的结果判定原则是什么?

2. 90 天喂养毒性试验的结果判定原则是什么?

3. 慢性毒性试验的结果判定原则是什么?

4. 致癌试验的结果判定原则是什么?

三、论述题

1. 食品安全性毒理学评价程序与方法体系有哪些特点?

2. 进行食品安全性毒理学评价时需要考虑的因素有哪些?

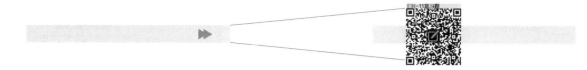

（富校轶）

第十二章

食品安全风险分析

学习目标 ∨

1. 掌握食品安全风险分析的内容，风险评估、风险管理和风险交流的基本概念，风险评估的组成部分和基本程序。

2. 熟悉食品安全风险管理的组成部分、风险管理的原则、风险管理的主体和参与者以及膳食暴露量评价方法。

3. 了解食品安全风险交流要素、风险交流的目的，了解安全摄入量的确定方法。

导学情景 ∨

情景描述

2014年，有媒体报道其送检的3个快餐品牌中的2个品牌的薯条均检出丙烯酰胺，含量分别为280μg/kg和240μg/kg，据此粗算一包中份薯条丙烯酰胺含量分别为31μg和23μg。通过网民留言评论发现，有部分网民对丙烯酰胺不甚了解，表示不再食用薯条，表现出对食品安全的担忧，另有部分网民感觉无所谓。

丙烯酰胺对人和动物都具有神经毒性，对动物还具有生殖毒性、致突变性和致癌性。丙烯酰胺在1994年被国际癌症研究中心列为2A类致癌物，即对人类具有潜在致癌性，但尚缺乏人群流行病学证据表明通过食物摄入丙烯酰胺与人类某种肿瘤的发生有明显相关性。油炸马铃薯食品中丙烯酰胺含量的监测受到国际国内政府、组织、专家的高度重视，在风险管理和风险交流方面，都加强了对生产企业的关注和对消费者的提醒。

学前导语

风险分析包括3个部分：风险评估、风险管理与风险交流。随着经济全球化、贸易自由化和食品国际贸易的迅速发展，如何做到保证贸易公平，并有效地规避风险及保障公众安全是我国食品质量管理必须面对的重大课题。开展食品安全风险分析工作成为解决这一课题的一剂良药。

第一节 风险分析概述

食品安全的程度影响每个人生命健康和生活质量，保障食品的安全性是全世界各国政府关切的民生要务之一。世界范围内食品安全事件屡有发生，原因之一主要为由终端检测构成的监管体制是静态的，缺乏动态的过程监管，监管的时机是滞后被动的，缺乏超前主动的科学预防。近年来，我国食品安全风险管理水平不断提高,与公众和国际社会食品安全风险信息交流日益增多,风险分析体系逐步完善。

一、基本概念

国内外食品安全风险分析概念的发展

根据国际食品法典委员会(CAC)工作程序手册,与食品安全有关的风险分析术语的定义如下:

1. **危害(hazard)**　食品中可能导致一种健康不良效果的生物、化学、或者物理因素或状态。

2. **风险(risk)**　食品中某种(某些)危害产生某种不良效果的可能性以及这种效果的严重程度。

3. **风险分析(risk analysis)**　包含 3 个部分的一个评价过程,即:风险评估、风险管理和风险交流。

4. **风险评估(risk assessment)**　一个建立在科学基础上的包含下列步骤的过程:①危害识别;②危害描述;③暴露评估;④风险描述。

5. **危害识别(hazard identification)**　识别可能产生健康不良效果并且可能存在于某种或某类特别食品中的生物、化学和物理因素。

6. **危害描述(hazard characterization)**　对于食品中可能存在的生物、化学和物理因素有关的健康不良效果的性质的定性和(或)定量评价。对化学因素应进行剂量-反应评估。对生物或物理因素,如数据可得到时,应进行剂量-反应评估。

7. **剂量-反应评估(dose-response assessment)**　确定某种化学、生物或物理因素的暴露水平(剂量)与相应的健康不良效果的严重程度和(或)发生频度(反应)之间的相关性。

8. **暴露评估(exposure assessment)**　对经由食品可能摄入和其他有关途径暴露的生物、化学和物理因素的定性和(或)定量评价。

9. **风险描述(risk characterization)**　根据危害识别、危害描述和暴露评估,对特定人群的已知或潜在健康不良效果的发生可能性和严重程度进行定性和(或)定量的估计,其中包括伴随的不确定性。

10. **风险管理(risk management)**　根据风险评估的结果,同时考虑各方利益,对备选政策进行权衡,并且在需要时选择预防和实施适当的控制过程。

11. **风险交流(risk communication)**　在风险评估人员、风险管理人员、消费者和其他有关的团体之间就与风险有关的信息和意见进行相互交流。

知识链接

食品安全风险监测

食品安全风险监测是通过系统和持续地收集食源性疾病、食品污染以及食品中有害因素的监测数据及相关信息,并进行综合分析和及时通报的活动。

保障食品安全是国际社会面临的共同挑战和责任。 各国政府和相关国际组织在解决食品安全问题、减少食源性疾病、强化食品安全体系方面不断探索，积累了许多经验，食品安全管理水平不断提高，特别是在风险评估、风险管理和风险交流构成的风险分析理论与实践上得到广泛认同和应用。 中国于 2009 年 6 月正式实施《食品安全法》，原卫生部负责制定、公布食品安全的国家标准。 目前已会同有关部门成立了国家食品安全风险评估专家委员会、食品安全国家标准审评委员会，并发布实施了相关的管理规定。 同时，全国食品安全风险监测体系也正在建立。

我国已经于 2010 年初通过了《食品安全风险监测管理规定》，对食品安全风险监测第一次进行了法律界定与约束。

二、风险分析的基本框架

风险分析包括以科学为依据的风险评估，以政策为依据的风险管理和整个风险分析中对风险信息和观点的风险交流，是 3 个部分的有机统一。在风险分析的 3 个组成部分中，风险评估是整个风险分析体系的核心和基础。风险评估、风险管理、风险交流三者在功能上各有侧重，同时，相互之间存在信息互动和紧密的联系。风险分析框架图见图 12-1，将这 3 部分整合实施是解决当前面临的食品安全问题的一个基本准则。

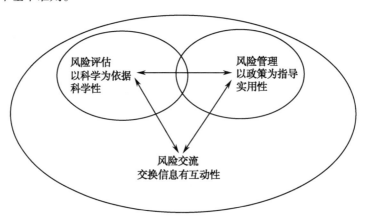

图 12-1　风险分析框架图

点滴积累 ∨

1. 风险分析是包含风险评估、风险管理和风险交流 3 个部分的评价过程。

2. 风险评估的步骤：①危害识别；②危害描述；③暴露评估；④风险描述。

3. 危害识别指识别可能产生健康不良效果并且可能存在于某种或某类特别食品中的生物、化学和物理因素。

4. 危害描述指对于食品中可能存在的生物、化学和物理因素有关的健康不良效果的性质的定性和/或定量评价。 对化学因素应进行剂量-反应评估。 对生物或物理因素，如数据可得到时，应进行剂量-反应评估。

5. 暴露评估指对经由食品的可能摄入和其他有关途径暴露的生物、化学和物理因素的定性和/或定量评价。

6. 风险描述指根据危害识别、危害描述和暴露评估，对特定人群的已知或潜在健康不良效果的发生可能性和严重程度进行定性和/或定量的估计，其中包括伴随的不确定性。

第二节　安全摄入量的确定

健康指导值是人类在一定时期内(24 小时或终生)摄入某种(或某些)物质，而不产生可检测到的对健康产生危害的安全限值，包括日容许摄入量、耐受摄入量、急性参考剂量等。

一、基本术语

1. 日容许摄入量(ADI)　人类终生每日摄入正常使用的某化学物质(如食品添加剂)，不产生可检测到的对健康产生危害的量。以每千克体重可摄入的量表示，即 mg/kg 体重。

(1)ADI 的确定依据:动物试验的最大未观察到有害作用剂量，根据最敏感的动物物种来确定；再由动物数据外推到人。

(2)获得 ADI 值步骤:急性毒理学研究；短期和长期毒性研究(至少两个物种)；三致试验(至少两个物种)；代谢研究。过程中全面考虑以下几方面的因素:

1)化学结构:①可以根据化学结构预测其毒性。②理化性质和纯度:试验样品必须符合既定的生产工艺、配方和理化性质，其纯度应与实际应用的相同。③需要鉴别其毒性作用是该物质本身的作用还是杂质的作用。

2)动物毒性试验和体外试验资料:进行评价的主要依据。在试验得到阳性结果，而且结果的判定涉及受试物能否应用于食品时，需要考虑结果的重复性和剂量-反应关系。在结果有争议或食品安全性毒理学评价程序规定的亚慢性毒性或慢性毒性试验中出现阳性结果时，需由有关专家进行评议，以决定是否需要重复试验。

3)代谢实验资料:代谢研究是对化学物质进行毒理学评价的一个重要方面，在毒性试验中，原则上应尽量使用与人具有相同代谢途径的动物种系来进行较长期的试验。研究受试物在实验动物和人体内吸收、分布、排泄和转化方面的差别，这对于将动物实验结果比较正确地推论到人具有重要意义。

4)人的可能摄入量:①除一般人群的摄入量外，还应考虑特殊和敏感人群(如儿童、孕妇及高摄入量人群)；②人体资料:由于存在着动物与人之间的种属差异，在将动物实验结果推论到人时，应尽可能收集人群接触受试物后的反应资料，如职业性接触和意外事故接触等。志愿受试者体内的代谢资料对于将动物实验结果推论到人具有重要意义。

进行最后评价时，必须在受试物可能对人体健康造成的危害以及其可能的有益作用之间进行权衡。给出每日允许摄入量 ADI 值。

2. 耐受摄入量　人类在一段时间内或终生暴露于某化学物质,不产生可检测到的对健康产生危害的量。以每千克体重可摄入的量表示,即 mg/kg 体重,包括日耐受摄入量、暂定最大日耐受摄入量、暂定每周耐受摄入量和暂定每月耐受摄入量。

3. 急性参考剂量　人类在 24 小时或更短的时间内摄入某化学物质(如农药),而不产生可检测到的对健康产生危害的量。

二、健康指导值的制定方法

1. 收集相关数据　为制定健康指导值,首先应收集相关的毒理学研究资料,需要对来源于适当的数据库、经同行专家评审的文献及诸如企业界未发表的研究报告的科学资料进行充分的评议。对毒性资料的评价一般利用证据权重法,对不同研究的权重大小按如下顺序:流行病学研究、动物毒理学研究、体外试验以及定量结构-反应关系。

2. 起始点的确定　起始点的确定取决于测试系统和测试终点的选择、剂量设计、毒作用模式和剂量-反应模型等。常用的起始点有 NOAEL(未观察到有害作用剂量)和 BMD(基准剂量)。

3. 不确定系数的选择　鉴于从动物试验结果外推到人时,存在固有的不确定性,包括物种间外推不确定性、人物种内外推不确定性、高剂量结果外推到低剂量的不确定性、少量实验动物结果外推到大量人群的不确定性,实验动物低遗传异质性外推到高遗传异质性人群的不确定性等。将动物资料外推到人通常以 100 倍的不确定系数作为起点,即物种间差异 10 倍,和人群内易感性差异 10 倍。当数据不充分时应进一步增加不确定系数,如以亚慢性研究结果外推到慢性研究、以 LOAEL(最小观察到有害作用剂量)代替 NOAEL(未观察到有害作用剂量)、数据库不完整而需要通过部分判断来弥补等,一般把每种不确定系数的默认值定为 10。

4. 健康指导值的计算　按式(12-1)计算:

$$HBGV = POD/UFs \qquad\qquad 式(12\text{-}1)$$

式中,HBGV—健康指导值;

　　　　POD—起始点;

　　　　UFs—不确定系数。

点滴积累 ⩔ ....

1. 日容许摄入量(ADI)是指人类终生每日摄入正常使用的某化学物质(如食品添加剂),不产生可检测到的对健康产生危害的量。

2. 耐受摄入量是指人类在一段时间内或终生暴露于某化学物质,不产生可检测到的对健康产生危害的量。

3. 急性参考剂量是指人类在 24 小时或更短的时间内摄入某化学物质(如农药),而不产生可检测到的对健康产生危害的量。

4. 健康指导值的计算:HBGV = POD/UFs

第三节 膳食暴露量评价

一、基本概念

1. 食品安全暴露评估 根据 WHO 定义表示为,通过食品的摄入或其他途径而可能摄入体内的生物性、化学性和物理性成分进行的定性和(或)定量评价。暴露评估是量化风险并最终确定某种物质是否会对公众健康带来风险的技术过程。

2. 膳食暴露 是指通过食物途径被摄取的危害物质的量。膳食暴露评估是关联食品消费量数据与食品中危险物质浓度数据的桥梁,通过比较膳食暴露评估结果与食品中某物质的健康指导值,可以确定危害物的风险程度。

进行暴露评估需要两方面的基础资料:食品中相关化学物质的含量和含有某种化学物质食品的消费量。获得上述数据以后,利用代表膳食暴露情况的数学模型进行暴露估计。

3. 急性暴露评估 主要针对 24 小时内食物中有害物暴露情况进行评估。

4. 慢性暴露评估 是对整个生命周期内平均每日暴露情况进行评估。通常进行毒理学研究的目的是检验长期饮食中所摄入化学物质的不良健康影响(如几个月或动物实验的大部分寿命中)。不良影响通常会随着所研究化学物的长期暴露而由低剂量水平增加,对于这种暴露的评估即为慢性膳食暴露评估。

二、暴露评估方法

对于食品中化学物质膳食摄入量的估计,需要有相应的食品消费量、食品中要评估的化学物浓度的资料。

食品中化学物浓度数据主要来源于代表性采样数据、目标采样数据和最大限量值。采用预算法进行筛选评估时,一般可直接利用国际或国家标准中规定的食物中某种化学物的最大限量值作为其含量进行筛选,如农药最大残留限量和食品添加剂最大使用量。代表性采样数据主要是根据随机抽样原则,通过监测数据、总膳食研究数据、全球环境监测规划/食品污染物监测与评估计划数据库获得化学物的含量。目标采样数据通常通过执法机构、食品管理机构或企业怀疑某(些)产品批次超出目标水平或法定范围而获得数据,这些数据不具有代表性,使用时具有针对性。

食品消费量数据反映了个人或群体对固体食品、饮料(包括饮用水)及营养品方面的消费情况,它可由个人、家庭层面的食品消费调查或通过近似的食品生产统计方面来评估。联合国粮农组织/世界卫生组织(FAO/WHO)推荐的膳食暴露评估方法主要有 3 种:单个食物的选择性研究;双份饭法研究;总膳食研究(total diet study,TDS)。

1. 单个食物的选择性研究 是通过测定某些具有代表性的食物样品中的化学污染物和营养素的含量,结合这些食物的消费量数据,计算出平均每日膳食摄入量。此方法工作量相对较小,样品易得,费用也较低,但收集的样品多是未加工的,所以不能反映烹调加工对实际摄入量的影响,另一个严重不足是所涉及的食物样品有时不能代表整个人群的膳食。

2. 双份饭法研究 需要收集调查对象在调查期间的全部膳食,然后进行实验室的测定。它是最准确的膳食摄入量评估方法,对于每个调查对象来说,它如实反映了调查期间的膳食消费情况。但此方法工作量大,采样难度相对大,费用相对较多,所以很难开展大规模的研究,一般情况下,无法代表长期的食物消费水平,不具有人群代表性,只适合于小规模的调查研究。

3. 总膳食研究(TDS) 对于一个国家的整体人群来说,总膳食研究具有更好的准确性和操作性,WHO 也大力推荐总膳食研究作为一个国家确保食品安全的最经济有效的方法。总膳食研究,也称"市场菜篮子研究",是将某一国家或地区的食物进行聚类,按当地菜谱进行烹调成为能够直接入口的样品,通过化学分析获得整个人群的膳食摄入量。它充分考虑了烹调加工过程对食物样品化学污染物和营养素的影响,有较好的人群针对性,还可覆盖较多的调查对象,是目前国际公认的评价一个国家或地区大规模人群膳食中化学污染物和营养素摄入量的通用的最好方法。

知识链接

TDS 工作程序

(1)在一个国家或地区,根据地理位置,按行政区域选择若干个区,即"菜篮子",要求总体"菜篮子"具有国家或地区代表性。

(2)对每个区分别进行抽样和膳食调查,以了解该区的平均膳食结构和每种食物的消费量。

(3)按消费量聚类确定代表性食物(包括饮用水和烹调用水)后采样,并按当地菜谱进行烹调。

(4)将食物样品送至一个中心实验室进行成分(化学污染物、营养素、非营养素等)测定。

(5)根据测定所得的每种食物中污染物或营养素含量,结合每种食物的人均消费量,分别计算各区或全国每人每天各种污染物或营养素的摄入量。 如果数据允许,也可以进一步计算不同性别、年龄组的摄入量。

TDS 包含混合食物样品法与单个食物样品法。混合食物样品法一般是将所采集的个别食物样品经烹调后按食物类别混合成 8~15 类(如谷类、肉类、蔬菜类等)进行实验室测定;而单个食物样品法是对所采集的个别食物样品经烹调后分别进行实验室测定。混合食物样品法比较简单易行,但难以得到更加细化的不同性别、年龄组的结果,也不利于分析污染物摄入量影响较大的食物品种以及追踪污染来源。而受人力、物力和技术等方面的限制,目前大多数国家采用混合食物样品法。由于开展 TDS 的条件、技术和经费均比较高,迄今为止,只有美、英、澳、新、加、日和荷兰等十余个发达国家每年或定期开展 TDS。中国是发展中国家中第一个成功开展 TDS 的国家。

另外,可以采用生物监测手段来评估机体中化学物的内暴露量,包括:生物组织或体液(血液、尿液)、呼出气体、头发等含有的化学物及其代谢物的浓度。

三、暴露评估模型

暴露评估模型将食物消费量数据与食品中化学物的浓度数据进行整合,其通用公式见式 12-2。

$$膳食暴露 = \frac{\sum(食品中化学物浓度 \times 食品消费量)}{体重(kg)} \qquad 式(12-2)$$

获得化学物含量和食品消费量数据后,一般可采用以下 3 种方法来进行暴露评估:点评估、简单分布和概率分布评估。点评估是将食品消费量设为一个固定值,再乘以食品中化学物残留量/或浓度,然后将所有摄入量相加的方法。

1. 点评估　是用单一数值表述消费人群风险的一些参数,如人群的平均风险水平的评估方法。点评估的优点是简单快速,易于理解和操作,能提供"估计界限"容易被管理者采纳。点评估的缺点是反复使用保守的点评估会对实际暴露产生显著的过高估计,对风险管理者和公众只能提供有限的信息。

2. 简单分布　将食品中化学物残留量/或浓度使用一个固定参数值,与食品摄入量的分布进行整合,此方法考虑了相关食品消费量的变异,较点评估更精确。

3. 概率分布评估　是用频率分布来描述各个变量的变异性或不确定性,它利用模型中食物消费量与化学物的浓度分布的数据,并使用选择每一项输入分布的随机数据来模拟膳食暴露,较前两种方式更符合消费者的实际行为,结果更准确。

点滴积累 ▽

1. 进行暴露评估需要两方面的基础资料:食品中相关化学物质的含量和含有某种化学物质食品的消费量。

2. 总膳食研究:也称"市场菜篮子研究"(TDS),是将某一国家或地区的食物进行聚类,按当地菜谱进行烹调成为能够直接入口的样品,通过化学分析获得整个人群的膳食摄入量。

3. 暴露评估模型将食物消费量数据与食品中化学物的浓度数据进行整合,其通用公式如下:

$$膳食暴露 = \frac{\sum(食品中化学物浓度 \times 食品消费量)}{体重(kg)}$$

第四节　风险分析

风险分析就是对风险进行评估,进而根据风险程度来采取相应的风险管理措施去控制或降低风险,并且在风险评估和风险管理的全过程中保证风险相关各方保持良好的风险交流状态。

一、风险评估

风险评估是指对人体接触食源性危害而产生的已知或潜在的对健康的不良影响的科学评估,是一种系统地组织科学技术信息及其不确定度的方法,用以回答有关健康风险的特定问题的一种评估方法。食品安全风险评估是指对食品中生物性、化学性和物理性危害对人体健康可能造成的不良影响及其程度进行科学评估的过程。它是风险管理和风险交流的基础。风险评估的 4 个基本步骤见图 12-2。

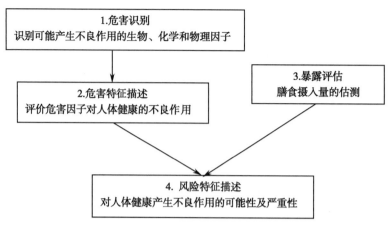

图 12-2 风险评估的内容

（一）危害识别

危害识别（hazard identification）又称危害鉴定，即对危害的认定，属于定性危险性评估的范畴，目的是确定食品中的有害物质对人体的潜在不良作用的性质进行鉴定，包括致癌性、生殖/发育毒性、神经毒性、免疫毒性等；不良作用产生的可能性；对不良作用进行分级。是证实存在于某一种特殊食品或一组食品中的生物，化学和物理物质导致不良健康影响的能力。

若危害因素是化学物质，危害识别应从危害因素的理化特性、吸收、分布、代谢、排泄、毒理学特性等方面进行描述。若是微生物，需要特别关注微生物在食物链中的生长、繁殖和死亡的动力学过程及其传播/扩散的潜力。

对于大多数有权威数据的危害因素，可以直接在综合分析世界卫生组织（WHO）、FAO/WHO、食品添加剂联合专家委员会（JECFA）、美国食品药品管理局（FDA）、美国环保署（EPA）、欧洲食品安全局（EFSA）等国际权威机构最新的技术报告或述评的基础上进行描述。在实际工作中，危害识别一般以动物和体外试验得到的资料作为主要依据，也可以采用临床和流行病学研究资料、结构与活性关系研究的资料。按重要程度，顺序为：临床和流行病学研究、动物毒理学研究、体外试验、结构与活性定量关系的研究。危害的认定一般以动物毒理学研究、体外试验的资料为依据，因为临床和流行病研究费用昂贵，而且目前能够得到的数据较少，资料很难得到。

1. 流行病学研究 如果能够通过临床和流行病学研究获得数据，在危害认定和其他步骤中应当充分利用。如果流行病学研究数据能够获得阳性结果，需要将其应用到危险性评估中。在设计流行病学研究时，或分析具有阳性结果的流行病学资料时，应当充分考虑个体易感性，包括遗传易感性、与年龄和性别相关的易感性以及营养状况与经济状况等。

由于大部分流行病学研究不足以发现低水平暴露的效应，阴性结果在风险评估中难以得到肯定的答案。即使流行病学资料的价值最大，危险性管理决策也不可过分依赖流行病学研究。预防医学应该防患于未然，如果等到阳性资料出现，表明不良效应已经发生，此时危害鉴定已经受到了耽误。因此，对于大多数化学物来说，临床和流行病学资料难以得到。

2. 动物实验 目前，动物实验是现有用于危害鉴定方法中最广泛的一种手段。用于风险评估的绝大多数毒理学数据来自动物实验，这些实验必须遵循标准化试验程序。国际经济合作与发展组织(OECD)和美国环境保护局(EPA)曾经制定了化学品的危险性评价程序,我国也以国家标准形式制定了《食品安全性毒理学评价程序和方法》。设计动物毒理学试验可以找出观察到的有害作用的最低剂量(LOAEL)、未观察到有害作用剂量(NOAEL)。长期(慢性)动物试验数据主要的毒理学效应终点包括致癌性、生殖/发育毒性、神经毒性、免疫毒性等。短期(急性)毒理学试验资料可作为如急性毒性的分级(以 LD_{50} 的大小为依据)而应用。

另外,通过体外试验可以增加对危害作用机制的了解。通过定量的结构-活性关系研究,对于同一类化学物质(如多环芳烃、多氯联苯、二噁英),可以根据一种或多种化合物已知的毒理学资料,采用毒物当量的方法来预测其他化合物的危害。

案例分析

案例

邻苯二甲酸二丁酯(DBP)是一种人工合成的邻苯二甲酸酯类物质(PAEs),主要作为增塑剂用于软制聚氯乙烯材料,易于迁移至周围环境中造成食物或环境的污染。人体可通膳食摄入的途径暴露于DBP,膳食摄入是其最主要的暴露途径之一。动物试验表明,DBP可以导致大鼠生育率下降,仔鼠出生体重下降等。关于人群暴露于DBP的毒理学资料较少,仅有研究认为接触可能导致过敏现象,头痛等神经衰弱症状,也可能导致妇女妊娠率下降。评估DBP的膳食暴露在中国人群的摄入水平及其潜在的健康风险是我国风险评估的优先项目。

分析

样品分析方法:食物样品中DBP的含量检测采用GB21911-2008《食品中邻苯二甲酸酯的测定》中规定的气相色谱-质谱法。人群暴露量计算方法:简单分布评估方法,食物的消费量数据来源于2002年中国居民营养与健康状况调查,该调查采用连续3天24小时回顾法,共获得68 959名调查对象的膳食消费量。将调查人群根据不同年龄,性别划分为8个组,分别对各年龄性别组人群的DBP暴露量进行评估。利用每个调查个体对各类食物的消费量以及个体体重数据,结合不同类别食物中DBP的含量数据,来计算每个个体每日每千克体重DBP的摄入量。

结论:各种食品中的含量范围为0.00~46.50mg/kg,平均含量为0.11mg/kg。全人群的膳食DBP平均摄入量为 $1.21\mu g/(kg \cdot BW)$,全人群高食物消费量人群(P97.5)摄入量为 $2.84\mu g/(kg \cdot BW)$。大米、方便面对DBP膳食摄入的贡献率较高,分别为20.30%和15.34%。中国居民膳食DBP摄入的健康风险较低,处于可接受水平。

(二)危害特征描述

危害特征描述(hazard characterization)是对食品中存在的有害物质的健康不良效应进行定量评价,是由毒理学试验获得的数据外推到人,计算人体的ADI值的过程。核心是剂量-反应关系的评估。

外源化学物(包括食品添加剂、农药、兽药和污染物)在食品中存在的含量往往很低,通常为微量(mg/kg或μg/kg),甚至更低(ng/kg或pg/kg)的超痕量水平。在动物毒理学试验中,为了能够检出毒性,使用的剂量通常很高。因此,需要通过剂量-反应关系外推,将从动物试验的高剂量外推到人低剂量暴露的危害程度。

1. 剂量-反应关系评估　剂量一般取决于化学物的摄入量,即浓度、进食量与接触时间的乘积。剂量-反应关系的评估就是确定化学物的摄入量与不良健康效应强度与频率的关系,包括剂量-效应关系和剂量-反应关系。剂量-效应关系是指化学物的摄入量(剂量)与个体或群体中发生某种量效应强度之间的关系。剂量-反应关系表示化学物的剂量与某一生物群体中出现某种强度的生物效应的发生率之间的关系,一般以百分率来表示。

为了与人体摄入量水平相比较,需要把动物试验数据外推到比动物试验低得多的剂量,也就是在所研究的剂量-反应关系的评估曲线之外。但这种外推过程在质和量上均存在不确定性。如果动物与人体的反应在本质上不一致,则所选的剂量-反应模型可能有误。即使在同一个剂量,人与动物在毒物代谢动力学上也可能存在不同。如果剂量不同,代谢方式不同的可能性更大,如高剂量化学物会使正常的解毒/代谢途径饱和,而产生低剂量时不会产生的毒作用。

2. 遗传毒性与非遗传毒性致癌物　毒理学家对化学物的不良健康效应存在阈值的认识比较一致,但遗传性致癌物例外。由少数几个分子甚至一个分子的突变就有可能诱发人体或动物的癌症,从这一致癌理论出发,致癌物就没有安全剂量。近年来,对待不同种类的致癌物已有所区别,并确定了一类非遗传毒性致癌物,即本身不诱发突变,但可作用于其他致癌物或某些物理化学因素启动的细胞致癌中的后期过程。相反,大部分致癌物通过诱发体细胞基因突变而活化致癌基因和(或)灭活抑癌基因,因此,可以将遗传毒性致癌物定义为:能直接或间接地引起靶细胞遗传改变的化学物。许多国家的食品安全管理机构认定,非遗传毒性致癌物存在剂量阈值,遗传毒性致癌物不存在剂量阈值。由于目前对致癌机制的认识不足,致突变性试验筛选致癌物的方法尚不能应用于所有致癌物。非遗传毒性致癌物可以按阈值方法进行管理。

3. 阈值法和非阈值法　由动物毒理学试验获得的 LOAEL 或 NOAEL 值除以合适的安全系数就得到安全阈值水平——每日允许摄入量(ADI)。ADI 值提供的信息是:如果按其 ADI 值或 ADI 值以下的量摄入某一种化学物,则对健康没有明显的危险性。但实验动物与人体存在种属差别,人的敏感性也有差异,并且膳食习惯更为不同。国际上通过采用安全系数克服这些不确定性,包括弥补人群中的个体差异。通常对动物长期毒性试验资料的安全系数为100,这包括人与实验动物种属差别的 10 倍和人群个体差异的 10 倍。当然,理论上存在某些个体的敏感性程度超出安全系数的范围。因此,当一个化学物的科学数据有限时,原则上采用更大的安全系数。即使如此,采用安全系数并不能够保证每一个个体的绝对安全。

对于遗传毒性致癌物,一般不采用 NOAEL 除以安全系数的方法来制定允许摄入量,因为即使在最低剂量,仍然存在致癌危险性,即一次受到致癌物的攻击造成遗传物质的突变就有可能致癌。按此一次攻击模型理解遗传毒性致癌物就不存在阈值。但致癌物零阈值的概念在现实管理中是难以实行的,而可接受危险性的概念就成为人们的共识。在遗传毒性致癌物的管理上有两种办法:一是禁止生产和使用某些化学物(如致癌性的食品添加剂等);二是给化学物制定一种极低而可以忽略不计、对健康影响甚微或社会可以接受的危险性水平,即非阈值法。

（三）暴露水平评估

暴露量评估（exposure assessment）的基本思想——暴露量＝食物消费量×食物污染物浓度。根据《食品安全风险评估工作指南》第八章,膳食暴露评估以食物消费量和（或）频率与食物中危害因素含量（或污染率）等有效数据为基础,根据所关注的目标人群,选择能满足评估目的的最佳统计值计算膳食暴露量,同时可根据需要对不同暴露情景进行合理的假设。

在化学物的急性（短期）暴露评估中,食物消费量和物质含量（浓度）通常分别选用高端值（如P90）或最大值;而在慢性（长期）暴露评估中,食物消费量和物质含量（浓度）可以分别选用平均值、中位数或 P90 等百分位数的不同组合。营养素的膳食暴露评估应同时关注 P25 等低端值。在概率性暴露评估中,需要利用食物消费量和食物中物质含量（浓度）的所有个体数据,通过相关软件的模拟运算,计算人群危害因素膳食暴露水平的分布。在进行微生物的暴露评估时,还需要考虑从生产到消费过程中微生物的消长变化,可通过构建有效模型预测不同环节、不同环境条件以及不同处理方法对微生物暴露水平的影响。

评估时注意清晰确定进行膳食暴露评估的目的;评估程序旨在为消费者提供相同水平的保护;国际膳食暴露评估应该提供相当或优于现有国家层面的评估结果;膳食暴露评估应覆盖普通人群及重点人群;进行本国膳食暴露评估工作时,国家主管部门采用本国的食品消费量和浓度数据,但可以以国际营养和毒理学数据作为参考,如果各个国家对某种化学物的国际膳食暴露评估结果并未超过其相应的健康指导值（或不低于营养素参考值）,则该化合物在该国家可以认为是安全的。

（四）风险特征描述

风险特征描述应在危害识别、危害特征描述和暴露评估的基础上,对评估结果进行综合分析,描述危害对人群健康产生不良作用的风险及其程度以及评估过程中的不确定性。风险特征描述有定性和（半）定量两种,定性描述通常将风险表示为高、中、低等不同程度;（半）定量描述以数值形式表示风险和不确定性的大小。化学物的风险特征描述通常是将膳食暴露水平与健康指导值（如 ADI、TDI、ARfD 等）相比较,并对结果进行解释。微生物的风险特征描述通常是根据膳食暴露水平估计风险发生的人群概率,并根据剂量反应关系估计危害对健康的影响程度。

对于有阈值效应的化学物质,FAO/WHO 食品添加剂联合专家委员会（JECFA）、FAO/WHO 农药残留联席会议（JMPR）等国际组织或机构通常是以危害特征描述步骤推导获得的健康指导值为参照,进行风险特征描述,也就是通过将某种化学物的膳食暴露估计值与相应的健康指导值进行比较,来判定暴露健康风险。即将日容许摄入量、每日可耐受摄入量（TDI）或者其他值与估计摄入量比较,如果摄入量低于 ADI 值或 TDI 值,则认为不具有危害性。

$$安全限值（MOS）＝ADI/暴露量$$

若 MOS≥1,该危害物对食品安全影响的风险是可以接受的。

若 MOS<1,该危害物对食品安全影响的风险超过了可以接受的限度,应当采取适当的风险管理措施。

如果待评估的化学物在目标人群中的膳食暴露量低于健康指导值,则一般可认为其膳食暴露不会产生可预见的健康风险,不需要提供进一步的风险特征描述的信息。当待评估化学物的膳食暴露水平超过健康指导值时,若需作进一步的具体描述,向风险管理者提供针对性的建议,则需要详细分析以下因素:①待评估化学物的毒理学资料,如观察到有害作用的最低剂量水平(LOAEL)、健康损害效应的性质和程度、是否具有急性毒性或生殖发育毒性、剂量-反应关系曲线的形状;②膳食暴露的详细信息,如应用概率模型获得目标人群的膳食暴露分布情况、暴露频率、暴露持续时间等;③所采用的健康指导值的适用性,例如是否同样对婴幼儿、孕妇等特殊人群具有保护性。

对于既有遗传毒性又具有致癌性的化学物质,传统的观点通常认为它们没有阈剂量,任何暴露水平都可能存在不同程度的健康风险。对于遗传毒性致癌物,JECFA、JMPR 等国际机构不对其设定健康指导值。JECFA 建议对食品中该类物质的风险特征描述可采用其他方法。

知识链接

食品中遗传毒性致癌物的风险特征描述方法

1. ALARA(as low as reasonably achievable)原则 即在合理可行的条件下,将膳食暴露水平降至尽可能低的水平。 这是一个通用性的原则,是在缺乏足够的数据和科学的风险描述方法的前提下,为最大限度保护消费者健康所提供的建议。 但是该原则并未考虑待评估化学物的致癌潜力和特征、膳食暴露水平等因素。

2. 低剂量外推法 对于某些致癌物,可假设在低剂量反应范围内,致癌剂量和人群癌症发生率之间呈线性剂量反应关系,获得致癌力的剂量-反应关系模型,用以估计因膳食暴露所增加的肿瘤发生风险。需要注意的是,在进行剂量外推的过程中,必须根据经验选择适宜的数学模型,随着选用模型的不同,风险估计值的结果可能相差较大,并且数学模型无法反映生物学上的复杂性。 该方法较为保守,通常会过高估计实际的风险。

3. 暴露限值(margin of exposure,MOE)法 MOE 是动物实验或人群研究所获得的剂量-反应曲线上分离点或参考点[即临界效应剂量,如 NOAEL 或基准剂量低限值(BMDL)]与估计的人群实际暴露量的比值。 风险可接受水平取决于 MOE 值的大小,MOE 值越小,则化学物膳食暴露的健康损害风险越大。 目前,MOE 法是在对食品中遗传毒性致癌物进行风险特征描述过程中最常应用的方法。

二、风险管理

风险管理是依据风险评估的结果,权衡管理决策方案,并在必要时,选择并实施适当的管理措施(包括制定措施)的过程。风险管理是管理者的行为。政府部门作为管理者,根据专家评估的结果,来制定管理措施。另外,开展风险管理时,所有可能受到风险管理决定影响的有关团体都应当有机会参与风险管理的过程,如消费者组织、食品工业和贸易的代表、教育和研究机构以及管理机构。在风险管理政策制定过程的每个阶段,包括评价和审查中,都应当吸收有关团体参加,他们可以以各种形式进行协商,包括参加公共会议、在公开文件中发表评论等。

(一)风险管理的目标与措施

风险管理的首要目标是通过选择和实施适当的措施,尽可能有效地控制食品风险,从而保障公众健康。措施包括制定最高限量,制定食品标签标准,实施公众教育计划,通过使用其他物质改善农业或生产规范以减少某些化学物质的使用等。

(二) 风险管理的内容

风险管理可以分为4个部分:风险评价、风险管理选择评估、执行管理决定以及监控和审查。

1. 风险评价的基本内容 包括确认食品安全问题、描述风险概况、就风险评估和风险管理的优先性对危害进行排序、为进行风险评估制定风险评估政策、决定进行风险评估,以及风险评估结果的审议。

2. 风险管理选择评估的程序 包括确定现有的管理选项、选择最佳的管理选项(包括考虑一个合适的安全标准)以及最终的管理决定。

3. 执行管理决定 是指通过对各种方案的选择做出最终管理决定后,必须按照管理决定实施。

4. 监控和审查 是指对实施措施的有效性进行评估以及在必要时对风险管理和(或)评估进行审查,以确保实现食品安全的目标。

为了做出风险管理决定,风险评价过程的结果应当与现有风险管理选项的评价相结合。保护人体健康应当是首先考虑的因素,同时,可适当考虑其他因素(如经济费用、效益、技术可行性、对风险的认知程度等),可以进行费用-效益分析。执行管理决定之后,应当对控制措施的有效性以及对暴露消费者人群的风险的影响进行监控,以确保食品安全目标的实现。

(三) 食品安全风险管理的一般原则

1. 风险管理应当采用一个具有结构化的方法,包括风险评价、风险管理选择评估、执行管理决定以及监控和审查。在某些情况下,并不是所有这些方面都必须包括在风险管理活动当中。

2. 在风险管理决策中应当首先考虑保护人体健康。对风险的可接受水平应主要根据对人体健康的考虑决定,同时应避免风险水平上随意性的和不合理的差别。在某些风险管理情况下,尤其是决定将采取的措施时,应适当考虑其他因素(如经济费用、效益、技术可行性和社会习俗)。这些考虑不应是随意性的,而应当保持清楚和明确。

3. 风险管理的决策和执行应当透明。风险管理应当包含风险管理过程(包括决策)所有方面的鉴定和系统文件,从而保证决策和执行的理由对所有有关团体是透明的。

4. 风险评估政策的决定应当作为一个特殊的组成部分包括在风险管理中。风险评估政策为价值判断和政策选择制定准则,这些准则将在风险评估的特定决定点上应用,因此最好在风险评估之前,与风险评估人员共同制定。从某种意义上讲,决定风险评估政策往往成为进行风险分析实际工作的第一步。

5. 风险管理应当通过保持风险管理和风险评估两者功能的分离,确保风险评估过程的科学完整性,减少风险评估和风险管理之间的利益冲突。但是应当认识到,风险分析是一个循环反复的过程,风险管理人员和风险评估人员之间的相互作用在实际应用中是至关重要的。

6. 风险管理决策应当考虑风险评估结果的不确定性。如有可能,风险的估计应包括将不确定性量化,并且以易于理解的形式提交给风险管理人员,以便他们在决策时能充分考虑不确定性的范围。如果风险的估计很不确定,风险管理决策将更加保守。

7. 在风险管理过程的所有方面,都应当包括与消费者和其他有关团体进行清楚的相互交流。在所有有关团体之间进行持续的相互交流是风险管理过程的一个组成部分。风险情况交流不仅仅是信息的传播,而更重要的功能是将对有效进行风险管理至关重要的信息和意见并入决策的过程。

8. 风险管理应当是考虑在风险管理决策的评价和审查中所有新产生资料的连续过程。在应用风险管理决定之后,为确定其在实现食品安全目标方面的有效性,应对决定进行定期评价。为进行有效的审查,监控和其他活动可能是必需的。

三、风险交流

食品安全风险交流,是指各利益相关方就食品安全风险、风险所涉及的因素和风险认知相互交换信息和意见的过程。食品安全风险交流工作以科学为准绳,以维护公众健康权益为根本出发点,贯穿食品安全工作始终,服务于食品安全工作大局。开展食品安全风险交流坚持科学客观、公开透明、及时有效、多方参与的原则。在风险分析的 3 个组成部分中,风险交流是其中最新的一个,贯穿于整个风险分析的过程之中,也是食品安全管理的重要内容和目的所在。在实际运行中,风险管理者和风险评估者经常处于一个相对封闭的过程中,而且他们也认为风险分析过程主要由政府管理者和专家来完成,其他利益相关方和普通大众参与的较少。因此,风险交流的目的就是要在整个风险分析的过程中,通过互动式的双向的风险信息的交流和互换,来保证利益各方都能参与到风险管理和风险评估的过程中,提高大众对风险管理决策的知情权和参与权。

(一)风险信息交流的主要目标

通过所有的参与者,在风险分析过程中提高对所研究的特定问题的认识和理解;在达成和执行风险管理决定时增加一致化和透明度;为理解建议的或执行中的风险管理决定提供坚实的基础;改善风险分析过程中的整体效果和效率;制订和实施作为风险管理选项的有效信息和教育计划;培养公众对于食品供应安全性的信任和信心;加强所有参与者的工作关系和相互尊重;在风险交流过程中,促进所有有关团体的适当参与;就有关团体对于与食品及相关问题的风险、知识、态度、估价、实践、理解进行信息交流。

(二)风险交流的主要内容

1. **风险的性质**   如危害的特征和重要性,风险的大小和严重程度,情况的紧迫性,风险的变化趋势,危害暴露的可能性,暴露的人群分布,可能构成显著风险的暴露量,风险人群的性质和规模,最高风险人群等。

2. **利益的性质**   如与每种风险有关的实际或者预期利益,受益者和受益方式,风险和利益的平衡点,利益的大小和重要性等。

3. **风险评估的不确定性**   如风险评估的方法、所得资料的缺点或不准确度、所依据的假设、估计对假设变化的敏感度等。

4. **风险管理的选择**   如控制或管理风险的群体行动,可能减少风险的个人行动,选择特定风险管理措施的理由,风险管理的费用和来源,执行选择的风险管理后仍然可能存在的风险等。

（三）风险交流的方法和途径

常用的风险交流的方法和途径见表 12-1。

表 12-1　风险交流的方法和途径

类别	形式
会议型	听证会、答辩型会议、公众会议、员工会议、研讨会、专题讨论会、重点人群会议、简报等
非会议型	访谈、热线电话、免费咨询、网络、广告和传单、电视和广播、摊位展览、条幅标语、手册报告等

从本质上讲,风险交流是一个双向过程,它涉及了风险管理者与风险评估者之间,风险分析小组成员和外部的利益相关方之间的信息共享:在这个双向的信息交换过程中,一方面就食品安全风险和管理措施向公众提供清晰、及时的信息,主要是保证利益相关方和公众对食品安全风险信息和决策过程要有知情权,同时对决策过程要有参与权;另一方面通过风险交流,风险管理者和风险评估者可以获取关键信息、数据和观点,并从受到影响的利益相关方征求反馈意见,这样的参与过程有助于形成决策依据。

▶▶ 课堂活动

　　针对近期发生的食品安全事件，组织一次风险交流活动。

我国食品安全风险交流的现状和发展

点滴积累 ∨

1. 风险评估的步骤：①危害识别；②危害描述；③暴露评估；④风险描述。
2. 风险管理的内容：①风险评价；②风险管理选择评估；③执行管理决定；④监控和审查。
3. 食品安全风险交流是指各利益相关方就食品安全风险、风险所涉及的因素和风险认知相互交换信息和意见的过程。

目标检测

一、选择题

（一）单项选择题

1. 风险评估的概念是(　　)

　A. 是指对食品中生物性、化学性和物理性危害对人体健康可能造成的不良影响及其程度进行科学评估的过程

　B. 是指各利益相关方就食品安全风险、风险所涉及的因素和风险认知相互交换信息和意见的过程

　C. 是依据风险评估的结果,权衡管理决策方案,并在必要时,选择并实施适当的管理措施(包括制定措施)的过程

　D. 是对经由食品的可能摄入和其他有关途径暴露的生物、化学和物理因素的定性和(或)定量评价

E. 是对特定人群的已知或潜在健康不良效果的发生可能性和严重程度进行定性和(或)定量的估计

2. 在风险分析中,处于基础和核心地位的是(　　　)

A. 暴露评估　　　　　　B. 风险管理　　　　　　C. 风险评估

D. 风险交流　　　　　　E. 风险预警

3. 风险管理的主体是(　　　)

A. 学校　　　　　　　　B. 政府　　　　　　　　C. 医疗机构

D. 食品企业　　　　　　E. 消费者

(二)多项选择题

1. 进行膳食暴露评估时,需要两方面基础数据,分别是(　　　)

A. 人的年龄、性别、生理状况的资料　　　　B. 食品中相关化学物质的含量

C. 含有某种化学物质食品的消费量　　　　D. 膳食习惯和生活习惯资料

E. 化学物质的理化性质和毒性资料

2. 风险评估的基本步骤是(　　　)

A. 危害识别　　　　　　B. 危害特征描述　　　　C. 暴露评估

D. 风险特征描述　　　　E. 危害评估

3. 风险管理的内容包括(　　　)

A. 风险评价　　　　　　B. 风险管理选择评估　　C. 执行管理决定

D. 监控和审查　　　　　E. 风险信息交流

二、简答题

如何进行膳食暴露评估?

(邢　茜)

第十三章

食品中各类化学物毒理学

学习目标

1. 掌握各类食品中有毒物质的种类、性质、毒性和去毒方法。掌握食品加工过程中形成的几类常见污染物的毒性及预防措施。
2. 熟悉食品加工过程中形成的几类常见污染物的形成条件和影响因素。
3. 了解各类常见农药、兽药的性质、毒性。

导学情景

情景描述

　　1960 年，英国一家农场发生了 10 万只雏火鸡突然死亡的事件。经解剖显示，这些火鸡的肝脏已严重坏死。后经调查发现，这些雏火鸡都食用了霉变的花生粉。1961 年，科学家用该花生粉喂饲大白鼠，进行长期毒性试验，结果部分花生粉在大鼠中成功诱发肝癌。后来又对该物质进行提纯，纯品用在动物身上也复制出同样的病变，遂将其命名为黄曲霉毒素。

学前导语

　　霉变的花生粉中含有一系列由黄曲霉菌产生的活性物质，这些物质就是黄曲霉毒素，它不仅可以引起剧烈的急性中毒，而且还是目前所知的致癌性最强的化学物质。

第一节　天然存在的有毒物质

　　动植物在生长过程中为了自我保护，会代谢产生一些天然毒素，这些毒素对其本身没有毒害作用，但对食用者表现出毒性。其中动物性食品除了自身代谢产生天然有毒物，在其生长过程中也会富集有毒物质，被宰杀的动物在腐败过程中经微生物作用也能产生大量毒素。

一、植物类食品中的天然毒素

　　植物性毒素是指植物本身产生的对食用者有毒害作用的成分，不包括因污染而吸收入植物体内的外源化学物，如农药、重金属污染物等。天然植物中的有毒物质包括抗营养因子、有毒生物碱、有毒蛋白质、外源凝集素和过敏原等。

（一）抗营养因子

植物性食品原料自身含有的、能导致食用者营养缺乏或干扰食用者对营养素吸收利用的物质称为抗营养物,它们对动物生长和健康有害。如果对动物主要产生毒性作用,称之为毒素,如果对动物主要产生抗营养作用,则称之为抗营养因子(anti-nutritional factors,ANFs)。

食物中的抗营养因子主要可以分为3类:①干扰蛋白质消化或其他营养素的吸收与利用的物质,如:蛋白酶抑制剂(大豆)、植物凝集素(大豆、蚕豆)、皂角苷等;②干扰矿物元素的吸收、代谢和利用的物质,如草酸盐、致甲状腺肿物、膳食纤维等;③抗维生素类物质,在一定条件下,无论是非经口、经口或随食物中维生素一起摄入后能够引起相应维生素缺乏而表现出来中毒症状的物质。

1. 蛋白酶抑制剂 目前已经发现的蛋白酶抑制剂有数百种,主要存在于豆类、谷类植物的种子和禽类蛋清中。胰蛋白酶抑制剂(trypsin inhibitor,TI)是其中研究最为广泛的一种,泛指对胰蛋白酶活性有抑制作用的小分子多肽或蛋白质。

(1)抗营养作用:胰蛋白酶抑制剂在体内的抗营养作用主要表现在两个方面:一是与小肠液中的胰蛋白酶结合生成无活性的复合物,降低胰蛋白酶活性,从而使蛋白质的消化率和利用率降低;二是引起动物内源蛋白质的非正常消耗。通过这两条途径抑制动物的生长,引起胰脏的增生和肿大。

(2)去除方法:常用的去除方法有热处理法、化学法和育种法。其中最简单常用的是加热处理法,常压蒸汽30分钟或98kPa压力的蒸汽处理15~20分钟,可使其失活。此外,膨化挤压处理也具有一定的效果。

2. 草酸、草酸盐 草酸又名乙二酸,在大多数植物中以草酸盐的形式存在。

(1)分布:新鲜茎叶类蔬菜中含有大量的草酸,如菠菜、甜菜、蕹菜、芥菜、牛皮菜等。其中叶部含量最多,茎中含量最少,且在茂盛期收获的新鲜叶较晚期收获的草酸含量高。植物中的草酸一般多以可溶性的钾盐、钠盐或不溶性的草酸钙结晶存在于植物细胞中。

(2)抗营养作用:草酸作为植物性食品原料中的一种抗营养因子,被机体摄入后,在消化道中与二价、三价金属离子如钙、锌、铜、铁形成不溶性的草酸盐沉淀而随粪便排出体外,使这些元素的利用率降低。被大量吸收入血,则与血液中的钙、镁离子形成结晶,引起低钙血症,严重影响体内钙代谢,使得神经肌肉兴奋性增强、心脏功能减退、血液的凝血时间延长。这种结晶还可沉积于脏器内,对脏器造成损害,也可能在脑组织中形成,引起中枢神经系统功能紊乱。此外,草酸盐对黏膜有很大的刺激作用,大量摄入后,可刺激胃肠道黏膜,引起腹泻,甚至肠胃炎。

体内的草酸盐结晶主要经肾脏排出,排出时可能导致肾小管阻塞、变性和坏死,引起肾功能障碍。尿中草酸盐排出增多还可使尿结石的发病率增加。

(3)去除方法:热水浸泡或热水浸烫植物性食品原料可有效去除其中大部分的草酸盐。

3. 单宁类物质 单宁也称为鞣质、鞣酸。是水溶性的多酚类物质,味苦涩,分为具有抗营养作用的缩合单宁和具有毒性的水解单宁。

(1)分布:主要存在于谷类、豆类籽粒、棉籽、菜籽和某些块根食物中。

(2)抗营养作用:与蛋白质发生多种交联反应,影响蛋白质吸收;与金属离子发生络合反应,影响金属离子的吸收;也可与维生素 B_{12} 发生络合反应降低其吸收率。

(3)去除方法:植物种子发芽后,抗营养因子会被内源酶破坏,故豆芽中单宁物质含量很少。例如:绿豆中含有大量的单宁,但绿豆芽中单宁含量很少。

▶ **课堂活动**

　　草酸及草酸盐的主要抗营养作用是什么？ 食物中常见的类似的抗营养因子还有哪些？

（二）有毒生物碱

　　生物碱(alkaloids)也称植物碱,为一类含氮的天然有机化合物,难溶于水,味苦,具有旋光性,呈碱性,能与酸生成可溶性盐。

　　多见于植物中,个别存在于动物中,食品中的有毒生物碱主要存在于毛茛科、芸香科、豆科等植物的根、果中。食物中常见的有毒生物碱主要有龙葵素、秋水仙碱、麦角碱,咖啡因等。

　　1. 龙葵素　龙葵素(solanine)也称马铃薯毒素、茄碱,是一种有毒生物糖苷碱。这种生物碱主要是以茄啶为糖苷配基构成的茄碱和卡茄碱两种,一共6种不同的结构类型。

　　(1)分布:新鲜、完整、成熟的马铃薯块茎中龙葵素的含量很少,且主要集中于马铃薯皮和芽中,块茎中含量很少,一般不会使人中毒。但若是不成熟的、发芽的、腐烂的、变绿的马铃薯,龙葵素的含量就会明显增多,主要集中在发芽、变绿和腐烂的地方。另外,贮存时间过长也会使马铃薯中龙葵素含量增加。

　　(2)毒性:龙葵素有较强的毒性,主要通过抑制胆碱酯酶的活性,导致胆碱能神经兴奋性增强,而引起中毒反应,中毒症状分为3种类型:①消化系统症状,食用后有咽部、口腔灼烧感、恶心、呕吐、腹痛、腹泻或口干舌燥、咽部紧缩等;②神经系统症状,耳鸣、畏光、头痛、眩晕、发热、瞳孔散大、呼吸困难、颜面青紫、口唇及四肢末端呈黑色;③胃肠系统症状,可引起肠源性青紫病。急性毒性试验研究表明龙葵素对小鼠腹腔注射 LD_{50} 为 32mg/(kg·bw);对大鼠腹腔注射 LD_{50} 为 67mg/(kg·bw),经口摄入 LD_{50} 为 590mg/(kg·bw)。此外,龙葵素可使神经系统受到损害,具有致畸胎作用,可致脑畸形和脊柱裂等。

　　(3)中毒预防与消除:①马铃薯贮存过程中要做到低温、避光以减少发芽,预防龙葵素的产生;②对于轻度发芽、变绿、溃烂的马铃薯在食用前将芽、芽眼、变绿、溃烂的部分挖去,去皮,切好后在水中浸泡30秒以上,以去除残留的龙葵素;③高温煮透,烹调时加醋,也可分解部分龙葵素,食用时有点发麻的马铃薯一定要停止食用,以防中毒;④龙葵素中毒目前尚未有解毒剂,一旦出现中毒症状,应立即催吐,洗胃。

　　2. 秋水仙碱(colchicine)　又称为秋水仙素,是很多百合科秋水仙属植物中都含有的一种生物碱,易溶于水、乙醇、氯仿中。

　　(1)分布:常见食物以黄花菜中秋水仙碱含量最高,每100g 鲜黄花菜中含 0.1~0.2mg 秋水仙碱。

　　(2)毒性:秋水仙碱本身无毒,但在体内可被氧化成二秋水仙碱,有剧毒,对消化系统、泌尿系统有强烈的刺激作用,对神经系统也有抑制作用。成年人一次摄入 0.1~0.2mg 的秋水仙碱(50~100g的鲜黄花菜)即可引起急性中毒,表现为口渴、咽干、恶心、呕吐、腹痛、腹泻(水样便)等,严重者会出现血尿、血便、尿闭或者昏迷等症状。

　　(3)中毒与预防:秋水仙碱易溶于水,故鲜黄花菜在食用前先经过水焯、浸泡、冲洗,使秋水仙碱溶于水中以保证安全食用,不吃未经处理的黄花菜。

3. 咖啡因(theine)　又称咖啡碱,是一类嘌呤类生物碱。

(1)分布:主要存在于茶叶、咖啡豆、可可豆中。

(2)毒性:在对咖啡因安全性评价的综合报告中得出结论是:在正常的饮用剂量下,咖啡因对人体无致畸、致癌和致突变作用。但咖啡因属于中枢神经兴奋剂,适量食用有消除疲劳,兴奋神经的作用。临床上也用于治疗神经衰弱或昏迷复苏。若长期或大量摄入咖啡因会使人体产生依赖性,患上"咖啡因综合征",患者易出现头痛、神经紧张、焦虑、恶心、失眠、心悸等症状。

(3)中毒及预防:成年人每日咖啡因摄入量不超过 300~400mg。咖啡因对胎儿有致畸作用,建议孕妇最好不摄入含咖啡因的食物。

4. 麦角碱(ergot)　是麦角菌中含有的一种有毒生物碱。其活性成分是以麦角酸为基本结构的一系列生物碱衍生物。目前,已从麦角菌中提取了大约 40 种生物碱。

(1)分布:麦角菌是寄生于禾本科植物子房内,形同麦粒的菌类。主要寄存于黑麦、小麦、燕麦等植物中,特别多见于黑麦。

(2)毒性:麦角碱毒素非常稳定,可保持数年之久,而且一般的烹调方法不能将其破坏。当人们食用了混有大量麦角的面粉或谷物做的食物就可发生中毒,急性中毒症状主要表现为急性肠胃炎,并伴有皮肤刺痒、头晕、感觉迟钝、语言不清、痉挛、昏迷,严重者甚至死于心力衰竭。长期少量摄入含麦角的粮谷,会发生慢性中毒,表现为手足发麻、全身发痒,接着神经痉挛,症状越来越重,发作越来越频繁,直至患者死亡。

(3)中毒及预防:清除粮谷及播种粮谷中的麦角是最好的预防麦角中毒的方法。可用机械净化法或 25% 的食盐水选出漂浮的麦角并去除;规定谷物及面粉中麦角的容许标准及检出标准的量。

(三)过敏原及植物红细胞凝集素

1. 过敏原　"食物过敏"是指接触(摄取)某种外源物质后所引起的免疫学上的反应,而这种外源物质就称为过敏原(allergen)。详见第十二章。

2. 植物红细胞凝集素

(1)概况:植物红细胞凝集素(hemagglutinin),又称为外源凝集素,是植物合成的一类对红细胞有凝聚作用的糖蛋白,可专一性结合碳水化合物,从而影响动物的生长。主要存在于豆类籽粒、花生及其饼粕中。现已发现的外源凝集素有 10 多种,包括蓖麻毒素、巴豆毒素、菜豆毒素、大豆凝集素等。

(2)中毒机制及去除方法:大多数的外源凝集素能识别并结合红细胞、淋巴细胞或小肠壁表面的特定细胞,破坏小肠壁刷状缘黏膜结构,干扰多种酶(肠激酶、碱性磷酸酶、麦芽糖酶等)的分泌,导致糖、氨基酸和维生素 B_{12} 吸收不良以及离子转用不畅,严重影响和抑制肠道对营养素的消化吸收,使动物对蛋白质的利用率下降,生长受阻甚至停滞。另外,外源凝集素可增加肠黏膜上皮细胞的通透性,使外源毒素进入体内,对器官和机体免疫系统产生不良影响,还可以引起肠内肥大细胞的去颗粒作用,增加血管的通透性,影响脂肪代谢。

外源凝集素耐热,对干热钝化有抗性,最好的去除方法是高压蒸汽加热 30 分钟。而生豆角中的植物凝集素高温烹饪可分解。因此,在烹饪豆角时,一定要熟透,使其失去原有的鲜绿色、生硬感和豆腥味,以防中毒。

（四）蘑菇毒素

1. **概述**　蘑菇是一类真菌的子实体,是人们非常喜爱的一类美味。我国这类食物资源很丰富,有300种左右。能引起人严重中毒的有10多种,这些蘑菇被称之为毒蘑菇或毒蕈,所含毒素被称为蕈毒素(mushroom Toxins),蕈毒素非常复杂,一种毒蕈中可能含有几种蕈毒素,而同一种蕈毒素也可能存在于不同的毒蕈中。目前已被发现的蕈毒素主要有鹅膏菌素、鹿花菌素、毒肽类、毒蝇碱等。

2. **中毒类型及预防措施**　不同毒蕈所含毒素不同,所引起的中毒种类也不同,大概可分为4类：

（1）胃肠炎型:此类型中毒患者一般在食用毒蘑菇后10分钟~2小时表现出中毒症状,表现为恶心、呕吐、腹痛、水样腹泻。恢复较快,预后良好。产生此类症状的蘑菇种类很多,如红菇、乳菇、部分牛肝菌等。

（2）神经、精神病变型:进食毒蕈10分钟~6小时后出现胃肠炎型症状,同时伴有瞳孔缩小、唾液增多、兴奋、幻觉、步态蹒跚等。

（3）溶血型:此类型中毒有6~12小时的潜伏期,之后有胃肠炎型症状和溶血表现,可出现贫血、肝肿大等症状。

（4）肝病型:进食后10~30小时出现胃肠炎型表现,部分患者可有一假愈期,然后出现心、脑、肝、肾等多器官损伤,以肝损伤最为严重。部分患者会有精神症状,死亡率高。

蕈毒素非常稳定,一般的烹调加工并不能将其去除,还有很多毒素因没有确定而无法检测,有毒和无毒的蘑菇不易辨别,所以目前预防毒蘑菇中毒的最好的办法是避免食用野生的、没见过的蘑菇。

（五）其他植物源毒素

1. **致甲状腺肿物**　十字花科甘蓝属植物如油菜、包心菜、花菜、西兰花和芥菜中都含有一类能致甲状腺肿的物质——芥子苷。这类物质在甘蓝类植物的叶、茎、种子中都含有,其中以种子中含量最多。可食部叶、茎中含量很少,一般不会引起中毒反应。

芥子苷本身无毒且结构稳定,但在芥子酶的作用下可反应生成异硫氰酸酯、腈类、噁唑烷硫酮等有毒物质。前两者通过抑制甲状腺对碘的吸收,阻碍甲状腺素的合成,进而影响动物的生长发育。噁唑烷硫酮则通过抑制甲状腺过氧化物酶的作用而导致甲状腺肿大和碘吸收下降,据报道,单剂量口服25mg的噁唑烷硫酮可降低人体对碘的吸收。

近年来的研究显示,甘蓝属蔬菜所含的各种甘蓝黑芥子硫苷的水解产物或衍生物吲哚-3-甲醇、异硫氰酸酯、二甲基二硫醚及二硫酚硫酮均有较强的防癌能力,对肺癌、乳腺癌、食管癌、肝癌、胃癌、乳腺癌、子宫癌都有一定的抑制效果。

2. **生氰糖苷(cyanogentic glycosides)**　是由氰醇衍生物的羟基和D-葡萄糖缩合形成的糖苷,此物质可水解生成高毒性的氢氰酸,对人体造成危害。

（1）分布:生氰糖苷广泛存在于豆科、蔷薇科、禾本科等10 000多种植物中。含生氰糖苷的食源性植物主要有木薯、杏仁、枇杷和豆类等。

生氰糖苷的种类很多,包括苦杏仁苷、亚麻仁苦苷、高粱苦苷和蜀黍氰苷,但与食物中毒相关的主要有苦杏仁苷和亚麻仁苦苷。苦杏仁苷主要存在于苦杏仁、桃仁、李子仁、枇杷仁、樱桃仁等果仁中;亚麻仁苦苷主要存在于木薯、亚麻籽及其幼苗中(表 13-1)。

表 13-1 含有生氰糖苷的食物及其中氢氰酸(HCN)的含量

植物	HCN 含量/(mg/100g)	糖苷
苦杏仁	250	苦杏仁苷
木薯块茎	53	亚麻仁苷
高粱植株	250	牛角花苷
利马豆	10~312	亚麻苦苷

注:李宁,马良.食品毒理学.北京:中国农业大学出版社,2016

(2)毒性:苦杏仁苷和亚麻仁苷是两种代表性的生氰糖苷,其中苦杏仁苷对小鼠经口摄入 LD_{50} 为 443mg/(kg·bw),对大鼠经口摄入 LD_{50} 为 405mg/(kg·bw),属中等毒性。生氰糖苷在 β-葡萄糖苷酶和羟腈酶的催化作用下能分解产生氢氰酸和醛类化合物,其中氢氰酸对小鼠皮下注射 LD_{50} 为 0.99mg/(kg·bw),经口摄入 LD_{50} 为 3.7mg/(kg·bw),属剧毒物质。氢氰酸被机体吸收后,能与线粒体中细胞色素氧化酶的铁离子相结合,导致细胞呼吸链中断。

生氰糖苷急性中毒症状包括心律失常、肌肉麻痹和呼吸窘迫。慢性中毒在以木薯为主食的南美及非洲地区也很常见。如热带神经共济失调症(TAN)在西非一些以木薯为主食的地区多有发现,主要症状为视力萎缩、共济失调和思维紊乱。当患者停止食用含生氰糖苷的食物时,症状消失,恢复传统饮食,症状又出现。此外,热带弱视病也流行于以木薯为主食的人群。

(3)中毒预防:生氰糖苷有很好的水溶性,对于杏仁,核仁类食物在吃之前要长时间浸泡和晾晒,以去除里面的生氰糖苷;木薯切片用流动水研磨也可以去除大部分的生氰糖苷,但即使这样一般的木薯粉中还是含有一定量的生氰糖苷。改变饮食也可预防生氰糖苷中毒,如膳食中有足够的碘,由氰化物引起的甲状腺肿就不会出现,充足的优质蛋白可提高动物及人对氰化物的解毒能力。

案例分析

案例

A、B 两位同学,家中都有吃木薯的习惯,A 同学家是直接把完整的木薯蒸了吃,她一次吃少半碗就会出现呕吐等中毒症状;B 同学家是将木薯加水磨成木薯粉再蒸了吃,她每次也吃小半碗,吃完没有中毒的症状,只是妈妈告诉她"每次不能吃的太多"。

(1)为什么 A 同学每次吃木薯都会中毒,而 B 同学则不会呢?

(2)B 同学妈妈说"每次不能吃太多"正确吗? 为什么?

分析

木薯中含有大量有毒物质生氰糖苷,其含量在木薯的不同部位分布不同,叶中含量约 5g/kg 鲜重,主要可食部块茎中含量是叶片中的 1/20~1/10。 食后易引起中毒,但这种毒素易溶于水,流动水研磨可去除木薯块茎中大部分的生氰糖苷,A、B 两同学家木薯的加工方法不同,对毒素的去除程度也不同,将木薯切片流动水磨粉能很好的去除木薯块茎中的生氰糖苷，故 A 同学食后会中毒，B 同学却不会中毒。

B 同学妈妈说的话是正确的，尽管流动水研磨能去除木薯中大部分的生氰糖苷，但一般的木薯粉中仍含有相当量的氰化物。

二、动物性食品中的天然毒素

（一）鱼类毒素

世界上有毒的鱼类有 600 多种，产于中国的约 178 种。按含毒部位及毒性可分为：豚毒鱼类、高组胺鱼类、胆毒鱼类等。

1. 河豚毒素（tetrodotoxin，TTX） 存在于河豚、蝾螈、斑足蟾等动物中的一种海洋毒素。是一种全氢化喹唑啉化合物，分子式为 $C_{11}H_{17}N_3$，微溶于水，低 pH 时较稳定，碱性条件下易降解，对热稳定，100℃下处理 24 小时或 120℃处理 20~60 分钟方可使毒素完全受到破坏。图 13-1 为河豚毒素的分子结构。

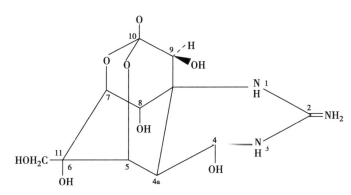

图 13-1 河豚毒素的结构

大约有 80 种河豚已知含有或者怀疑含有河豚毒素，毒素浓度由高到低依次为卵巢、鱼卵、肝脏、肾脏、眼睛和皮肤，肌肉和血液中含量较少。所以，中毒大多是由于肌肉受到了肝脏或卵巢的污染，或者直接进食了这类内脏导致的，而死亡已久的河豚其内脏腐烂毒素也会污染到肌肉。另外，河豚毒素的含量还与季节和河豚鱼的生长周期有关，在产卵期的冬季直至晚春初夏，怀卵的河豚毒性最大，河豚卵巢和鱼卵中毒素浓度最高。

河豚毒素是一种非蛋白质神经毒素，毒性是氰化钠的 1000 倍，氢氰酸的 100 倍。按照《中华人民共和国食品安全法》（2015）的规定食品应无毒无害，符合应有的营养要求，对人体健康不造成任何急性、亚急性或者慢性危害。河豚鱼因含有河豚毒素属于《中华人民共和国食品安全法》第三十四条规定的，禁止销售的食品。

目前，河豚毒素在医疗上用于癌症的治疗，也是很好的镇痛药，对癌症和外科手术后的疼痛，都有良好的效果。用量极少（3μg），镇痛时间长，且没有成瘾性。

2. 贝类毒素 贝类是人类重要的动物蛋白之一,它自身并不产毒,但它们通过食物链摄取有毒的海藻或与毒海藻共生时就变得有毒了。"赤潮"发生时,这种富集作用更强。毒海藻主要感染蚝、牡蛎、蛤、油蛤、扇贝、紫鲐贝和海扇等软体动物。贝类毒素主要包括麻痹性贝类毒素(paralytic shellfish poisoning,PSP)、腹泻性贝类毒素(diarrheal shellfish poisoning,DSP)、神经性贝类毒素(neuro-toxic shellfish poisoning,NSP)。

知识链接

赤 潮

赤潮是指在海洋中某些甲藻和原膝沟藻呈爆发性的快速生长使海水变红的现象。赤潮不仅会使所在海域鱼类因缺氧死亡,也会使鱼类吸入毒藻中毒死亡。同时会导致鱼贝类产生毒素。

PSP 专指双壳贝类摄食有毒的涡鞭毛藻、莲状原膝沟藻、塔玛尔原膝沟藻后所产生的生物毒素。是"赤潮"导致鱼、贝类带毒的主要毒素,也是目前影响公众健康最严重的食物中毒现象之一。根据其化学基团的相似性,PSP 包括有岩蛤毒素(saxitoxin,图 13-2)、膝沟藻毒素(gonyatoxin)和新岩蛤毒素。PSP 对贝类本身没有致病作用,大部分贝类能在赤潮停止后 3 周内将毒素分解、排泄掉,但很少量的 PSP 就能对人产生高度毒性,是低分子毒物中毒性较强的一种。

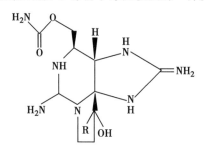

图 13-2 岩蛤毒素的结构

毒化贝和非毒化贝在外观上无任何区别,故要预防贝类中毒必须从有选择的捕捞和正确的食用两方面入手。首先应根据赤潮发生的地域和时期规律性对海产贝类做严格的监控。其次,是正确的食用,净水排毒和去除内脏能有效的预防贝类中毒,将毒化贝放入无毒藻的海域中放养一段时间,毒化贝会变成安全可食用的无毒贝。食用时摘除暗绿色的盲囊(中肠腺)也可去除贝体中大部分的毒素。

3. 鱼类组胺 海洋鱼类蛋白质含量高,游离氨基酸含量丰富,易腐败。鱼组织中游离的组氨酸在链球菌、沙门菌等细菌作用下产生组胺。该物质生物活性强,进入人体主要引起过敏反应。

鲭鱼亚目的鱼类如青花鱼、金枪鱼、蓝鱼、飞鱼等在捕获后比其他鱼类更易腐败产生组胺。在同等条件下,淡水鱼如鲤鱼、鲫鱼、鳝鱼等产生的组胺很少,故淡水鱼类与组胺中毒关系不大。

组胺为碱性物质,烹调时加醋可降低其毒性。组胺在鱼中浓度达到 5mg/g 都不会出现异味,故很难被察觉。故对于易形成组胺的鱼类,应在冷冻条件下贮存和运输,防止其腐败变质产生组胺。

（二）其他水生动物毒素

1. **海参毒素** 海参属于棘皮动物门海参纲，是珍贵的滋补品，有的还能制药，但有少数海参含有毒素，目前已知的致毒海参有30多种，我国有近20种，常见的有紫轮参、荡皮海参等，海参毒素大部分集中于与泄殖腔相连的细管状的居维叶氏器中，有的海参如荡皮海参的体壁中也含有高浓度的海参毒素。海参毒素溶血性很强。人除了误食之外，接触到海参消化道排出的黏液也可引起中毒。但大部分食用海参是无毒的，少量的海参毒素也可以被胃酸水解为无毒物质。

2. **鲍鱼毒素** 鲍鱼的内脏器官中含有一种毒素，被称为鲍光过敏素（pyropheophorbide-a）的毒素，是海草叶绿素的衍生物，一般在春季集中在鲍鱼的肝脏中。是一种光敏剂。如果人吃了含有这种化合物的鲍鱼，然后暴露于太阳下，该物质会促使人体的组氨酸、酪氨酸脱羧，产生组胺，酪胺等血管活性物质，从而引起皮肤炎症和毒性反应。中毒症状为手、脸出现红色水肿，但一般不致死。

3. **螺类毒素** 蛾螺科贝类（接缝香螺、间肋香螺和油螺）唾液腺毒素，主要成分是四甲胺，为箭毒样神经毒，其中毒症状为后脑部头痛、眩晕、平衡失调、眼痛、呕吐和引起荨麻疹，通常几小时后恢复正常。

4. **淡水鱼卵和鱼胆毒素** 我国能产鱼卵毒素的鱼有10多种，包括淡水石斑鱼、鳇鱼、鲶鱼等。鱼卵毒素是一类毒性球蛋白，具有较强的耐热性，100℃约30分钟可使毒性部分消失，120℃约30分钟可使毒性全部消失。一般耐热性越强的鱼卵蛋白毒性也越强。中毒表现包括恶心、呕吐、腹泻和肝损伤，严重者可见吞咽困难、全身抽搐甚至休克等现象。

鱼胆毒素存在于主要的淡水经济鱼类（如草鱼、鲢鱼、鲤鱼）的胆中，是一种细胞毒和神经毒，可引起肠胃道剧烈反应、肝肾损伤及神经系统异常。

（三）陆生动物类食品中的天然毒素

在正常情况下，家畜肉（如猪、牛、羊）他们的肌肉是无毒的，但其体内的某些腺体、脏器或分泌物中含有激素、病原微生物和一些毒素会影响人的健康。

1. **甲状腺** 在牲畜腺体中毒中，甲状腺中毒较多见。人误食甲状腺后中毒，体内甲状腺激素增加，过量的甲状腺激素会扰乱人体正常的内分泌活动导致机体既有甲亢，又有中毒特定的症状。而且甲状腺素耐热性很强，一般的烹调加工不能将其破坏。所以，最有效的预防措施就是检查并摘除牲畜的甲状腺。

2. **肾上腺** 猪、牛、羊等家畜和人一样，也有肾上腺，俗称"小腰子"。大部分包在腹腔油脂中，很多重要的脂溶性激素都是有肾上腺皮质分泌的，屠宰时未摘除或髓质软化摘除时流失，被人误食，会使体内的肾上腺素浓度增高，引起中毒。肾上腺素中毒的潜伏期很短，一般食后15~30分钟发病。血压骤升、恶心呕吐、头痛头晕、四肢口舌发麻、肌肉震颤，重者面色苍白、瞳孔散大、高血压、冠心病者可诱发脑卒中、心绞痛、心肌梗死等，危及生命。在屠宰时摘除肾上腺，防止破损流失是最好的预防肾上腺中毒的方法。

3. **淋巴腺** 动物的淋巴腺为灰白色或淡黄色的黄豆到枣大小的"疙瘩"，俗称"花子肉"。病变的淋巴腺中含有大量的病原微生物，可引起各种疾病，对人体健康有害。即使外观正常的淋巴腺，也无法判断其中致癌物的浓度，故为了食用安全，动物淋巴腺还是废弃为好，如鸡、鸭、鹅的臀尖是淋巴腺集中的地方,宰杀时应去除。

4. 肝脏 动物肝脏是动物一个重要的解毒器官,主要的毒素是胆酸,猪肝中胆酸含量低,不会产生毒作用。动物性食品中的胆酸是指纯胆酸、脱氧胆酸和牛黄胆酸的混合物,其中牛黄胆酸的毒性最强。胆酸对机体的多个内脏器官都有很强的毒作用,脱氧胆酸对人类的肠道上皮细胞癌如结肠癌、直肠癌有促进作用。

另外,摄入动物肝脏导致维生素 A 中毒的案例也时有发生,动物肝脏是很好的补充维生素 A 的食物,但有些动物肝脏中维生素 A 含量非常高,如鲨鱼、比目鱼、北极熊的肝脏。成人一次摄入 200g 鲨鱼肝脏或者 20g 比目鱼肝脏都会引起维生素 A 急性中毒。因此,食用动物肝脏时首先要选择健康的动物肝脏、食用前反复用水浸泡 3~4 小时,且一次不能摄入过多。

点滴积累 \/

1. 食品中的抗营养因子包括蛋白酶抑制剂,干扰矿物质吸收和代谢的物质、抗维生素类物质。

2. 龙葵碱是一种神经毒素,在发芽、变绿、腐烂的马铃薯中含量较高。

3. 食用动物肝脏时既要预防胆酸中毒,还要小心维生素 A 中毒。

4. 动物的淋巴腺,俗称"花子肉"中含有大量的毒素,应在动物宰杀时去除。

第二节　化学性有毒物质

食用动植物生长过程、食品的加工、贮存、运输过程都可能使食物被有毒有害物质污染,如环境毒素、农残、兽残、食品加工过程中形成的有毒物质等,这些有毒化学物质已成为影响食品安全的主要因素。本节将对这类化学性有毒物质对食品的污染途径、残留特点、毒性及安全控制进行介绍。

一、农药残留

1. 有机氯农药残留 常用的有机氯农药有 DDT、六六六、艾氏剂、狄氏剂等。这类农药的物理、化学、生物稳定性都很强,不易降解,在食物链中的富集作用很强,是高度残留的农药。进入人体会直接影响人体的神经系统和肝、肾等实质脏器,可在脂肪组织及含脂肪较高的器官中蓄积而引起毒作用,对人体伤害很大。故我国已全面禁止生产和使用此类农药。

2. 有机磷农药 我国使用量最大的一类农药。常用的有对硫磷、甲胺磷、久效磷、内吸磷、甲拌磷、敌敌畏、马拉硫磷、敌百虫等。这类农药化学性质不稳定,有降解快、残留低、不易在作物、人和动物体内蓄积的优点。食品经过洗涤、加工、烹调后残留量大幅下降。但目前这类农药被乱用、滥用、大量反复使用,使得其在作物中的残留量增大,对人体的危害也随之增大。

有机磷农药是一种神经毒素,可经消化道、呼吸道及完整的皮肤和黏膜进入人体,进入人体后会迅速随血液分布到全身各个组织和器官,以肝脏中含量最多,其次是肾脏、骨骼、肌肉、脑组织。

其毒作用机制是竞争性的抑制乙酰胆碱酯酶(AchE)的活性,造成体内乙酰胆碱(Ach)蓄积,从而引起中枢神经中毒。严重者可引起人体缺氧和窒息死亡。我国已经禁止一些毒性较大的有机磷农药的生产销售,也限制了另外一些的使用范围。

3. 氨基甲酸酯类农药残留　氨基甲酸酯类是在研究毒扁豆碱生物活性及其化学结构关系的基础上开发出的一类植物源农药,被广泛用做杀虫剂、除草剂、杀菌剂,常用品种有西维因、叶婵散、涕灭威、灭草灵等。有易降解、半衰期短、代谢排泄快、残留低的特点。

氨基甲酸酯类农药可经呼吸道、消化道、皮肤黏膜侵入机体,吸收后主要分布在肝、肾、脂肪和肌肉组织中,对人体产生急性及慢性毒性。毒性机制主要是可逆性的抑制胆碱酯酶的活性。毒物水解后胆碱酯酶恢复活性,症状消失。急性中毒时出现精神沉郁、肌肉无力、震颤痉挛、低压流泪、瞳孔缩小、呼吸困难等症状,重者出现心功能障碍、甚至死亡。除西维因等少数品种,大部分的氨基甲酸酯类农药无明显的"三致"作用。

4. 拟除虫菊酯类农药残留　拟除虫菊酯类农药是20世纪70年代模拟天然除虫菊酯的化学结构开发出的一类仿生合成农药。常用品种有20多个,包括有甲氰菊酯、氯氰菊酯、氰戊菊酯、联苯菊酯等。因有广谱、高效、低毒、低残留的特点,被广泛使用。

可经消化道、皮肤黏膜、呼吸道进入人体。进入血液后,毒物立刻遍布全身,特别是神经系统,之后在体内氧化水解,通过肾脏排出体外,一般不在体内产生蓄积效应,也无明显的"三致"作用,对哺乳动物毒性不强。但因其被大量多次使用,在一些多次采收的蔬菜和茶叶中残留较多。

目前,我国已经逐渐禁止或限制了一些毒性较大的拟除虫菊酯类农药的使用,如氰戊菊酯及含有氰戊菊酯有效成分的农药禁止在茶叶中使用。同时,禁止拟虫菊酯类农药在水稻田中使用。

二、兽药残留

指食品动物用药后,动物产品的任何食用部分中与所用药物有关的残留,包括原形药物和(或)其代谢产物。

(一)激素类药物残留

激素是生物体内产生的一类调节机体代谢或生理功能的微量物质。其中性激素类药物和 β-激动剂是畜禽类疾病防治及食用动物生产中使用最广泛的激素类药物之一,曾经为畜牧业发展和动物性食品供给方面做出了积极贡献。但近年来此类药物的非法使用不仅损害了动物健康,同时还因其在动物体内大量残留对人类健康造成威胁。

1. 性激素类药物残留　在动物饲养中这类药物常用作改善动物生产性能,提高饲料利用率、促进生长。由于此类药物在动物体内代谢、消除快、半衰期短(<10分钟),故其原形物在可食组织中残留很少甚至无法检出。但其代谢产物却可在体内尤其是肝、肾、脂肪等可食组织中残留。正常短期、小剂量治疗使用,对人和动物都没有危害。但长期大量使用尤其是非法使用甚至滥用后,对人和动物存在潜在的危害。影响人和动物第二性征、性器官结构和功能;造成肝肾损伤,内分泌紊乱;甚至诱发疾病和癌症。

我国《动物性食品中兽药最高残留限量》(农业部2002年第235号公告)中规定:禁止将甲基睾酮、群勃龙、醋酸甲孕酮、去甲雄三烯酮醇、玉米赤霉醇、己烯雄酚及其盐和酯用于食用动物。允许苯甲酸雌二醇、丙酸睾酮作治疗用,但均不得在食用动物的可食组织中被检出。

2. β-激动剂　又称β-兴奋剂属于拟肾上腺素药物,可引起交感神经兴奋。常用的品种有克伦特罗、沙丁胺醇、特布他林、马布特罗和塞曼特罗。此类药物大剂量使用可明显提高胴体瘦肉率、促进动物生长和提高饲料转化率。

以最常见的克伦特罗为例,热稳定性强,一般的烹调方式(100℃)不能将其破坏,油炸(260℃)5分钟活性损失一半。长时间(连续使用3周以上),大剂量(治疗量的5~10倍)使用,会造成克伦特罗在动物性食品中大量残留而对人类健康造成危害。如β-激动剂急性中毒会出现脸色潮红、头痛头晕、心率加速、胸闷心悸心慌,特别是原有心律失常的患者会出现室性早搏,另外,能使骨骼肌收缩增加,引发肌肉震颤,四肢麻木等症状。慢性中毒会引起心肌变性、肥大、横纹消失、纤维化或纤维化蜡样坏死。

我国《动物性食品中兽药最高残留限量》中规定:禁止将克伦特罗及其盐、酯;沙丁胺醇及其盐、酯;西马特罗及其盐、酯用于食用动物,并要求其在所有食用动物的所有可食组织中不得检出。

(二)抗生素类药物残留

1940年美国率先将抗生素(青霉素)用于临床,1949年发现抗生素(青霉素)具有促进动物生长的作用,之后抗生素类药物就被广泛用于人和动物疾病治疗和食用动物的生产,为确保人类和动物健康起到了重要作用。但后来此类药物被广泛的大量使用后,不仅对人和动物健康起到了直接的损害作用,而且药物在食用动物组织中残留,将进一步危及人类健康。

主要危害表现为对人体组织、器官和功能的损伤,导致病原菌产生耐药性,引起人体内菌群失调,诱发过敏或者有潜在的致癌、致突变、致畸作用。

1. β-内酰胺类抗生素　此类抗生素主要包括青霉素类(青霉素钠/钾盐、氨苄西林钠、青霉素V钾),头孢菌素类(头孢氨苄、头孢孟多、头孢吡肟等)。大多数的β-内酰胺类抗生素口服吸收差,注射吸收好,药物进入身体能广泛的分布于机体的组织器官中,其中一些品种还能透过胎盘屏障和血-脑屏障。在体内不易代谢,主要以原先的形式经肾脏随尿排出,也有少量随粪便和乳汁排出。因此,牛奶中常有青霉素类药物残留,为了保证牛奶的安全,奶牛用药后弃奶期不得少于3天。

为了更好地控制动物性食品中此类抗生素的残留,我国《动物性食品中兽药最高残留限量》中规定了头孢喹肟、克拉维酸、头孢噻呋等近10种β-内酰胺类抗生素在动物性食品中的最高残留限量MRL(μg/kg),如头孢喹肟,在牛肌肉、脂肪≤50,肝≤100,肾≤200,奶≤20;猪肌肉≤50,皮+脂≤50,肝≤100,肾≤200。目前这类抗生素常用的检测方法有色谱法(高效液相色谱法、液-质联用测定法、气相色谱法等)、免疫分析法、微生物测定法。

2. 大环内酯类抗生素　常用的有红霉素、阿奇霉素、泰乐菌素、替米考星、依维霉素,此类抗生素口服吸收良好,吸收后可广泛分布在机体的各组织器官和体液中,部分品种可透过胎盘屏障,分布浓度一般为肝>肺>肾>血浆,肌肉和脂肪中含量较少。此类抗生素最易在肝、肾等内脏器官中残留。残留分布受给药途径的影响,如泰乐菌素口服在肝中残留最高,注射时肾中残留最大。

这类抗生素主要在肝脏中代谢,少量随尿和乳汁排出。残留监控时,一般把肝脏作为靶组织,原形药物作为残留标示物,目前常用的检测方有HPLC法和免疫学法。我国《动物性食品中兽药最高残留限量》规定了大环内酯类类抗生素在动物性食品中的 MRL(μg/kg),如替米考星,牛、羊肌肉、脂肪≤100,肝≤1000,肾≤300;猪肌肉、脂肪≤100,肝≤1500,肾≤1000;鸡肌肉、皮+脂≤75,肝≤1500,肾≤1000。

3. 四环素类 目前,常用作兽药和饲料添加剂的四环素类抗生素品种主要有金霉素、土霉素、四环素、多西四环素等。这类抗生素的热稳定性较强,如:蛋鸡拌料饲喂土霉素和金霉素 200~1000mg/kg 后,在烤炙、油煎或高压烹煮条件下,蛋组织中残留的抗生素被破坏,而水煮蛋和炒蛋中残留仍保持。四环素类抗生素口服吸收迅速,吸收进入体内分布广泛,易进入胸腔、腹腔和乳腺,也能通过胎盘屏障进入胎儿循环,但在脑脊液中浓度低,在体内易沉积在骨骼和牙齿中,也可在肝组织中富集和浓缩,主要通过肾脏排出。此类抗生素由于细菌耐药性普遍,毒副作用大,不良反应多等问题,在动物组织中残留给人类带来的危害较大,故许多国家都有严格的监控。我国《动物性食品中兽药最高残留限量》中规定四环素类抗生素在动物性食品中的 MRL(μg/kg)如:土霉素、金霉素、四环素在所有动物肌肉≤100、肝≤300、肾≤600,牛、羊奶≤200,鱼、虾肉≤100。

4. 氨基糖苷类抗生素 常用作饲料添加剂的有两类,一类是抗菌性抗生素,如新霉素、大观霉素、安普霉素、庆大霉素等;另一类是驱虫剂,如越霉素 A,潮霉素 B 等。此类抗生素口服不易吸收,注射吸收好,吸收后主要分布于细胞外液,易透过胎盘屏障,不易透过血-脑屏障。通常以原形经肾脏随尿排出。动物肌内注射氨基糖苷类抗生素后,易蓄积于肾脏,如庆大霉素,在肌肉组织休药期通常小于 5 天,在肾组织休药期则需要 60~90 天。我国《动物性食品中兽药最高残留限量》中规定安普霉素仅作山羊、鸡、兔、猪口服用,产奶羊、产蛋鸡禁用,潮霉素 B 仅用作猪和鸡的治疗使用,在猪和鸡的可食组织以及鸡蛋中不得被检出。同时还规定了此类抗生素中其他品种在动物性食品中的最高检出量。

5. 酰胺醇类抗生素 主要包括氯霉素类和甲砜霉素类,此类抗生素口服吸收良好,肌内注射吸收慢,且易在注射部位残留。吸收后广泛分布于体内各组织和体液中,并能通过血-脑屏障和胎盘屏障。氯霉素主要经肝脏代谢,有很强的残留毒性,能抑制骨髓造血功能,严重者引起再生障碍性贫血,故很多国家包括我国在内都禁止将氯霉素类抗生素用于食品动物。

三、有毒金属残留

自然界中有些元素铅、汞、镉等元素在人体内蓄积会对人体产生毒作用,但随着环境污染、工业废物的排放日益严重,这些有毒金属元素在很多食物中被检出,他们通过食物链对人体产生毒害作用。

(一) 汞残留

几乎在所有食品中都含有,其中被污染的鱼、虾、贝中含量较高。造成食品中汞污染的原因及其途径主要是:①含汞"三废"物质和农药污染空气、水体、土壤,进而污染食物、饲料和农产品;②通过食物链的生物富集作用污染;③食品加工、包装、运输、贮存过程造成的污染。

汞及其化合物可通过消化道、呼吸道和皮肤黏膜被人体吸收,进入体内后广泛分布于机体的各组织和体液中,尤以肝、肾、心、脑、骨组织含量高。在体内代谢缓慢,易蓄积。

汞及其化合物急性毒性主要造成神经系统、消化系统、呼吸系统和肾损伤。慢性中毒主要造成脑、消化系统和肾损伤。除上述毒性外，汞及其化合物还表现出胚胎毒性、致畸性和遗传毒性。因此，我国在《动物性食品中兽药最高残留限量》中规定，禁止将氯化亚汞(甘汞)、硝酸亚汞、醋酸汞和吡啶基醋酸汞用于所有食品动物，并且在所有食品动物组织中不得检出。《食品中污染物限量》(GB2762-2012)中规定了部分食品中汞的 MRL(mg/kg)：水产动物及其制品(肉食性鱼类及其制品除外)≤0.5(甲基汞)、肉食性鱼类及其制品≤1.0(甲基汞)、谷类及其制品≤0.02(总汞)、新鲜蔬菜≤0.01(总汞)、菌类≤0.1(总汞)、肉类≤0.05(总汞)、乳及其制品≤0.01(总汞)、蛋及其制品(鲜蛋)≤0.05(总汞)、婴幼儿罐装辅助食品≤0.02(总汞)。

知识链接

水 俣 病

水俣病是指因食入被有机汞污染河水中的鱼、贝类所引起的甲基汞中毒或孕妇吃了被有机汞污染的海产品后引起婴儿患先天性水俣病，是有机汞侵入脑细胞而引起的一种综合性疾病。因1953年首先发现于日本熊本县水俣湾附近而得名。

(二) 铅残留

很多食品中都含有少量的铅，一般植物性食物高于动物性食物。铅的污染途径和汞相似。大部分铅通过消化道吸收，也有一部分可通过呼吸道进入人体。进入人体后最初主要分布在肝、肾、肺、脾、脑等软组织，数周后以不溶性磷酸铅的形式储存在骨骼和毛发中。铅对神经系统的伤害最大，尤其是低龄儿童，对铅的敏感性明显高于成人，儿童铅中毒已成为威胁世界儿童健康的头号"隐形杀手"。

铅的毒性主要是其在体内长期蓄积造成的神经和血液性疾病。轻度铅中毒是目前最常见的铅中毒形式，主要表现为神经衰弱综合征和消化道症状。如头痛、头晕、乏力、肢体酸痛、腹隐痛、食欲缺乏、便秘、恶心、呕吐。另外，动物实验表明，铅及其化合物有"三致"作用。加强检测是预防铅中毒最有效的手段，我国《食品中污染物限量》(GB2762-2012)中规定了部分食品中铅的 MRL(mg/kg)，如谷物、豆类、果酱及其他小粒水果、坚果及籽类、蛋类、畜禽肉类(不含内脏)≤0.2，新鲜蔬菜、水果中≤0.1，婴儿配方食品中(以粉状产品计)≤0.15。

▶▶ **边学边练**

粮食中有毒金属残留量的检测，请见实训十二 粮食中有害物质铅残留量检测技术。

(三) 镉残留

镉是一种危害较大的重金属毒物，在大部分的食品中都含有，鱼、贝类等水产品和动物肾中含量较高。造成食品镉污染的原因和途径与汞相似。镉主要经呼吸道和消化道被吸收，其中经呼吸道摄入的镉主要分布于肾、肝和肺，经消化道摄入的镉主要分布于肾、肝、脾和胰腺。镉排泄很慢，生物半衰期为 10~35 年,有明显的蓄积性。慢性中毒是镉毒性的主要表现形式,表现为肾损伤、骨损伤(骨痛病)、贫血、高血压、动脉硬化以及"三致作用"。由于镉的对人体健康毒害作用很大,我国《食品中污染物限量》(GB2762-2012)规定了部分食品中镉的 MRL(mg/kg),如谷物及其碾磨品(糙米、大米除外)、豆类叶菜、块根、块茎蔬菜,肉类及其制品(内脏除外)、鱼类及其制品(凤尾鱼,旗鱼及其制品除外)≤0.1、糙米、大米、叶类蔬菜、鲜食用菌(香菇,姬松茸除外)、豆类≤0.2、畜禽肝脏及其制品≤0.5、畜禽肾脏及其制品≤1.0 等。

四、加工过程中形成的有毒物质

(一) N-硝基化合物

食物中天然存在的 N-硝基化合物很少,主要以其前体物质硝酸盐、亚硝酸盐和胺的形式存在,然后通过一些途径转化成直接致癌物亚硝酰胺和间接致癌物亚硝胺,如:①蔬菜从土壤、水中富集硝酸盐和亚硝酸盐,导致在后续的储藏加工过程中形成亚硝胺。②肉制品的腐败变质,产生胺类化合物。这些胺类化合物再和亚硝酸盐作用可形成亚硝胺。③食品霉变,使胺类和亚硝酸盐含量增加,在适宜的条件下可产生亚硝胺。④特殊加工方式:腌制、熏制、亚硝酸盐处理(腌菜、腌鱼、腌肉、熏鱼、香肠)等亚硝胺含量较高。

N-硝基化合物的主要毒性表现为致癌、致畸、致突变作用。我国已在《食品中污染物限量》(GB2762-2012)中规定了食品中 N-硝基化合物的限量。如:肉制品中 N-二甲基亚硝胺≤3μg/kg,水产品中 N-二甲基亚硝胺≤4μg/kg,腌渍蔬菜中亚硝酸盐≤20μg/kg。

(二) 多环芳烃类化合物

目前已发现的多环芳烃类化合物(PAH)有 400 多种,其中苯并(α)芘是最主要的,也是食品中最多见的 PAH,具有较强的致癌活性。

食品中苯并芘的来源主要有:①食品加工、储存造成的污染,如熏制食品(熏鱼、熏香肠、腊肉、火腿等)、烧烤、烘烤食品(面包、饼干等)、油炸食品中主要的毒素是 PAH。熏制食品在储存过程苯并(α)芘会从食物的表面进入食物的内部。②食品加工机械润滑油污染食物,不合格的食品包装污染。③在柏油路上晾晒粮食、油料种子。④工业污染,在工业生产中,有机物的不完全燃烧,木材、煤、石油的燃烧都会产生大量的多环芳烃类化合物,排放到大气中,再随灰尘降落到农作物和土壤中造成污染。

PAH 急性毒性较低,但其遗传毒性和致癌性值得关注,多数的 PAH 为前致癌物,在体内经代谢酶作用,被活化后转化成有活性的致癌物。其中苯并芘有确定的致癌作用,并可通过胎盘使子代发生肿瘤。

PAH 进入人体的途径有 3 种,呼吸道吸入含有 PAH 的气溶胶或其微粒;摄入受污染的水和食物;皮肤接触携带 PAH 的物质。进入人体后 PAH 会迅速分布于全身,在脂肪组织和乳腺中可蓄积。主要通过肾脏、胆道和肠道排出体外。

我国在《食品中污染物限量》(GB2762-2012)中规定,谷物及其制品、肉及其制品,水产动物及其制品中苯并(α)芘≤5μg/kg,植物油≤10μg/kg。同时,改进加工工艺,加强环境污染物监测,选择合格的包装及杜绝柏油路晾晒粮食都能减少食品 PAH 的污染。

（三）杂环胺类化合物

20 世纪 70 年代末，人们发现从烤鱼或烤牛肉碳化表层中提取的化合物具有很强的致突变性，后续研究表明这类化合物主要是复杂的杂环胺类化合物，这类物质是在烹调蛋白性食物时蛋白质、肽及氨基酸热解产物中的一类具有致突变性和致癌性的化学物质。一般来讲，蛋白质含量丰富的肉类食物直接与明火接触或与灼热的金属表面接触烹调(火烤、煎、炸)容易产生此类物质。

（四）丙烯酰胺

2002 年瑞典国家食品管理局和斯德哥尔摩大学研究人员率先报道，在一些高温油炸和烧烤的淀粉类食品(如炸薯条、法式油炸土豆片、谷物、面包等)中存在丙烯酰胺。1994 年国际癌症研究机构(IARC)将丙烯酰胺列为 2A 类致癌物。有研究显示，富含碳水化合物的食品在>120℃高温加热时可形成丙烯酰胺，140~180℃为生成的最佳温度。动物实验研究显示，丙烯酰胺具有较强的神经毒性、生殖毒性、遗传毒性和致癌性。

点滴积累 V

1. 有机磷农药是我国使用量最大的一类农药，属于神经毒素。

2. β-激动剂又称为瘦肉精，在食用动物可食部残留可引起急性及慢性中毒，并具有生殖毒性。

3. 抗生素类药物残留对人体的毒害主要表现为对人体组织、器官和机能的损伤，导致病原菌产生耐药性，引起人体内菌群失调，诱发过敏或者有潜在的致癌、致突变、致畸作用。

4. 汞及其化合物急性毒性主要造成神经系统、消化系统、呼吸系统和肾损伤。

5. 熏烤类肉制品中含有大量的苯并（α）芘，是一种强致癌物。

第三节　细菌毒素与真菌毒素

一、细菌毒素

细菌毒素按性质可以分为内毒素和外毒素。外毒素是病原菌在代谢过程中分泌到菌体外的物质，化学成分为蛋白质，毒性极不稳定，易受到热或其他化学物质的破坏，对组织器官毒作用有高度的选择性，引起特殊的病理作用。主要由一些革兰阳性细菌和少数的革兰阴性细菌产生，如金黄色葡萄球菌、白喉杆菌、李斯特菌、肉毒梭菌、霍乱弧菌等。

内毒素是革兰阴性细菌细胞壁的最外层结构，细菌在生活时不能释放，当菌体细胞死亡后溶解或人工方法破坏菌体时才能释放出来。内毒素化学成分比较复杂，多为脂多糖，性质稳定，耐热，毒作用没有组织器官选择性。不同病原菌所产内毒素引起的症状大致相同，体温升高、腹泻、出血性休克和其他组织损伤。

污染人类食物最主要的细菌毒素是肉毒杆菌毒素、葡萄球菌毒素和沙门菌毒素。

（一）肉毒杆菌毒素

由肉毒杆菌产生的外毒素,对热不稳定,各型毒素在 80℃ 加热 30 分钟或 100℃ 加热 10~20 分钟,即可完全破坏。按照抗原特异性,肉毒杆菌毒素分为 A、B、C、D、E、F、G7 个类型,能引起人中毒的类型有 A、B、E、F。肉毒杆菌毒素中毒高发区的媒介食品主要是兽、禽肉的储藏加工食品,以及鱼制食品等动物性食品,另外,家庭自制罐装食品也是肉毒杆菌毒素中毒的主要媒介。

肉毒杆菌毒素是一种毒性很强的神经毒素。毒素进入血液后,选择性的作用于运动神经和副交感神经的神经肌肉接头处,抑制神经传导介质乙酰胆碱的释放,使肌肉收缩运动发生障碍。患者多因横膈肌或其他呼吸器麻痹而造成窒息死亡。

（二）金黄色葡萄球菌毒素

常见于人和动物的皮肤及表皮,也是人类化脓感染中常见的病原菌,50% 以上的金黄色葡萄球菌在适宜的条件下可产生肠毒素。肠毒素耐热,100℃ 煮 2 小时才能破坏,并能抵抗肠胃道中蛋白酶的水解作用。食品中肠毒素的形成与温度、食品受污染的程度和食品的种类及性状有密切关系。

摄入金黄色葡萄球菌活菌而无肠毒素的食物是不会引起食物中毒的,只有摄入达到中毒剂量的该菌的肠毒素才会中毒。肠毒素中毒的潜伏期是摄食染毒食物后 2~3 小时,主要症状表现为流涎、恶心、呕吐、痉挛及腹泻等。1~2 天后恢复正常,儿童对肠毒素比成人敏感,故其发病率较成人高,病情也更严重,但死亡者较少见。

（三）沙门菌毒素

是一种常见的人畜共患病菌,该菌主要寄生于畜禽体内和蛋类等动物性食品中,沙门菌食物中毒事件已遍布全球,我国细菌性食物中毒中,约 70%~80% 由沙门菌引起。

沙门菌是革兰阴性菌,可产生毒性较强的内毒素,引起人类中毒。这类细菌污染食物后并不产生吲哚类物质,所以被沙门菌污染的食物,即使污染已经很严重也不易被发现。故而,储存较久的食物即使没有腐败变质的表象,也要注意其食用的安全性。

二、真菌毒素

真菌毒素是一些真菌在其生长过程中产生的,易引发人和动物病理变化和生理变态的次级代谢产物。分为真菌毒素和蘑菇毒素,目前已知的真菌毒素有 1000 种以上,其中与食品关系较为密切的是黄曲霉毒素、赭曲霉毒素、杂色曲霉毒素、青霉菌毒素等。

（一）黄曲霉毒素

黄曲霉毒素(aflatoxin,AF)是黄曲霉和寄生曲霉的代谢产物。1993 年被世界卫生组织(WHO)的癌症机构划定为 I 类致癌物,属于剧毒物质。化学结构是一类含有一个双呋喃环和一个氧杂萘邻酮的化合物,化学结构式见图 13-3。根据其在紫外光下可发出蓝色或绿色荧光的特性,分为 B 系和 G 系两大类。主要有黄曲霉毒素 B_1（AFB_1）、黄曲霉毒素 B_2（AFB_2）、黄曲霉毒素 G_1（AFG_1）和黄曲霉毒素 G_2（AFG_2）等。食品中以 AFB_1 最常见,毒性也最强。故 AFB_1 常作为食品中 AF 污染的检验指标。

AF 耐热(280℃ 下裂解),一般的烹调加工不易被破坏,在碱性条件或紫外线辐射时易降解。

黄曲霉是土壤和空气中存在的非常普遍的微生物,世界范围内绝大多数食品原料和制成品均有

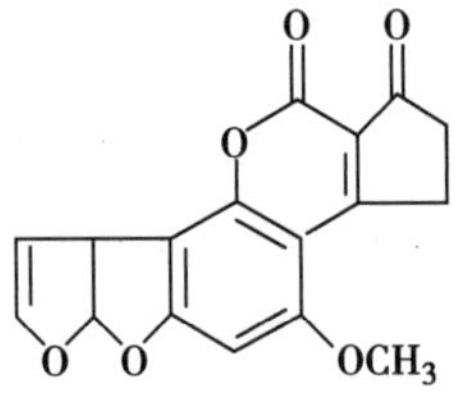

图 13-3 黄曲霉毒素的结构式

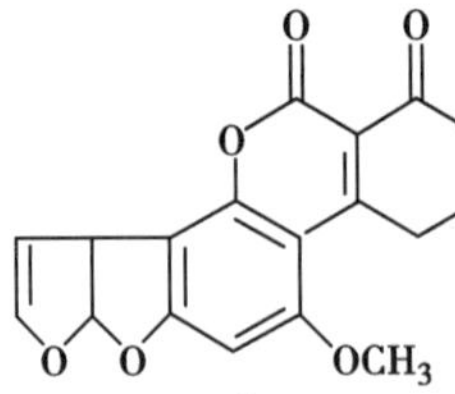

不同程度的污染。在有氧、高温(30℃~33℃)和湿润(89%~90%)条件下黄曲霉菌易生长,并能拮抗其他真菌的生长,从而造成贮存的花生、玉米、大米、小麦、大麦、棉籽和大豆等多种谷物的污染,其中以花生和玉米最为严重。

黄曲霉毒素不仅有很强的急性毒性,也有明显的慢性毒性和致癌性。其急性毒性为氰化钾的10倍,主要表现为肝脏毒。小鼠急性中毒表现为水肿的肝损伤、肝实质细胞坏死、胆管增生,恒河猴急性中毒表现为肝脂肪浸润、胆管增生、并伴有静脉纤维化。人类日摄入2~6mgAFB$_1$即可发生急性中毒甚至死亡。慢性中毒主要表现是动物生长障碍,肝脏出现亚急性和慢性损伤。动物实验结果显示黄曲霉毒素有很强的致突变性。对人的致癌性虽然缺乏直接的证据,但大量流行病学调查均显示,黄曲霉毒素的高水平摄入和人类肝癌的发病率密切相关。

由于黄曲霉毒素危害大、分布广,世界各国都非常重视食品和饲料中黄曲霉毒素含量标准的问题。FAO推荐食品、饲料中黄曲霉毒素最大允许量标准为≤15μg/kg,我国《食品中真菌毒素限量标准》(GB2761-2011)中规定了食品中黄曲霉毒素的允许量,见表13-2。

表 13-2 我国黄曲霉毒素 B$_1$、M$_1$ 的限量标准

食品种类限量(MLs)	
黄曲霉毒素 B$_1$(μg/kg)	
谷物及其制品	
玉米、玉米面(渣、片)及玉米制品	20
稻谷、糙米、大米	10
小麦、大麦、其他谷物	5
小麦粉、麦片、其他去壳谷物	5
坚果及籽类	
花生及其制品	20
其他熟制坚果及其籽类	5
黄曲霉毒素 M$_1$(μg/L)	
乳及乳制品	0.5
婴儿配方食品(乳粉按照生乳计算)	不得检出

▶▶ 边学边练

粮食中细菌毒素的检测，请见实训十三 大米中黄曲霉毒素的测定。

（二）赭曲霉毒素和杂色曲霉毒素

1. 赭曲霉毒素（OTA） 几乎可以污染所有的植物性食品，包括粮谷类、水果、中草药、调味料等。发热霉变的粮食中，OTA 含量很高。和黄曲霉毒素一样，OTA 是已知的毒性最强的物质之一。OTA 属于肾脏毒，但其对很多其他脏器及免疫系统均有损伤，并有"三致"作用。

2. 杂色曲霉毒素（ST） 主要污染玉米、花生和小麦等谷物，因其结构与 AFB_1 相似，且因其可转变成 AFB_1 而得到足够的重视。是一种很强的肝、肾毒素。引起的致死病变主要为实质性器官如肝、肾坏死。致癌性仅次于 AF。亚慢性和慢性中毒主要表现为肝、肾损伤，特征性病变是皮肤和内脏器官高度"黄染"。

（三）展青霉素和岛青霉素

展青霉素和岛青霉素都属于青霉菌毒素，是除黄曲霉毒素等曲霉毒素之外的另一种与癌症有关的真菌毒素。

1. 展青霉素 是一种神经毒素，对免疫系统也有一定的影响，同时还存在潜在的致畸、致癌作用。主要污染水果及其制品，主要膳食暴露源是受毒菌种污染的苹果和苹果汁。烂苹果中的展青霉素会通过果汁向未腐烂部分扩散，取样化验结果显示，距离腐烂部分 1cm 处，肉眼所见的正常苹果中，仍可检出展青霉素。

2. 岛青霉素 发霉的谷物在脱粒后即形成"黄变米"或"沤黄米"，主要是岛青霉污染所致，这种现象在我国的南方，日本和其他热带、亚热带地区比较普遍。岛青霉可产生岛青霉毒素、黄天精、环氯素等多种毒素，这些毒素都属于肝脏毒，其中黄天精的结构、毒性和致癌活性都与 AFB_1 相当。环氯素有很强的急性毒性，摄入后短时间内可引起小鼠肝坏死性病变，小剂量长时间服用可引起癌变。

点滴积累 ∨

1. 细菌毒素可分为外毒素和内毒素两种，外毒素属于蛋白类物质，内毒素成分复杂，多为脂多糖。肉毒杆菌毒素属于外毒素。
2. 黄曲霉毒素中毒性最强的是黄曲霉毒素 B_1。
3. "黄变米"主要是岛青霉素污染所致。

目标检测

一、选择题

（一）单项选择题

1. 下列哪一项不属于植物性毒素（　　）

   A. 生氰糖苷   B. 龙葵素   C. 秋水仙碱

D. 有机氯农药残留　　　　　E. 有毒生物碱

2. 过敏原一般都是(　　)

　　A. 多糖　　　　　　　　B. 大分子蛋白质　　　　C. 小分子蛋白质

　　D. 脂多糖　　　　　　　E. 小肽

3. 宰杀鸡、鸭、鹅时,其臀尖通常都要弃去,这是因为这个部位富含有(　　)

　　A. 甲状腺素　　　　　　B. 肾上腺素　　　　　　C. 性激素

　　D. 病变的淋巴腺　　　　E. 雌激素

4. 河豚毒素的毒作用部位是(　　)

　　A. 消化系统　　　　　　B. 神经系统　　　　　　C. 血液系统

　　D. 生殖系统　　　　　　E. 免疫系统

5. 黄曲霉毒素中,常以(　　)作为食品检验的污染指标。

　　A. 黄曲霉毒素 B_1　　　　B. 黄曲霉毒素 B_2　　　　C. 黄曲霉毒素 M_1

　　D. 黄曲霉毒素 M_2　　　　E. 以上都有

（二）多项选择题

1. 下列哪些毒素属于神经毒素(　　)

　　A. 肉毒杆菌毒素　　B. 龙葵素　　　　C. 河豚毒素　　　D. 黄曲霉毒素　　　E. 以上都是

2. 对于以木薯为主食的人群,如果能够(　　),可明显降低其对人体的毒性。

　　A. 木薯切片,流水研磨、制成木薯粉

　　B. 直接煮熟就吃

　　C. 尽量多摄入蛋白质,尤其是含半胱甘酸、甲硫氨酸丰富的食物

　　D. 保证膳食中有足够的碘

　　E. 补充维生素 C

3. 下列哪些食物中苯并(α)芘含量较高(　　)

　　A. 烤羊肉串　　　B. 熏鱼　　　　C. 腌菜　　　D. 自制腊肉　　　E. 猪脑

二、简答题

1. 简述毒蘑菇中毒症状及预防措施。

2. 贝类毒素有哪些? 什么是麻痹性贝类毒素?

三、论述题

通过对农药毒性的认识,从安全性角度考虑,你认为农药的发展方向是什么?

（俞彦波）

第十四章

食品添加剂的毒理学安全性评价

学习目标 ∨

1. 掌握食品添加剂的概念、分类的方法和使用要求；食品添加剂按照安全性如何进行分类。

2. 熟悉食品添加剂安全性毒理学评价方法；各类食品添加剂的毒性与安全性评价。

3. 了解国内外对食品添加剂的管理方法。

导学情景 ∨

情景描述

在2011年上海"染色馒头"事件的调查中，执法人员发现某食品有限公司工人在生产馒头时向其中添加柠檬黄、甜蜜素和山梨酸钾三种食品添加剂，添加量也是根据自己的经验随意添加，在执法人员面前该公司负责人还辩解道添加的都是市场上购买的正规的食品添加剂，而且加的量又很少，认为这样做不会对健康有害。

学前导语

我国《食品安全法》和《食品添加剂使用标准》明确规定食品添加剂在使用过程中要严格遵守使用范围和使用限量。

随着现代食品工业的快速发展，越来越多的食品不断丰富着人民群众的饮食生活，显著提高了居民的生活水平，作为现代食品工业重要组成部分的食品添加剂功不可没，虽然它在食品中添加量仅有0.01%~0.1%，但对改善食品的色、香、味、形，调整食品营养素构成，延长保质期，提高食品品质等方面发挥着极其重要的作用。然而，由于食品添加剂不属于食品的基本成分，因此在应用于食品生产前必须要经过严格的安全性评价。

第一节　概述

一、食品添加剂的定义和分类

（一）食品添加剂定义

世界粮农组织（FAO）和世界卫生组织（WHO）所属的国际食品法典委员会（CAC）对食品添加剂的定义为"食品添加剂是指无论其有无营养价值，本身不作为食品消费或食品中的典型成分，在食品的制造、加工、调制、处理、装填、包装运输或保藏过程中,出于技术方面的目的和要求,或者是为了改善食品的性质而有意加入食品中或者预期这些添加物质或其副产物会成为(直接或间接)食品的物质。不包括污染物和为保持或提高食物营养价值而加入食品中的物质"。食品添加剂的定义在各个国家也不尽相同,如美国对其定义为"食品添加剂是由于食品生产、加工、贮存或包装过程而存在于食品中的物质或物质的混合物,而不是基本的食品成分"。日本的定义是"在食品制造过程中为了保存的目的而加入食品,使之混合、浸润及其他目的所使用的物质"。

我国《中华人民共和国食品安全法》(2015年10月1日起施行)和《食品添加剂使用标准》(GB 2760-2014)中规定:食品添加剂指为改善食品品质和色、香、味,以及为防腐、保鲜和加工工艺的需要而加入食品中的人工合成或者天然物质。食品用香料、胶基糖果中基础剂物质、食品工业用加工助剂也包括在内。

(二)食品添加剂的分类

随着食品工业的飞速发展,食品添加剂的种类和数量也在逐年增加,目前全世界食品添加剂种类已达25 000多种,美国允许使用的约3200种,日本约1500种,欧洲约1500种。至2014年,我国已公布批准使用的食品添加剂共2336种。按照不同的标准,可以将这些食品添加剂分成不同的种类。

1. **按照原料来源分类** 按食品添加剂的来源可将其分为天然食品添加剂和化学合成食品添加剂两类。前者主要指以动、植物组织或微生物的代谢产物及一些矿物质为原料,用干燥、粉碎、提取等方法获得的天然物质,如甜菜红、姜黄、辣椒红素等;后者则是采用化学方法使元素或化合物通过氧化、还原、缩合、聚合、成盐等合成反应得到的物质,如糖精、苯甲酸钠、胭脂红、柠檬黄等。天然食品添加剂的品种较少、价格较高,化学合成食品添加剂的品种较齐全、价格较低,但毒性一般大于天然食品添加剂,特别是生产过程中混杂了有害物质或用量过大时,可能对机体造成危害。

2. **按照生产方法分类** 按生产方法可将食品添加剂大致分为3类:一是应用生物技术(酶法和发酵法)获得的产品,如谷氨酸钠、柠檬酸、维生素C等;二是利用物理方法从天然动植物中提取的产品,如天然着色剂、香料、甜味剂等;三是用化学合成方法得到的纯化学合成物,如苯甲酸钠、胭脂红等。

3. **按照功能用途分类** 食品添加剂在改善食品性状、方便食品加工、增加品种和食用方便性等方面起到重要作用,根据《食品添加剂使用标准》(GB2760-2014)中的规定可分为22大类(表14-1)。营养强化剂也属于食品添加剂,但列入《食品安全国家标准食品营养强化剂使用标准》(GB 14880-2012)管理。

4. **按照安全性评价分类** 食品添加剂的安全性直接影响到食品的安全,因此世界粮农组织(FAO)和世界卫生组织(WHO)专门成立了食品添加剂联合专家委员会(JECFA)以加强对食品添加剂安全性的评估,制定出各类食品添加剂的每日允许摄入量(ADI),并向各国政府建议。食品添加剂法典委员会(CCFA)在此基础上,还建议把食品添加剂分为A、B、C三类,每类又分为两种。

表 14-1　食品添加剂种类及其功能用途

添加剂种类	功能用途
酸度调节剂	维持或改变食品酸碱度
抗结剂	防止食品聚集结块,保持其松散或自由流动状态
消泡剂	降低表面张力,消除泡沫
抗氧化剂	防止或延缓油脂或食品成分氧化分解、变质,提高食品稳定性
漂白剂	破坏、抑制食品的发色因素,使其褪色或使食品免于褐变
膨松剂	使产品膨松、柔软或酥脆
胶基糖果中基础剂物质	使胶基糖果起泡、增塑或耐咀嚼等
着色剂	使食品具有色泽或改善食品色泽
护色剂	使肉及肉制品呈现良好色泽
乳化剂	改善乳化体中各种构成相之间的表面张力,形成均匀分散体或乳化体
酶制剂	具有特殊催化功能
增味剂	补充或增强食品原有风味
面粉处理剂	促进面粉的熟化和提高制品质量
被膜剂	涂抹于食品外表,起保质、保鲜、上光、防止水分蒸发等作用
水分保持剂	有助于保持食品中水分
防腐剂	防止食品腐败变质、延长食品储存期
稳定剂和凝固剂	使食品结构稳定或使食品组织结构不变,增强黏性
甜味剂	赋予食品甜味
增稠剂	提高食品的黏稠度或形成凝胶,赋予食品黏润、适宜的口感,并兼有乳化、稳定或使呈悬浮状态作用
食品用香料	使食品增香
食品工业用加工助剂	有助于食品加工能顺利进行的各种物质,如澄清、吸附、脱色、脱皮等
其他类	上述功能类别中不能涵盖的其他功能

A 类是 JECFA 已经制定了 ADI(每日允许摄入量)和暂定 ADI 的食品添加剂。A1 类是 JECFA 评价认为毒理学资料清楚,已经制定出 ADI 或认为毒性有限,无须制定 ADI 者;A2 类是 JECFA 已经暂定 ADI 值,但毒理学资料不够完善,暂时许可用于食品者。

B 类是 JECFA 曾经进行过安全性评价但未制定 ADI,或未进行过安全性评价者。其中 B1 类是 JECFA 曾经进行过安全性评价,因毒理学资料不足未制定 ADI 者;B2 类是 JECFA 未进行过安全性评价者。

C 类是 JECFA 认为在食品中使用不安全或应严格限制作为某些食品的特殊用途者。其中 C1 类 JECFA 根据毒理学资料认为在食品中使用不安全者;C2 类是 JECFA 认为应该严格限制在某些食品中作特殊应用者。

随着食品安全性评价方法和技术的不断发展,有的食品添加剂的安全性评价分类会发生变化。

如糖精就因安全性评价结果的变化出现了从 A1 类转归为 A2 类,再回归为 A1 类的情况。

二、食品添加剂的使用要求

尽管食品添加剂对于现代食品工业具有不可替代的作用,但是使用不当会对其食用者造成一定的危害,我国《中华人民共和国食品安全法》(2015 年 10 月 1 日起施行)、食品安全国家标准《食品添加剂使用标准》(GB 2760-2014)、《复配食品添加剂通则》(GB 26687-2011)和《食品营养强化剂使用标准》(GB 14880-2012)等对食品添加剂的使用做出了具体要求。

（一）食品添加剂使用原则

1. 食品添加剂使用的基本要求 ①不应对人体产生任何健康危害;②不应掩盖食品腐败变质;③不应掩盖食品本身或加工过程中的质量缺陷或以掺杂、掺假、伪造为目的而使用食品添加剂;④不应降低食品本身的营养价值;⑤在达到预期效果的前提下尽可能降低在食品中的使用量。

2. 在下列情况下可使用食品添加剂 ①保持或提高食品本身的营养价值;②作为某些特殊膳食用食品的必要配料或成分;③提高食品的质量和稳定性,改进其感官特性;④便于食品的生产、加工、包装、运输或者贮藏。

3. 食品添加剂质量标准 我国有关食品添加剂产品质量和规格的国家标准、行业标准有 200多个,食品添加剂应当符合相应的质量规格要求,以尽可能减少食品添加剂中存在的有害物质,最大限度保证消费者的健康。

4. 带入原则 在下列情况下食品添加剂可以通过食品配料(含食品添加剂)带入食品中:①根据《食品添加剂使用标准》(GB 2760-2014),食品配料中允许使用该食品添加剂;②食品配料中该添加剂的用量不应超过允许的最大使用量;③应在正常生产工艺条件下使用这些配料,并且食品中该添加剂的含量不应超过由配料带入的水平;④由配料带入食品中的该添加剂的含量应明显低于直接将其添加到该食品中通常所需要的水平。当某食品配料作为特定终产品的原料时,批准用于上述特定终产品的添加剂允许添加到这些食品配料中,同时该添加剂在终产品中的量应符合《食品添加剂使用标准》(GB 2760-2014)的要求。在特定食品配料的标签上应明确标示该食品配料用于上述特定食品的生产。

（二）食品添加剂使用限量与使用范围

尽管绝大多数食品添加剂的毒性很低,但是由于"剂量决定毒性",因此为保证其使用安全,仍需要限量使用。食品添加剂先通过毒理学安全性评价制定出 ADI,再结合消费人群暴露评估得出其使用时所允许的最大使用量;有的食品添加剂在食品加工、贮藏过程中的分解产物对人体有害,因此需要制定其分解产物在最终食品中的允许残留水平——最大残留量;并应根据生产技术必要性确定使用范围,尽量减少食品添加剂的用量,以确保食物中的食品添加剂不会对人体造成危害。

▶▶ 课堂活动

为何不同食品添加剂在食品中的最大用量不同? 决定最大用量的因素有哪些?

三、食品添加剂的管理

（一）我国对食品添加剂的管理

自从我国 1973 年成立食品添加剂卫生标准科研协作组起,就严格管理食品添加剂的使用和生产,经过多年的发展,我国已经形成了较为完善的食品添加剂法律、法规和标准管理体系,以保障我国食品添加剂的使用安全,主要包括:《中华人民共和国食品安全法》（2015 年 10 月 1 日起施行）、《食品添加剂卫生管理办法》（2002 年 7 月 1 日起施行）、《食品添加剂使用标准》（GB 2760-2014）、《食品营养强化剂使用标准》（GB 14880-2012）、《预包装食品标签通则》（GB 7718-2011）、《食品安全性毒理学评价程序》（GB 15193.1-2014）以及《食品添加剂新品种申报与受理规定》（2010）等,有关食品添加剂产品质量和规格的国家标准、行业标准200 多个,从而能更好地对食品添加剂从研发、生产、经营到使用进行全方位的管理。

图14-1
国际上对食品添加剂的管理

（二）食品添加剂的安全性毒理学评价方法

由于食品添加剂不是食品的基本成分,在食品加工过程中要添加一定的数量才能达到使用目的,且消费者长期摄入,因此其安全性评价极为重要。我国食品安全国家标准《食品安全性毒理学评价程序》（GB 15193.1-2014）对食品添加剂毒理学安全性评价方法规定如下:

1. 一般食品添加剂

（1）凡属毒理学资料比较完整,世界卫生组织已公布日容许摄入量（ADI）者、或不需规定日容许摄入量（ADI）者、或多个国家批准使用的,如果质量规格与国际质量规格标准一致则要求进行急性经口毒性试验和遗传毒性试验。如果质量规格标准不一致,则需增加 28 天经口毒性试验,根据试验结果考虑是否进行其他相关毒理学试验。

（2）凡属一个国家批准使用者,而世界卫生组织未公布日容许摄入量（ADI）、或资料不完整的,则可先进行急性经口毒性试验、遗传毒性试验、28 天经口毒性试验和致畸试验,根据试验结果判定是否需要进一步的试验。

（3）对于由动植物或微生物制取的单一组分、高纯度的食品添加剂,凡属新品种的,需要先进行急性经口毒性试验、遗传毒性试验、90 天经口毒性试验和致畸试验,经初步评价后,决定是否需进行进一步试验。凡属国外有至少一个国际组织或国家已批准使用的则进行急性经口毒性试验、遗传毒性试验和 28 天经口毒性试验,经初步评价后决定是否需进行进一步试验。

2. 香料和酶制剂　因其品种繁多、化学性质大不相同,故另行规定（详见第十一章第二节）。

点滴积累 ∨

1. 食品添加剂按安全性分类分为三类, 只有 A 类具有 ADI。

2. 食品添加剂安全性的毒理学评价方法根据评价对象（一般添加剂、香料或酶）不同而有所不同。

第二节　各类食品添加剂的毒性与安全

一、着色剂

着色剂,又称食用色素,是赋予食品色泽或改善色泽的物质,使食物更加美观具有吸引力。按其来源可分为合成着色剂和食用天然着色剂两大类。

(一)天然色素

指利用一定的加工方法所获得的来源于天然物质的有机着色剂,作为食物的天然成分,安全性较高,但天然色素存在着色力弱、稳定性差和成本高等缺点。天然色素在加工制造过程中,也可能被杂质污染或化学结构发生变化而产生毒性,且个别也具有毒性,如藤黄有剧毒不能用于食品,因此也必须进行毒性试验。对天然色素的要求为:①凡从已知食物中分离出来的,化学结构上无变化的着色剂,又应用于原来的食物,其浓度又是原来食物中的正常浓度,对这种产品可不需要进行毒理检验;②凡是从食物原料中分离出来的,化学结构上无变化的着色剂,当其使用浓度超过正常浓度时对这种产品需要进行毒理学评价,各项要求与合成着色剂的毒理学评价要求相同;③凡是从食物原料中分离出来的,但在其生产过程中化学结构已发生变化的着色剂,或从非食品原料中分离出来的天然着色剂,对它们都要进行与人工合成着色剂相同的毒理学评价。

1. 红曲红　别名红曲色素,是以红曲或红曲霉液体深层发酵液精制而得的一种天然色素,其主要着色成分为潘红(红色色素,分子式 $C_{21}H_{26}O_5$,相对分子量 354.43)、梦那玉红(红色色素,分子式 $C_{23}H_{26}O_5$,相对分子量 382.46)和梦那红(黄色色素,分子式 $C_{21}H_{26}O_5$,相对分子量 358.43)等。

(1)理化性状:为深紫红色粉末,略带臭味,易溶于中性或偏碱性水溶液。

(2)毒性与安全性:LD_{50}:粉末状色素>10 000mg/(kg·bw)(大鼠,经口),结晶色素>20 000mg/(kg·bw)(大鼠,经口),或 7000mg/(kg·bw)(小鼠,腹腔),ADI:不作特殊规定。其安全性高,亚急性毒性试验和 Ames 试验均为阴性。我国规定,除风味发酵乳、糕点和焙烤食品馅料外,其他适用食品可按生产需要适量使用。

2. 甜菜红　别名甜菜根红,是由食用红甜菜的根制取的一种天然色素,其主要着色成分甜菜红苷,分子式 $C_{24}H_{26}N_2O_{13}$,相对分子量 550.48。

(1)理化性状:为紫红色至深紫色液体、块状或粉末,有臭味,易溶于水,耐热性差。

(2)毒性与安全性:LD_{50}:>1000mg/(kg·bw)(大鼠,经口),ADI:未作评价。其生产原料是可食用植物红甜菜,对人体健康无不良影响,作为红甜菜的天然成分故使用安全性高。我国规定在适用食品中可按生产需要适量使用。

3. 焦糖色　别名酱色,是蔗糖、饴糖和淀粉等在 160～180℃ 高温下加热使之焦糖化,再用碱中和制成的红褐色或黑褐色膏状物或固体物质,其主要着色成分为甜菜红苷,分子式 $C_{24}H_{26}N_2O_{13}$,相对分子量 550.48。

(1)理化性状:为深褐色或黑色的液体或固体,有特殊甜香气味或焦苦味,易溶于水。

(2)毒性与安全性:LD_{50}:>1900mg/(kg·bw)(大鼠,经口),ADI:普通焦糖不作特殊规定,碱性亚硫酸焦糖1~160mg/(kg·bw)、氨法焦糖和亚硫酸焦糖-铵法焦糖0~200mg/(kg·bw)。不加胺盐生产的焦糖色素安全性高,加胺盐生产的焦糖色素含有致癌物4-甲基咪唑,国外规定铵盐法生产的焦糖色,其中4-甲基咪唑含量不能超过200mg/kg。美国FDA将其归类为GRAS物质,作为可安全用于食品,并免除产品证书的着色剂。规定大多数适用食品均可根据生产需要适量使用。

4. β-胡萝卜素　天然β-胡萝卜素可以发酵法以玉米淀粉、玉米浆、大豆蛋白、植物油等为主要原料制得或以物理法以杜氏盐藻为原料制得,分子式$C_{40}H_{56}$,相对分子量536.88。

(1)理化性状:为深红色至暗红色结晶或结晶性粉末,有轻微异味,不溶于水、甘油、酸和碱,溶于二氧化硫、苯、氯仿和植物油,对光、热、氧不稳定。

(2)毒性与安全性:LD_{50}(油溶液):>8g/(kg·bw)(狗,经口),>21.5g/(kg·bw)(小鼠,经口)。ADI:0~5(kg·bw)(化学合成或由发酵法制得者);由盐藻制得者,ADI:未作规定。美国将其列为GRAS类物质,可安全用于食品并免除产品证书的着色剂。β-胡萝卜素食用过多会使皮肤黄染,停止食用后该现象会消失,除此外目前未发现因食用过量引起中毒的报道。我规定作为着色剂在适用食品中可按生产需要适量使用,作为营养强化剂在适用食品中的最大使用量为8mg/kg(人造黄油及其类似品、植物油、调制乳粉和调制奶油粉)。

(二)合成色素

合成色素主要是指从煤焦油中制取或以苯、甲苯、萘等芳香烃化合物为原料人工合成的有机色素,故又称为煤焦油色素或苯胺色素。合成色素性质稳定、着色性能强、成本低、使用方便,因此被广泛使用。由于许多合成色素除本身或代谢产物有毒性因此需进行严格的毒理学评价外,在其生产合成的过程中可能由于其原料不纯(苯酚、苯胺、氯化物)或受到有毒金属(铅、砷等)污染及生成有毒的中间产物,因此对其生产必须严格管理。由于油溶性合成色素毒性较大,且不溶于水,不易排出体外,因此目前各国允许使用的有机合成色素都是水溶性的(各色素的铝色淀除外)。目前我国允许使用的合成色素有柠檬黄、日落黄、亮蓝、苋菜红、胭脂红、赤红、诱惑红、叶绿素铜钠盐等共20余种。

1. 日落黄　化学名6-羟基-5-[(4-磺酸基苯基)偶氮]-2萘磺酸二钠盐,别名食用黄色5号、夕阳黄,分子式$C_{16}H_{10}N_2Na_2O_7S_2$,相对分子量452.37。

(1)理化性状:为橙红色均匀粉末或颗粒,无臭,易溶于水。

(2)毒性与安全性:LD_{50}:>2000mg/(kg·bw)(大鼠,经口),ADI:0~2.5mg/(kg·bw)。日落黄最初经长期动物试验后认为安全性高,除挪威和芬兰外,世界各国普遍许可使用。但是2007年英国有研究报道日落黄、柠檬黄、胭脂红、喹啉黄、偶氮玉红、诱惑红6种合成色素可对儿童行为产生影响,造成易怒、多动、难以集中注意力、学习困难、缺乏自我控制能力等,此后欧共体要求自2010年7月20日起含上述6种着色剂中一种或多种着色剂的食品标签应注明这些色素对儿童的负面影响,英国自2010年10月18日起不允许添加上述6种色素。我国规定在各类适用食品中的最大使用量为0.6g/kg(固体饮料)。

2. 柠檬黄　化学名1-(4′-磺酸基苯基)-3-羧基-4-(4′-磺酸苯基苯偶氮基)-5-吡唑啉酮三钠盐,别名酒石黄,分子式$C_{16}H_9N_4Na_3O_9S_2$,相对分子量534.36。

（1）理化性状：为橙黄色粉末，无臭，易溶于水。

（2）毒性与安全性：LD_{50}：12750mg/（kg·bw）（小鼠，经口），ADI：0~7.5mg/（kg·bw）。柠檬黄经长期动物试验后认为安全性高，除挪威和澳大利亚外，世界各国普遍许可使用。但是自此2007年英国对6种合成色素对儿童行为有影响的研究报道后，英国禁止使用，我国近年发生柠檬黄超范围使用的食品安全事件，如大/小黄鱼染色和染色馒头事件，并将其列入"食品中可能易滥用的食品添加剂"名单中。我国规定在各类适用食品中的最大使用量为0.5g/kg（果酱、水果调味糖浆）。

3. 苋菜红　化学名3-羟基-4-（4-偶氮萘磺酸）-2,7-萘二磺酸三钠盐，别名食用色素红2号，鸡冠花红，分子式$C_{20}H_{11}N_2Na_3O_{10}S_3$，相对分子量604.48。

（1）理化性状：为红褐色或暗红褐色粉末，无臭，易溶于水。

（2）毒性与安全性：LD_{50}：>10 000mg/（kg·bw）（小鼠，经口），ADI：0~0.5mg/（kg·bw）。苋菜红一直被认为是安全性很高的一种合成色素，但1968年有报道每天用含苋菜红0.2%（0.1g/kg）的饲料持续喂养大鼠830天，引起大鼠肠癌，自此引起了对苋菜红毒性的长期争论，并使其ADI多次被更改。1972年JECFA将ADI从0~1.5mg/（kg·bw）修改为暂定0~0.7mg/（kg·bw），1978年和1982年JECFA两次将其暂定ADI延期。1984年JECFA第28次会议讨论了已有的资料，认为其致癌的证据不足，判定苋菜红对大鼠最大无作用剂量为50mg/（kg·bw），并在此基础上最终确定了苋菜红的ADI为0~0.5mg/（kg·bw）。2010年欧洲食品安全局认为苋菜红无遗传毒性，也非致癌物，制定其ADI为0.15mg/（kg·bw）。我国规定在各类适用食品中的最大使用量为0.3g/kg（果酱）。

其他部分常用合成色素LD_{50}及ADI见表14-2。

表14-2　部分常用合成色素LD_{50}及ADI

合成色素名称	LD_{50}（实验动物，给药方式）	ADI 值
亮蓝	>2g/（kg·bw）（大鼠，经口）	0~12.5mg/（kg·bw）
胭脂红	>19.3g/（kg·bw）（小鼠，经口）	0~4mg/（kg·bw）
赤藓红	6.8g/（kg·bw）（小鼠，经口）	0~0.1mg/（kg·bw）
诱惑红	10g/（kg·bw）（小鼠、大鼠，经口）	0~7mg/（kg·bw）
叶绿素铜钠盐	>10g/（kg·bw）（小鼠，经口）	0~15mg/（kg·bw）
新红	>10g/（kg·bw）（小鼠，经口）	0~0.1mg/（kg·bw）

二、增味剂

增味剂又称风味增强剂，是指补充或增强食品原有风味的物质，我国食品添加剂使用标准中的增味剂主要是指能增加食物天然鲜味的添加剂。按其化学性质可分为氨基酸系列（L-天门冬氨酸、甘氨酸）和核苷酸系列（5′-鸟苷酸二钠、5′-肌苷酸二钠）两种，我国目前允许使用的增味剂有甘氨酸、L-丙氨酸、5′-肌苷酸二钠、琥珀酸二钠、5′-呈味核苷酸二钠等。

1. 谷氨酸钠　别名味精，分子式$C_5H_8O_4Na·H_2O$，相对分子量187.14。

（1）理化性状：为白色至无色柱状结晶或结晶性粉末，无臭，味鲜，易溶于水。

（2）毒性与安全性：LD_{50}：19 900mg/（kg·bw）（大鼠，经口），ADI：不作特殊规定。谷氨酸钠属低毒物质，食用后96%可被吸收，在体内可正常参与氨基酸代谢。此外，谷氨酸的两个羟基可以与金属离子发生螯合反应，从而抑制了人体对钙、镁等矿物质的吸收利用。最初，FAO/WHO认为味精作是极为安全的，但当味精每天摄入量超过6.8g时，导致血液中谷氨酸含量上升，造成一过性头痛、心跳加速和恶心等症状，欧共体曾禁止将其用于婴幼儿食品。但后来实验证明，在正常使用范围内，未见上述不良影响，故JECFA于1987年将谷氨酸钠、L-谷氨酸及其钠盐的同系物L-谷氨酸胺、L-谷氨酸钾等其他氨基酸系列增味剂的ADI值均由原来的120mg/（kg·bw）修改为无须规定。与此同时，欧共体以E621编号将味精列为安全的食品添加剂，我国于1989年将其列入允许使用的添加剂名单，目前规定可按生产需要适量使用。

2. 5′-肌苷酸二钠　别名肌酐酸钠，分子式$C_{10}H_{11}N_4Na_2O_8P$，相对分子量392.19。

（1）理化性状：为无色至白色结晶，或白色结晶性粉末，无臭，有木松油味，易溶于水。

（2）毒性与安全性：LD_{50}：15900mg/（kg·bw）（大鼠，经口），ADI：不作特殊规定。用含5′-肌苷酸二钠0.1%~1%的饲料喂养大鼠6个月后，大鼠生长情况、血浆、肝、肾、脾、睾丸、心和肺等组织均无异常变化，美国FDA认为其安全性高，可安全用于食品中作为营养素，但欧共体儿童保护组织（EEC-HACSG）规定禁用于婴幼儿食品，我国规定可在各类适用食品中按生产需要适量添加。

三、防腐剂

防腐剂是指防止食物腐败变质，延长食品储存期的物质，是人类使用历史最悠久、范围最广泛的食品添加剂，它对抑制微生物生长繁殖，提高食品保存性，延长食用期限，减少食物因腐败变质而造成的浪费起到重要作用，因此在食品中添加防腐剂是十分必要的。按其化学结构可将其分为酸型（苯甲酸、山梨酸）、酯型（尼泊金酯）和生物型（乳酸链球菌素）等，按照来源可分为化学防腐剂（苯甲酸、山梨酸、丙酸及其盐类）和天然防腐剂（纳他霉素、大蒜素、壳聚糖等）两类。我国允许使用的有苯甲酸及其钠盐、山梨酸及其钾盐、尼泊金酯等30余种，苯甲酸（钠）和山梨酸（钾）是我国目前最常用的食品防腐剂，而且两者往往混合使用。防腐剂大多是人工合成的，超量使用会对人体健康造成危害。

1. 苯甲酸　别名安息香酸、苯蚁酸，分子式$C_7H_6O_2$，相对分子量122.12。

（1）理化性状：为白色有丝光的鳞片状结晶至针状结晶，无味或略有安息香味，溶于沸水。

（2）毒性与安全性：LD_{50}：1700mg/（kg·bw）（大鼠，经口），ADI：0~5mg/（kg·bw）。苯甲酸属弱酸，对皮肤黏膜有一定刺激性，入口后经小肠吸收进入肝脏，大部分与甘氨酸结合形成马尿酸，其余的则与葡萄糖醛酸结合形成苯甲酰葡萄糖醛酸，两者均经肾脏排出体外，75%~80%的苯甲酸可在6小时内排出，10~14小时内完全排出体外。成年人每日口服1g苯甲酸，连续3个月，未见不良反应，体内无蓄积作用。我国规定在各类适用食品中的最大使用量为2g/kg。其钠盐苯甲酸钠的ADI和在各类适用食品中的最大使用量与苯甲酸相同。

2. 山梨酸　化学名反-2,4-己二烯酸，别名花楸酸、清凉茶酸，分子式$C_6H_8O_2$，相对分子量112.13。

（1）理化性状：为白色至浅黄色鳞片状结晶、结晶颗粒或粉末，无臭或略有臭味，难溶于水。

（2）毒性与安全性：LD_{50}：4920mg/（kg·bw）（大鼠，经口），ADI：0～25mg/（kg·bw）。山梨酸是一种直链不饱和脂肪酸，经口进入人体后，吸收和代谢与一般的脂肪酸类似，最终代谢产物为二氧化和水。每天给大鼠注射40mg/（kg·bw）的山梨酸，持续2个月，其生长和食欲等方面均无异常。持续两代（1000天）喂给大鼠含山梨酸5%的饲料，大鼠的行为、生长和繁殖情况均无改变。我国规定在各类适用食品中的最大使用量为2g/kg。其钾盐山梨酸钾LD_{50}和ADI均与山梨酸相同，1965年山梨酸钾被确定为安全的食品添加剂，1985年，FAO/WHO将山梨酸钾确定为GRAS类食品添加剂。

3. 对羟基苯甲酸甲酯　别名尼泊金甲酯，分子式$C_8H_8O_3$，相对分子量152.15。

（1）理化性状：为无色结晶或白色结晶粉末，无味或略有焦糊味，难溶于水。

（2）毒性与安全性：LD_{50}：3000mg/（kg·bw）（狗，经口），ADI：0～10mg/（kg·bw）。摄入体内后在体内水解生成苯甲酸，最终随尿排出体外，不在体内蓄积，毒性大小顺序排列：苯甲酸>对羟基苯甲酸酯类>山梨酸。其衍生物对羟基苯甲酸乙酯和对羟基苯甲酸丙酯也是常用的防腐剂，对羟基苯甲酸丙酯的毒性与羟基苯甲酸乙酯相似，LD_{50}分别为5000mg/（kg·bw）（小鼠，经口）和3700mg/（kg·bw）（狗，经口），ADI均与对羟基苯甲酸甲酯相同。小鼠对羟基苯甲酸乙酯中毒后，呈现动作失调、麻痹等现象，但30分钟后即恢复正常；我国规定对羟基苯甲酸甲酯及其钠盐和对羟基苯甲酸乙酯在各类适用食品中的最大使用量为0.5g/kg。

4. 乳酸链球菌素　别名乳酸菌素、乳酸菌肽，是由乳酸链球菌产生的一种多肽类抗生素，分子式$C_{143}H_{228}N_{42}O_{37}S_7$，相对分子量3348。

（1）理化性状：为浅棕色至乳白色粉末，略有咸味，在水中的溶解度随着pH值的下降而提高，PH>7时难溶于水。

（2）毒性与安全性：LD_{50}：7000mg/（kg·bw）（大鼠，经口），ADI：0～33 000IU/kg。乳酸链球菌素在低浓度下即可起到防腐作用，进入人体后在消化道中可被蛋白酶水解成氨基酸，不会改变肠道内的正常菌群，不会引起抗药性问题，是一种高安全性的防腐剂；对乳酸链球菌素的微生物毒性研究表明，无微生物毒性或致病作用。1969年，FAO/WHO将乳酸链球菌素列为食品防腐剂，乳酸链球菌素成为第一个被批准用于食品的生物素。我国规定对羟基苯甲酸甲酯及其钠盐和对羟基苯甲酸乙酯在各类适用食品中的最大使用量为0.5g/kg。

案例分析

案例

当前许多商家借老百姓对食品添剂的安全性认识不足，夸大防腐剂等食品添加剂对人体健康的危害，大肆宣扬"纯天然食品"对健康的益处，导致部分老百姓盲目排斥含有食品添加剂的食物，而购买高价的"天然食品"。

分析

首先，食品添加剂都是经过严格的毒理学安全性评价，且大多毒性很低，尤其是许多天然食品添加剂本身就是天然食物中的基本成分，属于无毒物质。其次，食品添加剂在食品中的添加量标准都是经过科学的评估和计算得来，随食物进入机体的数量不会对消费者健康造成危害。第三，为了减少食品添加剂的使用量，食品添加剂都有着严格的使用范围，从而进一步确保消费者的健康。综上所述，只要在食品生产环节中严格遵守食品添加剂使用标准，食品中的添加剂是不会对健康造成危害的，更何况食品添加剂还会赋予食品很多良好的性状，极大的丰富了民众的饮食生活。

四、护色剂

护色剂也称发色剂，是指能与肉或肉制品中的呈色物质作用，使之在食品加工、保藏等过程中不致分解、破坏，呈现良好色泽的物质。护色剂不但能使肉制品呈现诱人食欲的红色，而且有的护色剂还能抑制微生物繁殖（硝酸盐）和提高腌肉的风味（亚硝酸盐）。我国常用的护色剂有亚硝酸钠/钾和硝酸钠/钾，此类物质具有一定的毒性，还可与食物中胺类物质生成致癌物质亚硝胺类化合物。

1. 亚硝酸钠　分子式 $NaNO_2$，相对分子量 69.00。

（1）理化性状：为白色至淡黄色结晶或粉末，略有咸味，外观与滋味与氯化钠相似，易溶于水，能缓慢吸收氧气变为硝酸钠。

（2）毒性与安全性：LD_{50}：85mg/（kg·bw）（大鼠，经口），ADI：0~0.06mg/（kg·bw）（不得用于不足 3 个月大婴儿的食品）。亚硝酸钠是食品添加剂中毒性最强的物质之一，进入人体后可与血红蛋白结合，形成高铁血红蛋白，而使其失去携氧能力，使身体缺氧，引起高铁血红蛋白血症，最初皮肤黏膜出现青紫色，称为肠源性青紫，并有头痛、头晕、乏力、恶心呕吐等症状，甚至昏迷，严重时引起死亡。人若一次食用 0.2~0.5g 就可能出现中毒症状，一次误食 3g 就可能造成死亡。亚硝酸钠可与食品中或体内的胺类物质结合成具有致癌作用的亚硝胺类物质。此外，亚硝酸盐能够透过胎盘进入胎儿体内，对胎儿有致畸的作用，6 个月以内的婴儿对亚硝酸盐特别敏感。我国规定在食品中的最大使用量为 0.15g/kg，最大残留量≤70mg/kg（以亚硝酸钠计）。

2. 硝酸钠　分子式 $NaNO_3$，相对分子量 84.99。

（1）理化性状：为无色透明结晶或白色结晶性粉末，味咸而略苦，易溶于水。

（2）毒性与安全性：LD_{50}：1100~2000mg/（kg·bw）（大鼠，经口），ADI：0~3.7mg/（kg·bw）（不得用于不足 3 个月大婴儿的食品）。硝酸钠对皮肤黏膜具有刺激性，进入人体后可与血红蛋白结合，引起高铁血红蛋白血症。被细菌还原后可与食物中的胺类物质结合成具有致癌作用的亚硝胺类物质。我国规定在各类适用食品中的最大使用量为 0.5g/kg，最大残留量≤30mg/kg（以亚硝酸钠计）。

护 色 助 剂

由于硝酸盐和亚硝酸盐类护色剂的安全性问题日益受到关注，因此为了减少此类护色剂的添加量，又不影响其护色效果，在添加硝酸盐和亚硝酸盐类护色剂的同时使用护色助剂，常用的护色助剂有抗坏血酸钠或异抗坏血酸钠、维生素 E 和烟酰胺等。抗坏血酸钠作为还原剂可以使亚硝酸盐还原为一氧化氮，促进具有鲜红色的亚硝基肌红蛋白生成，并能阻碍亚硝胺的生成。维生素 E 作为抗氧化剂可以减少肌红蛋白被氧化变色，促进亚硝基肌红蛋白生成，并能阻碍脂类物质中亚硝胺的生成。烟酰胺可以还原硝酸盐为亚硝酸盐而发挥护色作用，并可与肌红蛋白结合生成稳定的烟酰胺肌红蛋白，防止其氧化变色。护色助剂复配使用效果更好，如作为护色剂的亚硝酸钠（添加量 0.04~0.05g/kg）可与抗坏血酸钠（0.55g/kg）、维生素 E（0.5g/kg）和烟酰胺（0.2g/kg）一同使用。

五、甜味剂

甜味剂是指赋予食品甜味的物质，改善食物的可口性以满足人们对甜味的爱好，是最常用和用量最大的一种食品添加剂。按照来源可分为天然甜味剂和人工合成甜味剂，前者包括蔗糖、木糖醇和甘草皂苷等，后者包括糖精钠、阿斯巴甜和安赛蜜等。目前我国使用的大部分甜味剂属于 ADI 值较大或无须规定 ADI 值者，尤其是天然甜味剂，如麦芽糖醇、木糖醇、甜叶菊糖苷等机体能够通过正常途径代谢或者能以较快的速度排出体外，使用安全性高。

1. 糖精钠 糖精化学名称为邻苯甲酰磺酰亚胺，其钠盐简称糖精钠，分子式 $C_7H_4O_3NSNa \cdot 2H_2O$，相对分子量 241.21。

（1）理化性状：为无色至白色结晶或晶体粉末，易溶于水，无臭或微有芳香气味，稳定性好，甜度为蔗糖的 300 倍。

（2）毒性与安全性：LD_{50}：17 500mg/（kg·bw）（小鼠，经口），ADI：暂定为 0~5mg/（kg·bw）。糖精钠是最早使用的人工合成甜味剂，摄入后易被吸收，在体内不分解，可快速经肾脏从尿中排出体外。但从有研究报道糖精钠可引起大鼠膀胱癌以来，对其安全性便一直存在争议。美国科学院和 JECFA 多次对糖精钠的安全性进行评估，研究表明糖精钠对人体不会致癌。我国在冷冻饮品、酱菜、蜜饯、果脯、糕点、复合调味品中容许使用糖精钠，使用量为 0.15~5g/kg。虽然糖精的价格较低且其安全性基本肯定，但由于产品中易带有致癌物质邻甲苯磺酰胺，其将被其他安全性高的甜味剂所逐步代替。

2. 甜蜜素 化学名为环己基氨基磺酸钠，分子式 $C_6H_{12}NNaO_3S$，相对分子量 201.23。

（1）理化性状：为白色结晶或晶体粉末，易溶于水，无臭，加热至 280℃分解，甜度为蔗糖 30~50 倍。

（2）毒性与安全性：LD_{50}：18 000mg/（kg·bw）（小鼠，经口），ADI：0~11mg/（kg·bw）。甜蜜素口服后很少被胃肠道吸收，在体内不能被分解代谢，基本以原形排除体外，无体内蓄积现象。但肠道内细菌可使之降解为环己胺,可进一步转变为具有致癌作用的芳香胺。由于1969年美国FDA发现甜蜜素诱发大鼠膀胱癌,因此1970年起世界各国相继禁止其用于食品中,但随后大量研究表明其无致癌性。目前我国和欧盟等80多个国家允许使用,我国主要在碳酸饮料、酱菜、饼干和面包中使用甜蜜素,最大用量为1.0g/kg。但由于该物质甜度较低,因而在蜜饯等食品中往往存在超量使用情况。但美国等40多个国家因其有促进或可能致癌的问题而依旧禁止使用。

3. 阿斯巴甜 化学名为天冬氨酰苯丙氨酸甲酯,又称甜味素,分子式$C_{14}H_{18}N_2O_5$,相对分子量294.31。

(1)理化性状:为白色结晶或晶体粉末,无臭,在水溶液中易水解,甜度为蔗糖150~200倍。

(2)毒性与安全性:LD_{50}:10 000mg/(kg·bw)(小鼠,经口),ADI:0~40mg/(kg·bw),在机体中有弱蓄积性。尽管2005年起有个别研究报道阿斯巴甜对实验动物致癌,但是世界各国根据已有的多年的安全性评估资料认为按照规定使用阿斯巴甜是安全的。阿斯巴甜含有苯丙氨酸成分,我国每1万~2万个新生儿中就有一人属于苯丙酮尿症患者,该病是一种遗传性疾病,患者体内代谢苯丙氨酸的酶的量仅为正常人的1/4,从而在血和尿中蓄积大量的苯丙酮酸,进而危害健康,因此,添加阿斯巴甜的食品应注明:"阿斯巴甜(含苯丙氨酸)"。由于阿斯巴甜的耐热性差,因而主要用于食用前无须热加工的饮料、果汁、调制酒、糕点等食品中,添加量按生产需要适量使用。

六、抗氧化剂

抗氧化剂是防止或延缓油脂或食品成分氧化分解、变质,提高食品稳定性的物质。与食品接触的氧气会使食品中的油脂发生氧化酸败、褪色、褐变,破坏食物的感官性状和营养成分,因此抗氧化剂的使用是避免食物发生这些变化和延长货架期的有效手段。我国常用的人工合成抗氧化剂有丁基羟基茴香醚(BHA)、二丁基羟基甲苯(BHT)、没食子酸丙脂(PG)、维生素C和维生素E等,天然抗氧化剂有茶多酚和植酸等。

1. 丁基羟基茴香醚 别名为叔丁基-4-羟基茴香醚,分子式$C_{14}H_{18}N_2O_5$,相对分子量294.31。

(1)理化性状:为白色至微黄色结晶或蜡状固体,略有特殊气味,不溶于水,对热稳定。

(2)毒性与安全性:LD_{50}:2200~5000mg/没食子酸丙脂(大鼠,经口),ADI:0~0.5mg/没食子酸丙脂。FAO/WHO曾报告BHA对大鼠的前胃致癌作用取决于其剂量大小,对没有前胃的狗无致癌作用,但对猪和狗可以引起食道上皮组织增生;再次进行评价后发现只有在20g/没食子酸丙脂的大剂量连续给予大鼠口服6~12个月时才能引起大鼠前胃鳞状细胞癌,在1.0g/没食子酸丙脂的小剂量下未见胃黏膜增生现象,认为没有前胃靶组织的人类可能对其并不敏感。我国规定在各类适用食品中的最大使用量为0.4g/kg(胶基糖果)。

2. 二丁基羟基甲苯 别名为2,6-二叔丁基对甲酚,分子式$C_{15}H_{24}O$,相对分子量220.36。

(1)理化性状:为无色晶体或白色结晶粉末,无味,不溶于水,对热稳定。

(2)毒性与安全性:LD_{50}:890mg/kg·bw(大鼠,经口),ADI:0~0.3mg/kg·bw。1940年起便作为抗氧化剂开始使用,其安全性也曾受到过质疑并一度被禁用。我国规定在各类适用食品中的最大使用量为 0.4g/kg(胶基糖果),但与 BHA 一同使用时总量不得超过 0.2g/kg。

3. 没食子酸丙酯 别名为棓酸丙酯,分子式 $C_{10}H_{12}O_5$,相对分子量 212.21。

(1)理化性状:为白色至淡黄褐色晶体粉末,无臭,略有苦味,微溶于水,对热较稳定,对光不稳定。

(2)毒性与安全性:LD_{50}:3600mg/(kg·bw)(大鼠,经口),ADI:0~1.4mg/(kg·bw)。PG 吸收入体内后大部分变成 4-氧基-甲基没食子酸,并进一步转变为葡萄糖醛酸,经尿排出体外,在人体无蓄积性。有报道用含 PG 2%~3%的饲料喂养大鼠,40%的大鼠在 1 个月内死亡,主要损害大鼠肾脏;但无对其他动物引起严重毒害作用的研究报道。我国规定在各类适用食品中的最大使用量为 0.1g/kg,与 BHA、BHT 一同使用时,BHA、BHT 总量不得超过 0.1g/kg,PG 不得超过 0.05g/kg(以油脂中的含量计)。

4. 特丁基对二苯酚 别名为叔丁基对苯二酚,分子式 $C_{10}H_{14}O_2$,相对分子量 166.22。

(1)理化性状:为白色至淡灰色结晶或结晶粉末,略有特殊气味,微溶于水,具有良好的热稳定性。

(2)毒性与安全性:LD_{50}:700~1000mg/(kg·bw)(大鼠,经口),ADI:0~0.7mg/(kg·bw)。JECFA 评价认为在 5000mg/kg·bw 剂量下对大小鼠均无致癌作用。2010 年有报道当摄入量达到 1g 时,可出现反胃、耳鸣、呕吐,甚至发生虚脱、窒息。我国规定在各类适用食品中用量均为 0.2g/kg。

5. 维生素 C 别名为 L-抗坏血酸,分子式 $C_6H_8O_6$,相对分子量 176.14。

(1)理化性状:为白色至浅黄色结晶或结晶粉末,有酸味,易溶于水,其水溶液具有明显的酸性,易被氧化。

(2)毒性与安全性:LD_{50}:>5g/(kg·bw)(大鼠,经口),ADI:不作特殊规定。美国将其列为 GRAS,成年人每日口服 1g 维生素 C 连续 3 个月,无不良反应。我国规定作为抗氧化剂可在各类适用食品中按需使用,作为营养强化剂在适用食品中的最大用量可达 13g/kg(胶基糖果)。

6. 维生素 E 别名为生育酚,主要有 α-生育酚、β-生育酚和 γ-生育酚三种,分子式 $C_{31}H_{52}O_3$,相对分子量 472.75。

(1)理化性状:生育酚混合浓缩物为淡黄色至黄褐色透明黏稠状液体,无味,不溶于水,可与油脂任意比例混合,在空气中易被氧化。

(2)毒性与安全性:LD_{50}:5g/(kg·bw)(大鼠,经口),ADI:0~2mg/(kg·bw)。美国将其列为 GRAS,成年人口服 1g/d,无不良反应。我国规定作为抗氧化剂可在各类适用食品中按需使用,某些适用食品中最大使用量为 0.2g/kg(如油炸面制品和膨化食品等),作为营养强化剂在适用食品中的最大用量可达 1.45g/kg(胶基糖果)。

七、漂白剂

漂白剂是指能够破坏、抑制食品的发色因素,使其褪色或使食品免于褐变的物质。在食品加工过程中漂白剂通过氧化或还原反应破坏、抑制食品氧化酶活性和食品的发色因素,用于改善食物色泽、抑制食物褐变,另外还具有一定的防腐和抗氧化作用。漂白剂按照作用机理分为氧化型、还原型和吸附型 3 种类型,目前最常用的是还原型漂白剂,均为亚硫酸及其盐类,如亚硫酸钠、焦亚硫酸钠和低亚硫酸钠等,它们主要是通过产生具有还原作用的二氧化硫而使食物褪色。漂白剂一般具有毒性,使用过程中应更严格控制使用量以避免残留在食品中对人体造成危害。

1. 二氧化硫　别名为无水亚硫酸、亚硫酸酐,分子式 SO_2,相对分子量 64.07。

(1)理化性状:为无色气体,有强烈刺激臭味,易溶于水,可水合为亚硫酸,不稳定,受热时迅速分解释放出二氧化硫。

(2)毒性与安全性:LD_{50}:600~700mg/(kg·bw)(兔,经口),ADI:0~0.7mg/(kg·bw)(以二氧化硫计)。二氧化硫是一种有毒气体,具有一定腐蚀性,浓度较高时对眼和呼吸道黏膜有强烈刺激性,吸入含有二氧化硫含量高于 0.2%的空气会使嗓子变哑,可因声门痉挛窒息而死。我国规定二氧化硫在生产车间空气中的最高允许浓度为 20mg/m^3,在熏硫室中二氧化硫浓度一般为 1%~2%,最高可达 3%,故在使用过程中应注意防护。我国规定在食品中的最大使用量为 0.35g/kg(蜜饯凉果)。

2. 亚硫酸钠　别名为偏亚硫酸钠,分子式 Na_2SO_3,相对分子量 129.06。

(1)理化性状:无水品为无色至白色六角形棱柱结晶或白色粉末,七水合品为无色结晶,有二氧化硫气味,易溶于水,在空气中不稳定,分解释放出二氧化硫。

(2)毒性与安全性:LD_{50}:600~700mg/(kg·bw)(兔,经口),ADI:0~0.7mg/(kg·bw)(以二氧化硫计)。食品中亚硫酸钠、焦亚硫酸钠和低亚硫酸钠等亚硫酸盐不但能产生二氧化硫,对机体造成损伤,亚硫酸盐还可在动物体内氧化生成硫酸盐,并进一步生成亚硫酸。亚硫酸对消化道黏膜具有强烈刺激性。目前其造成的食品安全性问题是超范围和超量使用,如在食品流通和餐饮环节中用于陈米、米线的漂白、防腐和保鲜,造成食品中残留量超标,从而对人体造成危害。我国规定在食品中的最大使用量为 0.4g/kg(脱水马铃薯)。

八、酸度调节剂

酸度调节剂是指用以维持或改变食品酸碱度的物质,具有调节食物 pH 值、调味、防腐和抗氧化等作用,包括酸味剂、碱性剂和盐类物质。属于酸味剂的有机酸大多数都存在于天然食品中,他们均能在体内正常代谢,故毒性很低,可以按照生产需要适量使用。在生产应用的过程中必须注意酸度调节剂的纯度,以免混在其中的重金属等物质对人体造成危害。

1. 柠檬酸　化学名为 2-羟基丙烷-1,2,3-三羧酸,别名为枸橼酸,分子式 $C_6H_8O_7$,相对分子量 210.14。

(1)理化性状:为无色半透明结晶,有强酸味,易溶于水,无水柠檬酸在空气中能吸潮形成水合物。

(2)毒性与安全性:LD_{50}:1170mg/(kg·bw)(大鼠,经口),ADI:不作限制性规定。柠檬酸是人体三羧酸循环的重要中间体,参与人体正常代谢,无蓄积作用。用含柠檬酸 1.2%的饲料喂养大鼠 2 年,发现 2 代大鼠,除对牙齿有损伤外,血液指标、生长情况和组织器官均无异常。柠檬酸是目前世界上用量最大的酸味剂,我国规定在食品生产中按需使用,对最大残余量不作规定。

2. 磷酸　别名为正磷酸,分子式 H_3PO_4,相对分子量 98.00。

(1)理化性状:无色透明稠状液体,有酸味,一般浓度为 85%~98%,属于强酸,易吸水,可与水混溶。

(2)毒性与安全性:LD_{50}:1350mg/(kg·bw)(大鼠,经口),ADI:0~70mg/(kg·bw)。磷酸可参与体内正常代谢,美国将其列为 GRAS 物质。用含磷酸 0.4%和 0.75%的饲料喂养大鼠 90 周,历经 3 代,对其生长和繁殖无不良影响,但造成牙釉质损伤。磷酸是唯一广泛用作酸味剂的无机酸,在美国是第二大食用酸味剂,多用于可乐型碳酸饮料,用量一般为 0.02%~0.08%。

3. 氢氧化钠　别名为苛性钠、烧碱、火碱,分子式 NaOH,相对分子量 39.997。

(1)理化性状:纯品为无色透明结晶,工业品为白色不透明固体,易溶于水,并释放出大量热量,溶液呈强碱性,有极强的腐蚀性。

(2)毒性与安全性:LD_{50}:40mg/(kg·bw)(小鼠,腹腔),ADI:不作限制性规定。氢氧化钠具有强烈刺激性和腐蚀性,浓度较大时能使皮肤溃烂,口服后对消化道造成强烈刺激和腐蚀损伤消化道,因此在使用过程中应注意防护。我国规定在食品生产中按需使用,对最大残余量不作规定。

点滴积累 ✓

1. 不同种类食品添加剂毒性: 一般来讲天然食品添加剂毒性小于人工合成食品添加剂。

2. 需要限定残留量的食品添加剂: 若食品添加剂在食品中的分解产物对人体有毒害, 则需要限定残留量, 如硝酸盐、亚硝酸盐类护色剂和亚硫酸盐类漂白剂等。

目标检测

一、选择题

(一) 单项选择题

1. 食品添加剂的作用不包括(　　)

　　A. 提高食品的保藏性、防止腐败变质　　　　B. 改善食品的感观性状

　　C. 保持或提高食品的营养价值　　　　D. 便于食品加工

　　E. 降低食品生产成本

2. 我国现行的食品添加剂使用标准版本是(　　)

　　A. GB 2760-2014　　　　B. GB 2760-2011　　　　C. GB 2760-2012

　　D. GB 2760-2015　　　　E. GB 2760-2013

3. 味精的学名为(　　)

　　A. 谷氨酸钠　　　　B. 5′-鸟苷酸二钠　　　　C. 天门冬氨酸钠

　　D. 琥珀酸二钠　　　　E. *L*-丙氨酸

4. JECFA 是哪个机构的简称(　　)

　　A. 食品法典委员会　　　　　　　　B. 世界粮农组织

C. 世界卫生组织   D. 联合食品添加剂专家委员会

E. 世界贸易组织

5. 亚硝酸盐在肉制品中的最大残留量应小于( )

   A. 50mg/kg   B. 55mg/kg   C. 70mg/kg

   D. 40mg/kg   E. 35mg/kg

6. GRAS 含义为( )

   A. 一般公认为安全的   B. 一般公认为不安全的   C. 公认为安全的

   D. 公认为不安全的   E. 一般公认为有毒的

7. 一次摄入大量的亚硝酸盐,可使血红蛋白变成高铁血红蛋白,失去携氧能力,引起( )

   A. 营养不良   B. 发绀症   C. 致泻症状

   D. 失忆症状   E. 过度兴奋症状

8. 亚硝酸盐和硝酸盐类护色剂除护色作用外还具有( )

   A. 酸度调节作用   B. 防腐作用   C. 增加营养作用

   D. 蓬松作用   E. 增稠作用

9. 对食品添加剂使用的基本要求不包括( )

   A. 不应对人体产生任何健康危害

   B. 不应掩盖食品腐败变质

   C. 可适当掩盖食品本身或加工过程中的质量缺陷

   D. 在达到预期效果的前提下尽可能降低在食品中的使用量

   E. 不应降低食品本身的营养价值

10. 苯丙酮尿症患者不能食用含有下列哪一种甜味剂的食品( )

   A. 阿斯巴甜   B. 甜蜜素   C. 糖精钠

   D. 木糖醇   E. 麦芽糖醇

(二)多项选择题

1. 食品添加剂使用卫生标准规定了食品添加剂的哪些内容( )

   A. 食品添加剂的品种   B. 食品添加剂的使用范围

   C. 食品添加剂的最大使用量   D. 食品添加剂的制造方法

   E. 营养强化剂的使用要求

2. 二氧化硫具有下列哪些作用( )

   A. 漂白   B. 防腐   C. 抗氧化

   D. 增加风味   E. 提升口感

3. 下列哪几种食品添加剂的最大使用量不作限制( )

   A. 柠檬酸   B. 硝酸钠   C. 味精

   D. 没食子酸   E. 焦糖色

二、简答题

1. 什么是食品添加剂？

2. 食品添加剂按安全性如何分类？

3. 食品添加剂使用的基本要求是什么？

4. 除香料和酶制剂以外的食品添加剂该如何进行毒理学安全性评价？

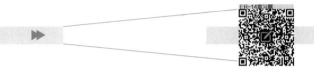

（王力强）

第十五章

转基因食品的安全性评价

学习目标

1. 掌握转基因食品的概念和安全性评价的原则和内容。

2. 熟悉转基因食品安全性评价的目的、管理。

3. 了解转基因食品安全性问题和评价方法。

导学情景

情景描述

转基因食品是生物技术高速发展的产物，目前还是处于研究开发阶段，依靠基因工程技术制作的食品存在未知性，就犹如一把双刃剑，有对人类有益的一方面，也有对人类可能存在有害的一面，因此对转基因食品的安全性评价和管理是必不可少的环节。

学前导语

基因工程（genetic engineering）又称基因拼接技术和 DNA 重组技术，是以分子遗传学为理论基础，以分子生物学和微生物学的现代方法为手段，将不同来源的基因按预先设计的蓝图，在体外构建杂种 DNA 分子，然后导入活细胞，以改变生物原有的遗传特性、获得新品种、生产新产品。

第一节　转基因食品概述和概况

一、转基因食品概述

（一）转基因食品的含义

转基因食品（genetically modified food, GMF），也称为基因修饰食品，是指利用现代分子生物学技术（如基因工程技术），按照人为意愿将一种或多种外源性基因转移到某些特定的生物物种中，并使其有效地表达出相应的产物（如多肽或蛋白质），改造生物的遗传物质，使其在形状、营养品质、消费品质等方面向人们所需要的目标转变，以转基因生物为直接食品或为原料加工生产的食品。

▶▶ **课堂活动**

同学们在生活中对转基因食品有什么看法，你会食用转基因食品吗？

（二）转基因食品的发展

转基因技术经过 40 多年的发展,研究不断的深入和拓展,尤其在食品中的运用,各界专家和学者有着不同见解和争论。1973 年,美国的斯坦利·科恩教授成功开发转基因技术,打开了转基因技术大门;1983 年,世界上第一个转基因植株烟草在美国诞生;1986 年,世界上的转基因棉花开始进入实验;1992 年,我国开始大规模种植烟草花叶病毒和黄瓜花叶病毒双抗的转基因烟草;1994 年,美国利用反义 RNA 技术培育出转基因番茄,该番茄具有长时间保存的优点,并且在美国获得上市;从 1994 年—2014 年,共有 36 个国家开始进行转基因作物种植,其中包括大豆、玉米、油菜、棉花、木瓜、马铃薯、南瓜及西红柿等,根据《2016 年全球生物技术/转基因作物商业化发展态势》报告,指出转基因作物在其短短 21 年的商业化进程中,种植面积从 1996 年的 170 万公顷迅速上升到 2016 年的 1.851 亿公顷,实现了 110 倍的增长。2016 年发展中国家种植的转基因作物占总面积的 54%,而发达国家占 46%。目前,在我国只有七种转基因作物被批准安全证书,包括耐储存番茄、抗虫棉花、改变花色矮牵牛、抗病辣椒、抗病番木瓜、转植酸酶玉米和抗虫水稻,但是只有抗病番木瓜和抗虫棉花实现大规模商业化生产。我国进口的用作加工原料的转基因作物主要以大豆为主,此外还有玉米、油菜、甜菜和棉花等作物。由表 15-1 可见,美国依然是发展转基因作物的大国,2015 年种植面积达到 70.9 百万公顷,巴西和阿根廷排在第二、第三,我国排在第六位。

表 15-1 2015 年全球转基因作物在各国的种植面积(百万公顷)**

排名	国家	种植面积（百万公顷）	转基因作物
1	美国*	70.9	玉米、大豆、棉花、油菜、甜菜、苜蓿、木瓜、南瓜、马铃薯
2	巴西*	44.2	大豆、玉米、棉花
3	阿根廷*	24.5	大豆、玉米、棉花
4	印度*	11.6	棉花
5	加拿大*	11.0	油菜、玉米、大豆、甜菜
6	中国*	3.7	棉花、木瓜、杨树
7	巴拉圭*	3.6	大豆、玉米、棉花
8	巴基斯坦*	2.9	棉花
9	南非*	2.3	玉米、大豆、棉花
10	乌拉圭*	1.4	大豆、玉米
11	玻利维亚*	1.1	大豆
12	菲律宾*	0.7	玉米
13	澳大利亚*	0.7	棉花、油菜
14	布基纳法索*	0.4	棉花
15	缅甸*	0.3	棉花
16	墨西哥*	0.1	棉花、大豆
17	西班牙*	0.1	玉米

排名	国家	种植面积（百万公顷）	转基因作物
18	哥伦比亚*	0.1	棉花、玉米
19	苏丹*	0.1	棉花
20	洪都拉斯	<0.1	玉米
21	智利	<0.1	玉米、大豆、油菜
22	葡萄牙	<0.1	玉米
23	越南	<0.1	玉米
24	捷克共和国	<0.1	玉米
25	斯洛伐克	<0.1	玉米
26	哥斯达黎加	<0.1	棉花、大豆
27	孟加拉国	<0.1	茄子
28	罗马尼亚	<0.1	玉米
总计		179.7	

* 19 个种植面积在 5 万顷以上的转基因作物种植大国

** 四舍五入为 10 万

（三）转基因食品的分类

目前,转基因食品尚无统一的标准划分,按照不同的来源和标准可进行不同的分类。

1. 根据转基因食品的来源种类不同分类

（1）植物性转基因食品:植物性转基因食品是指以含有转基因植物制作而成的食品。例如:抗干旱转基因番茄、转基因紫番茄和抗虫水稻等转基因植物,另外,含有高蛋白质的转基因小麦制作而成的面包,与一般低蛋白质小麦相比,其具有史高的烘焙性能。

（2）动物性转基因食品:动物性转基因食品是指以含有转基因动物为原料制作而成的食品。转基因动物都是为了改变动物本身存在的不足而生产出来的产品。例如:转基因三文鱼比一般三文鱼体内的生长激素要高、能快速生长,减少培育周期和花费,另外还有转基因超级肉猪和转基因奶牛等。

（3）微生物转基因食品:微生物转基因食品是指以含有转基因微生物为原料制作而成的食品。例如:转基因酵母收获"人造奶",该"人造奶"与真正的牛奶非常接近,牛奶中的风味和营养物质都能得以保留,比其他植物性奶类(豆奶、杏仁奶等)有优胜之处。

2. 根据食品中转基因的功能不同分类

（1）增产型的转基因食品:该转基因食品主要目的在于提高食品的产量,降低生产成本,满足国家对低产食品的需求量。例如每增加 10% 的抗除草剂玉米种植,可以带来 0.3% 的产量增加;每增加 10% 的抗除草剂大豆种植,带来产量增加可达 1.7%。

（2）控熟型的转基因食品:该类型的转基因食品主要通过转移或者修饰跟控熟有关的基因,促使农作物的成熟期延迟或者推前,提高农产品耐贮性,以此满足市场对该食品的需求。例如利用反义 DNA 技术抑制酶活力来延迟成熟和软化的反义 RNA 转基因番茄,延长贮藏和保鲜时间。

（3）保健型的转基因食品：通过从动植物中分离提取到病原体抗原基因或毒素基因至粮食作物或果树中，人们在吃这些粮食和水果的过程中，同时服用了疫苗，起到预防疾病的作用。例如含乙肝表面抗原的转基因马铃薯。

（4）加工型的转基因食品：由转基因产物原料加工制成的成品，如转基因大豆油。

（5）高营养型的转基因食品：由于许多粮食作物缺少或者含较少人体必需的营养素，为了改变这种状况，可以利用转基因手段，使其某种的营养素含量增加。例如将一个菜豆的铁蛋白基因导入水稻，使其铁的含量增加2倍。

（6）新品种型的转基因食品：通过不同品种间的基因重组可形成新品种，由其获得的转基因食品可能在品质、口味和色香方面具有新的特点。

3. 根据转基因食品中是否含有转基因源为标准分类

（1）食品中本身不含转基因的转基因食品，是指食品尽管来源于转基因生物，但其产品本身并不会有任何转移来的基因。

（2）转基因食品中确实含有转基因成分，但在加工过程中其特性已发生了改变，转移来的活性的基因不复存在于转基因食品中。

（3）转基因食品中确实带有活性的基因成分，人们食用这种转基因生物或食品后，转移来的基因和生物本身固有的基因均会被人体消化吸收。

二、转基因食品安全性问题

转基因食品的出现是食品生物技术高速发展的体现，转基因食品一方面给人类的营养健康带来益处，另一方面也解决了原本食品中存在的不足，如低产、低营养等问题，但是现实生活中转基因食品是否对人体健康存在隐藏性危害，其安全问题具有不确定性，各界科研人员也做了不少的实验研究，但仍然没有统一肯定的结论。支持者认为转基因食品可以很好地解决全球食品短缺的问题，解决贫困地区温饱问题，而反对者则认为转基因技术会威胁到人类未来基因，造成环境污染、动植物基因突变等，一旦发生便无法扭转该趋势的发展。食品除了可食性和营养性外，安全性也同样重要，食品的安全性包括营养成分、毒性、致敏性等内容，具体见图15-1。

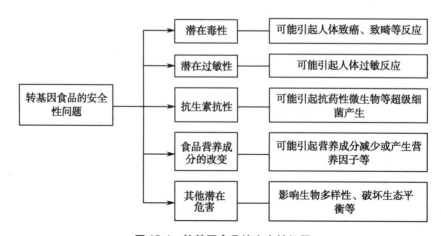

图15-1 转基因食品的安全性问题

（一）潜在毒性

食品通过插入外源基因,外源基因以转录、翻译、表达等方式使食品产生新的性状,该转基因食品可能通过人体消化吸收后产生不可预见的生物突变(致癌、畸形),会在人体中产生较高水平的新的毒素,曾经国外学者 Pusztai 用转雪花莲凝结素(GNA)基因的马铃薯喂大鼠 10 天后,发现饲喂组大鼠结肠、空肠和部分小肠黏膜变厚,而未饲喂转基因马铃薯组未发现病变,同时发现实验鼠肾脏、胸腺和脾脏生长异常、萎缩或生长不当,多个重要器官也遭到破坏,脑部萎缩,免疫系统变弱。该实验结果引起人们的极大关注,使人们心中对转基因食品产生恐惧,虽然有关专家对该实验提出有缺陷、设计不可靠等质疑,并指出无法说明转基因有害,但也难以消除人类心中对转基因食品的忧虑。

（二）潜在过敏性

转基因食品产生过敏反应,是由含有致敏原基因插入不含致敏原的食品中,最后该转基因食品通过基因重组表达出该蛋白,使原本不会导致致敏反应的食品发生致敏反应。例如"巴西坚果事件"是将坚果中过敏原 2S 清蛋白基因导入大豆中,导致了食用坚果会产生过敏的人,对食用转基因大豆也会产生过敏。

（三）抗生素抗性

随着转基因技术的发展,在转基因植物构建过程中,细菌抗生素抗性基因得到广泛应用,农业生产上出现了抗病、抗虫等功能不同的转基因植物,确保农作物生长过程中减少农药的使用,降低农业成本,并能以优势品种在作物界中繁殖,但含有细菌抗生素抗性基因农作物加工成食品,可能间接使人体体内产生抗生素抗性细菌,更有可能产生超级细菌影响临床抗生素的使用。因为抗生素对人类疾病治疗关系重大,对抗生素抗性基因安全问题也是转基因食品安全评价的主要问题。

（四）食品营养成分改变

食品的作用在于它对人的营养。食品中插入外源基因,需要经过转录、翻译和表达等一系列程序,并且基因重组过程中插入外源基因的效应无法完全预测,外源基因对食品的营养价值的改变也难以完全预料,可能预料之外的使原有食品中的营养成分减少或者产生抗营养因子,虽然目前还未见转基因食品对营养品质改变的负面报道,但也不能排除这个可能的发生。

（五）其他危害

转基因食品在发展过程中也可能对生态环境产生负面影响,主要体现为影响生物多样性,破坏生态平衡问题。转基因作物的外源基因可能扩散到亲缘野生型,造成"基因污染",从而破坏生物多样性。例如墨西哥的两个偏僻山区发现转基因污染对农民的玉米品种的污染比率高达35%,转基因玉米造成玉米基因出现变化,使玉米宝贵的生物多样性遭到破坏。虽然"基因污染"是一个极小的概率,但由于转基因对人和环境的影响具有不确定性,目前科学水平也无法非常确切地回答它对人和环境的不良影响,因此既不能以个别不利的研究结果来否定整个转基因食品,也不能对转基因食品存在的安全隐患视而不见。

点滴积累 ∨

1. 转基因食品的概念；转基因食品的发展；获得我国转基因作物安全证书的作物。

2. 转基因食品的分类根据转基因食品来源种类不同、功能不同、是否含有转基因源划分。

3. 转基因食品安全性问题包括潜在毒性、潜在过敏性、抗生素抗性、食品营养成分的改变、其他潜在危害。

第二节　转基因食品安全性评价的目的和原则

一、转基因食品安全性评价的目的

转基因食品的出现,带给了人类在生活上翻天覆地的改变,通过转基因的手段转入植物、动物中,改变生物原有的特性,使其按照人类需求的性状、营养品质等目标转变,从而给人类带来巨大的经济效益和社会效益。与此同时,这类新型食品也给人类的健康和环境的安全带来潜在的风险,目前,人类深入关注外来的基因是否会在人体体内发生水平转移,促使人体内微生物发生基因突变,是否会导致产生超级细菌、超级病毒等问题,因此,转基因食品安全性评价具有重大意义。转基因食品的管理离不开转基因食品的安全评价,安全性评价是转基因食品管理的核心和前提,对转基因食品进行科学、长久、公正的评价,确保人类的健康和环境的安全的同时,也是促进国家经济和社会的可持续发展。总而言之,转基因食品安全评价的目的在于大力发展生物技术的同时,保障人类健康、生态环境安全、国家经济和社会的可持续发展。

二、转基因食品安全性评价的原则

转基因食品的安全性评价是一件复杂和耗时长久的繁重工作,其评价原则应着眼于安全性评价的内容和方法等各个方面考虑,目前,国际上都公认的评价原则是"实质等同"原则,它是由 1993 年经济合作与发展组织(OECD)在《现代生物技术食品的安全性评价要领和原则》绿皮书中提出的原则,是最安全评价转基因食品的原则。此外还存在其他一些评价原则,如:科学评价原则、个案分析原则、逐步评价原则、重新评价原则、遗传特性分析原则和危险性评价原则等。

1. **实质等同原则**　是转基因食品安全性评价中的关键原则,其评价本质在于运用比较法,通过转基因食品与非转基因食品在食品营养成分、化学成分、安全性质等方面作比较,可能会存在 3 种情况:①两者之间无差异,则认为转基因食品与非转基因食品之间食用安全问题上具有实质等同性(即两者可以等同处理);②若两者之间有特定的性状差异,那么针对这些差异性的性状进行分析、评估;③两者之间无实质等同性,这种情况暂时未出现,因此也没有进行研究。对于转基因食品与非转基因食品分析过程,具体见图 15-2,但值得注意的一点是,转基因食品与非转基因食品有差异,不具有实质等同性,不一定意味它不安全。

2. **科学评价原则**　是以客观事实、科学的实验方案和客观的实验数据对食品中生物技术存在的问题进行评价,对食品安全各方面进行分析。以科学为基础,实事求是,进行食品的安全性评价有

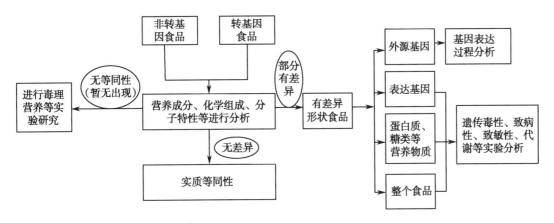

图 15-2　转基因食品的实质等同原则评价过程

助于转基因技术的快速开展以及推动整个转基因食品研发的产业发展,进一步地促进国家经济发展,造福人类。只有用客观的事实和数据研究,才能得出安全可靠的实验结论,逐步完善转基因食品的安全性评价体系。

3. 个案分析原则　是根据现有实际情况,具体问题具体分析,针对每个不同的转基因食品,都有不同的特性表现,不能根据目前存在一些对人类有益的转基因食品就断定所有的转基因食品都安全,同样也不能根据存在有害的转基因食品就否定所有的转基因食品。这当中存在对人类有益转基因食品,如:国家颁发安全证书批准生产上市的转基因抗虫棉、转基因抗虫水稻、转基因植酸酶玉米、转基因番木瓜等;也存在一些对人类可能有害转基因食品,例如:致敏性转基因大豆。个案分析原则能有效针对转基因食品细化分析,从供体、受体、转入的目的基因、转基因技术手段方法、表达产物等过程逐个分析和评价,减少食品安全事故的发生。

4. 逐步评价原则　是指在评价转基因食品的过程需要遵循一个逐步渐进的原则,一般研究转基因食品的安全性问题从部分到整体开始,比如:外源基因的分析、受体的描述、表达产物的鉴定、整个转基因食品特性分析和大规模转基因食品对人类健康及环境的分析等。又如:含有半胱氨酸和蛋氨酸的转基因大豆被取消了,是因为研究发现其转基因表达蛋白具有高度致敏性。另外,根据现行的《农业转基因生物安全管理条例》,农业转基因生物试验要经过中间试验、环境释放和生产性试验三个阶段,每个阶段都必须逐步进行。该原则要求每个环节对转基因及其食品进行试验和风险评估,明确其有无潜在危险。这种分阶段进行转基因食品安全性评估可精准发现问题所在,最短时间减少风险的发生。

5. 重新评价原则　是随着现代科学技术的发展,现有技术、科技设备都会更新,人员科研水平能力提高,对过去碍于现有条件等因素得出的不科学结论或者当时科学的结论在现今技术发现结论不科学,那么就需要进行重新评价。转基因食品的安全评价是一件长久持续的工作,重新评价有利于保证转基因食品以最安全的产品呈现在人类面前,保障人类健康的同时,促进国家科技和经济的发展。

6. 遗传特性分析原则　主要研究供体(包括来源、学名、分类、生活史及安全状况等)、受体(背景资料、分类学地位、学名及性状特征等)及修饰基因特性(包括引入或修饰性状描述、表达的稳定性等),通过以上研究有助于明确转基因食品与非转基因食品是否有显著差异。

7. 危险性评价原则 是国际食品法典委员会(CAC)为食品安全标准、决策而提出来的,其过程包括制定毒理学实验、暴露评估、暴露量与每日允许摄入量(ADI)等方面。相比现有的食品安全标准制定方法和过程,没有经过危险评估这一程序,就没有足够的科学数据作为依据。

▶▶ 课堂活动

转基因食品安全性评价的原则除了以上原则,你还知道有哪些原则吗?

点滴积累 ∨

1. 转基因食品安全评价的目的是确保人类的健康和环境的安全的同时,也促进国家经济和社会的可持续发展。

2. 转基因食品安全性评价的原则包括:实质等同原则、科学评价原则、个案分析原则、逐步评价原则、重新评价原则、遗传特性分析原则和危险性评价原则。

3. 实质等同原则存在 3 种情况,包括两者之间无差异;两者之间有特定的性状差异;两者之间无实质等同性。

第三节 转基因食品安全性评价方法和内容

迄今为止,转基因食品的安全性问题一直争论不休,各界专家、学者看法不一,由于当前科技水平的限制和验证转基因食品时间具有长期性,无法判定其安全性问题,因此,各国也积极采取相关的政策、制度来对待转基因食品现有矛盾,比如:转基因食品实施标识制度,消费者可自行选择购买转基因食品等。要明确一个食品是否为转基因食品,还需要建立一系列的评价方法和内容。

一、转基因食品安全性评价方法

要对转基因食品进行安全性评价就必须建立一系列适合检测转基因成分的生物技术,转基因检测技术是进行转基因食品安全性评价的前提。随着分子生物学技术的发展,针对转基因食品的安全性问题,科研人员努力探索出一系列转基因食品检测技术。转基因食品的检测方法一般思路为外源基因(DNA)的检测、蛋白质的检测(包括外源基因转录、翻译等过程),另外值得注意的一点是,如果转基因食品是经过精深加工的,其结构会有很大变化,外源基因有可能不表达或者出现其他特殊情况(如外源基因被删除等),在检测转基因的过程中会呈现不同检测结果,因此,检测过程应该考虑转基因食品具体情况适用不同的检测方法。目前,转基因食品检测技术主要有 PCR 技术、分子杂交技术和基因芯片 3 种方法。

知识链接

PCR 技术的基本原理

PCR 技术原理：该技术是在模板 DNA、引物和四种脱氧核糖核苷酸存在下，依赖于 DNA 聚合酶的酶促合成反应。DNA 聚合酶以单链 DNA 为模板，借助一小段双链 DNA 来启动合成，通过一个或两个人工合成的寡核苷酸引物与单链 DNA 模板中的一段互补序列结合，形成部分双链。在适宜的温度和环境下，DNA 聚合酶将脱氧单核苷酸加到引物 3′-OH 末端，并以此为起始点，沿模板 5′→3′ 方向延伸，合成一条新的 DNA 互补链。PCR 过程示意图见图 15-3。

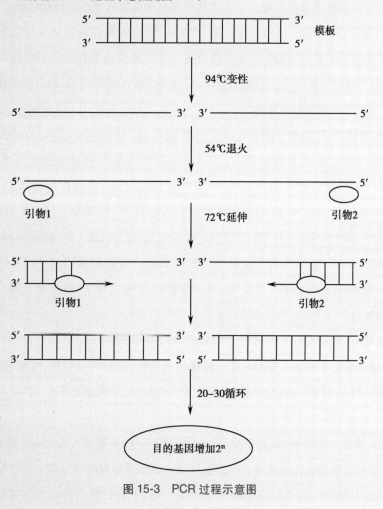

图 15-3 PCR 过程示意图

（一）外源基因（DNA）的检测

1. PCR 技术 聚合酶链式反应（polymerase chain reaction，PCR）是一种用于放大扩增特定的 DNA 片段的分子生物学技术，利用 PCR 检测整合在植株基因组中外源基因时，以被检植株 DNA 为模板，以外源基因 5′ 序列及 3′ 端互补序列为引物进行扩增，然后用琼脂糖凝胶电泳分离扩增产物，若可得到特异性扩增条带，则表明被检植株基因组 DNA 中含有外源基因，否则为阴性结果。其优点：具有高灵敏性、简便快速、特异性较好；缺点：不纯的样品会导致效率低，不能检测多个转基因，难以定量检测，费用也较高。

2. 巢式和半巢式 PCR 技术　巢式 PCR 技术,是一种变异的聚合酶链反应,在普通的 PCR 技术上改进而发展出来的,该反应有两对引物扩增完整的片段,其中一对引物结合在另一对引物内部,经过两次 PCR 反应对转基因进行检测。半巢式 PCR 与巢式 PCR 的原理几乎一致,不同之处在于半巢式 PCR 只有一对半引物,有一个引物被用于两次 PCR 反应中。其优点:巢式和半巢式 PCR 具有高度特异性、较好的抗干扰性、减少假阳性的状况。

3. 复合定性 PCR 技术　是将常规的 PCR 技术进行改良,它可以将两对或两对以上的引物在同一个反应管中进行扩增,达到同时检测两个或两个以上的目的基因片段的目的。其优点:检测效率高、耗时短、费用低和高灵敏度。难点在于如何应对引物反应效率不一致问题。

4. 竞争性定量 PCR 技术　指用内部标准 DNA 分子(已知量并和靶标序列带有相同的引物位点)和目标 DNA 模板共同扩增,两种 PCR 产物会有一定的比例关系并能通过凝胶电泳等手段做出工作曲线图,得到可靠的分析结果。其缺点:需要寻找多个标准样品对照,且只能是比较与标准浓度是高于还是低于的结果,属于半定量的方法。

5. 实时荧光定量 PCR 技术　即 real-time PCR 技术,是 1996 年由美国 Applied Biosystems 公司推出的一种新型的定量 PCR 检测技术,其原理是在 PCR 反应体系中加入荧光染料或荧光标记的特异性探针,利用荧光信号实时监控整个 PCR 反应过程,结合相应标准曲线对产物进行定量分析。其荧光探针又包括 Beacon 技术(分子信标技术,以美国人 Tagyi 为代表)、TaqMan 探针(以美国 ABI 公司为代表)和 FRET 技术(以罗氏公司为代表)等;荧光染料包括饱和荧光染料和非饱和荧光染料,非饱和荧光染料的典型代表就是现在最常用的 SYBR Green I;饱和荧光染料有 EvaGreen、LC Green 等。目前 TaqMan 探针的荧光定量 PCR 技术运用广泛,归因于其探针简单、高特异性。

6. PCR-ELISA　酶联免疫吸附试验(enzyme-linked immunosorbent assay,ELISA),让抗体与酶复合物结合,然后通过显色来检测。ELISA 具有较高的灵敏性、较强的特异性、可准确定量;PCR 具有高效性、高灵敏性;PCR-ELISA 结合一起则具有快速定性筛选、准确定量分析、省时、可大量处理样品的优点。

7. Southern 杂交　Southern 印迹杂交(southern blotting),是英国人 southern 在 1975 年创建的,进行 DNA 基因组特定序列定位的方法,其过程:DNA→琼脂糖凝胶电泳分离→分子转移→与探针杂交→反应后游离探针洗涤→自显影等其他技术检测。其探针包括较高灵敏性的放射性标记和不具有放射性标记,但放射性具有半衰期,且对人体和环境有害。该技术程序复杂,对技术和实验条件要求高。

8. 基因芯片技术　基因芯片,又称 DNA 微阵列,是指通过微加工的方法,用已知的大量特定的 DNA 片段为探针,按照一定的规律固定在玻璃、硅片等支持物上,形成 DNA 分子阵列,与计算机的电子芯片十分相似,所以被称为基因芯片。然后将芯片与待测的荧光标记样品按照碱基互补配对的原理进行杂交后,再通过激光共聚焦荧光检测系统等对其表面进行扫描,得出样品分子的数量和序列信息。该技术可以分析和检测大量的 DNA/RNA,具有较好灵敏性、高效率、低成本、自动化等优势。

（二）蛋白质的检测

由于转基因食品中导入的外源 DNA 片段会表达产生特异蛋白，因此可针对该特殊蛋白制备相应抗体，依据抗原与其抗体能特异性结合的免疫学特性，就能通过抗原抗体反应来判断是否含有外源蛋白的存在，并且达到定性、定量检测转基因产品。建立这些检测方法通常需要将外源结构基因表达的蛋白产物制备特异性的单克隆或多克隆抗体，建立 western blotting、ELISA 法和试纸条法等。

1. 酶联免疫吸附试验（ELISA） 是将特异性的抗体标记上酶制成酶标抗体，酶标抗体既具有抗原抗体反应的特性，又具有酶的底物催化特性，它与相应的抗原结合后，加上相应的底物，就可以根据底物显色的深浅对抗原做出定性或定量判断。其优点在于有高度选择性、灵敏性；缺点在于一些基质（如表面活性剂、脂肪酸和酚化物等）会干扰它的准确性、精确度、简便性。该方法适合未加工的食品检测，但是转基因未表达蛋白质，也不适用该技术。

2. 蛋白质印迹法（western blotting） 是利用抗原抗体、显色酶结合和凝胶电泳处理的原理进行，蛋白（抗原）与一抗结合，再加入能与一抗专一结合的酶标记二抗，最后通过二抗标记化合物的性质进行分析得出结果。该方法适用于分离、检测特异性目的蛋白质，灵敏度为 1~5ng，但不适用于不可溶蛋白质。

3. 试纸条法 是一种快速检测转基因食品的方法，其原理为抗原抗体特异性结合，应用了双抗体夹心法，它是以硝化纤维为固相载体，将特异性抗体偶联于显色试剂和试纸条上，当纸上抗体与特异抗原结合后，再与带有颜色特异抗体进行反应，就形成有颜色的三明治结构，并固定在试纸条上，若无抗原，则没有颜色。其优点在于简便、快速、成本低。

二、转基因食品安全性评价内容

传统的食品安全评价已经不适用于转基因食品评价，因为转基因食品引进了外来基因片段，在其内部营养成分和食品本身的特性有可能发生改变，这就需要全方位的对转基因食品统筹考虑转基因整合到食品中的理化性质、毒性等，最大程度地保障转基因食品安全，消除人类对转基因食品的质疑。食品安全性评价一般包括营养学评价、致敏性评价、毒理学评价、非预期效应等主要四个方面进行开展。

（一）营养学评价

转基因食品是人类有目的性地向食品中添加外来基因，以此来改变食品风味、营养等特征，获得人类所期望的产品。对转基因食品进行营养成分分析是食品安全营养学评价的基础，食品的营养是人类最关注的部分，食品中的营养成分包括蛋白质、碳水化合物、脂肪、维生素、矿物质、纤维素以及与人类健康密切相关的营养素，这当中也包括一些抗营养因子，如蛋白酶抑制剂、植酸、凝集素、芥酸、棉酚、单宁酸、硫苷等，这些抗营养因子会引起人体肠道胀气、腹泻，过量食用会引起中毒。在分析转基因食品与非转基因食品时，应用实质等同原则观察对比，若插入基因出现差异，应该考虑该差异是否在该类食品参考范围内，并且进行目的成分以外的其他营养成分分析，如通过动物实验喂食转基因食品一段时间后，观察其消化率、采食量、生长性能和健康的状况。目前，从多数实验结果发现,具有抗病等性状的转基因食品与普通食品的营养成分基本一致,如抗虫玉米、抗虫大米。但也有部分改变了植物营养性状的转基因食品,其目标成分会有较大的变化,如富含高赖氨酸的玉米。

（二）致敏性评价

在 2006 年 1 月,美国食品药品管理局（FDA）就实施了《食品过敏原标签和消费者保护法案》,对 8 类食品归为最常见的过敏原食品,包括牛奶、蛋、花生、坚果（如杏仁、腰果、核桃等）、鱼类（如鳕鱼、比目鱼等）、贝类（如螃蟹、龙虾、虾子等）、大豆和麦,也称为八大过敏原,这当中包括 150 种以上的食品涉及过敏原,但大多数是由少数食品引起。"巴西坚果事件"是将坚果中过敏原 2S 清蛋白基因导入大豆中,导致了食用坚果会产生过敏的人,对食用转基因大豆也会产生过敏,正因为此事造成相当多的人对转基因食品进行抵制。一般转基因食品产生过敏性的原因包括:①外源基因编码蛋白是已知的过敏原;②转入蛋白与已知过敏蛋白的氨基酸序列在免疫学上有明显的同源性;③转入的蛋白是属于某类蛋白的成员,而这些蛋白家族中某些成员是过敏原。因此,在评价转基因食品安全性时,必须对外源基因产生的蛋白进行过敏原评价,保障其新食品对人类的健康。

案例分析

案例

大豆是营养丰富的食物,营养来自于其富含氨基酸,但是大豆中的氨基酸中缺乏含硫氨基酸。巴西坚果（bertholletia excelsa）中有一种富含甲硫氨酸和半胱氨酸的蛋白质（2S albumin）。 为进一步提高大豆的营养品质,1994 年 1 月,美国先锋（pioneer）种子公司的科研人员尝试了将巴西坚果中编码 2S albumin 蛋白的基因转入大豆中,研究结果表明转基因大豆中的含硫氨基酸的确提高了,但是发现对巴西坚果过敏的人同样会对这种大豆过敏,蛋白质 2S albumin 可能正是巴西坚果中的主要过敏原。

分析

对转基因食品进行检测,包括对外源基因的检测,即对编码 2S albumin 蛋白的基因进行检测,该基因序列是否与已知过敏蛋白的氨基酸序列在免疫学上有明显的同源性,若是同源,就是过敏原;若不是,进行过敏病人的血清测试。

若来自未知的外源基因,则进行图 15-4 的步骤检测。 通过科学检测,编码 2S albumin 蛋白的基因是过敏原,因此该外源基因不能插入大豆中。 那么,是否所有的外源基因都会产生致敏反应呢? 答案是否定,但是必须依靠科学事实证明无害,才可以上市场销售。

在 2001 年联合国粮食及农业组织（FAO）和世界卫生组织（WHO）举行了转基因食品安全的专家会议,会议颁布了新的致敏性评估决策树,使得转基因食品致敏性的评价方法更具有可操作性,国际食品法典委员会在 2003 年采纳了该内容,其评价主要有两种情况,见图 15-4。

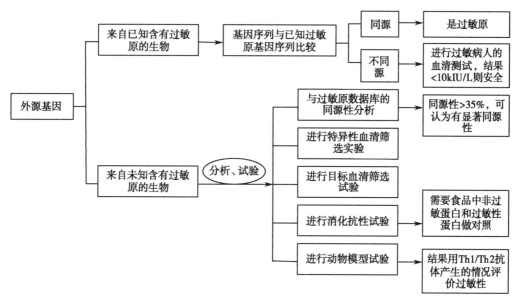

图 15-4　致敏性评价分析情况

▶ **课堂活动**

致敏性外源基因插入会导致原本没有发生致敏反应的食品发生致敏反应，那么一些未知外源基因会导致致敏反应吗？

（三）毒理学评价

人类依靠食物获取能量得以生长发育，但是许多食品本身也存在一些抗营养因子和毒性物质，如：蛋白酶抑制剂、神经毒素以抵抗病原菌和害虫的入侵。在生物进化过程中往往会产生因突变而不再发挥作用的代谢途径，这就是沉默途径，其产物或者中间产物可能含有毒素。转基因食品是插入了外源基因，这就有可能导致食品中原来具有潜在毒性的物质达到致毒性的量或者产生新的毒素，因此对新的食品应该与现有食品、成分的化学组成作比较，可以更好的了解转基因食品潜在机制效应，而毒理学评价是转基因食品安全评价中不可缺少的重要一部分，其包括外源基因表达产物（表达蛋白）以及整个食品的毒理分析。

进行毒理学检验前，首先对外源基因表达产物进行生物信息学分析，与已知毒性蛋白的核酸和氨基酸序列是否具有同源性，然后再开展一系列的啮齿类动物实验，实验内容包括：急性毒性试验、重复剂量毒性试验、繁殖及发育毒性试验、神经毒性试验、遗传毒性试验、致癌性试验、免疫毒性试验和内分泌毒性试验 8 个方面，具体见图 15-5。

通过以上毒理学检测，可以减少转基因食品对人类健康和环境危害的风险，减少人们对转基因食品的质疑，也进一步的加快食品生物技术的发展。

（四）非预期效应

非预期效应，是指食品中插入了外源基因得到了预期所期望的效应外，也存在新基因并非全部插入目的位点上或者导致现有性状的丢失，导致食品出现预期之外的效应发生。非预期效应可分为：可预料的非期望效应和不可预料的非预期效应。可预料的非期望效应是指转基因表达结果出现

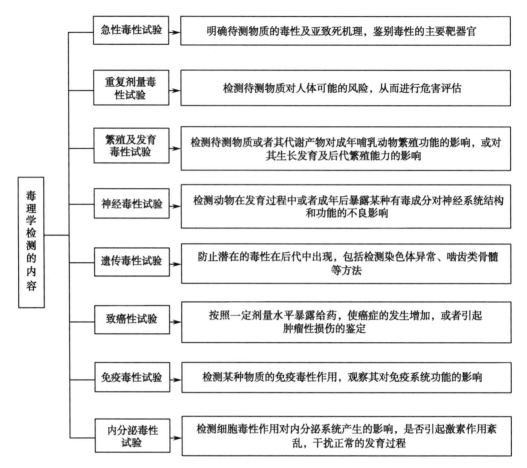

图 15-5　毒理学检测的内容及其目的

了变化,而人们可以依据现有蛋白质组学、代谢组学等知识进行预测这结果的产生;不可预料的非预期效应是指人类运用现有的知识也无法预测转基因表达结果的变化。一般外源基因通过以下几种机制改变内源基因的表达进而导致非预期效应的产生:①外源基因插入内源基因的"阅读框",破坏基因的核酸序列使其不能有效表达;②外源基因插入内源基因调控元件的"功能区",使调控基因失去功能,导致受其调控的内源基因不能有效表达;③外源基因组的某个"敏感域"内,使原本"沉默"的内源基因被"激活"而高效表达;④外源基因的转录或表达产物成为诱导或抑制内源基因表达的活性因子,直接或者间接地使这些内源基因的表达发生质或量的改变。就以上几种机制方式,外源基因及其产物都有可能产生或者激活潜在毒性物质,影响食品食用安全性,因此,转基因食品非预期效应评价技术必须进行规范。

点滴积累 ∨

1. 转基因食品安全性评价方法外源基因(DNA)的检测包括 PCR 技术、巢式和半巢式 PCR 技术、复合定性 PCR 技术、竞争性定量 PCR 技术、实时荧光定量 PCR、PCR－ELISA、Southern 杂交、基因芯片技术;蛋白质的检测包括酶联免疫吸附试验、蛋白质印迹法、试纸条法。

2. 食品安全性评价内容包括营养学评价、致敏性评价、毒理学评价、非预期效应。

第四节　转基因食品的管理

转基因食品的发展解决了食品短缺,增加了农业经济的收入,同时也促进了食品生物技术高速发展。转基因食品作为一种新型食品,虽然存在许多优点,但其食品安全性和环境安全性方面也存在潜在风险,该风险一旦爆发,将为人类健康和生态环境带来不可逆的危害。因此,转基因食品的安全管理在发展转基因技术过程中具有重要意义。目前,国外对转基因食品安全管理有着不同的态度、模式和制度等研究做法,我国可以借鉴国外的经验,分析和总结出一套适合中国特色社会的转基因食品安全管理制度和方法。

一、我国对转基因食品的管理

我国的转基因技术起步较晚,因此在转基因食品安全性评价和管理上也较晚。最早有关转基因食品管理的法律是 1990 年卫生部颁发的《新资源食品卫生管理办法》,其规定把转基因食品归为新食品,并且由卫生部统一管理新食品的试生产和正式生产,对其进行检验、评价和审批。为了人类健康和生态环境的安全,1993 年《基因工程安全管理办法》,规定基因工程的安全性评价。1996 年农业部颁布了《农业生物基因工程安全管理实施办法》,其规定农业生物遗传工程体及其产品的试验、生产要进行安全性评价。2001 年 5 月 23 日,国务院发布了《农业转基因生物安全管理条例》,其规定农业转基因生物试验包括中间试验、环境释放和生产性试验三个阶段,结束后需要报农业行政主管部门申请,通过后才获得农业转基因生物安全证书。2002 年农业部颁发了《农业转基因生物安全评价管理办法》《农业转基因生物进口安全管理办法》和《农业转基因生物标识管理办法》,其中《农业转基因生物安全评价管理办法》划分了农业转基因生物的四个安全等级和确定安全等级,建立全国农业转基因生物安全监管和监测体系等内容。《农业转基因生物进口安全管理办法》规定境外公司引进农业转基因生物需申请,审查及格后,由农业部颁发农业转基因生物安全审批书方可进口活动。《农业转基因生物标识管理办法》中为了保护消费者权益,实施标识管理的农业转基因生物中,第一批产品包括:①大豆种子、大豆、大豆粉、大豆油、豆粕;②玉米种子、玉米、玉米油、玉米粉(含税号为 11022000、11031300、11042300 的玉米粉);③油菜种子、油菜籽、油菜籽油、油菜籽粕;④棉花种子;⑤番茄种子、鲜番茄、番茄酱。根据 2006 年《转基因植物及其产品食用安全性评价导则》,对于转基因植物及其产品要求进行毒理学评价、关键成分分析和营养学评价、外源化学物蓄积性评价及耐药性评价。毒理学评价包括新生成物质毒理学评价、致敏性评价,新生成物质包括蛋白质、脂肪等,重点对外源基因表达蛋白的毒理学评价。致敏性评价主要对外源基因的来源、氨基酸序列的同源性和稳定性进行评价。关键成分分析主要是营养成分、抗营养成分和天然毒素、营养成分以外的其他的有益成分和因基因修饰生成的新成分及其他可能产生的非预期成分。在 2006 年《转基因植物及其产品食用安全性评价导则》的基础上,2007 年《转基因植物安全评价指南》规定了转基因作物安全评价应按照《农业转基因生物安全评价管理办法》撰写申报书,其申请流程包括申请实验研究、申请中间试验、申请环境释放、申请生产性试验和申请安全证书等 5 个步骤。2016 年农业部对其修改了部分内容,如:增加"从事农业转基因生物研究与试验的单位,应当制定农业转基因生物试验操作规程,加强农业转基因生物试验的可追溯管理""申请生产性试验的,还应当按要求提交农业转基因生物样品、对照样品及检测方法"等,对转基因生物安全管理要求逐渐提高。在2017年农业部召开第1次常务会议,会议审议并原则通过了《转基因植物安全评价指南》,强调要加强安全评价试验监管,落实研发者的主体责任,发挥好国家农业转基因生物安全委员会的作用,确保安全评价工作规范有序、评价结果科学可靠。

2007年《新资源食品管理办法》明确转基因食品,系指利用基因工程技术改变基因组构成的动物、植物和微生物生产的食品和食品添加剂,并且规定转基因食品食用安全性和营养质量评价采用危险性评价、实质等同、个案处理等原则。2009年,《中华人民共和国食品安全法》发布,明确转基因食品安全管理,适用本法;法律、行政法规另有规定的,依照其规定。即在《农业转基因生物安全管理条例》没有规定的情况下,适用《食品安全法》。此外,我国的生物与转基因食品安全管理原则主要包括:①研究开发与安全防范并重的原则;②贯彻预防为主的原则;③有关部门协同合作的原则;④公正、科学的原则;⑤公众参与的原则;⑥个案处理和逐步完善的原则。通过以上原则既可以解决转基因食品继续向前发展,也可以解决人口问题带来食品短缺问题,进一步优化转基因食品发展存在的问题。

▶ **课堂活动**

转基因食品对我国食品工业的发展将带来怎样的影响?

二、其他国家对转基因食品的管理

国外对于转基因食品安全性问题,从自己国家国情出发,不同国家有着不同的做法。本节主要从美国、欧盟、日本三个典型的国家为例简单介绍。

(一)美国

美国对于转基因食品采取"可靠科学原则",其认为科学是管理的基石,必须有可靠的科学证据证明风险确实存在并可能导致损害时,政府才能采取管制措施。同时美国实行自愿标识制度,其认为转基因食品与普通食品没有实质区别,可视为传统食品,不需要标识,只有化学成分、营养成分和安全特性等发生改变,或者发生致敏性反应时,才必须通过标签加以说明食品情况。美国的管理机构主要有三个部门:农业部动植物检疫局(APHIS)、环保署(EPA)和食品药品监督管理局(FDA)。农业部动植物检疫局(APHIS),其职责为管理动植物安全生产和评价其对生态环境的影响;环保署(EPA),其职责为负责转基因植物活性成分、除草剂的登记,杀虫剂的安全性并制定食品中杀虫剂的法定容许标准;食品药品监督管理局(FDA),其职责为负责管理新食品和饲料的安全性。在立法上,《转基因农作物和动物农民保护法案》提出保护因转基因作物在经济上受危害的农民权利,《转基因食品知情权法案》进行转基因食品强制标识及《转基因生物责任法案》确定转基因生物造成的损害责任。在生产流通及监控上,美国不管其产品生产加工过程,只对最终产品本身的安全属性和用途加以监控管理。在 2016 年美国总统奥巴马签署《国家生物工程食品信息披露标准》,该法案主要目的是统一转基因食品标识方法,避免出现州各自为政、部分州与联邦对立的局面,减少州际食品生产和交易的成本。它优先于州标识方法,在要求统一披露的同时,也为经营者提供了多种信息披露的方式,该法案是美国各方妥协的结果,并未影响原有的生物技术政策和管理原则,将会在 2018 年生效。因此,对于转基因食品美国还是持积极支持的态度并处于一种宽松的管理模式。

(二)欧盟

欧盟对于转基因食品是采取"风险预防原则",即对转基因食品生产加工等全过程进行严格审核,监控和审批程序,并对转基因食品与传统食品区别对待,没有得到官方政府的授权许可不可以投放到市场上流通。其认为科学是存在局限性的,对于转基因食品具有不确定性,必须采取谨慎的预防措施。欧盟的管理机构主要有食品科学委员会、食品和兽医办公室和食品安全局。食品科学委员会主要职责为管理食品与转基因生物安全有关的决策咨询工作;食品和兽医办公室主要职责为监督各国成员执行欧盟法规的情况及进口食品的安全情况;食品安全局主要职责为统一管理转基因食品从农田到餐桌的全程监控,为制定法律和政策提供科学依据。在立法上,关于转基因食品颁布了一系列法律约束其管理,例如《关于向环境有意释放基因饰变生物的指令》《关于清晰标识转基因食品的法案》《关于转基因添加剂和食品香料及食品原料的标签法案》《有关转基因生物追踪性和标签、有关由转基因生物制成品的追踪性和标签条例》等,一步步实施更为严格的管理法律法规。此外,欧盟实施强制性标识制度,其规定所有转基因食品(超过 0.9% 含量转基因物质)都必须有转基因成分标识提示消费者,并且说明转基因的特点,包括其营养、成分等与普通食品的区别。只有食品中转基因成分是偶然或者不可避免且含量低于 0.9% 时,才可以不贴标识。截至 2014 年,欧盟共批准两个转基因作物品种用于商业化种植:转基因 Bt 抗虫玉米和转基因 amflora 土豆(2013 年被撤回许可)。因此,欧盟国家对于转基因食品是持严格管理模式的。

▶▶ 课堂活动

转基因食品是自愿贴标签,还是强制性贴标签,哪一个比较妥当?

(三)日本

日本在管理转基因食品中,是一个游走于美国的"可靠科学原则"和欧盟的"风险预防原则"之间的国家,希望在两者之间寻找一个平衡点,即支持转基因食品的发展,促进国家的经济的发展,但也对其安全性提出质疑。日本的转基因食品管理机构主要有文部科学省、通产省、农林水产省和厚生劳动省等四个机构。文部科学省主要负责审批生物技术研究、开发的工作;通产省主要负责生物技术在化学产品等方面应用;农林水产省主要负责审批食药品和转基因的安全问题;厚生劳动省主要负责审批重组生物的环境释放问题。在立法上,为了保障转基因食品安全性和消费者的权益,制定了《食品安全性评价制度》,对转基因食品安全性进行认证,并初步提出转基因食品要进行标识,到了 2001 年,农林水产省制定实施《转基因食品标识法》,制定了具体标识方法,其标识制度是强制标签和自愿标签相结合的产物,其认为如果转基因食品加工后仍含有重组 DNA 或者其表达蛋白,且食品的主要原料排在前三位的转基因成分达到5%就必须贴上标签,若不足5%,并且在加工、销售的每一阶段都进行严格管理,则可自愿加贴"非转基因食品"标签。据农林水产省介绍,日本2015年的进口量分别为1180万吨和233万吨,据推测超九成为转基因作物。菜籽的最大进口来源是加拿大,2015年的进口量为213万吨,同样也有九成以上是转基因作物。因此,日本在地少人多的情况,希望在确保消费者的健康和环境不被破坏的前提下,大力发展转基因食品,提高国家生物技术的竞争力。

点滴积累 ∨

1. 我国在法律上对转基因食品的管理包括转基因食品法律法规、转基因食品标识要求、转基因食品安全管理原则。

2. 美国对转基因食品管理采取可靠科学原则、管理机构职责、实行自愿标识制度、宽松的管理模式。

3. 欧盟对转基因食品管理采取风险预防原则、管理机构职责、实施强制性标识制度、严格管理模式。

4. 日本对转基因食品管理采取在美国和欧盟之间寻找一个平衡点、管理机构职责、可自愿加贴"非转基因食品"标签模式。

目标检测

一、选择题

(一)单项选择题

1. 全球转基因作物种植量最大的国家是(　　)

　　A. 中国　　　　　　　　　B. 美国　　　　　　　　　C. 巴西

　　D. 阿根廷　　　　　　　　E. 日本

2. 2013年全球转基因作物种植面积达到约(　　)

　　A. 1.75亿 hm^2　　　　　B. 2.32亿 hm^2　　　　　C. 3.01亿 hm^2

　　D. 4.56亿 hm^2　　　　　E. 5.26亿 hm^2

3. 抗虫水稻是(　　)

　　A. 高营养型的转基因食品　　　　　　B. 保健型的转基因食品

　　C. 控熟型的转基因食品　　　　　　　D. 增产型的转基因食品

　　E. 加工型的转基因食品

4. 下列哪种作物不是我国批准上市的转基因作物(　　)

　　A. 抗虫棉花　　　　　　　B. 抗病辣椒　　　　　　　C. 含赖氨酸的大米

　　D. 抗虫水稻　　　　　　　E. 抗病番木瓜

5. 以下不属于转基因微生物产品安全性评价阶段的是(　　)

　　A. 中间试验　　　　　　　B. 环境释放　　　　　　　C. 生产性试验

D. 申请领取评价证书　　　　E. 安全证书申请

6. 转基因食品安全性评价中的关键原则是(　　)

　　A. 实质等同原则　　　　　B. 个案分析原则　　　　C. 科学评价原则

　　D. 逐步评价原则　　　　　E. 遗传特性分析原则

7. 含有半胱氨酸和蛋氨酸的转基因大豆被取消的原因是(　　)

　　A. 跟普通大豆无区别　　　B. 蛋氨酸不表达　　　　C. 发生致敏反应

　　D. 基因发生水平转移　　　E. 大豆易发生腐败

8. 不是遗传特性分析原则主要研究的内容是(　　)

　　A. 供体、修饰基因特性、加工特性　　　B. 供体、加工特性、受体

　　C. 受体、加工特性、修饰基因特性　　　D. 供体、受体、修饰基因特性

　　E. 变异特性、修饰基因特性、加工特性

9. PCR 技术的优点是(　　)

　　A. 检测多个基因　　　　　B. 特异性较好　　　　　C. 费用便宜

　　D. 效率高　　　　　　　　E. 反应快

10. 以下属于抗营养因子的是(　　)

　　A. 蛋白酶抑制剂　　　　　B. 维生素 C　　　　　　C. 葡萄糖

　　D. 唾液淀粉酶　　　　　　E. 类脂

(二) 多项选择题

1. 根据转基因食品的来源种类不同,可以将转基因食品划分为以下哪几种类型(　　)

　　A. 植物性转基因食品　　　　　　B. 动物性转基因食品

　　C. 微生物转基因食品　　　　　　D. 增产型转基因食品

　　E. 控熟型转基因食品

2. 转基因食品评价的原则包括(　　)

　　A. 法律规定原则　　　　　B. 个案分析原则　　　　C. 科学评价原则

　　D. 逐步评价原则　　　　　E. 政府规定原则

3. 食品安全性评价的内容主要包括(　　)

　　A. 营养学评价　　　　　　B. 人体试验评价　　　　C. 毒理学评价

　　D. 致敏性评价　　　　　　E. 心理评价

二、简答题

1. 简述转基因食品的概念。

2. 根据转基因食品中是否含有转基因源为标准,可分哪几种类型?

3. 实质等同原则存在哪 3 种情况?

4. 美国的管理机构主要有哪 3 个部门?

三、论述题

1. 试述我国对转基因食品的管理。

2. 试述转基因食品涉及的食物安全性问题有哪些？

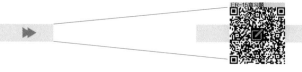

（钟先锋）

实 训 篇

实训一

实验动物的一般操作技术训练

（实验动物的抓取、染毒方法）

一、实训目的

1. 熟练掌握实验动物抓取、固定、染毒的方法及实验动物的染毒途径。

2. 学会动物编号的方法。

二、实训原理

根据实验动物选择的要求和实验动物分组的原则选好动物并完成分组，实验动物的染毒途径通常有喂饲染毒、灌胃染毒、皮肤染毒、注射染毒、呼吸道染毒。呼吸道染毒又分为动式吸入染毒和静式吸入染毒两种方式，根据不同染毒方式和染毒途径的优缺点，选择合适的染毒方法和途径进行染毒。

三、实训内容

（一）试剂、器材及动物

1. **试剂**　脱毛剂、3%～5%苦味酸溶液（或其他染色剂）、染毒受试物（膏剂或溶液，教师自定）。

2. **器材**　动物体重秤、染毒柜、剪刀、镊子、医用纱布、手套、无刺激性的胶布、解剖板、布袋、注射架、注射器（1ml、2ml、5ml）、灌胃针、酒精棉球、容量瓶。

3. **实验动物**　成年健康大鼠、小鼠、豚鼠或家兔若干只。

（二）操作方法

1. **动物抓取和固定**　正确地抓取和固定动物，是为了不伤害动物，不影响观察指标，并防止被动物咬伤，保证实验顺利进行。抓取固定动物的方法依实验内容和动物种类而定。抓取固定动物前，必须对各种动物的一般习性有所了解，操作时既要大胆敏捷，又要小心仔细，不能粗暴。

（1）小鼠的抓取固定方法：小鼠一般不会主动咬人。用右手拇指和示指的指腹抓住尾部中央将小鼠倒提起来，放在笼子盖上，向后轻拉鼠尾，当其向前爬行时，用左手拇指和示指捏住小鼠颈部两耳间的皮肤，捏得太多太紧小鼠会窒息，太少太松小鼠可能会回头咬伤操作者。捏住后翻转左手，掌心向上，将鼠身体置于掌心中，右手拉住小鼠尾部，用左手无名指和小指压紧尾根，使小鼠身体成一条直线（实训图1-1）。此方法适用于肌内注射、腹腔内注射、灌胃等。

如进行解剖、手术、心脏采血时，需将小鼠麻醉后固定。取一块正方形或长方形木板，在板上方、左、右边缘各钉入2个钉子，麻醉后的小鼠用线绳分别将头及四肢固定在木板上。尾静脉取血或尾

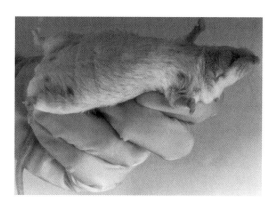

实训图 1-1　小鼠的抓取

静脉注射时,可用小鼠尾静脉注射架固定或用布口袋、容器等,让小鼠爬进去,露出尾巴,然后用乙醇擦拭或者用45℃左右的温水浸润鼠尾几分钟,血管充血后进行注射或采血等操作。

(2)大鼠的抓取固定方法:大鼠牙尖性猛,为了防止大鼠因惊恐咬伤人员,捉拿时应戴防护手套。用手抓住大鼠尾根部倒提放在笼盖上。如要腹腔注射、肌内注射或灌胃,可用右手提住鼠尾,将大鼠放在鼠爪能抓牢的物体表面,向后轻拉鼠尾,鼠身被拉直,不要用力过大抓尾尖,易导致尾部皮肤脱落,并被咬伤,用左手贴在鼠背,捏紧头颈部和背部皮肤,即可将大鼠固定在左手中,进行需要的操作,若做手术或尾静脉取血,操作同小鼠。

(3)兔的抓取:用右手抓住兔颈部的毛皮提起,然后用左手托起臀部或腹部让其体重的大部分重量集中在左手上。不要抓取双耳或腹部。家兔的固定见实训图 1-2。

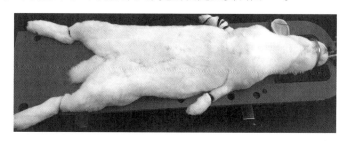

实训图 1-2　家兔的固定

(4)豚鼠的抓取:豚鼠胆小易惊,抓取时要稳、准、快。用手掌迅速扣住其背部,抓住其肩胛上方,以拇指和示指环握颈部,另一只手托住臀部即可。

2. **称重**　用动物体重秤称量大鼠、小鼠的体重,等动物安静后记录体重读数,秤的感应量应为0.1g 以下。

3. **编号**　利用小动物开展动物实验时,通常要根据动物的种类、数量和观察时间长短等因素选择合适的标记方法以示区分,常用的标记方法有以下几种:

(1)染色法:用棉签、毛笔或卷着纱布的木棒蘸取染色剂,在动物体表逆毛方向涂上斑点。常用的染色剂:①红色的 0.5%中性红或品红溶液;②黄色的 3%~5%苦味酸溶液;③咖啡色的 2%硝酸银溶液,涂后需光照 10 分钟;④黑色的煤焦油酒精溶液;⑤紫色的龙胆碱溶液。其中最常使用的是3%~5%苦味酸溶液。

染色方法有单色法和双色法。编号的原则一般是:先右后左,从前到后。右前肢为 1 号,右腹部为 2 号,右后肢为 3 号,头部为 4 号,腰背中部为 5 号,尾根部为 6 号,左前肢为 7 号,左腹部为 8 号,左后肢为 9 号。同时标记两处从低往高读取号码。如 4 号和 6 号两处染色,应为 46,不是 64。个位、十位、百位重复的号不记,如无 11、55、122 号等。双色法即采用两种颜色同时进行染色,可用不同颜色分别表示十位、个位,具体编号原则参考单色法。

(2)打耳孔法:是在实验动物的耳边缘用打孔机打孔或用剪刀剪出不同的缺口进行编号,根据孔的位置和多少来区分实验动物。为防止耳孔闭合可用滑石粉抹在打孔局部。常用右耳代表个位,左耳代表十位。

(3)烙印法:用刺数钳在动物耳上刺上号码,然后用棉签将黑墨在刺号上加以涂抹,烙印前最好对烙印部位预先用酒精消毒,以防感染。

(4)标牌法:用金属号牌固定于实验动物的耳朵、脚上,大动物可系于颈部。

此外还有剪趾法、剪毛法、剪尾法等方法。

4. 随机分组 实验组给予受试物,对照组以同样方式给予溶剂/赋形剂。

5. 受试物配制 受试物称重后加溶剂溶解或稀释,倒入容量瓶混匀,计算浓度备用。等容量稀释法配制出染毒受试物的体积(ml/kg 体重)。

(1)吸入染毒易挥发液体受试物浓度计算

$$C = 1000ad/L$$

C—设计的染毒浓度(mg/L);a—加入受试物的量(ml);d—受试物的比重(g/ml);L—染毒柜容积(L)。

(2)染毒柜容积:相当于动物每千克体重每小时所需空气体积为 100L。

$$L = 100WT$$

L—染毒柜容积(L);W—实验动物总体重(kg);T—染毒时间(h)。

(3)气态化学物加入为 ml 数,可依据染毒柜容积折算为 ppm

$$mg/m^3 = (MW \cdot ppm)/22.4$$

MW 为受试物的相对分子质量。

6. 染毒操作

(1)喂饲:将受试物掺入动物的饲料或饮水中由动物自行摄入,实验动物应单笼喂饲,以食物消耗量计算其实际染毒剂量。大鼠进食量通常按体重的 8% 或 10% 折算。

(2)灌胃:小鼠和大鼠(豚鼠)一般使用 1~5ml 的注射器,针头用 16~24 号注射针(小鼠 16 号,大鼠、豚鼠 20~24 号)。灌胃常用等容积稀释法,即受试物体积固定,灌胃体积以体重 1%~3% 计算,即每 100g 体重灌胃 1~3ml。常用的灌胃量小鼠为 0.5~1ml,大鼠为 2~4ml,豚鼠为 3~5ml。

1)将灌胃针头安置在注射器上,吸入药液。

2)左手固定,右手持注射器,用灌胃针测量从口到剑突下的长度,一般插入深度小鼠为 2.5~3.5cm,大鼠或豚鼠为 3.5~5.5cm,兔为 15cm。

3)将针头由嘴角插入口腔,轻压头部,使口腔与食管成一直线,将灌胃针沿咽后壁插入食管,推进约 2~3cm,如有阻力可轻轻上下滑动,待小鼠吞咽时贲门肌肉松弛,阻力消失时,即可进入胃部,慢慢推灌药液,如动物挣扎、憋气,可能是误入气管,须立即退出重插。

(3)经呼吸道染毒:经呼吸道染毒分为气管内注入和吸入染毒,后者又可分为静式和动式吸入染毒。静式吸入染毒步骤:

1)将染毒柜开关打开,检查密闭性,将动物放入染毒柜(亦可连动物笼一起放入染毒柜)。

2)将染毒柜密闭好,开放电扇以加速受试液体蒸发。

3)将受试物从投药孔加到药物蒸发器上,随即塞好投药孔并开始计算染毒时间。气态受试物可用大注射器抽取受试气体从投药孔注入。可在染毒期内测定受试物浓度 2~3 次,以其均值作为实际染毒浓度。

4)观察、记录实验动物的症状、死亡情况。

5)染毒结束后,关闭电源,在通风处或通风柜内打开染毒柜,迅速取出动物放回笼子继续观察。

6)按规定销毁剩余受试物。

(4)经皮肤染毒:一种是经皮染毒毒性实验;另一种是皮肤刺激和致敏实验,一般用自身对侧涂溶剂为对照,操作步骤如下:

1)家兔及豚鼠经皮肤给药的部位常选用脊柱两侧的背部皮肤。

2)用机械法(剪毛和剃毛)或化学法(硫化钠或硫化钡)脱毛,脱毛区面积不大于动物体表面积的 10%。3~5 分钟后洗净放回笼内。

3)脱毛后 24 小时如处理过的皮肤无创伤、炎症、过敏等现象,可将动物固定好,在脱毛区涂抹(如软膏和各种化妆品),或用移液管加入一定剂量的受试物,盖上 2~4 层纱布和一层玻璃纸或塑料薄膜,再用无刺激性的胶布固定,接触规定的时间(如为短时间用后即冲洗掉的化妆品,可延长使用时间,将此类化妆品在皮肤上敷 2 小时)后,用温水或无刺激溶剂清除残留受试物。如要求重复接触受试化学物,一般间隔 1 周再剪毛和剃毛 1 次。观察时间的确定应为可观察到可逆和不可逆刺激作用的全过程,一般不超过 14 天。

4)毒性定性研究可用大、小鼠浸尾方式经尾皮给药,先将动物放入鼠尾固定器内,露出尾巴,再将尾巴通过小试管软木塞小孔,插入装有药液或受检液体的试管内,浸泡一段时间后,观察中毒症状。根据皮肤反应情况进行评分。

(5)注射染毒

1)皮下注射(SC):先用酒精棉球在小鼠皮下颈背部皮肤处消毒,然后左手将皮肤提起,右手持注射器,以钝角角度刺入皮下。推送药液,慢慢拔针。用手指按压针刺部位片刻,防止药物外漏。注射部位:大鼠为左侧下腹;犬、猫为大腿外侧;豚鼠为后腿内侧、背部或肩部;兔为背部或耳根部。

2)皮内注射(ID):多用于接种、过敏实验等。先用酒精棉球消毒被毛部位,左手将皮肤捏成皱襞,右手将针头与皮肤呈 30 度角,让针头的横断面朝上,紧贴皮肤皮层刺入皮内,慢慢注射药物,注射时会感到有很大阻力。注射后可见皮肤表面鼓起一个白色小泡,且不会很快消失,注射后停留几分钟再拔出针头,以免药液从针孔漏出。

3)腹腔注射(IP):大、小鼠腹腔注射时,以左手抓住动物,为避免伤及内脏,可使动物腹部向上头向下,内脏移向上腹。右手持针,在左(或右)下腹部朝鼠头的方向,与皮肤平行刺入皮下,然后针头向前推进 3~5mm,再以 45°角刺入腹肌,固定针头,回抽若无回血或尿液,缓缓注入药液。注射量小鼠为 0.1~0.2ml/10g,大鼠为 1~2ml/100g。

4)肌内注射:应选肌肉发达,无大血管通过的部位,一般多选臀部。注射时垂直迅速刺入肌肉,如无回血,即可进行注射。给小鼠、大鼠等小动物作肌内注射时,用左手抓住鼠的两耳和头部皮肤,右手取连有 5~6 号针头的注射器,将药液注入股部外侧肌肉。

5)静脉注射:大、小鼠尾静脉有 3 根(左、右、背侧)。

①固定:先将动物固定在鼠筒内,露出尾巴,尾部用 45~50℃的温水浸润半分钟或用酒精棉球擦拭使血管扩张,并可使表皮角质软化。

②注射:右手持 4 号针头的注射器,使针头与静脉小于 30 度角,距离尾尖 2~3cm 处进针,与尾静脉平行推进,无阻力可注入。

③止血:注射完毕后棉球压迫止血,并轻轻揉。

如需反复注射,应尽可能从尾部末端开始。一般小鼠的静脉注射范围为 0.2~0.5ml,大鼠为 1.0~2.0ml,豚鼠为 1.0~5.0ml,家兔为 3.0~10.0ml。

四、实训注意

1. 染毒观察时间视实验需要而定。药物与皮肤接触的时间根据药物性质和实验要求而定。

2. 用脱毛剂时注意不可用水浸湿被毛,以防止脱毛剂顺着被毛到达毛根深部损伤皮肤。染毒过程中密切观察,防止动物舔食。

3. 为了使受试物能完全吸收,灌胃染毒时要求动物保持空腹状态 6~10 小时,但要注意时间不能过长。灌胃时如遇阻力不可强行进针,以免穿破食管,甚至误入气管。轻轻抽动注射器管芯,如无气泡抽出,即表明针头已进入胃内,如有大量气泡,则提示误插气管。

4. 相同剂量的受试物,若以不同浓度给药,死亡情况会有所不同。体积太小、太浓可能发生局部刺激或其他损伤;体积太大可能会引起胃部机械性损伤,影响正常生理功能。

5. 皮内注射时进针要浅,针头不能左右摆动时表明针头已在皮内。皮下注射时进针后针尖容易活动表明已刺入皮下。

6. 注意要密闭染毒柜,监测柜内受试物浓度,防止污染受试者和环境。

7. 抓取大鼠时需戴上帆布手套,以免被咬伤。

五、实训评价

1. **一般指标** 染毒后注意观察动物摄食量、毛色、行为活动、粪便性状、体重等。

2. **综合指标** 观察记录中毒发生的时间、中毒体征、动物死亡数量、时间、死亡前的特征等情况。

3. **生物标本分析** 存活动物实验结束时可做大体解剖学观察,肉眼观察到病变时或死亡的动物应取材做病理组织学检查,采集器官、组织和体液,计算脏体比,进行生化指标检测、分子生物学标志物分析。

4. 受试物毒性定级　根据实验动物中毒体征、死亡时间、受试物的种类,按相应的国家标准或技术规范中的毒性分级标准,对受试物进行毒性定级。

根据试验所得结果,结合其他毒性实验资料,进行综合性评价,分析受试物的毒性大小、毒性特征、毒性发展过程的规律、毒作用的靶器官,进一步分析与评价剂量-效应与剂量-反应关系,阐明阳性指标的毒理学意义,为其他毒性实验提供参考依据。

六、实训检测

1. 大鼠、小鼠应如何抓取和固定?

2. 常用的动物编号方法有哪些? 染色法的一般原则是什么?

3. 常用的动物染毒的方式有哪几种?

(董艳梅)

实训二

实验动物的一般操作技术训练

（实验动物的采血、处死和解剖训练）

一、实训目的

1. 熟练掌握实验动物采血和处死的方法。

2. 学会解剖实验动物。

二、实训原理

根据实验目的的需要以及所用动物的种属,选择合适的采血方式、采血部位和采血量;根据实验目的的需要以及所用动物的种属,选择合适的动物处死方法;根据实验目的、动物种属、体重,选择合适的麻醉方式、剂量、固定方式,按照动物解剖标准程序进行解剖。

三、实训内容

（一）试剂、器材及动物

1. **试剂**　乙醚或 CO_2、生理盐水。

2. **器材**　剪刀、镊子、解剖板、手术刀、止血钳、平皿、容量瓶、烧杯、注射器、鼠笼、酒精棉球、医用纱布、线绳、一次性离心管、手套、麻醉药、解剖记录单、照相机、垃圾袋、骨钳、电锯、铅笔、签字笔等。

3. **实验动物**　成年健康大鼠、小鼠、家兔、豚鼠。

（二）操作方法

1. **实验动物采血的方法**　一般实验动物总循环血量为 55~77ml/kg 体重,1 次采血量若不超过动物总血量的 15%,一般可在 3~4 周后重复采血。若进行多次采血,每 24 小时采血量不应大于总血量的 1% 或 0.6ml/(kg·d),若采集次数多、采血量大容易导致贫血。

（1）大小鼠的采血方法

1）心脏采血:可用穿刺法和开胸法。①穿刺法:动物麻醉后仰卧位固定,将心前区被毛脱去后消毒,用左手示指在左胸 3~4 肋间摸到心搏最强处,右手持注射器以胸壁垂直方向进针,有落空感时即插入心脏,可见注射器内进入血液,如无血液流入注射器,可一边退针或进针,一边抽吸,一旦抽到血液,立即固定好注射器,继续采血。采血完毕后缓慢拔针并压迫止血。心脏采血时,动作要迅速,缩短留针时间,以防止血液凝固。②开胸法:打开胸腔,针头刺入右心室吸取血液。亦可剪破心脏,直接用注射器吸血。小鼠可采集 0.5~0.6ml,大鼠 0.8~1.2ml。

2)大血管采血:把麻醉的动物固定好,分离暴露颈静脉、颈动脉或股动脉、股静脉,用注射器穿刺抽出所需血量。也可插入导管,反复采血。

3)摘眼球采血:此法常用于鼠类大量采血。采血时,将动物头朝下,用左手拇指、示指尽量将动物眼周皮肤往颈后压,尽量使眼球突出,右手用眼科弯镊迅速夹住眼球根部,将眼球摘除,提起动物,血液很快从眼眶内流入容器中。

4)尾部采血:包括剪尾法、割尾法和尾静脉穿刺法。①剪尾采血:适用于需血量较少的情况。将鼠固定在固定器内,露出尾部,将尾部浸入 45℃水中数分钟,或用手轻揉尾部,亦可用二甲苯涂擦尾部,使尾部血管充盈。消毒后,用无菌纱布擦干,将尾尖剪去约 5mm,从尾根向尾尖推挤,即可收集到少量血液。采血后,消毒、止血。如需反复采血,可将鼠尾每次剪去一小段,每只鼠一般可采血10 余次。小鼠每次可采血 0.1ml,大鼠可采血约 0.3~0.5ml。如麻醉,采血量可稍多一点。②割尾动脉或尾静脉采血:用锋利的刀片在尾静脉或尾动脉切开一个小口,血液自行流出,几条血管可从尾尖交替切割。此法主要适用于大鼠。③尾静脉穿刺:方法见大、小鼠的尾静脉注射给药,只是用空注射器往外抽血。此法亦主要适用于大鼠尾静脉采血。

5)眼眶后静脉丛采血:用 7~10cm 长的玻璃取血管,其一端内径为 0.5~1.5mm,另一端逐渐扩大,细端长约 1cm 即可。将取血管浸入 1%肝素溶液,干燥后使用。采血时,左手拇指及示指抓住鼠两耳之间的皮肤使鼠固定,并轻轻压迫颈部两侧,阻碍静脉回流,使眼球充分外突,提示眼眶后静脉丛已充血。右手将取血管尖端插入内眼角与眼球之间,轻轻向眼底方向刺入,小鼠刺入约 2~3mm,大鼠刺入 4~5mm,当感到有阻力时即停止刺入,旋转取血管以切开静脉丛,血液即流入取血管中。采血结束后,拔出取血管,放松左手,出血即停止,亦可同时用消毒纱布轻压眼部片刻,同一动物可反复交替穿刺双眼多次。间隔 3~7 天采血部位大致可以修复。小鼠可采血 0.2~0.3ml,大鼠可采血0.5~1.0ml。

6)断头采血:用剪刀迅速剪掉动物头部,立即将动物颈部朝下提起,血液即流入容器中。小鼠可采集 0.8~1.2ml;大鼠可采集 5~10ml。

(2)豚鼠的采血方法:①耳缘剪口采血:耳缘消毒后,用刀片或剪刀割(剪)破耳缘,在切口边缘涂上 20%的枸橼酸钠溶液,防止血凝,则血可自切口处流出。此法采血每次可采血 0.5ml 左右。②心脏采血:方法同大、小鼠的心脏采血。一周后,可重复采血。

(3)兔的采血方法

1)耳缘静脉采血:将兔固定,脱去耳缘静脉局部被毛后消毒,用手指轻弹兔耳使静脉扩张,用注射器针头于耳缘静脉末端刺入血液即流出。亦可用带注射针头的注射器穿刺抽取血液。采血后注意压迫止血。本法为兔最常用的采血方法,一次可采血 5~10ml,可多次重复使用。

2)颈动脉、静脉采血:同大鼠、小鼠的颈动脉、静脉采血。

3)心脏采血:与大、小鼠的心脏采血方法类似,刺入约 3cm 即可,经 6~7 天后可重复采血。

2. 实验动物处死的方法

(1)颈椎脱臼法:常用于大、小鼠,也用于沙鼠、豚鼠、兔。先将动物放在笼盖或粗糙台面上,左手用镊子或用拇指、示指用力往下按住动物头的后部,右手抓住动物尾部向后上方用力拉,可导致动物颈椎脱臼,造成脊髓与脑髓脱离,动物当即死亡。此方法简便,动物死亡快,但可引起肺、脾、肾等脏器充血和淤血。

(2)麻醉后放血法:此法多用于处死犬、猴等大动物。采用静脉或腹腔内给药麻醉实验动物,在动物意识丧失后,在股三角做横切口,将股动脉、股静脉全部暴露并切断,让血液流出。或剪破、刺穿动物的心脏放血,导致急性大出血、休克、死亡。

(3)急性大失血法:大动物和小动物均适用此法。大鼠和小鼠可采用摘眼球的方法使其一次大量失血致死,豚鼠可采用心脏大量采血使其致死,兔可采用颈总动脉放血致死。狗和猴等可麻醉后,在暴露的颈动脉两端分别夹上止血钳,然后插入套管,并将心脏侧的止血钳松开,同时轻压胸部使其大量出血致死。此法对脏器无损伤,但易人为造成动物内脏贫血,影响脏器重量。

(4)断头法:此法适用于鼠类等小动物。即用剪刀沿颈部剪掉头部,然后将动物倒提放血,动物会因脑脊髓横断及大量失血导致死亡。可用直剪刀,亦可用断头器。此法简单易行、动物挣扎少、死亡快、流血多、脏器含血量少、对内脏损伤少,但处死动物时血液可灌入气管及肺组织,影响肺组织镜检,有时可损伤甲状腺。具体操作如下:①小鼠的断头方法:用左手拇指和示指夹住小鼠的肩胛部,右手持剪刀于颈部剪下头部;②大鼠的断头方法:左手握住背部,右手用剪刀在颈部将头剪掉。

(5)CO_2 吸入法:吸入浓度为 40% CO_2 时很快达到麻醉效果,长时间持续吸入时可导致动物死亡。

3. **实验动物解剖**　解剖前穿好解剖服,戴好帽子、口罩、手套,必要时戴防护眼镜或面具,穿胶鞋。若是对活体动物进行解剖,要先麻醉使动物处于深麻醉状态,用胸腔、腹腔脏器联合取出法解剖,观察有关脏器的外形和表面情况、颜色、边界、大小、质地、切面。对指定的脏器称重,计算脏体比。实验动物解剖操作程序如下:

(1)固定观察和测量:将实验动物以仰卧姿势固定在解剖板上,先进行一般指标的测量和观察:测量身体、四肢、头、颈、尾长度,观察牙齿健康情况,检查骨骼、外生殖器、毛色等。

(2)处死动物:用安乐死的方式处死动物,收集血液,将血液放干净后再进行解剖可以更清晰地观察脏器和保证病理切片的质量,一般于处死后半小时内解剖。

(3)去皮拍照:为防止毛发对解剖的干扰,使用 2% 来苏水或其他消毒液将毛浸湿。沿正中线从耻骨前缘至下颚剪开皮肤,再分别横向从耻骨前缘横至髂骨前缘部,从下颚后横至耳根部剪开皮肤。然后向左右两侧用钝器剥离皮肤。对腹面、背面和侧面进行拍照。

(4)颈部:观察颌下腺、腮腺、局部淋巴结等。切断颈部肌肉暴露气管,剥离下颌骨组织,切断舌与下颌骨的连接。

(5)剪开胸壁:用直镊提起剑突,沿左右两侧肋软骨结合处向上剪断至胸锁关节,剪刀上翘以免损伤内脏和血管,暴露胸腔脏器,整体摘出舌、喉头、气管、食管、甲状腺(旁腺),摘取心、肺、胸腺并观察。

(6)剪开腹壁:用镊子夹起腹肌,沿正中线用剪刀从耻骨前缘至剑突剪开,再分别横向沿肋缘剪开腹壁至脊柱部和髂骨粗隆处,将腹肌翻向左右两侧,完全暴露腹腔脏器:切开胃、肾脏韧带,剥离胰腺取出脾脏观察大小、厚度;剪断肝镰状韧带,取出肝脏,观察各叶与胆囊;剥离肾周脂肪组织,取出肾脏及输尿管并观察;取出直肠、胃、十二指肠、空肠、回肠、肠系膜淋巴结、生殖器官等并观察。

(7)剥离左后肢:观察肌肉、坐骨神经、股骨。

(8)头部检查:将动物头部屈曲,剥离头部皮肤,然后切断头后颈部肌肉,在第一颈椎关节处切断脊髓。用手术刀剥离头部肌肉,用电锯沿颅周锯开颅骨,除去头盖骨。观察并剪开硬膜、小脑天幕,切断眼窝后缘及左右耳根部及视神经连接,将脑剪下。小心剥离垂体,切除两侧椎板,暴露脊髓,取出脊髓进行观察。

四、实训注意

1. 在非终末采血中,不要抽血太多,因为取血过多会减少总血量,总血量减少会导致血红蛋白含量、氧转运能力和血压下降及应激反应的相关激素浓度升高,也可能进一步产生其他变化,如胃黏膜坏死等而影响实验结果。

2. 在实验过程中应尽量减少动物的疼痛与不安,这与获得预期实验结果一样重要。这不仅是出于伦理学的考虑,同时动物的疼痛和不安可能会使动物产生应激反应,导致许多生化和生理改变而影响实验结果,如血中儿茶酚胺类、催乳素和糖皮质激素的升高会影响葡萄糖、红细胞数、白细胞数和血细胞比容等一些代谢参数。

3. 心脏采血时只能上、下垂直进针和退针,不可左右、前后摆动针头,以免刺破心脏。采血中要缓慢而稳定地抽吸,否则会因真空度太高而使心脏塌陷。如回血不好或动物躁动,应拔出注射器,重新确认心脏搏动后再次穿入采血。所用针头应细长避免采血后针孔出血。

4. 兔耳缘静脉采血时应由耳尖开始逐步到耳根。

五、实训评价

1. 选择动物后先进行一般指标的测量和观察,动物的被毛、毛色、身长、体重、四肢、头、颈、牙齿、骨骼、外生殖器等是否健康。

2. 记录采血和解剖过程中发现的问题、处理的过程及动物采血过程中及死亡时的表现等情况。

3. 生物标本的采集和血液离心分析后检测生化指标;做大体解剖时注意观察并描述各种脏器的外观,同时采集器官、组织和体液,计算脏体比,为下一步进行生化指标检测、组织病理学检查及免疫组织化学分析等使用。

六、实训检测

1. 大鼠、小鼠、豚鼠和兔常用的采血方式有哪几种?

2. 动物处死的方法有哪些? 分别适用于什么情况?

3. 动物大体解剖的操作程序是什么?

（董艳梅）

实训三

乐果对小鼠的经口急性毒性实验

一、实训目的

1. 熟练掌握利用 excel 进行随机分配,改良寇氏法计算 LD_{50} 的方法以及急性毒性分级标准;熟练掌握经口灌胃技术。

2. 学会急性毒性 LD_{50} 测定的受试物剂量设计及配制。

二、实训原理

选择健康的实验动物,依据 LD_{50} 计算的设计原则,将实验动物随机分成数个染毒组和一个阴性对照组。一次或 24 小时内多次给予实验组受试外源性化学物后,观察动物所产生的急性毒性反应,中毒死亡的特征以及可能的死亡原因,观察受试物毒性反应与剂量的关系,求出 LD_{50},并将受试物进行急性毒性分级。

三、实训内容

(一)试剂、器材及动物

1. **试剂** 乐果溶液(10mg/ml)。

2. **器材** 托盘天平、电子天平、容量瓶、烧杯、注射器、灌胃针、鼠笼、酒精棉球。

3. **实验动物** 成年健康昆明种小鼠100只(雌雄各半)。

(二)操作方法

经口急性毒性实验步骤见实训图 3-1。

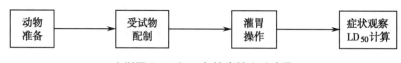

实训图 3-1 经口急性毒性实验步骤

1. **实训动物准备**

(1)称重小鼠:秤的感应量需在 0.1g 以下。根据实验的不同要求,选择一定数量的大、小鼠,体重要求在同一组内、同性别动物体重差异应小于平均体重的10%,不同组间同性别动物体重均值差异应小于5%。急性毒性实验一般使用体重为 18～25g 的小鼠或 150～240g 大鼠。

(2)编号

（3）随机分组：随机分配方法见附表一

2. 受试物配制

（1）受试化学物的量取：依设计剂量按照下式计算出应吸取受试乐果溶液的容积，加入容量瓶中，用溶剂加至刻度。

$$X = \frac{A \times V}{d \times 1000}$$

式中：X——应吸取受试溶液的容积（ml）

　　　A——设计要求的受试物浓度（mg/ml）

　　　V——容量瓶体积（ml）

　　　d——受试化学物比重

（2）受试化学物的稀释

1）等浓度稀释法：将受试化学物配成一种浓度，此时各剂量组的实验动物将给予不同剂量的受试化学物。例如受试物配成 1000mg/10ml 的溶液，5 个剂量组的剂量分别为 100mg/kg、200mg/kg、400mg/kg、800mg/kg、1600mg/kg，则各剂量组动物将依次给予 1.0ml/kg、2.0ml/kg 直至最高剂量组的 16ml/kg。

2）等容量稀释法：按照事先设计的剂量分别稀释配制为几种不同浓度的受试物溶液，两个剂量组的动物均给予相同单位体重体积的受试化学物。如上例的情况，将受试物分别配成 100mg/10ml、200mg/10ml、……1600mg/10ml 等 5 个浓度的溶液，各剂量组动物给予受试物的体积均为 10ml/kg。

3. 灌胃操作　灌胃时将针按在注射器上，吸入药液。左手抓住鼠背部及颈部皮肤将动物固定，右手持注射器，将灌胃针插入动物口中，沿咽后壁徐徐插入食管。针插入时应无阻力，若感到阻力或动物挣扎，应立即停止进针或将针拔出，以免损伤或穿破食管及误入气管。

进针深度一般是小鼠 2.5～4cm，大鼠或豚鼠 4～6cm。为了验明是否已正确地插入胃部，可轻轻回抽注射器，如无气泡抽出，表明已插入胃中；如有大量气泡，则提示误差气管，应抽出重插。随后将受试物溶液注入。灌胃容量小鼠通常为 0.2～1ml，大鼠 1～4ml，豚鼠 1～5ml。

4. 中毒症状观察和 LD$_{50}$计算

（1）中毒症状：染毒后注意观察中毒的发生、发展过程的规律以及中毒特点和毒作用的靶器官，观察以下项目，做好实验记录。

1）中枢神经系统和神经肌肉系统：体位异常、叫声异常、不安、呆滞、痉挛、抽搐麻痹、运动失调、对外反应过敏或迟钝；

2）自主神经系统：瞳孔扩大或缩小、流涎或流泪；

3）呼吸系统：鼻孔流液、鼻煽、血性分泌物、呼吸深缓、呼吸过速、仰头呼吸；

4）泌尿生殖系统：会阴部污秽、有分泌物、阴道或乳房肿胀；

5）皮肤和毛：皮肤充血、发绀、被毛蓬松、污秽；

6）眼：眼球突出、结膜充血、角膜浑浊、血性分泌物；

7)消化系统:腹泻、厌食。

观察期间每3天称重一次。急性毒性试验可不做病理组织学检查,但对死亡动物应做大体病理学观察,存活动物实验结束时可做大体解剖学观察,肉眼观察到病变时应取材做病理组织学检查,以便为下阶段毒性试验剂量选择提供参考依据。

(2)LD_{50}计算:根据受试物的种类确定采用何种方法进行计算,并在试验前设计剂量分组和每组动物数。选择适宜的方法求出 LD_{50} 及95%的可信限范围。如毒性反应存在性别差异,应分别求出不同性别动物的 LD_{50} 值。

本次实训主要采用改良寇式法,为提高计算的准确性和简便化,依据计算公式进行整理,借助 excel 进行编写计算程序,其具体操作见附表二。

四、实训注意

1. 为了使受试物能完全吸收,灌胃染毒时要求动物保持空腹状态,这是因为化学毒物进入胃内易与食糜作用而降低毒性,而且胃内容物也不利于受试物溶液的灌入,因此染毒前应禁食6~10小时。但要注意时间不能过长,否则动物长时间饥饿会影响实验结果。灌胃后至少2~3小时后才能喂食,油剂比水溶液要求限制喂食的时间更长。

2. 相同剂量的受试物,若以不同浓度给药,死亡情况会有所不同。体积太小、太浓可能发生局部刺激或其他损伤;体积太大可能会引起胃部机械性损伤,影响正常生理功能。常用的方法是将受试物体积固定,根据实验设计的剂量将受试物配制成不同浓度的溶液进行灌胃。通常灌胃体积以体重的1%~2%计算,最多不超过3%,即每100g体重灌胃1~2ml,最多不超过3ml。根据实际经验得出的各种实验动物灌胃量的极限是:小鼠0.5~1ml,大鼠4~5ml。

五、实训评价

根据实验动物中毒体征、死亡时间,得出的 LD_{50} 及受试物的种类,按相应的国家标准或技术规范中的急性经口毒性分级标准对受试物进行毒性定级,判断受试物的毒性大小。

六、实训检测

1. 灌胃染毒时为什么要求动物保持空腹状态?

2. 乐果引起实验动物中毒时会出现哪些表现?

3. 相同剂量的受试物,若以不同浓度给药,为什么死亡情况会有所不同?

附表一　利用 excel 进行随机分配

第一步　打开"工具"，选择"数据分析"，见实训图 3-2。

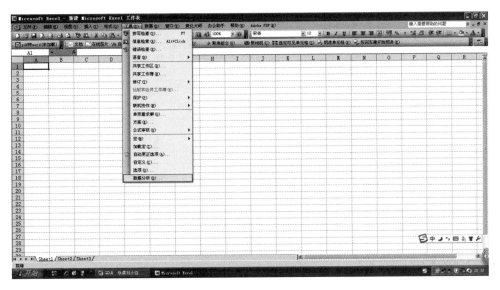

实训图 3-2　随机分配第一步

第二步　选择"随机数发生器"，见实训图 3-3。

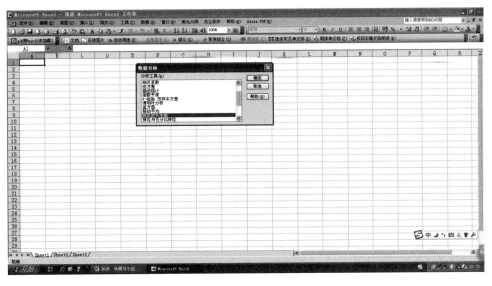

实训图 3-3　随机分配第二步

第三步 根据实训设计分别设置"变量个数""随机数个数""分布""参数"等指标,点击"确定",自行生成随机数字,见实训图 3-4 和实训图 3-5。

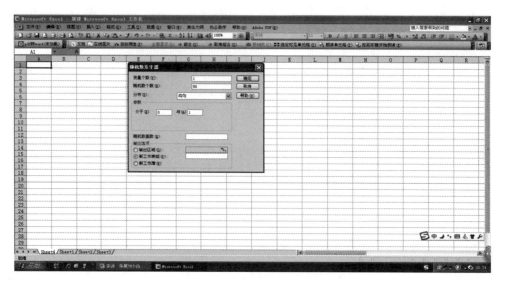

实训图 3-4 随机分配第三步(1)

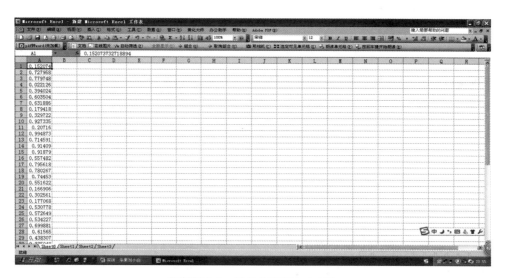

实训图 3-5 随机分配第三步(2)

第四步 输入动物编号,点击"升序",选择"扩展选择区域",确定,见实训图3-6。

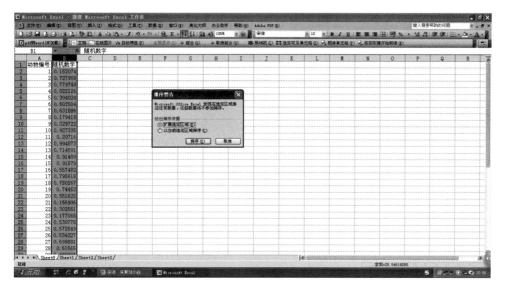

实训图3-6 随机分配第四步

第五步 根据需要设置分组,此次实训分为5个组,随机数字有小到大排列之后,1~10为A组,动物编号分别为1、4、8、21、23、43、45、46、47、48,依次进行B组、C组、D组、E组分类,见实训图3-7。

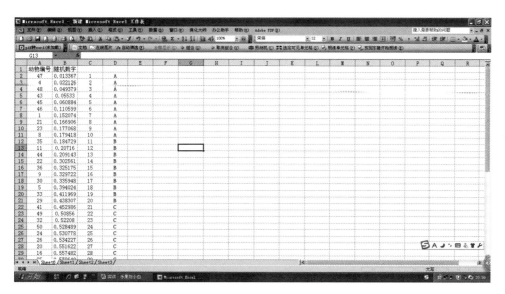

实训图3-7 随机分配第五步

附表二 改良寇式法计算 LD_{50}

在蓝色部分输入"剂量""实验动物数"以及"死亡数",绿色部分就会自动生成 LD_{50} 的范围,见实训图 3-8 以及 Excel 软件。

组别	实验动物数	死亡动物数	死亡率（P_i）	剂量	剂量对数（X_i）	$X_{i+1}+X_i$	$P_{i+1}-P_i$
1	10	0	0.0	1000	3.0000		
2	10	1	0.1	1324	3.1219	6.1219	0.1
3	10	3	0.3	1752	3.2435	6.3654	0.2
4	10	5	0.5	2320	3.3655	6.6090	0.2
5	10	7	0.7	3070	3.4871	6.8526	0.2
6	10	9	0.9	4064	3.6090	7.0961	0.2
7	10	10	1.0	5380	3.7308	7.3397	0.1
LD_{50}		**LD_{50}下限**	**LD_{50}上限**				
2320		2724	2724				

注明：在蓝色框架里面输入数据，灰色部分为最终结果

实训图 3-8 改良寇式法计算 LD_{50}

（张宝勇）

实训四

小鼠红细胞微核试验

一、实训目的

1. 熟练掌握观察小鼠骨髓和(或)外周血红细胞中的微核的方法,能用该方法检测 DNA 断裂剂和非整倍体诱变剂。

2. 学会小鼠红细胞微核试验动物染毒的方法。

二、实训原理

微核是染色体或染色单体的无着丝点断片或纺锤丝受损后丢失的整个染色体,通常在细胞分裂后期遗留在细胞质中,比细胞核小。细胞接触 DNA 断裂剂和非整倍体诱变剂后,因染色体损伤而出现微核。

在本试验中,用受试化学物给小鼠染毒,观察化学物进入小鼠骨髓后对骨髓多染红细胞(polychromatic erythrocyte,PCE)染色体是否有损伤作用。如果受试化学物对 PCE 染色体有损伤作用,PCE 中会有微核出现。由于 PCE 可不断成熟为红细胞,有微核的红细胞进入外周血,因此也可通过采集外周血红细胞观察其有无微核来判断受试化学物是否为 DNA 断裂剂和非整倍体诱变剂。

三、实训内容

(一)试剂、器材及动物

1. 试剂

(1)小牛血清:小牛血清滤菌后放入 56℃ 恒温水浴 1 小时进行灭活。通常储存于 4℃ 冰箱里。亦可用小鼠血清代替。

(2)Giemsa 染液:称取 Giemsa 染料 3.8g,加入 375ml 甲醇,研磨,待完全溶解后,再加入 125ml 甘油。置 37℃ 恒温箱保温 48 小时,期间振摇数次,取出过滤,保存于棕色瓶内,2 周后可用。

(3)Giemsa 应用液:取一份 Giemsa 染液与 6 份磷酸盐缓冲液混合而成。需要现用现配。

(4)1/15mol/L 磷酸盐缓冲液(pH 6.8):磷酸二氢钾(KH_2PO_4)4.50g,磷酸氢二钠($Na_2HPO_4 \cdot 12H_2O$)11.81g,加蒸馏水至 1000ml。

(5)甲醇

(6)阳性对照物:环磷酰胺

2. 器材 解剖器械、生物显微镜、台式离心机、刻度离心管、2ml 注射器、采血管、载玻片及推片、细胞计数器、玻璃染色缸、晾片架等。

3. 实验动物 健康 7~12 周龄,体重 25~35g 小鼠 50 只(雌雄各半)。

(二)操作方法

小鼠红细胞微核试验实验步骤见实训图 4-1。

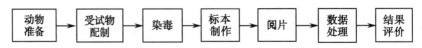

实训图 4-1 小鼠红细胞微核试验实验步骤

1. 实验动物准备

(1)称重:选择健康 7~12 周龄,体重 25~35g 小鼠 50 只,雌雄各半。在试验开始时,动物体重差异应不超过每种性别平均体重的 ±20%。

(2)编号

(3)随机分组:按实训三的方法,将 50 只小鼠分性别随机分为 5 组,每组 10 只,雌雄小鼠各 5 只。

(4)剂量选择:受试化学物设 3 个剂量组,最高剂量组原则上为动物出现严重中毒表现和(或)个别动物出现死亡的剂量,一般可取 $1/2LD_{50}$,低剂量组应不表现出毒性,分别取 $1/4LD_{50}$ 和 $1/8LD_{50}$ 作为中、低剂量。另设阴性对照组和阳性对照组,阴性对照组使用等体积的溶剂,阳性对照组用环磷酰胺 40mg/kg 经口或腹腔注射 1 次。

2. 受试物

(1)受试物的配制:将受试物溶解或悬浮于合适的溶媒中,首选溶媒为水,不溶于水的受试物可使用植物油(如橄榄油、玉米油等)。受试物应现用现配,有资料表明其溶液或混悬液储存稳定者除外。根据 LD_{50},结合小鼠一次灌胃的最大体积,计算最高剂量组受试物浓度,再按 2 倍稀释浓度,依次配制中、低剂量组受试物。

$$C_{最高} = \frac{剂量_{最高}}{10ml/kg}$$

注:灌胃体积按 10ml/kg 体重计算;如为油性液体,也可按 4ml/kg 体重计算。

(2)受试物给予途径:采用灌胃法。阳性对照物也可采用腹腔注射的方法。灌胃体积一般不超过 10ml/kg 体重,如为水溶液时,最大灌胃体积可达 20ml/kg 体重;如为油性液体,灌胃体积应不超过 4ml/kg 体重;各组灌胃体积一致。

3. 给予受试物 采用经口灌胃法给予受试物。根据细胞周期和不同物质的作用特点,可先做预试,确定取材时间。常用以下染毒方法:

(1)30 小时给予受试物法:第一次给予受试物 24 小时后再给予第二次,6 小时后采集骨髓样品。

(2)以受试物 1 次给予动物:以适当的间隔采集骨髓样品至少 2 次,开始不早于给予后 24 小时,最后不晚于给予后 48 小时。外周血采样以适当的间隔至少 2 次,开始不早于给予后 36 小时,最后不晚于给予后 72 小时。如在一个采样时间发现阳性结果,则不需要进一步采样。

(3)每天 1 次给予,共 2 次或多次(间隔 24 小时)给予,可在末次给予后 18~24 小时之间采集骨髓 1 次,对外周血可在末次给予后 36~48 小时之间采样 1 次。

4. 标本制作

（1）骨髓样品：动物处死后取胸骨或股骨，用止血钳挤出骨髓液与玻片一端的小牛血清混匀，常规涂片，或用小牛血清冲洗股骨骨髓腔制成细胞悬液涂片，涂片自然干燥后放入甲醇中固定 5～10 分钟。当日固定后保存。将固定好的涂片放入 Giemsa 应用液中，染色 10～15 分钟。立即用 pH 6.8 的磷酸盐缓冲液或蒸馏水冲洗、晾干。写好标签，阴凉干燥处保存。

（2）外周血样品：从尾静脉或其他适当的血管采集外周血，血细胞立即在存活状态染色或制备涂片并染色。

5. 阅片

（1）先在低倍镜下观察，选择细胞完整、分散均匀，着色适当的区域，再在油镜下观察。以有核细胞形态完好作为判断制片优劣的标准。

（2）本方法系观察嗜多染红细胞（PCE）的微核。用 Giemsa 染色法，嗜多染红细胞呈灰蓝色，成熟红细胞呈粉红色。典型的微核多为单个的、圆形、边缘光滑整齐，嗜色性与核质一致，呈紫红色或蓝紫色，直径通常为红细胞的 1/20～1/5。一个细胞内可出现一个或多个微核。

（3）对每个动物的骨髓至少观察 200 个红细胞，对外周血至少观察 1000 个红细胞，计数嗜多染红细胞在总红细胞中比例，嗜多染红细胞在总红细胞中比例不应低于对照值的 20%。每个动物至少观察 2000 个嗜多染红细胞以计数有微核嗜多染红细胞频率，即含微核细胞率，以千分率表示。如一个嗜多染红细胞中有多个微核存在时，只按一个细胞计。

6. 数据处理和结果评价

（1）数据处理：按动物性别分别统计各组含微核细胞率的均数和标准差，利用适当的统计学方法如泊松（Poisson）分布或 u 检验，对受试样品各剂量组与溶剂对照组的含微核细胞率进行比较。雌、雄动物之间无明显的性别差异时，可合并计算结果，否则应分别进行计算。

（2）结果评价：试验组与对照组相比，试验结果含微核细胞率有明显的剂量反应关系并有统计学意义时，即可确认为有阳性结果。若统计学上差异有显著性，但无剂量反应关系时，则应进行重复试验。结果能重复可确定为阳性。

四、实训注意

1. 用 Giemsa 染色，嗜多染红细胞呈灰蓝色，成熟红细胞呈粉红色。本试验系观察嗜多染红细胞的微核而非成熟红细胞的微核。

2. 染毒组和阴性对照组的嗜多染红细胞数/成熟红细胞数比值比较不应有统计学意义，否则试验结果不可靠。

3. 阴性对照组和阳性对照组的微核发生率应与试验所用动物物质或品系的文献报道相一致。

五、实训评价

根据试验结果，对受试物是否能引起哺乳动物嗜多染红细胞含微核细胞率增加做出结论。

六、实训检测

1. 在 Giemsa 染色的红细胞中,可见到几种类型的红细胞?

2. 在本实验中,是以哪种类型红细胞为基础计算含微核细胞率的?

（刘建东）

实训五

小鼠精子畸形试验

一、实训目的

1. 熟练掌握小鼠精子畸形试验的原理和步骤。
2. 学会利用统计学方法分析结果。

二、实训原理

精子畸形是指精子的形状异常和异常精子数量的增多。正常情况下,哺乳动物的精液中也存在少量的畸形精子,但在某些外源化学物的作用下哺乳动物睾丸产生的畸形精子数量可大量增加。因此,可以用检查雄性动物接触外源化学物后精子畸形率的高低,来反映该外源化学物的生殖毒性和对生殖细胞潜在的致突变性。

三、实训内容

（一）试剂、器材与动物

1. **试剂**　环磷酰胺:以灭菌生理盐水配成 4mg/ml;甲醇:化学纯,固定用;2.5%伊红染液;磷酸盐缓冲液:配制 pH＝7.1 的缓冲溶液。

2. **器材**　显微镜、电子天平(感量 0.001g)、解剖板、手术剪、眼科小剪刀、弯头眼科小镊子、滤纸、擦镜纸、小试管、小漏斗、30mm 培养皿、带乳头滴管、载玻片、1ml 注射器(每组 5 套)、试管架、染色缸、晾片架、饲养笼。

3. **实验动物**　性成熟的昆明雄性小鼠(体重 25～35g)。

（二）操作步骤

1. **动物选择**　选择体重 25～35g 性成熟的昆明雄性小鼠。本试验中动物可选择成熟的大鼠或小鼠,但由于小鼠比大鼠更加经济,且到目前为止,通过大量实验证明,小鼠的精子对外源化学物的敏感性高于大鼠,因此常采用小鼠为实验动物,周龄在 6～8 周左右最为适宜。

2. **动物分组与染毒方法**　各种诱变剂作用于精子的不同发育阶段,可在接触该诱变剂后不同时间出现精子畸形。一般认为精原细胞后期或初级精母细胞早期(精原干细胞→初级精母细胞→次级精母细胞→精细胞→精子)的生殖细胞对化学诱变剂较为敏感,故一般在接触诱变剂后第四周最易出现精子畸形或畸形率增高。

染毒时采用腹腔注射。在染毒过程中,最好分成 3 个剂量级别(即低剂量组、中剂量组和高剂量组),并且同时设立阳性对照组和阴性对照组。染毒后,允许最高剂量组和阳性对照组出现部分小鼠死亡,但应至少存活 5 只小鼠,其他各组存活的数量应大于此两剂量组。一般可采用 LD$_{50}$ 的 2~4 倍剂量,或预先给予化学毒物的 LD$_{50}$,以求得最高总剂量,然后以它的 1/2(或 1/5、1/10)作为下一剂量组的接触剂量,依此类推。阳性对照可用环磷酰胺 20mg/kg 或甲磺酸甲酯 75mg/kg 或甲磺酸乙酯 60mg/kg,进行腹腔注射,每天一次,连续 5 天。阴性对照给予相同体积的生理盐水及缓冲溶液。

染毒与采样可采用一次或每天一次连续 5 天的方法进行。染毒途径多用腹腔注射,也可采用与人体实际接触化学毒物相同的途径,如经口、吸入和皮肤接触等。一般认为精原细胞后期或初级精母细胞早期对化学诱变剂较为敏感,在接触化学毒物后 4~5 周精子畸形率最高,故选择在第一次染毒后第 35 天进行采样。也可在染毒后第 1 周、第 4 周和第 10 周分 3 次采样,或者在染毒后每周采样一次,连续进行动态观察,直至精子形态恢复正常。

3. 染毒次数及取样时间 环磷酰胺剂量 40mg/kg 进行腹腔注射,注射量为 0.1mg/10g,连续 5 次给药,即每天染毒 1 次,第 6 天取样。

4. 制片

(1)染毒的第 6 天颈椎脱臼处死小鼠,剪开腹腔,分离并摘取双侧附睾,将附睾放入盛有约 3ml 生理盐水的小培养皿内。

(2)用眼科小剪刀把附睾剪碎。

(3)用四层擦镜纸,放在小漏斗上进行过滤,滤液放入试管内。

(4)加入 2.5% 伊红染液 2 滴,用毛细滴管轻轻(柔和)吹打 10 次。

(5)吸取 1~2 滴含精子和伊红染液的生理盐水置载玻片上,用滴管平推制片,晾干。

(6)在染缸内用甲醇固定 2 次,每次 2 分钟,晾干后用自来水轻冲涂片正反两面,再次晾干后镜检。

5. 镜检 在高倍镜下检查精子形态,可加上蓝色或绿色滤光片。每只小鼠检查完整的精子 100 条。精子畸形主要表现在头部,可分为:无钩、无定形、香蕉形、尾折形、胖头、尾折叠、双头及双尾等形态。

四、实训注意

1. 镜检时要注意鉴别制片过程中人为造成的精子损伤。特别要注意由于精子重叠和交叉所造成的如多头、双头、双尾及双尾畸形等假象。头部重叠或全部重叠的精子、无尾精子不进行计数。

2. 在该试验过程中,虽然将精子悬液采用离心等方法除去组织残渣后再制片效果会更佳,但这使制片过程变得复杂化且更易造成人为误差。

3. 在结果判定时,处于精母细胞阶段的生精细胞对诱变剂较敏感,因此在染毒后 3~5 周时精子畸形率最高,必要时可作动态观察有助于全面评价;另外,要注意排除机体某些如缺血、变态反应、感染和体温增高等可能导致精子畸形率增高的因素,以免造成假阳性结果。

4. 分别计算各剂量组的精子畸形发生率。各剂量组的精子畸形率与阴性对照组之间的差异分析采用秩和检验。由于不同品系小鼠的精子畸形率本底值差异较大,且影响的因素也较多,故在结果分析时,应首先观察阳性和阴性对照组的试验结果。阳性对照组精子畸形率的增高应在本实验室的历史记录范围之内,并与阴性对照组有显著性差异($P<0.01$),阴性对照组的畸形精子率也应与自己实验室的历史记录接近,否则所得结果不可靠,试验应重做。

出现可重复的剂量反应关系时,可判断试验结果为阳性。但要判定某一化学毒物为精子畸形诱变剂,至少应该有两个相邻剂量组的精子畸形率比阴性对照组显著增高($P<0.01$);或达到阴性对照组的2倍或2倍以上,并且试验结果能够重复。如果试验组的染毒剂量已使动物发生死亡,而精子畸形仍未见增加,则可判定试验结果为阴性。在受试化学毒物的毒性作用较低而不至于引起动物死亡时,应当记录最大的染毒剂量。

精子畸形试验还可进行畸变类型分析,不同部位的畸形对精子的活动能力和使卵子受孕的能力有不同的影响。可以结合精子计数、精子运动能力试验等对化学毒物对雄性生殖系统的毒性作用做进一步的检测。

五、实训评价

1. 精子畸形主要表现在头部,可分为:无钩、无定形、香蕉形、尾折形、双头及双尾等。判断双头双尾时,要注意与两条精子的部分重叠相鉴别。无尾精子、头部重叠或整个精子重叠的均不计数。除记录下畸形精子数外,还要分别记录下各种类型畸形的精子数,进行畸形类型的构成比分析。

2. 评价精子畸形阳性的标准是:畸变率至少为阴性对照值的倍量或将每一给药组的结果与阴性对照组比较用非参数等秩和检验方法统计处理有显著差异。

3. 精子畸形试验可以作为毒性试验的量性生殖毒性的终点,但它的用途通常仅限于那些具有明显生殖细胞毒性的化学物,因此,当化学物具有很轻微的作用时,其终点观察的意义是有限的。

4. 据已知的资料统计:①精子畸形试验阳性的化学物是致癌原[特异性为2/2(100%)];②受试的全部已知致癌原中只有43%在精子畸形试验为阳性,采用致死剂量也只有54%阳性[灵敏度为20/64(43%和54%)];③非致癌原在精子试验中百分百阴性。这些提示阳性结果对评价化学物潜在致癌性有一定的价值,但阴性结果(达到致死剂量时)的意义还不清楚。正常小鼠精子畸变率为1.3%。

六、实训检测

某种未知的包装食品,上市前后引起社会舆论较大争议,其中一项是被怀疑对男性有杀精子作用,进而会造成人的不孕不育。请根据所学,设计一种方法来检测该食品对雄性的生殖毒性。

(刘绍鹏)

实训六

非洲爪蟾变态发育试验

一、实训目的

1. 熟练掌握非洲爪蟾变态发育试验的原理和步骤。熟练掌握非洲爪蟾接受外源化学物染毒后在发育过程中的一般异常表现。

2. 学会利用非洲爪蟾试验对具有发育毒性的外源化学物的发育毒性检测设计。

二、实训原理

非洲爪蟾变态发育试验是评价环境中的化学物质对生长发育影响的重要的、简单的方法。非洲爪蟾对有着发育毒性的化学物敏感的特点，因此多种外源化学物对非洲爪蟾的发育影响巨大。因此，非洲爪蟾变态发育试验是利用哺乳动物检测或验证环境中外源化学物发育毒性方法的重要补充。

三、实训内容

（一）试剂、器材及动物

1. 试剂

（1）生理盐水：称取 0.8g NaCl 溶解至 100ml 去离子水中，以 0.22μm 滤膜过滤，4℃保存备用。

（2）人绒毛膜促性腺激素溶液（hCG 溶液）：将 1000 单位的人绒毛膜促性腺激素溶解于 1ml 生理盐水中，使用前新配。

（3）胚胎毒性试剂基本溶剂（FETAX 溶剂）：625mg NaCl，96mg NaHCO$_3$，75mg MgSO$_4$，60mg CaSO$_4$·2H$_2$O，30mg KCl 和 15mg CaCl$_2$ 溶解至 1L 去离子水中，以 HCl 或 NaOH 调节 pH 为 7.6~7.9。

（4）Ringers 溶液：6.6g NaCl，0.15g KCl，0.15g CaCl$_2$，0.05g NaHCO$_3$ 溶解至 1L 去离子水中，调节 pH 为 7.2~7.4。

（5）雄性精子培养基：47.0ml 的 Ringers 溶液中加入 2.5ml 的胎牛血清和 0.5ml 的硫酸庆大霉素（50mg/ml）。

（6）2%半胱氨酸溶液：称取 2.0g 半胱氨酸溶解至 100ml 去离子水中，调节 pH 7.8~8.0。

（7）合子培养缓冲溶液（MMR 溶液）：58.44g NaCl，1.49g KCl，1.20g MgSO$_4$，2.94g 水合 CaCl$_2$ 和 11.92g 4-羟乙基哌嗪乙磺酸（Hepes）溶解至 1L 去离子水中，调节 pH 为 7.2~7.4。

（8）染毒试剂：称取八碳十七氟的全氟辛烷磺酸钠（PFONa）100mg，溶解至 1L FETAX 溶剂中，配成 100mg/L 的 PFONa 母液，每次实验前新配。

2. 仪器 体式显微镜、电子天平（感量0.001g）、解剖板、手术剪、眼科小剪刀、弯头眼科小镊子、培养皿、带乳头滴管、载玻片等。

3. 实验动物 成年非洲爪蟾。雌雄分开饲养，饲养条件要求水温保持25℃，水缸内保持水循环状态，新换水为经活性炭和微孔过滤膜处理过的自来水。光照条件为自然状态，平时饲喂一般使用金鱼饲料和丰年虾。

（二）操作方法

非洲爪蟾变态发育试验步骤见实训图6-1。

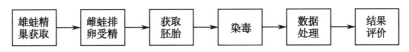

实训图6-1　非洲爪蟾变态发育试验步骤

1. 雄蛙精巢的获取 精巢的获取是将雄性爪蟾冰冻10~15分钟，然后解剖，取出精巢，放在Testes培养基里，4℃保存。

2. 雌蛙排卵与受精 挑选性成熟的非洲爪蟾雌性1只，采用人工注射hCG的方法诱导产卵，注射位置为背部皮下注射，注射量为300~400个单位。待产卵后，将卵收集在150mm的培养皿中，吸去多余溶液。将米粒大小的雄蛙精巢溶解在0.3ml的Ringers溶液中，弄碎，使精子释放出来。立即将精子和卵混合，放置3~5分钟后，加入0.1ml的MMR溶液，静置30分钟。

3. 胚胎的获取 受精好的胚胎将会翻转，黑色的动物级朝上。用2%的半胱氨酸脱膜，7~8分钟后，先用自来水洗3次，然后用0.1mlMMR洗2次，胚胎最后放置在0.1ml MMR溶液里，1小时后开始分裂成2个细胞。体式显微镜下观察胚胎，选择发育正常的中囊胚期（NF8）至肠胚早期（NF11）的胚胎，随机移入直径60mm的培养皿中，每组30只，一共4组。

4. 染毒过程 将PFONa染毒试剂加入培养皿，控制每组剂量分别为0mg/L（阴性对照组，仅加10ml FETAX溶剂）、50mg/L、75mg/L和100mg/L。每24小时换一次水，死的胚胎及时取出，用3%的福尔马林固定，记录胚胎死亡数。96~99小时（第四天）后停止暴露，将所有胚胎在3%的福尔马林中固定，体式显微镜观察形态，记录每个暴露组胚胎的死亡数，畸形数与正常对照组相比较而定，测量胚胎体长。

在体式显微镜下观察形态，要注意观察其各种畸形，注意与正常发育的胚胎相比较。畸形种类包括脊柱畸形、尾部弯曲、背腹鳍畸形、腹部畸形、头部肿大等。其中尾部和腹部对暴露最为敏感。

5. 数据统计与分析 详细登记每个培养皿中胚胎的死亡、畸形和生长情况。用概率分析计算LD_{50}和ED_{50}，用T-test分析最小抑制生长的浓度（MCIG）。

6. 数据处理与结果评价

（1）数据处理：按畸胎率、死亡率进行均数和标准差计算，利用适当的统计学方法如泊松（Poisson）分布或u检验，对受试样品各剂量组与空白对照组的畸胎率、死亡率进行比较。

（2）结果评价：试验组与对照组相比，试验结果中畸胎率、死亡率有明显的剂量-反应关系并有统计学意义时，即可确认为有阳性结果。若统计学上差异有显著性，但无剂量-反应关系时，则应进行重复试验。结果能重复可确定为阳性。

四、实训注意

实验难点在于染毒过程以及前期无菌操作。在染毒过程中,要精确控制染毒试剂的量,及时将死胎取出并进行福尔马林试剂固定。在前期获取雄蛙精巢时,要注意在无菌操作台完成,完成解剖和精巢取出过程后,要迅速放入培养基中并转移至冰箱保温,防止细菌污染,对后续操作造成影响。

五、实训评价

1. 本次实验空白对照组的平均死亡率为＿＿＿＿＿ ± ＿＿＿＿＿%,平均畸形率为＿＿＿＿＿ ± ＿＿＿＿＿%。

2. 根据观察结果,低剂量组死亡率是＿＿＿＿＿ ± ＿＿＿＿＿%,其 LD_{50} 为＿＿＿＿＿ mg/L,95%置信区间为＿＿＿＿＿ ~ ＿＿＿＿＿ mg/L。中剂量组死亡率是＿＿＿＿＿ ± ＿＿＿＿＿%,其 LD_{50} 为＿＿＿＿＿ mg/L,95%置信区间为＿＿＿＿＿ ~ ＿＿＿＿＿ mg/L。高剂量组死亡率是＿＿＿＿＿ ± ＿＿＿＿＿%,其 LD_{50} 为＿＿＿＿＿ mg/L,95%置信区间为＿＿＿＿＿ ~ ＿＿＿＿＿ mg/L。

3. 在＿＿＿＿＿ mg/L 的剂量下,本外源化学物对非洲爪蟾引起了毒性作用,而在此剂量下,引起的畸形率为＿＿＿＿＿ ± ＿＿＿% ;在＿＿＿＿＿ mg/L 的剂量下,本外源化学物对非洲爪蟾引起了毒性作用,而在此剂量下,引起的畸形率为＿＿＿＿＿ ± ＿＿＿% ;在＿＿＿＿＿ mg/L 的剂量下,本外源化学物对非洲爪蟾引起了毒性作用,而在此剂量下,引起的畸形率为＿＿＿＿＿ ± ＿＿＿%。由此推断,其 ED_{50} 为＿＿＿＿＿ mg/L,95%置信区间为＿＿＿＿＿ ~ ＿＿＿＿＿ mg/L。

六、实训检测

据新闻报道,某品牌婴幼儿配方奶粉可能引起儿童发育异常。请根据非洲爪蟾变态发育试验的方法与步骤,设计一种鉴定该奶粉的发育毒性试验。

（刘绍鹏）

实训七

鼠伤寒沙门菌诱变性试验

一、实训目的

1. 熟练掌握利用鼠伤寒沙门菌组氨酸缺陷菌株鉴定外源化学物致突变性的原理和方法。
2. 学会无菌操作方法和步骤。

二、实训原理

鼠伤寒沙门菌的突变型(即组氨酸缺陷型)菌株在无组氨酸的培养基上不能生长,在有组氨酸的培养基上则可以正常生长。致突变物可使鼠伤寒沙门菌的突变型回复突变为野生型(即正常型),因而在无组氨酸的培养基上也能生长。故可根据在无组氨酸的培养基上菌落形成的数量,鉴定受试物是否是致突变物。有些致突变物需要代谢活化后才能使上述细菌产生回复突变,因此受试物要同时在有和没有代谢活化系统的条件下进行试验。

三、实训内容

(一)仪器、试剂及菌株

1. 试剂

(1)培养基制备

1)营养肉汤培养基:牛肉膏 2.5g,胰蛋白胨 5.0g,氯化钠 2.5g,磷酸氢二钾($K_2HPO_4 \cdot 3H_2O$)1.3g,加蒸馏水至 500ml,加热溶液,调 pH 至 7.4,分装后 0.103MPa 灭菌 20 分钟,4℃保存备用。

2)营养肉汤琼脂培养基:琼脂粉 1.5g,营养肉汤培养基 100ml,加热融化后调 pH 为 7.4,0.103MPa 灭菌 20 分钟。

3)底层培养基

①磷酸盐贮备液:磷酸氢钠铵($NaNH_4HPO_4 \cdot 4H_2O$)17.5g,柠檬酸($C_6H_8O_7 \cdot H_2O$)10.0g,磷酸氢二钾(K_2HPO_4)50.0g,硫酸镁($MgSO_4 \cdot 7H_2O$)1.0g,加蒸馏水至 100ml。待试剂完全溶解后,再将硫酸镁缓慢放入其中继续溶解,否则易析出沉淀,0.103MPa 灭菌 20 分钟。

②40%葡萄糖溶液:葡萄糖 40.0g,加蒸馏水至 100ml,0.055MPa 灭菌 20 分钟。

③1.5%琼脂培养基:琼脂粉 6.0g,加蒸馏水至 400ml,融化后 0.103MPa 灭菌 20 分钟。

无菌条件下,于上述 1.5%琼脂培养基(80℃)中依次加入磷酸盐贮备液 8ml,40%葡萄糖溶液 20ml,充分混匀,待冷却至 50℃左右时按每皿(内径 90mm)25ml 制备平板,冷凝固化后于 37℃培养箱中倒置培养 24 小时。

4）顶层培养基

①顶层琼脂：琼脂粉 3.0g，氯化钠 2.5g，加蒸馏水至 500ml。

②0.5mmol/L 组氨酸-生物素溶液（诱变试验用）：D-生物素（相对分子质量 244）30.5mg，L-组氨酸（相对分子质量 155）19.4mg，加蒸馏水至 250ml。

加热融化顶层琼脂，每 100ml 顶层琼脂中加 10ml 0.5mmol/L 组氨酸-生物素溶液，混匀，分装于 100ml 三角瓶中，0.103MPa 灭菌 20 分钟。用时融化分装于小试管中，每管 2ml，在 45℃水浴中保温。

（2）鉴定菌株基因型用试剂和培养基的配制

1）0.8%氨苄西林溶液（鉴定菌株用，无菌配制）：称取氨苄西林 40mg，用 5ml 0.02mol/L 的氢氧化钠溶液溶解，4℃保存备用。

2）0.1%结晶紫溶液（鉴定菌株用）：称取结晶紫 100mg，用 100ml 无菌水溶解。

3）L-组氨酸溶液和 0.5mmol/L D-生物素溶液（鉴定菌株用）：称取 L-组氨酸 0.4043g 和 D-生物素 12.2mg，分别用 100ml 的蒸馏水溶解，0.103MPa 灭菌 20 分钟，保存于 4℃冰箱。

4）0.8%四环素溶液（用于四环素抗性试验和氨苄西林-四环素平板，无菌配制）：称取 40mg 四环素，用 5ml 0.02mol/L 盐酸溶液溶解，4℃保存备用。

5）氨苄西林平板（用作 TA97、TA98、TA100 菌株的主平板）和氨苄西林-四环素平板（用作 TA102 菌株的主平板），每 1000ml 中由以下成分组成：

底层培养基	980ml
组氨酸水溶液（0.4043g/100ml）	10ml
0.5mmol/L D-生物素溶液	6ml
0.8%氨苄西林溶液	3.15ml
0.8%四环素溶液	0.25ml

四环素仅在使用对四环素有抗性的 TA102 时加入。以上成分均已分别灭菌或无菌制备。

6）组氨酸-生物素平板（组氨酸需要试验用），每 1000ml 中由以下成分组成：

底层培养基	984ml
组氨酸水溶液（0.4043g/100ml）	10ml
0.5mmol/L D-生物素溶液	6ml

以上成分均已分别灭菌。

7）二甲基亚砜（DMSO）：光谱纯，无菌。

（3）活化系统（10%S9 混合液）的制备

1）大鼠肝 S9 组分的诱导和制备：选健康雄性成年 SD 或 Wistar 大鼠，体重 150～200g 左右，5～6 周周龄。将多氯联苯（Aroclor1254）溶于玉米油中，浓度为 200g/L，按 500mg/kg 体重无菌操作一次腹腔注射，5 天后处死动物（处死前禁食 12 小时），取出肝脏称重后，用新鲜冰冷的 0.15mol/L 氯化钾溶液连续冲洗肝脏数次，以便除去能抑制微粒体酶活性的血红蛋白。每克肝（湿重）加预冷的 0.15mol/L 氯化钾溶液 3ml，连同烧杯移入冰浴中，用无菌剪刀剪碎肝脏，用玻璃匀浆器（低于 4000r/min，1～2 分钟），或组织匀浆器（低于 20000r/min，1 分钟）制成肝匀浆。以上操作注意无菌和局部冷环境。

将制成的肝匀浆在低温(0~4℃)高速离心机上以9000×g离心10分钟,吸出上清液,即为S9组分,分装于无菌冷冻管或安瓿中,每安瓿2ml左右,用液氮或干冰速冻后置-80℃低温保存。S9组分制成后应进行无菌检查,蛋白质含量测定(Lowry法),蛋白含量不超过40mg/ml为宜,并用间接致突变剂鉴定其生物活性合格后贮存于深低温或冰冻干燥,保存期不超过1年。

2)S9辅助因子的配制

①镁钾溶液:称取氯化镁1.9g和氯化钾6.15g,加蒸馏水溶解至100ml。

②0.2mol/L磷酸盐缓冲液(pH 7.4),每500ml由以下成分组成:

磷酸氢二钠(Na_2HPO_4 28.4g/L)	440ml
磷酸二氢钠($NaH_2PO_4 \cdot H_2O$ 27.6g/L)	60ml

调pH至7.4,0.103MPa灭菌20分钟或过滤除菌。

③辅酶-Ⅱ(氧化型)溶液:无菌条件下称取辅酶-Ⅱ,用无菌蒸馏水溶解配制成0.025mol/L溶液,现用现配。

④葡萄糖-6-磷酸钠盐溶液:无菌条件下称取葡萄糖-6-磷酸钠盐,用无菌蒸馏水溶液配制成0.05mol/L的溶液,现用现配。

3)10%S9混合液的制备:一般由S9组分和辅助因子按1∶9组成,临用时新鲜无菌配制或过滤配制。10%S9混合液10ml配制如下:

磷酸盐缓冲液	6.0ml
镁钾溶液	0.4ml
葡萄糖-6-磷酸钠盐溶液	1.0ml
辅酶-Ⅱ溶液	1.6ml
肝S9组分	1.0ml

混匀,置冰浴中待用。

2. 仪器　低温高速离心机、冰箱(-80℃)或液氮罐、洁净工作台、恒温培养箱、恒温水浴锅、高压灭菌锅、匀浆器等。

3. 菌株鉴定与保存

(1)试验菌株:采用4种鼠伤寒沙门氏突变型菌株TA97、TA98、TA100和TA102。一般测试受试物的诱变性时,必须通过此4个菌株的检测。

(2)菌株的鉴定

1)增菌培养:在5ml营养肉汤培养基中接种试验菌株培养物,37℃震荡(100次/min)培养10小时或静置培养16小时备用,使活菌数不少于$1\times10^9 \sim 2\times10^9$/ml。

2)菌株基因型鉴定

①组氨酸缺陷型鉴定:加热融化底层培养基两瓶。一瓶不加组氨酸,每100ml底层培养基中加0.5mmol/L D-生物素0.6ml;另一瓶加组氨酸,每100ml底层培养基中加L-组氨酸(每100ml中含0.4043g)1ml和0.5mmol/L D-生物素0.6ml。冷却至50℃左右,每种底层培养基各倒两个平板。取

两种培养基平板,按菌株号顺序各取一接种环的菌液划直线于培养基表面,37℃培养48小时。此4种菌株应在有组氨酸的培养基表面各长出一条菌膜,而在无组氨酸的培养基上除自发回变菌落外没有菌膜,说明受试菌株确为组氨酸缺陷型。

②脂多糖屏障缺陷(rfa)的鉴定:加热融化营养肉汤琼脂培养基,取菌液0.1ml移入平板,迅速将适量营养肉汤琼脂培养基(冷却至50℃左右)倒入平板,混匀,平放凝固。将一片无菌滤纸片放入已凝固的培养基平板中央,用移液器在滤纸片上滴加0.1%结晶紫溶液10μl,37℃培养24小时,每个菌株做一个平板。阳性菌株将在纸片周围出现一个透明的抑制带,说明存在rfa突变。这种变化允许某些大分子物质进入细菌体内并抑制其生长。TA97、TA98、TA100和TA102均有抑制带,而野生型鼠伤寒沙门菌则没有。

③R因子(抗氨苄西林)的鉴定:加热融化营养肉汤琼脂培养基,冷却到50℃左右,适量倒入平板中,平放凝固,用移液器吸0.8%的氨苄西林10μl,在凝固的培养基表面沿中线涂成一条带,待氨苄西林溶液干后,用接种环取各菌株菌液与氨苄西林相交叉划线接种,并且接种一个不具有R因子的菌株作氨苄西林抗性的对照,37℃培养24小时。4个菌株在氨苄西林带的周围依然生长不受抑制,即有抗氨苄西林效应,证明它们都带有R因子。对照菌株则在氨苄西林带附近有一生长抑制区。

④四环素抗性的鉴定:用移液器各吸取5~10μl 0.8%的四环素溶液和0.8%的氨苄西林溶液,在营养肉汤琼脂培养基平板表面沿中线涂成一条带,待四环素和氨苄西林溶液干后,用接种环取四环素和氨苄西林相交叉划线接种TA102和一种有R因子而无四环素抗性的菌株(作四环素抗性的对照),37℃培养24小时。TA102菌株生长不受抑制,对照菌株有一段生长抑制区,表明TA102菌株有抗四环素效应。

⑤uvrB修复缺陷型的鉴定:在营养肉汤琼脂培养基平板表面用接种环划线接种需要的菌株。接种后的平板一半用墨纸覆盖,在距15W紫外线灭菌灯33cm处照射8秒,37℃培养24小时。对紫外线敏感的3个菌株(TA97、TA98、TA100)仅在没有照射过的一半生长,具有野生型切除修复酶的菌株TA102在整个平板上均能生长。

⑥生物素缺陷型的鉴定:加热融化底层培养基两瓶。一瓶加生物素,每100ml底层培养基中加0.5mmol/L D-生物素0.6ml和L-组氨酸(每100ml中含0.4043g)1ml;另一瓶不加生物素,每100ml底层培养基中加L-组氨酸1ml。冷却至50℃左右,每种底层培养基各倒两个平板。取两种培养基平板,按菌株号顺序各取一接种环的菌液划直线于培养基表面,37℃培养48小时。此四种菌株在有生物素的培养基表面应各长出一条菌膜,而在无生物素的培养基上除自发回变菌落外没有菌膜,说明受试菌株确为生物素缺陷型。

3)自发回变菌落数测定:准备底层培养基平板8个。融化顶层培养基8管,每管2ml,在45℃水浴中保温。在每管顶层培养基中,分别加入待鉴定的测试菌株的菌液0.1ml,每一菌株做两次,轻轻摇匀,迅速将此试管内容物倒入已固化的底层培养基平板中,转动平板,使顶层培养基均匀分布,平放固化,37℃培养48小时,计数菌落数。每一株的自发回变菌落数应落在如下正常范围内:90~180(TA97)、30~50(TA98)、120~200(TA100)、240~320(TA102)。

（3）菌株的保存：鉴定合格的菌株应保存在-80℃冰箱中或加入9%光谱级DMSO作为冷冻保护剂保存在液氮中（-196℃），或冷冻干燥制成干粉,4℃保存。

（二）操作方法（平板掺入法）

1. 增菌培养　将主平板或冷冻保存的菌株培养物接种于营养肉汤培养基内,37℃震荡（100次/min）培养10小时或静置培养16小时备用,使活菌数不少于$1×10^9~2×10^9$/ml。

2. 底层培养基平板的准备　每种受试物在允许的最低剂量和最高剂量下采用$\sqrt{10}$倍组距设4个剂量组,每个剂量加S9和不加S9均做3个平板。

3. 接种　融化顶层培养基分装于无菌小试管（试管数与平板数相同）,每管2ml,在45℃水浴中保温。在保温的顶层培养基中依次加入测试菌株新鲜增菌液0.1ml,混匀;试验组加受试物0.1ml（需活化时加10%S9混合液0.5ml）,再混匀,迅速倒入底层培养基平板上,转动平板使顶层培养基均匀分布在底层培养基上,平放固化;37℃培养48小时观察结果,必要时可延长至72小时。

阳性对照组加入同体积标准诱变剂（实训表7-1）;溶媒对照组只加入同体积的溶媒;阴性对照组只在培养基上加菌液,其他方法同试验组。

实训表7-1　推荐用于平板掺入法的标准诱变剂

方法	S9	TA97	TA98	TA100	TA102
平板掺入法	不加	敌克松	敌克松	叠氮钠	敌克松
	加	2-氨基芴	2-氨基芴	2-氨基芴	1,8-二羟蒽醌

注:溶媒可选取水、二甲基亚砜（每皿不超过0.1ml）或其他溶媒,无论选用哪种溶媒均应不与受试物反应,对所选菌株和S9没有毒性,没有诱变性

四、实训注意

1. 试验者必须注意个人防护,尽量减少接触污染的机会。

2. 受试的致癌物和致突变物的处理原则上按同位素废弃物处理方法进行。

3. 所用沙门菌试验菌株一般毒性较低,具有R因子的危害更小,但要防止沙门菌污染动物饲养室。

五、实训评价

1. 计数培养基上的回变菌落数,计算各菌株各剂量3个平板回变菌落数的均数和标准差。在背景生长良好的条件下,测试菌株的回变菌落数等于或大于未处理对照组的2倍,并有剂量-反应关系或至少某一测试点有重复的并有统计学意义的阳性反应,即可认为受试物为诱变阳性。当受试物浓度达到5mg,每皿仍为阴性者,可认为是阴性。

2. 报告的试验结果应该是两次以上独立实验的重复结果。如果受试物对4种菌株（加和不加S9）的平板掺入试验均得到阴性结果,可认为此受试物对鼠伤寒沙门菌无致突变性。如受试物对一种或多种菌株（加或不加S9）的平板掺入试验得到阳性结果,即认为此受试物是鼠伤寒沙门菌的致突变物。

3. 本试验检测受试物对微生物(细菌)的基因突变作用,预测其遗传毒性和潜在的致癌作用。试验采用的是原核细胞,与哺乳动物细胞有所不同,同时,体外代谢活化系统不能完全模拟哺乳动物体内代谢条件,因此,本试验结果不能直接外推到哺乳动物。

六、实训检测

1. 哪些情况下需对菌株进行鉴定?

2. 本试验加入 S9 混合液的目的是什么?

3. 本试验设置阳性对照组、溶媒对照组及阴性对照组的作用是什么?

(刘 艳)

实训八

BALB/C-3T3 小鼠细胞体外恶性转化试验

一、实训目的

1. 熟练掌握 BALB/C-3T3 小鼠细胞体外恶性转化试验的原理,熟练掌握 BALB/C-3T3 小鼠细胞体外恶性转化试验的内容及评价方法。

2. 学会软琼脂培养的方法。

二、实训原理

BALB/C-3T3 小鼠细胞体外恶性转化试验是指利用哺乳动物细胞接触化学物后,观察细胞转化为癌细胞的实验。通过观察细胞生长过程的变化,包括细胞形态、细胞生长力、生化特性、细胞间接抑制等变化,以及将细胞移植于动物体内能形成肿瘤的能力。

三、实训内容

(一)试剂、器材及动物

1. **试剂**　培养液 DMEM(含 10%小牛血清),致癌物 3-甲基胆蒽(3-methylcholanthrene,MCA),吉姆萨染液、甲醇溶液。

2. **器材**　培养皿、底面积 25cm² 培养瓶、显微镜。

3. **实验细胞**　BALB/C-3T3 小鼠细胞。

(二)操作方法

BALB/C-3T3 小鼠细胞体外恶性转化实验步骤见实训图 8-1。

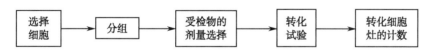

实训图 8-1　BALB/C-3T3 小鼠细胞体外恶性转化实验步骤

1. **细胞**　选择 BALB/C-3T3 小鼠细胞,贮存于液氮中,保证无污染。细胞培养液为 DMEM(含 10%小牛血清)。

2. **分组**　阴性对照组除不加受检物外均同试验组。阳性对照组采用已知致癌物(MCA,剂量 5μg/ml)代替受检物。固体受检物若不溶于培养液,可用二甲亚砜助溶(二甲亚砜在培养液中浓度不超过 1%),这时需设置溶剂对照组。

3. **受检物剂量**　选择从 1mg/ml(或 1μg/ml)作为最高剂量开始,按 2 倍稀释法递减 15 个剂量水平,每个剂量 3 个培养皿,接种 200 个细胞,24 小时后加入受检物培养 3 天,洗涤细胞,在不含受检物的培养液中在培养 4 天,倒掉培养液,用吉姆萨法染色,计数细胞集落数目,并与阴性对照组比较,得到相对存活率,转化试验中所用的最高剂量组的相对存活率应大于 50%,还应选择 4 个低剂量组(至少 2 个无毒性剂量)。

4. 转化试验 用底面积 25cm² 培养瓶,每瓶接种 10⁴ 个细胞。培养 24 小时,然后按阴性对照、阳性对照和 5 个受检物剂量组分别处理,培养 3 天,洗涤细胞,继续培养 4 周,每周换 2 次培养液。细胞层用甲醇固定,吉姆萨染色,显微镜观察、计数转化细胞灶数目。

5. 转化细胞灶的计数 正常细胞为圆形的、染色单一的单细胞层。转化细胞灶的形态特征是:由紧密堆积的细胞所组成,周围呈不规则的方向杂乱的成纤维细胞,或者中心部位有坏死,或者中心无坏死但呈杂乱状态的细胞重叠。

有些转化细胞灶不要计数:①大转化灶附近出现的小转化灶(因为它们是大转化灶散逸出来的);②无方向不规则者。

为了确证选出的是否为转化细胞,可将其注射至裸鼠皮下,看是否产生肿瘤。

(三) 结果评价

1. 阴性对照组数据除了本试验获取外,还应结合以往的资料来分析,至少应有 100～150 个阴性对照组的数据。

2. 某一计量水平受检物的结果与阴性对照组比较,必须达到 95% 置信度以上具有显著的统计学差异才认为该受检物具有转化活性。

3. 本试验中出现的转化细胞灶一般不随剂量增加而成比例增加。剂量如达到毒性剂量,转化灶数目可能减少。

四、实训注意

1. 进行结果评价的前提

(1)阴性对照组应是连续单层细胞。若出现不连续单层细胞,提示细胞条件不佳,这样的条件不能测出较弱的转化物。

(2)阴性对照组每一个培养皿起转化细胞灶不应超过 2 个,否则需分离自发转化频率的的细胞原种(BALB/3T3 亚克隆)。

(3)阳性对照组每皿平均转化灶数在 95% 置信度以上,与阴性对照组有显著差异。

(4)每个试验组至少有 8 个培养瓶的分析才有效。受检物至少须有 4 个剂量。

2. 对转化细胞及其恶性程度的进一步鉴定 可采用凝集试验、电镜观察、软琼脂培养和裸鼠接种等方法。下面简要介绍一下软琼脂培养的实验方法。软琼脂培养利用正常细胞具有贴壁依赖性,而转化细胞失去这一特性。由于这一差异,使前者不能在软琼脂中生长,后者则能并形成细胞集落的原理。所以软琼脂培养可以作为验证转化细胞的重要方法。主要操作步骤如下:

(1)琼脂的制备:用三蒸水分别制备 1.2% 和 0.7% 的琼脂液,高压灭菌后置于 40℃ 备用。

(2)无菌制备 2×DMEM(含 20% 小牛血清),保存于 37℃。

（3）琼脂底层的制备:按 1∶1 比例将 1.2% 琼脂和 2×DMEM 混匀,取 3ml 注入直径 6cm 的平皿中(10cm 的平皿加 7~10ml),自然冷却凝固,置 CO_2 培养箱中备用。

（4）制备细胞悬液,计数。

（5）制备琼脂顶层:按 1∶1 比例将 0.7% 琼脂和 2×DMEM 在无菌试管中混匀,加入 0.2ml 细胞悬液,充分混匀后加在底层琼脂之上,待上层琼脂凝固后,置于 37℃ 的 CO_2 培养箱中培养 10~14 天。

（6）在倒置显微镜下观察上层软琼脂中是否有细胞集落的形成,并计数集落数。

五、实训评价

根据试验过程同时观察细胞形态发生相应的变化:恶性转化细胞偏大、大小不等;细胞核大、变形、染色质深染且粗糙、核仁增大或肥大,核分裂象多见。

六、实训检测

1. 试述 BALB/C-3T3 小鼠细胞体外恶性转化试验的步骤。

2. 试述 BALB/C-3T3 小鼠细胞体外恶性转化试验的注意事项。

（李 红）

实训九

单细胞凝胶电泳试验

一、实训目的

1. 熟练掌握单细胞凝胶电泳试验方法,能用该方法判断受试化学物对 DNA 有无损伤作用。
2. 学会体外细胞培养方法或动物染毒、组织取材方法。

二、实训原理

单细胞凝胶电泳试验(single cell gel electrophoresis,SCGE)又称彗星试验(comet assay),是遗传毒理学常用的一种判断受试化学物对 DNA 有无损伤作用的试验方法。DNA 损伤时,断裂的DNA 片段在电场中比大片段 DNA 迁移的更快,经荧光染料染色后,在荧光显微镜下观察,会出现类似彗星的形状。DNA 损伤越严重,"彗星"的尾越长。通过测试有关指标,反映 DNA 受损的程度。

三、实训内容

(一)试剂、器材

1. 试剂

(1)正常熔点和低熔点琼脂糖。

(2)HBSS 溶液(含 20mmol/L EDTA、无 Ca^{2+} 和 Mg^{2+}):HBSS 溶液 400ml,EDTA3.72g,调 pH 至7.0~7.5,定容至 1000ml,4℃贮存。

(3)细胞裂解液:2.5mol/L NaCl,100mmol/L Na_2EDTA,10mmol/L Tris-HCl,1%肌氨酸钠,用NaOH 调 pH 到 10。过滤除菌,为贮备液,室温保存。用前加新配 1% Triton X-100 和 10% DMSO。在应用前冷藏 30~60 分钟。

(4)碱性电泳缓冲液:1mmol/L Na_2EDTA,用 300mmol/L NaOH 调 pH 到 13。

(5)中性缓冲液:0.4mol/L Tris-HCl 缓冲液(pH=7.5)。

(6)荧光染料:2.5μg/ml 的溴乙锭,也可用 8.5μg/ml 的吖啶橙或 2.5μg/ml 的碘丙锭等。

2. 器材 全磨砂载玻片、1 号盖玻片(24mm×50mm)、微量吸管和吸头、冰盒、电泳仪、荧光显微镜等。

(二)操作方法

单细胞凝胶电泳试验实验步骤见实训图 9-1。

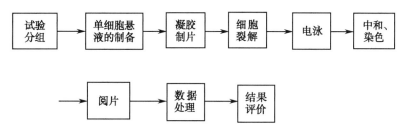

实训图 9-1 单细胞凝胶电泳试验实验步骤

1. 试验分组与染毒

(1)试验分组:体内试验,至少设 3 个剂量组、1 个阳性对照组和 1 个阴性对照组,每组至少 4 只动物。体外试验,至少设 3 个剂量组、1 个阳性对照组和 1 个阴性对照组,每组至少 2 个平行样。

(2)染毒体内试验,可经适当途径给予动物受试物,再取出所需的组织细胞,进行 SCGE 检测。体外细胞试验,可直接将受试物加入到细胞培养液中,置于 37℃培养一段时间后进行 SCGE 检测。

2. 单细胞悬液的制备

(1)全血:将 5μl 全血与 75μl 低熔点琼脂糖(LMA)相混合。

(2)骨髓:用 1.0ml 含 20mmol/L EDTA 的冷 HBSS 冲洗小鼠股骨骨髓于微量离心管中。取冲洗液 5μl 与 75μl LMA 相混合。

(3)固体组织:取一小块组织,放入 1~2ml 含 20mmol/L EDTA 的冷 HBSS 中。经不锈钢网磨碎,静置数分钟。取 5~10μl 细胞悬液与 75μl LMA 相混合。

(4)体外细胞培养贴壁细胞:用特孚隆刮片刮少许细胞到细胞培养皿的培养液中,使之含有大约 $1×10^6$ 细胞/ml,取 5μl 细胞悬液与 75μl LMA 相混合;悬浮细胞:取约 10^4 个细胞(应少于 10μl)到 75μl LMA 中混合。

3. 凝胶制片

(1)分别称取 125g LMA 和 NMA(正常熔点琼脂糖)溶于 25ml PBS,可稍加热使其充分溶解,制成 0.5%LMA 和 0.5%NMA。

(2)取 10μl 保存在 45℃的 0.5%NMA 浇注到全磨砂载玻片上,迅速盖上 1 号盖玻片,不要产生气泡,置室温 1~2 分钟使琼脂糖凝固。NMA 要铺平整和均一。

(3)将 5~10μl 含约 10^4 个处理组或对照组细胞的细胞悬液或 PBS 与 75μl 0.5% LMA(37℃)相混合。轻轻地将盖玻片移开,迅速将细胞混悬液加到第一层琼脂糖上,盖上新盖玻片让其均匀铺开,将玻片置冰盒上的玻片托盘中 3~5 分钟使琼脂糖固化。

(4)轻轻移开盖玻片,取 75μl 0.5% LMA(37℃)加到第二层琼脂糖上,盖上新盖玻片让其均匀铺开,放回玻片托盘中待琼脂糖凝固。

4. 细胞裂解 移开盖玻片,将载玻片缓慢浸入新配制的冷细胞裂解液中,置于 4℃冷藏至少 1~2 小时。

以上细胞悬液及琼脂糖用量系依据 24mm×50mm 玻片,实际用量可随玻片大小调整。

5. 电泳

（1）将冷藏 1~2 小时后的载玻片从细胞消化液中轻轻取出，置于水平凝胶电泳槽中阳极端附近，玻片间不留空隙。

（2）向电泳槽中加入新配制的碱性电泳缓冲液，使液面完全覆盖载玻片。应防止在琼脂糖上产生气泡。

（3）玻片在碱性缓冲液中放置 20~60 分钟，让 DNA 在电泳前解螺旋并碱变性为单链。时间越长，损伤表现得越充分。

（4）室温下置电压为 25V，调整电泳槽中缓冲液面高度使电流为 300mA，根据 DNA 碎片迁移情况，电泳 10~40 分钟。最适条件实验者可自行选择。

6. 中和 切断电源，将载玻片置染缸，用中性缓冲液浸洗，每次 5 分钟。晾干，重复 3 次。目的是防止碱液和去污剂干扰 EB 染色。

7. 染色 取晾干的玻片，在玻片上加 20~100μl 荧光染料，盖上新盖玻片。

以上第 1~7 步应在黄、红色灯光或暗处进行，以免 DNA 受到额外损伤。中和后的凝胶片应在 24 小时内染色，以免 DNA 过多扩散。否则应将之浸入无水乙醇或无水甲醇中脱水 5 分钟左右，或在室温中晾干。对于干燥的凝胶片，使用中性缓冲的甲醛处理数分钟，将有利于长期保存。

8. 阅片 荧光染色后的 DNA 样品应尽快在荧光显微镜下观察。观察单细胞电泳图像（放大 200~400 倍），每片记数 25~50 个细胞，每个剂量组检查 100 个细胞。无 DNA 损伤的细胞表现为一圆形荧光细胞核，没有尾巴。DNA 受损的细胞所产生的 DNA 断片游动移出细胞核之外，向阳极伸延而形成一个亮的荧光头部和尾部。

镜下观察时，首先应记录出现拖尾的细胞数，计算拖尾细胞率，同时用目镜测量拖尾细胞的尾长，统计各试验（剂量）组的平均尾长。尾长是指 DNA 断片从其主核向电泳正极迁移的距离。虽然尾长测定方法有所不同，但并不妨碍将各剂量组平均尾长与阴性对照组进行比较。

SCGE 图像分析需有相应的设备和专门的分析软件，使用电脑逐个对细胞进行图像分析。目前主要观察指标有尾长（tail length）、慧尾 DNA 的百分含量、尾矩（tail moment）、尾块（tail local）和尾惯量（tail inertia）等。尾长（tail length）即 DNA 迁移的长度，在低损伤剂量范围内与 DNA 损伤呈线性关系；尾矩是尾长与慧尾 DNA 百分含量之乘积，在高损伤剂量下与损伤程度呈线性关系；尾块（tail local）即彗星尾部，由分散的大小不一的 DNA 断片组成，与损伤程度有关；尾惯量是与每个尾块的面积、平均荧光强度、在 X 轴上与彗核中心距离有关的综合性指标。目前通常选用 DNA 迁移细胞率、尾长、尾矩作为检测指标。

9. 数据处理和结果评价

（1）数据处理：在对每个样本 25~50 个细胞进行观察的基础上，计算每个样本的 DNA 迁移细胞率、平均尾长、平均尾矩；在计算样本统计指标的基础上，计算每个剂量组的 DNA 迁移细胞率、平均尾长、平均尾矩。对体内试验，还可按动物性别分别统计各剂量组的上述指标。对上述各指标，用方差分析比较各剂量组的差异，用线性相关或直线回归分析剂量-效应（反应）关系，并绘制统计图。

（2）结果评价：试验组与对照组相比，试验结果 DNA 迁移细胞率、平均尾长或平均尾矩有明显的差异和剂量-效应(反应)关系并有统计学意义时,即可确认为有阳性结果。若统计学上差异有显著性,但无剂量-反应关系时,则应进行重复试验。结果能重复可确定为阳性。

四、实训注意

1. **单细胞悬浮液的制备**　最好将细胞数目调至约 $3.0×10^5$ 个/ml。细胞数目过高,位于凝胶不同层面的细胞可能会发生相互重叠;细胞数目过低,则很难对实验结果进行统计学分析。

2. **凝胶制片总的原则**　获得牢固稳定凝胶的同时,避免额外 DNA 的损伤与修复。

3. **电泳条件**　SCGE 一般选用低电压和短时间。电压过高、电泳时间过长会使正常的细胞形成拖尾而出现假阳性结果;电压过低、电泳时间过短,受损细胞不会形成拖尾而出现假阴性结果。

4. **实验条件**　整个实验过程需在低温和暗光下进行,避免额外 DNA 的损伤和修复,防止假阳性和假阴性结果的产生。

5. **与凋亡细胞 DNA 断片的区别**　因受试物剂量过大或细胞保存不当或其他试验条件的影响,会出现细胞坏死和凋亡,产生大量 DNA 断片,也会在电泳以后出现拖尾。由于其与 DNA 断裂剂诱导的 DNA 损伤在形成机制上完全不同,应对它们进行区分,排除对实验结果的干扰。在碱性彗星试验中,凋亡细胞与普通 DNA 链断裂损伤细胞的主要差异是:①从彗星形态看,凋亡细胞的 DNA 断片彗星头很小,头长不超过 $5\mu m$,仅由核内不能裂解的少量 DNA 片段组成,亮度高,慧尾近似椭圆形,纵径与横径的比值小,彗星头与慧尾之间往往有一分离带;而普通 DNA 链断裂,彗星头直径一般都大于 $10\mu m$,尾纵径明显大于横径,同时彗星头与慧尾之间没有明显界限,因为一部分慧尾是由单个链断端的延伸形成,它的另一端仍与主核相连。②凋亡细胞的 DNA 断片形态在各剂量组基本一致,尾长也基本相同,其剂量-反应关系表现为凋亡指数增加,而不是尾长增加;而 DNA 链断裂损伤的剂量-反应关系表现为彗星尾长的增加。

五、实训评价

根据试验结果,对受试物是否能引起细胞 DNA 损伤做出结论。

六、实训检测

1. 结合你的实验,谈谈如何优化试验条件以取得较好的实验结果。

2. 如何区分 DNA 断裂诱导剂引起的 DNA 损伤与凋亡引起的 DNA 损伤?

（刘建东）

实训十

磷脂酰肌醇聚糖 A 类（Pig-a）基因突变试验

一、实训目的

1. 熟练掌握 Pig-a 基因突变试验的原理和操作方法。
2. 学会实验动物的饲养和取样方法。

二、实训原理

生物体内 Pig-a 基因参与了编码在糖基磷脂酰肌醇（glycosylphosphatidylinositol,GPI）合成中具有重要作用的 N-乙酰葡萄糖胺转移酶复合体的催化亚基。Pig-a 基因表达正常时,GPI 合成正常,GPI 锚定蛋白通过 GPI 锚定于细胞膜表面,细胞可与荧光抗体特异性结合,荧光强度正常;当 Pig-a 基因突变时,GPI 合成异常,GPI 锚定蛋白缺失,细胞不能与荧光抗体结合,荧光强度变弱。因此,通过荧光强度变化可检测出是否产生 Pig-a 基因突变。

三、实训内容

（一）试剂、器材及动物

1. **试剂**　N-乙基-N-亚硝基脲（ENU）、淋巴细胞分离液、Prototype Rat Pig-a MicroFlow Kit、肝素钠、Anti-CD59-PE 储备液、SYTO®13-FITC 核酸染色剂、磷酸盐缓冲溶液（pH=6.0）。

磷酸盐缓冲溶液（PBS）组成如下：

磷酸二氢钾（KH_2PO_4）	0.27g
磷酸氢二钠（Na_2HPO_4）	1.42g
氯化钠（NaCl）	8g
氯化钾（KCl）	0.2g

加蒸馏水约 800ml 充分搅拌溶解,然后加入浓盐酸调 pH 至 6.0,最后定容到 1000ml,0.103MPa 灭菌 20 分钟或过滤除菌。

2. **器材**　流式细胞仪、孵化培养箱、离心管。

3. **实验动物**　6~8 周周龄 SD 雄性大鼠 15 只。

（二）操作方法

1. **给药**　按照体重将大鼠随机分为 3 组:溶媒对照组（PBS）、ENU 低剂量组（20mg/kg）和 ENU 高剂量组（40mg/kg）,每组 5 只,灌胃给药,容积均按 10ml/kg,每天一次,连续给药 3 天。

2. **取样**　分别于给药前 1 天、给药后第 15 天、30 天和 45 天颈静脉取血（约 100μl）,将其中的

30μl 转移到含有 100μl 肝素钠的小管中（选取其中 1 只溶媒对照组动物，转移 60μl 静脉血到含有 100μl 肝素钠的小管中），轻轻混匀。

3. **仪器校验标准品（ICS）的制作** 将制作标准品的样品（转移了 60μl 静脉血到含有 100μl 肝素钠的小管中的样品）慢慢加入到含有 3ml 淋巴细胞分离液的 15ml 离心管液面上，800×g 离心 20 分钟。吸弃上清液，加入 300μl PBS 漂洗细胞，吸弃上清液，再次加入 300μl PBS 漂洗细胞，尽可能地吸弃全部上清液。加入 310μl PBS，取出其中的 160μl 作为 A 部分，剩余部分作为 B 部分。A 部分不经抗体标记，B 部分加入 100μl Anti-CD59-PE 工作液（Anti-CD59-PE 储备液和 PBS 的体积为 17：3）进行标记，A 和 B 部分均加入 1ml SYTO®13-FITC 核酸染色剂，37℃ 孵育 30 分钟，用于制作 ICS。

4. **样品处理** 将血液样品按制作 ICS 的方法漂洗后，加入 155μl PBS，每管转移 150μl 加入到含有 100μl Anti-CD59-PE 工作液的离心管中，2~8℃ 孵育 30 分钟，将细胞转入新的含有 10ml PBS 的 15ml 离心管中。将所有离心管 300×g 离心 5 分钟，吸弃上清液，往每管中加入 1ml SYTO®13-FITC 核酸染色剂。

5. **流式细胞仪检测** 样品制备完成后，立即进行流式分析。首先，将 A 和 B 部分等体积混合成 ICS，用于调校流式细胞仪。FITC 和 Anti-CD59-PE 荧光信号分别通过 FL1 和 FL2 通道检测，每份样品检测 10^6 个红细胞（RBC），设定 FITC 荧光阈值，检测分析至少 $3×10^5$ 个网织红细胞（RET）。检测指标包括总红细胞 Pig-a 基因突变率、网织红细胞 Pig-a 基因突变率和 RET 百分率。

四、实训注意

1. 为使受试物完全吸收，灌胃时要求动物保持空腹状态，应禁食 6~10 小时。

2. 试验者应注意个人防护，减少接触污染的机会。

3. 防止动物饲养室被污染。

五、实训评价

Pig-a 基因突变不仅可以用于化学物急性暴露引起的遗传毒性识别，也可以用于化学物慢性、亚慢性暴露所引起的遗传毒性筛查。该试验方法是目前唯一的基于正常普通动物的体内基因突变试验，可以替代昂贵的转基因动物体内基因突变试验应用于管理毒理学评价中。

六、实训检测

1. 体内 Pig-a 基因突变试验有哪些突出的优点？

2. 灌胃给药时有何技巧？有哪些注意事项？

3. 试验中使用的肝素钠有何作用？

4. 本试验成功的关键有哪些？

（刘 艳）

实训十一

糖精钠的安全性毒理学研究和评价

（案例分析与讨论）

一、实训目的

1. 熟练掌握糖精钠的安全性现状，FAO/WHO 食品添加剂专家委员会对糖精钠不同研究结果的分析结论，以及分析糖精钠安全性时应考虑的因素。

2. 学会食品添加剂安全性毒理学研究与评价的一般性程序。

二、实训原理

本次实验课是关于人工合成甜味剂-糖精钠安全性毒理学研究的讨论，对于糖精钠的安全性毒理学研究采用的是食品添加剂安全性毒理学评价的一般性程序，以及人群流行病学调查。其中，涉及的毒理学试验包括：急性毒性试验、代谢试验、过敏试验、多代大鼠喂养试验、繁殖试验、慢性毒性和致癌试验等。

三、实训内容

1. **糖精钠概述** 糖精（saccharin）学名为邻苯甲酰磺酰亚胺，1878 年由美国科学家发现，分子式 $C_7H_5O_3NS$，分子量 153.19，为无色或白色的结晶或粉末。市场销售的商品糖精实际是易溶的邻苯甲酰磺酰亚胺的钠盐，简称糖精钠（sodium saccharin），分子式 $C_7H_4O_3NS \cdot Na_2 \cdot H_2O$，分子量 241.21，为白色透明具有芳香味的菱形结晶，易溶于水，熔点为 226~228℃。糖精钠是有机化工合成产品，糖精钠的制造原料主要有甲苯、氯磺酸、邻甲苯胺等，均是来自煤焦油的石油化工产品。

糖精钠是世界上唯一大量生产与使用的合成甜味剂，其甜度是蔗糖的 300~500 倍，加入极少量的糖精钠就能产生很重的甜味感。除了给人带来甜味感以外，糖精钠对人体并没有任何营养价值。糖精是一种惰性物质，在人体代谢过程中其结构不发生改变，能很快被人体吸收，大约半小时开始由肾排出，24 小时全部排出体外。

糖精钠已有百年的历史，是甜味剂中使用历史最长的合成型甜味剂，也是致癌性最有争议的合成甜味剂。研究发现，大量摄入糖精钠会发生急性中毒，动物经口 LD_{50} 在 5~17.5g/kg 之间，如兔经口 LD_{50} 为 5000~8000mg/kg。志愿受试者每天食用 4.8g 糖精钠，连续 5 个月未发现不良反应。糖精钠的急性毒性不强，争议最大的是其致癌性。

2. **美国和加拿大对糖精钠致癌性的评估** 20 世纪 60 年代以前，人们认为糖精钠对人体是无害的。1958 年,美国食品药品监督管理局(food and drug administration,FDA)开始对食品添加剂的使用进行管理,当时糖精钠已经在美国广泛使用,因此,它被列在"公认安全"(generally recognized as safe,GRAS)的 675 种食品原料名单之中。美国科学院于 1968 年、1970 年及 1974 年分别成立过专门委员会对糖精钠的安全性进行大规模评估,在美国和加拿大开展了大量动物实验研究。

1969 年报道,将 2500mg/kg 糖精钠与环己基氨基磺酸钠以 1∶9 掺入饲料可诱发大鼠膀胱癌。1971 年,美国 FDA 报告糖精钠可导致大鼠移行性上皮细胞癌,根据此项长期大鼠喂养试验结果取消了糖精钠的"公认安全"(GRAS)资格。1972 年发现糖精钠有胚胎致癌性,用含 7.5% 糖精钠饲料喂养大鼠,其子代出现膀胱癌。1976 年,加拿大科学家发现用含 5% 糖精钠饲料饲喂大鼠 50 个星期,100 只大鼠有 3 只患膀胱癌。此外,糖精钠还有明显辅助致癌作用,将糖精钠和胆固醇颗粒(1∶4)直接置入大鼠膀胱中,40~52 周之后即可出现肿瘤。1977 年,为了排除糖精钠主要杂质邻甲苯磺酰胺(O-toluene sulfonamide,OTS)的影响,加拿大政府进行了一次大规模的多代大鼠喂养实验,结果发现,糖精钠能够引起少数雄性动物膀胱癌,并且子代较亲代敏感。

动物实验结果表明,糖精钠可能是亲代及其子代动物发生膀胱肿瘤的原因。这些关于大鼠致癌的研究发表后,欧美国家糖精的使用量不断减少。1977 年美国 FDA 提议禁止使用糖精钠,但由于遭到国会反对而延缓禁用。此后,又经过了几次长期的评审,1991 年,美国 DFA 撤销了使用糖精钠的禁令,仍然保留着警告消费者的标志,标志的内容为"使用本产品可能对健康有害,本产品含有可以导致实验动物癌症的糖精"。可见,糖精钠的安全性评价资料对它的生产和使用有决定性作用。

在进行糖精钠动物致癌性试验的同时,还开展了糖精钠的流行病学调查。大部分调查没有发现食用糖精钠与膀胱肿瘤的发生率相关,仅有少数报告表明在男性糖精食用者中膀胱肿瘤的发生有轻度增加。1985 年,美国国家科学院做出结论,流行病学调查倾向于证实糖精钠的使用与产生膀胱癌的可能性之间缺乏联系。

2010 年 12 月,应热量控制委员会(calorie control council)的要求,美国环保局根据公共卫生机构对糖精及其盐类致癌性和其他潜在毒性的审查评估结果,将糖精及其盐类从美国资源保护和回收法(resource conservation and recovery act,RCRA)和综合环境反映、补偿和责任法(comprehensive environmental response,compensation and liability act,CERCLA)的有害物质列表中移除。美国 FDA 建议,儿童糖精钠摄取量每天不超过 500mg,成人不超过 1000mg。

3. FAO/WHO 食品添加剂专家委员会对糖精钠致癌性的评估 FAO/WHO 食品添加剂专家委员会(theioint FAO/WHO expert committee on food additives,JECFA)于 1968 年及 1974 年开展了两次会议评议,制订了不附条件的人体每日容许摄入量(acceptable daily intake,ADI)为 0~5mg/kg 体重,以及有条件的膳食人体每日容许摄入量(ADI)为 15mg/kg 体重。

1977 年 JECFA 评议了当时糖精钠致癌性的资料,结果发现:①糖精在体内不被代谢,没有其他大多数化学致癌物的特点;②糖精钠的致突变性研究存在阳性及阴性两种结果;③常规动物实验研究并没有发现糖精钠导致膀胱癌;④初步的流行学调查没有发现糖精钠使人群膀胱癌风险增加。因此,不能排除糖精钠中杂质或物理作用的影响,需要继续加强研究和观察。同时为了安全起见,EJCFA 将以前制订的糖精钠 ADI 值 0~5mg/kg 体重暂改为 0~2.5mg/kg 体重,废止了有条件的 ADI

值 15mg/kg 体重,并禁止在婴儿食品中添加糖精钠。

1987 年、1988 年和 1993 年 EJCFA 继续审定糖精钠的研究资料,得出了如下结论:①糖精并不是一种体内诱变剂,不与 DNA 以共价键结合,对 DNA 损伤的直接影响小;②从长期喂养试验的结果来看,高浓度糖精钠的致膀胱癌作用仅对雄性大鼠是特异的,有明显的物种特异性,不能外推对人类的致癌危害;③雄鼠膀胱癌以及引起的增生试验结果可能不是糖精本身所致,涉及饮食中高浓度有机阴离子共有的因素,如高浓度的钠离子、高蛋白尿,以及尿液生理性质(pH 值、渗透压、尿液体积)的改变等;④大规模流行病学调查、动物和人体试验均未观察到糖精钠有增高膀胱癌发生率的趋势。总之,按一般饮食中所消费的量来摄取时,糖精钠对人体并没有致癌风险。因此,1997 年 JECFA 重新公布了糖精钠的 ADI 为 0~5mg/kg 体重。

4. 小结　尽管大多数流行病学、毒理学及代谢的研究表明糖精钠无人类致癌作用,但是,存在一些糖精钠致癌的研究报道。如 2002 年 Sasaki 等研究显示,食品中添加糖精钠及糖精会导致胃肠道一些器官出现 DNA 损伤。有研究认为,在肿瘤引发剂引起膀胱损伤的过程中,糖精钠有促进作用。West 等人认为,糖精钠不是一种强的辅助致癌物。l980 年,国际癌症研究所(international agency for research on cancer,IARC)将糖精及其盐类对人类致癌性划为 2B 组(即对人类是可能致癌物),1999 年降低为 3 组(即现有的证据不能分类为人类致癌物)。此外,在动物实验中还发现,高浓度糖精钠能够影响肠胃消化酶的正常分泌,降低小肠的吸收能力,使食欲减退,并引起盲肠扩张。另有报道称,糖精钠可引起皮肤瘙痒症、日光性过敏性皮炎(以脱屑性红斑和水肿性丘疹为主)。

综合分析研究结果,糖精钠的安全性问题基本得到肯定,目前 JECFA 采用的糖精钠的 ADI 比较合适。未来对糖精钠的毒性评价需要结合更多新的动物试验、机制研究和流行病学调查。在毒理学动物试验结果外推到人时,要考虑多种形式的不确定性。此外,在实际生活中,人类每天通过食物途径摄入的食品添加剂可能达到几十种甚至几百种,探索糖精钠与其他食品添加剂的联合毒性,对保证食品添加剂的正确使用和食品安全具有重要意义。

四、实训注意

1. 食品添加剂安全性毒理学评价试验的选择原则　除香料、酶制剂以外,大多数食品添加剂分为三种不同的类型,相应的选择不同的安全性毒理学评价试验组合(见实训表 11-1)。

实训表 11-1　食品添加剂安全性毒理学评价试验的选择

序号	符合条件	选择试验
1	WHO 公布 ADI、不需规定 ADI; 或者多个国家批准使用。	急性毒性试验 遗传毒性试验 28 天经口毒性试验
2	WHO 未公布 ADI; 或一个国际组织、国家批准使用。	急性经口毒性试验 遗传毒性试验 28 天经口毒性试验 致畸试验

序号	符合条件	选择试验
3	动、植物或微生物制取的单一组分新品种高纯度食品添加剂。	急性经口试验 遗传毒性试验 90 天经口毒性试验 致畸试验

2. 进行糖精钠安全性毒理学评价时需要考虑的因素

(1)糖精钠动物毒性试验资料需要考虑结果的重复性和剂量-反应关系。综合考虑试验指标差异有无生物学意义,并进一步判断是否具有毒理学意义。

(2)研究糖精钠在实验动物和人体内吸收、分布、排泄和生物转化方面的差别,考虑动物与人的物种和个体之间的生物学差异,降低动物试验结果外推到人的不确定性。

(3)应尽可能收集人群接触糖精钠后的反应资料,在确保安全的条件下,可以考虑遵照有关规定进行人体试食试验。

(4)注意糖精钠对孕妇、乳母或儿童特殊人群和易感人群的胚胎毒性、生殖发育毒性、神经毒性和免疫毒性等。

(5)在进行综合评价时,应全面考虑糖精钠的理化性质、结构、杂质、毒性、代谢特点等因素,并随着时间的推移,对糖精钠进行重新评价。

五、实训评价

通过这次糖精钠安全性毒理学研究和评价的分析讨论,了解历史上人类对于食品添加剂的安全性研究和管理过程。理解卫生行政部门为保护居民健康和饮食安全所进行的监督和管理。树立食品以及食品添加剂安全相对性的观点。培养批判式思维能力,养成严谨求实勇于探索的科研作风,为将来从事食品安全性毒理学评价方面工作奠定坚实的基础。

六、实训检测

1. 如何理解在不同时间阶段,对于糖精钠的评价结果不同?

2. 如何理解美国 FDA 提出警告消费者标志"使用本产品可能对健康有害,本产品含有可以导致实验动物癌症的糖精"的规定?

3. 如何理解 1977 年 JECFA 将糖精钠的 ADI 值 $0 \sim 5 mg/(kg \cdot bw)$ 暂改为 $0 \sim 2.5 mg/(kg \cdot bw)$,并禁止在婴儿食品中添加糖精钠?

（富校轶）

实训十二

粮食中有害物质铅残留量检测技术

一、实训目的

1. 熟练掌握石墨炉原子吸收光谱法(GB5009 12-2017)测定粮食中的铅含量的操作技术。

2. 学会使用石墨炉原子分光光度计。

二、实训原理

试样经灰化或酸消解后,注入原子吸收分光光度计石墨炉中,电热原子化后吸收波长283.3nm共振线,在一定浓度范围,其吸收值与铅含量成正比,与标准系列比较定量。

三、实训内容

(一)仪器与试剂

1. **仪器** 原子吸收光谱仪:配石墨炉原子化器,附铅空心阴极灯;分析天平:感量0.1mg和1mg;可调式电热炉、恒温干燥箱。

2. **试剂**

(1)硝酸溶液(5%):量取50ml硝酸,缓慢加入到950ml水中,混匀。

(2)硝酸溶液(10%):量取50ml硝酸,缓慢加入到450ml水中,混匀。

(3)磷酸二氢铵-硝酸钯溶液:称取0.02g硝酸钯,加少量硝酸溶液溶解后,再加入2g磷酸二氢铵,溶解后用硝酸溶液定容至100ml,混匀。

(4)硝酸铅[Pb(NO),CAS号:10099-74-8]:纯度>99.99%。

(二)实训步骤

1. **仪器参考条件** 根据各自仪器性能调至最佳状态。参考条件:波长283.3nm,狭缝0.5nm,灯电流:8~12mA。

2. **标准溶液的配制** 铅标准储备液(1000mg/L):准确称取1.5985g硝酸铅,用少量硝酸溶液溶解,移入1000ml容量瓶,加水至刻度,混匀。

铅标准中间液(1.00mg/L):准确吸取铅标准储备液1.00ml于1000ml容量瓶中,加硝酸溶液至刻度,混匀。

铅标准系列溶液:分别吸取铅标准中间液(1.00mg/L)0ml、0.500ml、1.00ml、2.00ml、3.00ml和4.00ml于100ml容量瓶中,加硝酸溶液至刻度,混匀。此铅标准系列溶液的质量浓度分别为0μg/L、5.00μg/L、10.0μg/L、20.0μg/L、30.0μg/L和40.0μg/L。

3. 试样的制备

(1)粮食样品去壳、除杂物后,粉碎,储存于塑料瓶中。

(2)试样前处理(湿法消解):称取固体试样 0.2~3g(精确至 0.001g)或准确移取液体试样 0.500~5.00ml 于带刻度消化管中,加入 10ml 硝酸和 0.5ml 高氯酸,在可调式电热炉上消解(参考条件:120 ℃/0.5~1 小时;升至 180℃/2~4 小时、升至 200~220℃)。若消化液呈棕褐色,再加少量硝酸,消解至冒白烟,消化液无色透明或略带黄色,取出消化管,冷却后用水定容至 10ml,混匀备用。同时做试剂空白试验。亦可采用锥形瓶,于可调式电热板上,按上述操作方法进行湿法消解。

4. 测定

(1)标准曲线的制作:按质量浓度由低到高的顺序分别将 10μl 铅标准系列溶液和 5μl 磷酸二氢铵-硝酸钯溶液(可根据所使用的仪器确定最佳进样量)同时注入石墨炉,原子化后测其吸光度值,以质量浓度为横坐标,吸光度值为纵坐标,制作标准曲线。

(2)试样溶液的测定:在与测定标准溶液相同的实验条件下,将 10μl 空白溶液或试样溶液与 5μl 磷酸二氢铵-硝酸钯溶液(可根据所使用的仪器确定最佳进样量)同时注入石墨炉,原子化后测其吸光度值,与标准系列比较定量。

5. 计算机数据处理

(1)数据记录

1)标准曲线

编号	1	2	3	4	5	6
铅标准系列溶液浓度 μg/L						
吸光度						
回归方程						

2)样品测定

记录项目	1	2	空白
试样称样重 m(g)			
试样消化液定量总体积 V(ml)			
试样溶液中铅浓度 ρ(μg/L)			
空白样溶液中铅浓度 ρ_0(μg/L)			
试样中铅含量 X(mg/kg)			
平均值			

(2)结果计算

$$X = \frac{(\rho - \rho_0) \times V}{m \times 1000}$$

X——试样中铅的含量,单位为 mg/kg 或 mg/L

ρ————试样溶液中铅的质量浓度,单位为 μg/L

ρ_0————空白溶液中铅的质量浓度,单位为 μg/L

V————试样消化液的定容体积,单位为 ml

m————试样称样量,单位为 g

1000————换算系数

四、实训注意

1. 所有玻璃器皿均需硝酸溶液(20%)浸泡过夜,用自来水反复冲洗,最后用水冲洗干净。

2. 本方法所用试剂均为优级纯,水为 GB/T 6682 规定的二级水。

3. 在采样和试样制备过程中,应避免试样污染。

4. 石墨炉原子吸收光谱法的检测限量为 0.005mg/kg。

五、实训评价

通过石墨炉原子吸收光谱法测定食品中铅的含量,让学生了解最新国标 GB 5009.12-2017 中食品中铅的测定方法,并参照国家标准《食品中污染物限量》(GB 2762-2012)中规定的不同食品中有害元素铅的允许量,评价被测样品铅的污染程度。

六、实训检测

1. 石墨炉原子吸收光谱法测定食品中铅含量的原理是什么?

2. 石墨炉原子吸收光谱法测定食品中铅含量的注意事项有哪些?

(俞彦波)

实训十三

大米中黄曲霉毒素的测定

免疫亲和层析净化荧光光度法

一、实训目的

1. 熟练掌握免疫亲和层析净化荧光光度法测定食品中的黄曲霉毒素的方法。
2. 学会荧光光度计的基本操作技术。

二、实训原理

试样（大米）经过甲醇-水提取，提取液经过过滤、稀释后，滤液经过含有黄曲霉毒素特异抗体的免疫亲和层析净化，此抗体对黄曲霉毒素 B_1、B_2、G_1、G_2 具有专一性，黄曲霉毒素交联在层析介质中的抗体上。用水将免疫亲和柱上的杂质除去。以甲醇通过洗脱，加入溴液提高测定灵敏度，将洗脱液通过荧光光度计测定黄曲霉毒素总量。

三、实训内容

（一）仪器与试剂

1. **仪器** 荧光光度计、高速均质器（18000～22000r/min）、黄曲霉毒素免疫亲和柱、玻璃纤维滤纸（直径11cm，孔径1.5μm）、玻璃注射器（10ml、20ml）、玻璃试管（直径12mm，长75mm，无荧光特性）、空气压力泵。

2. **试剂** 甲醇（色谱级）、甲醇-水溶液（70%）、甲醇-水溶液（80%）、氯化钠、碳酸氢二钠、磷酸二氢钾、氯化钾、二水硫酸奎宁、0.01%的溴溶液、0.002%的溴溶液、0.05mol/L硫酸溶液、荧光光度计校准液。

（二）实训步骤

1. **提取** 准确称取磨细（粒度小于2mm）的试样25.0g于250ml的具塞锥形瓶中，加入5.0g氯化钠及甲醇水溶液（70%）至125ml（V_1）均质器高速搅拌提取2分钟。定量滤纸过滤，准确移取15.0ml（V_2）滤液，加入30ml（V_3）水稀释，玻璃纤维滤纸过滤2次，至滤液澄清，备用。

2. **净化** 将免疫亲和柱连接于20.0ml的注射器下，取15.0ml（V_4）样品提取液注入玻璃注射器中，将空气压力泵与玻璃注射器连接，调节压力，使溶液以大约6ml/min的流速缓慢通过免疫亲和柱，直至2～3ml的空气通过柱体。再加入1.0ml（V）色谱级甲醇洗脱，流速为1～2ml/min，收集全部洗脱液于玻璃试管中，供检测用。

3. 测定

（1）荧光光度计校准：在激发波长 360nm，发射波长 450nm 条件下，以 0.05mol/L 硫酸溶液为空白，调节荧光光度计的读数值为 0.0μg/L；以荧光光度计校准液调节读数值为 20.0μg/L。

（2）样液测定：取上述净化后的甲醇洗脱液，加入 0.002% 溴溶液 1.0ml，混匀，静置 1min，按（1）中条件进行测定，读取样液中黄曲霉毒素的浓度 c_2（μg/L）。

（3）空白试验：用蒸馏水代替样液，按上述步骤做，读取数值 c_0。

4. 结果计算
样品中黄曲霉毒素的含量（X）以 μg/kg 标示，按照下式计算

$$X = \frac{(c_2 - c_0) \times V}{W}$$

$$W = \frac{m}{V_1} \times \frac{V_2}{(V_2 + V_3)} \times V_4$$

X——样品中黄曲霉毒素的含量，μg/kg

c_2——黄曲霉毒素的浓度，μg/kg

c_0——空白试验中黄曲霉毒素的浓度，μg/kg

V——最终甲醇洗脱液体积，ml

W——最终净化洗脱液所含的试样质量，g

m——试样称取的质量，g

V_1——样品和提取液总体积，ml

V_2——稀释用样品滤液体积，ml

V_3——稀释液体积，ml

V_4——通过亲和柱的样品提取液体积，ml

四、实训注意

1. 本方法测定的是大米中黄曲霉毒素（B_1、B_2、G_1、G_2）的总和。

2. 实验操作中所有试剂不得出现荧光干扰物。

3. 本方法测定大米中黄曲霉毒素的检出限量是 1μg/kg。

4. 计算结果标示到小数点后一位。

5. 黄曲霉毒素属于剧毒致癌物，在实验时要特别小心，一定要按照规定操作，实验后要按规定做好清洗和消毒工作。

五、实训评价

通过免疫亲和层析净化荧光光度法、薄层色谱法分别测定大米中黄曲霉毒素总量，并参照国家标准《食品中真菌毒素限量标准》（GB 2761-2011）中规定的食品中黄曲霉毒素的允许量，评价被测品中黄曲霉毒素的污染程度。

六、实训检测

1. 免疫亲和层析净化荧光光度法的原理是什么?
2. 薄层色谱法测定大米中黄曲霉毒素的原理是什么?
3. 测定大米中黄曲霉毒素含量时应注意哪些事项?

薄层色谱法

一、实训目的

1. 熟练掌握薄层层析法测量食品中黄曲霉毒素的操作技术。
2. 学会薄层层析法测定食品中黄曲霉毒素的数据处理和分析方法。

二、实训原理

样品经提取、浓缩、薄层分离后,黄曲霉毒素 M_1 与 B_1 在紫外光(波长365nm)下产生蓝紫色荧光,根据其在薄层上显示荧光的最低检出量来测定含量。

三、实训内容

(一) 仪器与试剂

1. 试剂

(1)甲醇、石油醚、三氯甲烷、无水硫酸钠、丙酮、硅胶 G(层析用)、氯化钠、硫酸溶液(25%)、玻璃砂(用酸处理后洗净干燥,约相当20目)、苯、乙腈、无水乙醚、三氟乙酸、正己烷。

(2)苯-乙腈溶液(98%)混合液、甲醇水溶液(55%)、甲醇-三氯甲烷溶液(4%)、丙酮-三氯甲烷溶液(8%)。

(3)次氯酸钠溶液(消毒用):取100g漂白粉,加入500ml 水,搅拌均匀。另将80g 工业用碳酸钠($Na_2CO_3 \cdot 10H_2O$)溶于500ml 温水中。将两液混合、搅拌、澄清后过滤。此滤液含次氯酸浓度约为25g/L。

(4)标准溶液配制

1)AFTB$_1$标准储备液:准确称取1~1.2mg 的 AFTB$_1$标准品,先加入2ml 乙腈溶解后,再用苯稀释至100ml,避光,置于4℃的冰箱保存。此标准溶液浓度约为10μg/ml。

2)纯度的测定:取5μlAFTB$_1$标准液,滴加于涂层厚度0.25mm 的硅胶 G 薄层板上,用甲醇-三氯甲烷与丙酮三氯甲烷展开剂展开,在紫外光灯下观察荧光的产生,应符合以下条件:

①在展开后,只有单一的荧光点,没有其他杂质荧光点。

②原点上没有任何残留的荧光物质。

3)AFTB$_1$标准工作液:准确吸取1ml 标准储备液于10ml 容量瓶中,加苯-乙腈混合液至刻度,混

367

匀,此溶液每毫升相当于 1.0μgAFTB₁。吸取 1.0ml 此稀释液,置于 5ml 容量瓶中,加苯-乙腈混合液稀释至刻度,此溶液相当于每毫升 0.2μgAFTB₁。再吸取 AFTB₁ 标准液(0.2μg/ml)1ml 置于 5ml 的容量瓶中,加苯-乙腈混合液稀释至刻度,此溶液相当于每毫升 0.04μg 的 AFTB₁

2. 仪器 小型粉碎机、10 目圆孔筛、电动振荡器、薄层板涂布器、玻璃板(5cm×20cm)。展开槽(长 25cm,宽 6cm,高 4cm)、紫外光灯(100~125W,带 365nm 滤光片)、微量注射器。

(二)实训步骤

1. 样品提取 称取 20.00g 粉碎过筛试样(大米)于 250ml 具塞锥形瓶中,用滴管加约 6ml 的水,使试样润湿,准确加入约 60ml 三氯甲烷,震荡 30 分钟,加 12g 无水硫酸钠,振摇后静止 30 分钟,用叠成折叠式的快速定性滤纸滤于 100ml 具塞锥形瓶中。取 12ml 滤液(相当于 4g 试样)于蒸发皿中,在 65℃水浴锅上通风挥干,准确加入 1ml 苯-乙腈混合液,用带橡皮头的滴管的管尖将残渣充分混合,在用此滴管吸取上清液转移于 2ml 具塞试管中。

2. 测定(单向展开法)

(1)薄层板的制备:称取约 3g 硅胶 G,加相当于硅胶 2~3 倍的水,用力研磨 1~2 分钟至成糊状后立即倒于涂布器内,推成 5cm×20cm,厚度约 0.25mm 的薄层板 3 块。在空气中干燥约 15 分钟后,在 100℃活化 2 小时,取出,放入干燥器中保存,一般可保存 2~3 天,若放置时间较长,可再活化后使用。

(2)点样:将薄层板边缘附着的吸附剂刮净,在距薄层板下端 3cm 的基线上用微量注射器滴加样液,一块板可以滴加 4 个点,点距边缘和点间距约为 1cm,点直径约为 3mm。在同一块板上滴加点的大小应一致,滴加时可用吹风机用冷风边吹边加。滴加样式如下:

第一点:0μlAFTB₁ 标准工作液(0.04μg/ml)

第二点:20μl 的样液

第三点:20μl 的样液+10μl 0.04μg/ml AFTB₁ 标准工作液

第四点:20μl 的样液+10μl 0.2μg/ml AFTB₁ 标准工作液

(3)展开与观察:在展开槽内加 10ml 的无水乙醚,预展 12cm,取出挥干。再于另一展开槽内加 10ml 丙酮-三氯甲烷溶液(8%),展开 10~12cm 取出,在紫外光下观察结果,方法如下:

由于样液点上加滴 AFTB₁ 标准工作液,可使 AFTB₁ 标准点与样液中的 AFTB₁ 荧光点重叠。如样液位阴性,薄层板上第 3 个点中 AFTB₁ 为 0.0004μg,可用作检查在样液内 AFTB₁ 最低检出量是否正常出现;如为阳性,则起定性作用。薄层板上的第 4 个点中 AFTB₁ 为 0.002μg 主要起定位作用。若第 2 点在与 AFTB₁ 标准点的相应位置上无蓝紫色荧光点,表示试样中 AFTB₁ 含量在 5μg/kg 以下,如在相应位置上有蓝紫色的荧光点,则需进行确证实验。

(4)确证实验:为了证实薄层板上样液荧光系由 AFTB₁ 产生的,加滴三氟乙酸,产生 AFTB1 衍生物,展开后此衍生物的比移值在 0.1 左右。于薄层板左边依次滴加两个点。

第一点:0.04μg/ml AFTB₁ 标准工作液 10μl

第二点:20μl 的样液

于以上两点各加一小滴三氟乙酸盖于其上,反应 5 分钟后,用吹风机吹热风 2 分钟后,使热风吹

到薄层板上的温度不低于40℃,再于薄层板上滴加以下两个点:

第三点:0.04μg/mlAFTB₁标准工作液 10μl

第四点:20μl 的样液

再展开,在紫光外灯下观察样液是否产生与 AFTB₁ 标准点相同的衍生物,未加三氟乙酸的三、四两点,可依次作为样液与标准的衍生物空白对照。

(5)稀释定量:样液中的 AFTB₁ 荧光点的荧光强度如与 AFTB₁ 标准点的最低检出量(0.004μg)的荧光强度一致,则试样中 AFTB₁ 含量即为 5μg/kg,如样液中荧光强度比最低检出量强,则根据其强度估计减少滴加微升数或将样液稀释后再滴加不同毫升数,直至样液点的荧光强度与最低检出量的荧光强度一致为止。滴加试样如下:

第一点:10μlAFTB₁标准工作液(0.04μg/ml)

第二点:根据情况滴加 10μl 的样液

第三点:根据情况滴加 15μl 的样液

第四点:根据情况滴加 20μl 的样液

(6)计算结果:

试样中 AFTB1 的含量按照公式计算:

$$X = 0.0004 \times \frac{V_1 \times f}{V_2 \times m} \times 1000$$

X——试样中 AFTB₁ 的含量,单位为 μg/kg

0.0004 ——AFTB₁ 的最低检出量,单位为 μg

V_1——加入苯-乙腈混合液的体积,单位为 ml

f ——样液总稀释倍数

V_2——出现最低荧光时滴加样液的体积,单位为 ml

m ——加入苯-乙腈混合液溶解时相当试样的质量,单位为 g

1000 ——换算系数

结果表示到测定值的整数位。

四、实训注意

1. 黄曲霉毒素属于剧毒致癌物,在实验时要特别小心,一定要按照规定操作,实验后要按规定做好清洗和消毒工作。

2. 薄层色谱法所有试剂在实验前需先进行一次试剂空白实验,如不干扰测定即可使用,否则需逐一进行熏蒸。

3. 本方法所用水为一级纯水,所有试剂为分析纯。

4. 薄层色谱法操作时整个操作需在暗室条件下进行。

5. 采用薄层色谱法测定时,如单向展开法展开后,薄层色谱由于杂质干扰掩盖了 AFTB₁ 的荧光强度,则需要采用双向展开法,方法参照国标(GB 5009.22-2016 食品中黄曲霉毒素 B 族和

G 族的测定）。

五、实训评价

通过薄层色谱法测定大米中黄曲霉毒素总量,并参照国家标准《食品中真菌毒素限量标准》（GB2761-2011）中规定的食品中黄曲霉毒素的允许量,评价被测品中黄曲霉毒素的污染程度。

六、实训检测

1. 薄层色谱法测定大米中黄曲霉毒素的原理是什么?

2. 薄层层析法测定大米中黄曲霉毒素含量时应注意哪些事项?

（俞彦波）

实训十四

食品中有害物质限量标准制定

（案例分析与讨论）

一、实训目的

1. 熟练掌握食品中有害物质限量标准制定过程、制定的指标及需要考虑的因素,食品中有害物质限量标准制定的意义。

2. 学会食品中有害物质限量标准制定的方法。

二、实训原理

食品中有害物质限量标准的内容主要包括农(兽)药残留、重金属污染、其他有毒有害物质、有害微生物及其毒素。制定食品中有害物质限量标准的意义在于:保证食品的食用安全性;为国家食品安全质量监督管理提供依据;食品安全生产的基础;食品贸易的基本条件。

制定方法通常是根据危害性分析的基本原理,首先了解有毒有害物质的化学结构与性质,然后进行动物实验确定待评物质的最大无作用剂量,并据此计算出人体每日容许摄入量、每日总膳食中的容许含量、每种食物中的最大容许量,根据食品中某有毒物质的最人容许含量并结合具体情况分析和制定该有毒物质在食品中的限量标准。其基本流程见实训图 14-1。

三、实训内容

1. **危害识别** 铅是地壳中含量最丰富的一种灰白色、质软的重金属元素。在自然界中主要以其化合物的形式存在。食物中的铅通常来源于土壤和食品容器、用具等的污染。铅主要损害神经系统、造血器官和肾脏,常见中毒症状有食欲缺乏、胃肠炎,口腔金属味、失眠、头昏、头痛、关节肌肉酸痛、腰痛、贫血等。

2. **进行动物性实验** 动物性实验是毒理学研究的基本方法,食品中有害物质的限量标准制定必须通过毒理学实验,取得一些基本的毒理学参数。动物实验应按照原卫生部制定的安全性毒理学评价程序和规范进行,一般至少使用两种或两种以上的动物(其中一种必须是非啮齿类动物)尽量选择与实际相一致或相近的接触途径。进行动物实验主要是为了下一步确定动物最大无作用剂量。

3. **确定动物最大无作用剂量** 在确定最大无作用剂量(maximal non-effect level, MNL)时,应采用动物最敏感的指标或最易受到毒性损害的指标。不仅要考虑一般毒性,还要考虑铅的特殊毒性指

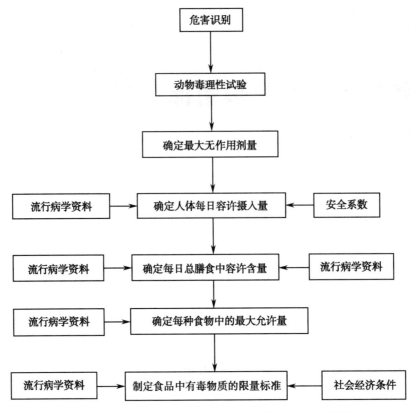

实训图 14-1　食品中有毒有害物质限量标准的一般步骤

标,如致畸、致癌、致突变以及迟发型神经毒性。慢性试验期间(小鼠定为 18 个月,大鼠为 24 个月)观察动物长期摄入受试物所产生的毒性反应,确定铅的最大无作用剂量大约为 0.446mg/kg·bw(人推荐剂量的 100 倍),无致癌性但有神经毒性。

4. 确定人体每日容许摄入量　在第 3 步结论的基础上,结合流行病学资料,根据计算根据公式确定人体每日容许摄入量(acceptable daily intake,ADI):ADI(mg/kg·bw)= MNL(mg/kg·bw)×1/100 确定人体每日容许摄入量 ADI 值为 4.46μg/kg·bw。

5. 确定每日膳食中容许含量　ADI 值是人体安全摄入量的理论值,对于有害物质膳食摄入量估计还需要考虑人们的膳食结构和比例,以及有害物质在这些食物中的浓度。然后假设人体实际每日从膳食中所摄入铅的量占 80%,那么人体每日总膳食中的容许含量=4.46 μg/kg×0.8×60(体重以60 kg 计算)= 214.08μg/人/日。

根据资料显示,我国居民膳食结构及各类食品中铅污染水平见实训表 14-1。

实训表 14-1　中国居民食物摄入情况及铅污染水平

食物名称	摄入量（g）	铅污染水平（mg/kg）
谷物	377	0.09
蔬菜	270	
水果	41	0.102
畜禽肉	90	0.123

续表

食物名称	摄入量（g）	铅污染水平（mg／kg）
水产品	24	
奶类	25	0.016
豆类	11	

注:摄入量数据引自我国居民膳食营养状况与《中国食物与营养发展纲要(2014-2020)》相关目标的比较分析

6. 确定每种食物中的最大容许量　依据我国 2002 年营养调查统计的全国平均每标准人每日食物消费量计算,谷类食物中铅的最大容许量(mg/kg)= 每日总膳食容许含量(mg)/含有该物质的食物每日摄入量之和(g)= 0.2143mg × 1000/(377 + 270 + 41 + 90 + 24 + 25 + 11)= 214.3/838 = 0.256mg/kg。

7. 制定食品中有毒物质的限量标准　根据谷物中铅的最大容许含量、铅的毒性,综合各类食品的摄入量及铅污染的水平便可制定食品中铅的限量标准(实训表 14-2)。

实训表 14-2　**建议修订的食品中铅限量标准**(单位:mg／kg)

食物名称	建议标准	GB 2762-2012
谷物	0.2	0.2
蔬菜	0.1	0.1
水果	0.1	0.1
畜禽肉	0.2	0.2
水产品	0.5	1.0
鲜乳	0.05	0.05
豆类	0.2	0.2

四、实训注意

1. 一般情况下,食品中铅的限量标准可根据食品中铅的最大容许含量来制定。但在实际制定过程中,必须综合考虑其他因素。如铅的蓄积毒性较强,空气、饮水中铅的含量,食物的接触频率等,这就需要缩小由上述研究所确定的最大容许量。

2. 对婴幼儿、病人需制定特定标准,还应对污染或残留该有毒物质的食品进行符合统计学样本量的抽样检测,食品中铅实际污染或残留量小于前述研究所获得的最大容许量,此时应结合实际污染或残留量和食物人均摄入情况来制定限量标准,最后确定各类食品中铅的限量标准。

五、实训评价

2010 年,食品添加剂联合专家委员会第 73 次会议取消了铅的可耐受摄入量,旨在告诉各成员国,铅的暴露并没有一个安全范围,但是我们仍然要尽可能降低人群铅暴露的水平。

六、实训检测

食品中铅的限量标准制定应当注意什么？

（俞彦波）

参考文献

1. 李宁,马良.食品毒理学.2 版.北京:中国农业大学出版社,2016

2. 单毓娟.食品毒理学.北京:科学出版社,2013

3. 李建科.食品毒理学.北京:中国质检出版社,2007

4. 沈明浩,易有金,王雅玲.食品毒理学.北京:科学出版社,2014

5. 王心如.毒理学基础.6 版.北京:人民卫生出版社,2012

6. 刘爱红.食品毒理基础.北京:化学工业出版社,2008

7. 张爱华,蒋义国.毒理学基础.2 版.北京:科学出版社,2016

8. 孙素群,刘美玉.食品毒理学.武汉:武汉理工大学出版社,2012

9. 刘宁,沈明浩.食品毒理学.北京:中国轻工业出版社,2007

10. 夏世钧,吴中亮.分子毒理学基础.武汉:湖北科学技术出版社,2001

11. 黄伯俊,黄毓麟.农药毒理学.北京:人民军医出版社,2004

12. 周立国.药物毒理学.北京:中国医药科技出版社,2003

13. Klaassen CD..毒理学.黄吉武,周宗灿译.6 版.北京:人民卫生出版社,2005

14. 孟紫强.环境毒理学.北京:中国环境科学出版社,2000

15. 顾祖维.现代毒理学概论.北京:化学工业出版社,2005

16. 周宗灿.毒理学教程.3 版.北京:北京大学医学出版社,2006

17. 姜岳明,刘云岗,唐焕文.毒理学基础.北京:人民卫生出版社,2012

18. 吴端生,张健.现代实验动物学技术.北京:化学工业出版社,2007

19. 张桥,王心如,周宗灿.毒理学实验方法与技术.北京:人民卫生出版社,2003

20. 孙震,孙进,孙秀兰.简明食品毒理学.北京:化学工业出版社,2009

21. 沈明浩,易友金,王雅玲.食品毒理学.北京:科学出版社,2014

22. 孙长颢.营养与食品卫生学.8 版.北京:人民卫生出版社,2017

23. 金刚.食品毒理学基础与实训教程.北京:中国轻工业出版社,2010

24. 凌关庭.食品添加剂手册.4 版.北京:化学工业出版社,2013

25. 迟玉杰.食品添加剂.北京:中国轻工业出版社,2013

26. 李宏梁.食品添加剂安全与应用.2 版.北京:化学工业出版社,2012

27. 严卫星,丁晓雯.食品毒理学.北京:中国农业大学出版社,2009

28. 赵兴绪.转基因食品生物技术及其安全评价.北京:中国轻工业出版社,2009

29. 中华人民共和国国家卫生与计划生育委员会.GB 2760-2014 食品添加剂使用标准.北京:中国标准出版社,2014

30. 中华人民共和国国家卫生与计划生育委员会.GB15193-2014 食品安全性毒理学评价程序和方法.北京:中国标准出版社,2015

目标检测参考答案

第一章 绪 论

一、选择题

(一) 单项选择题

1. C　　2. D　　3. C　　4. B　　5. D　　6. C　　7. D　　8. B　　9. B　　10. C

11. D　　12. A　　13. D　　14. D

(二) 多项选择题

1. ABCDE　2. ABCDE　3. ABC　4. ABD　5. BCD

二、简答题(略)

三、论述题(略)

第二章 食品中外源化学物在体内的生物转运

一、选择题

(一) 单项选择题

1. C　　2. A　　3. B　　4. B　　5. A　　6. A　　7. A　　8. A　　9. B　　10. A

(二) 多项选择题

1. BC　2. ABCDE　3. ABCDE

二、简答题(略)

三、论述题(略)

第三章 食品中外源化学物在体内的生物转化

一、选择题

(一) 单项选择题

1. A　　2. D　　3. D　　4. C　　5. E　　6. C　　7. B　　8. E

（二）多项选择题

1. ACDE　　2. ABC　　3. BCDE

二、简答题（略）

三、论述题（略）

第四章　食品中外源化学物的毒作用机制

一、选择题

（一）单项选择题

1. C　　2. D　　3. C　　4. B　　5. C　　6. D　　7. E　　8. B　　9. E　　10. E

11. A　　12. D　　13. C　　14. C　　15. D

（二）多项选择题

1. ABCD　　2. ABCD　　3. ABD　　4. BCDE　　5. ABE　　6. AD

二、简答题（略）

三、论述题（略）

第五章　食品毒理学实验基础

一、选择题

（一）单项选择题

1. E　　2. E　　3. E　　4. D　　5. E　　6. A

（二）多项选择题

1. ABCD　　2. ABCDE　　3. BCD　　4. ABC

二、简答题（略）

三、论述题（略）

第六章　食品中外源化学物的一般毒性作用及评价

一、选择题

（一）单项选择题

1. D　　2. B　　3. D　　4. D　　5. B　　6. B　　7. B　　8. B　　9. B　　10. C

（二）多项选择题

1. ABC   2. ABC   3. ABD

二、简答题（略）

三、论述题（略）

第七章 食品中外源化学物生殖发育毒性及评价

一、选择题

（一）单项选择题

1. A   2. B   3. C   4. D   5. A   6. B   7. C   8. D   9. A   10. B

（二）多项选择题

1. ABCE   2. AD   3. BCDE

二、简答题（略）

三、论述题（略）

第八章 食品中外源化学物致突变作用及评价

一、选择题

（一）单项选择题

1. C   2. D   3. E   4. B   5. A   6. C

（二）多项选择题

1. ABC   2. ABCDE   3. ABCDE   4. ABCD   5. CE

二、简答题（略）

三、论述题（略）

第九章 食品中外源化学物致癌作用及评价

一、选择题

（一）单项选择题

1. A   2. A   3. B   4. D   5. A

（二）多项选择题

1. BCD   2. ABC

二、简答题（略）

三、论述题（略）

第十章　食品免疫毒性作用及评价

一、选择题

（一）单项选择题

1. A　　2. C　　3. B　　4. D　　5. E　　6. D　　7. D　　8. A　　9. B　　10. C

（二）多项选择题

1. ABD　2. ACD　3. ABDE

二、简答题（略）

三、论述题（略）

第十一章　食品安全性毒理学评价程序与方法

一、选择题

（一）单项选择题

1. C　　2. D　　3. E　　4. E　　5. B　　6. A　　7. C

（二）多项选择题

1. ACE　2. BDE　3. ABD　4. ABE

二、简答题（略）

三、论述题（略）

第十二章　食品安全风险分析

一、选择题

（一）单项选择题

1. A　　2. C　　3. B

（二）多项选择题

1. BC　2. ABCD　3. ABCD

二、简答题（略）

第十三章　食品中各类化学物毒理学

一、选择题

（一）单项选择题

1. D　　2. C　　3. D　　4. B　　5. A

（二）多项选择题

1. ABC　2. ACD　3. ABD

二、简答题（略）

三、论述题（略）

第十四章　食品添加剂的毒理学安全性评价

一、选择题

（一）单项选择题

1. E　　2. A　　3. A　　4. D　　5. C　　6. A　　7. B　　8. B　　9. C　　10. A

（二）多项选择题

1. ABC　2. ABC　3. AE

二、简答题（略）

第十五章　转基因食品的安全性评价

一、选择题

（一）单项选择题

1. B　　2. A　　3. D　　4. C　　5. D　　6. A　　7. C　　8. D　　9. B　　10. A

（二）多项选择题

1. ABC　2. BCD　3. ACD

二、简答题（略）

三、论述题（略）

食品毒理学课程标准

（供食品营养与卫生、食品质量与安全、食品营养与检测、食品科学与工程、食品卫生检验等相关专业用）

ER-课程标准

53检